Informatik aktuell

Herausgeber: W. Brauer
im Auftrag der Gesellschaft für Informatik (GI)

Springer-Verlag Berlin Heidelberg GmbH

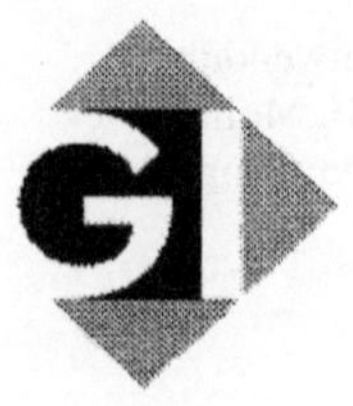

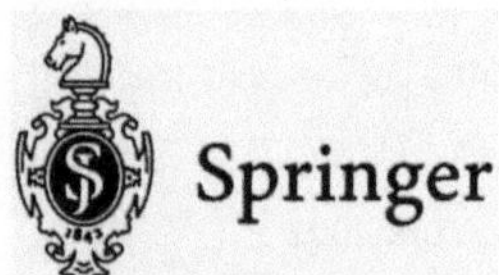

Die Deutsche Bibliothek - CIP-Einheitsaufnahme

Bildverarbeitung für die Medizin 2002 : Algorithmen - Systeme - Anwendungen ;
proceedings des Workshops vom 10. - 12. März 2002 in Leipzig / GI. Monika
Meiler ... (Hrsg.). - Berlin ; Heidelberg ; New York ; Barcelona ; Hongkong ;
London ; Mailand ; Paris ; Singapur ; Tokio : Springer, 2002
  (Informatik aktuell)
  ISBN 978-3-540-43225-8   ISBN 978-3-642-55983-9 (eBook)
  DOI 10.1007/978-3-642-55983-9
CR Subject Classification (2001): H3.1, I2.10, I3.3, I3.5, I3.7, I3.8, I4,
I5, I6.3, J3

ISSN 1431-472-X
ISBN 978-3-540-43225-8

http://www.springer.de

© Springer-Verlag Berlin Heidelberg 2002
Ursprünglich erschienen bei Springer-Verlag Berlin Heidelberg New York 2002

SPIN: 10867551   33/3142-543210

Veranstalter

BVMI   Berufsverband Medizinischer Informatiker e.V.
DAGM   Deutsche Arbeitsgemeinschaft für Mustererkennung
DGBMT Fachgruppe Medizinische Informatik
         der Deutschen Gesellschaft für Biomedizinische Technik im VDE
GI   Gesellschaft für Informatik
GMDS   Gesellschaft für Medizinische Informatik,
         Biometrie und Epidemiologie
IEEE   Joint Chapter Engineering in Medicine and Biology, German Section
IFI   Institut für Informatik der Universität Leipzig
LIV   Leipziger Informatik-Verbund
MPI   Max-Planck-Institut für neuropsychologische Forschung Leipzig

Tagungsvorsitz

Prof. Dr. Dietmar Saupe
Institut für Informatik, Universität Leipzig

Priv.-Doz. Dr. Frithjof Kruggel
Max-Planck-Institut für neuropsychologische Forschung Leipzig

Tagungsleitung und -organisation

Dr. Monika Meiler
Institut für Informatik, Universität Leipzig

Organisationsteam

Dr. U.-D. Braumann, Universität Leipzig
Dipl.-Inform. T. Günther, Medizinische Universität zu Lübeck
Priv.-Doz. Dr. H. Handels, Medizinische Universität zu Lübeck
Priv.-Doz. Dr. Dr. A. Horsch, Technische Universität München
Priv.-Doz. Dr. F. Kruggel, MPI für neuropsychologische Forschung Leipzig
Dr. T. M. Lehmann, Universitätsklinikum der RWTH Aachen
Dr. M. Meiler, Universität Leipzig
Prof. Dr. H.-P. Meinzer, Deutsches Krebsforschungszentrum Heidelberg
Christina Ochmann, Universität Leipzig
Prof. Dr. D. Saupe, Universität Leipzig
Dipl.-Inform. Med. M. Thorn, Deutsches Krebsforschungszentrum Heidelberg
Dr. M. Tittgemeyer, MPI für neuropsychologische Forschung Leipzig
Dipl.-Math. G. Wollny, MPI für neuropsychologische Forschung Leipzig

Programmkomitee

Prof. Dr. F. Bootz, Universität Leipzig
Prof. Dr. H. Dickhaus, Fachhochschule Heilbronn
Prof. Dr. B. Fischer, Medizinische Universität zu Lübeck
Priv.-Doz. Dr. H. Handels, Medizinische Universität zu Lübeck
Prof. Dr. K. H. Höhne, Universitätsklinikum Hamburg-Eppendorf
Priv.-Doz. Dr. Dr. A. Horsch, Technische Universität München
Prof. Dr. T. Kahn, Universität Leipzig
Priv.-Doz. Dr. F. Kruggel, MPI für neuropsychologische Forschung Leipzig
Dr. T. M. Lehmann, Universitätsklinikum der RWTH Aachen
Prof. Dr. Dr. H.-G. Lipinski, Fachhochschule Dortmund
Prof. Dr. P. Maaß, Universität Bremen
Prof. Dr. H.-P. Meinzer, Deutsches Krebsforschungszentrum Heidelberg
Prof. Dr. H. Müller, Universität Dortmund
Prof. Dr. H. Niemann, Universität Erlangen-Nürnberg
Prof. Dr. H.-O. Peitgen, Universität Bremen
Prof. Dr. Dr. S. J. Pöppl, Medizinische Universität zu Lübeck
Prof. Dr. K. Rohr, International University Bruchsal
Prof. Dr. M. Rumpf, Universität Duisburg
Prof. Dr. D. Saupe, Universität Leipzig
Prof. Dr. T. Tolxdorff, Universitätsklinikum Benjamin-Franklin der FU Berlin
Prof. Dr. H. Witte, Universität Jena

Preisträger des BVM-Workshops 2001
Lübeck, 6.–8. März 2001

Die BVM-Preise zeichnen besonders hervorragende Arbeiten aus, die auf dem
BVM-Workshop 2001 präsentiert wurden. Die Preise sind durch die freundliche
Unterstützung der Firma Philips mit jeweils DM 500,- dotiert.

Der Preis für den besten wissenschaftlichen Beitrag
wurde verliehen an:

Gebhard A, Paulus D, Suchy B, Fucak I, Wolf S, Niemann H
Automatische Graduierung von Gesichtsparesen

Der Preis für den besten Vortrag wurde verliehen an:

Böhm D, Krass S, Stelle D, Jend HH, Peitgen HO
Segmentabhängige Bestimmung von quantitativen Funktionsparametern
aus dem CT der Lunge

Der Preis für das beste Poster wurde verliehen an:

Bredno J, Lehmann TM, Spitzer K
Texturadaptive Parametrierung aktiver Konturmodelle

Vorwort

In den letzten Jahren konnte sich der Workshop „Bildverarbeitung für die Medizin" durch erfolgreiche Veranstaltungen in Freiburg, Aachen, Heidelberg, München und Lübeck als ein interdisziplinäres Forum für die Präsentation und Diskussion von Methoden, Systemen und Anwendungen im Bereich der Medizinischen Bildverarbeitung etablieren. Der diesjährige Workshop wird vom Institut für Informatik der Universität Leipzig und dem Max-Planck-Institut für neuropsychologische Forschung Leipzig ausgerichtet.

Mit 50% mehr Beiträgseinreichungen wurde dieses Jahr eine Rekordbeteiligung erzielt. Anhand anonymisierter Bewertungen durch jeweils zwei Gutachter wurden von den insgesamt 125 eingereichten Beiträgen 105 zur Präsentation ausgewählt: 58 Vorträge, 38 Poster und 9 Softwaredemonstrationen. Die Qualität der eingereichten Arbeiten war insgesamt sehr hoch. Die besten Arbeiten werden auch in diesem Jahr mit BVM-Preisen ausgezeichnet.

Auf Anregung von Herrn Prof. Dr. Dr. H.-G. Lipinski (FH Dortmund) wurde in diesem Jahr erstmals der Schwerpunkt *Mikroskopische Bildverarbeitung* in den Themenkatalog aufgenommen. Damit deckt der Workshop folgende inhaltlichen Schwerpunkte ab:

- Atlanten und anatomische Modelle;
- Bildanalyse;
- Bildfilterung, Kompression und Korrektur;
- Bildrekonstruktion;
- Computergestützte Chirurgie, Therapie und Operationsplanung;
- Mikrokopische Bildverarbeitung;
- Mustererkennung;
- Registrierung und Landmarkenfindung;
- Segmentierung;
- Simulation;
- Visualisierung und 3D-Interaktion;
- Freie Themen.

Am Tag vor dem wissenschaftlichen Programm werden zwei Tutorien abgehalten. Frau Priv.-Doz. Dr. Gabriele Lohmann, Leiterin der Arbeitsgruppe Mathematische Methoden für fMRI im Max-Planck-Institut für neuropsychologische Forschung Leipzig, hält ein Tutorium zum Thema *Funktionelle Magnetresonanztomographie – Methodik der Datenanalyse*. Dieses richtet sich vor allem an Bildverarbeiter und Mediziner, die sich für fMRI interessieren sowie Nutzer von fMRI-Daten und behandelt die Grundlagen der fMRI-Techniken und -Studien, die räumliche und zeitliche Auflösung, Rauschunterdrückung und Bewegungskompensation, geometrische Registrierung und räumliche Normalisierung sowie spezielle statistische Methoden zur Datenauswertung. Herr Priv.-Doz. Dr. Dr. Alexander Horsch, Leiter der Abteilung Medizinische Informatik des Instituts für

Medizinische Statistik und Epidemiologie der Technischen Universität München, wird im zweiten Tutorium *Vom Algorithmus zum Produkt*, das sich an Informatiker und Mediziner wendet, die sich für die Entwicklung von marktreifen Systemen in der Medizin interessieren, die Grundlagen des Technologietransfers behandeln. Schritt für Schritt werden die bei der Überführung von prototypischen Verfahren aus Forschungsprojekten in marktreife Medizinprodukte relevanten Themen (Evaluierung, Patentanmeldung, Industriepartnersuche, Existenzgründung, Marktanalyse, Verwertungsrechte, Lizenzierung, Zertifizierung, Markenrecht, Markteinführung) erläutert und am Beispiel verdeutlicht.

Im Rahmen des Workshops wurden zwei international renommierte Wissenschaftler eingeladen. Herr Prof. Dr. Osama Sabri, Direktor der Klinik und Poliklinik für Nuklearmedizin der Universität Leipzig, spricht über das Thema *Klinische Anwendungen der Emissionstomographie in der Neuromedizin*. Herr Prof. Dr. Demetri Terzopoulos, Professor für Informatik und Mathematik am Courant Institut New York und „The Lucy and Henry Moses Professor of Science" der Universität New York wird zum Thema *Deformable and Functional Models* vortragen.

Im Vorfeld der Lübecker Veranstaltung wurde ein verteiltes Organisationsteam gegründet, in das die Organisatoren vergangener BVM-Workshops ihre Erfahrungen einbringen. Diese Aufgabenteilung hat sich auch bei der Organisation der Leipziger Veranstaltung bewährt und bildet nicht nur eine starke Entlastung des lokalen Tagungsausrichters, sondern führt insgesamt zu einer Effizienzsteigerung. Sowohl die Einreichung und Begutachtung der Tagungsbeiträge als auch die Anmeldung erfolgt über das Internet unter der eigens für den Workshop eingerichteten Homepage

http://bvm-workshop.org

von der alle wesentlichen Informationen zu dieser, zu vergangenen und zu künftigen Veranstaltungen abrufbar sind.

Die Herausgeber dieses Tagungsbandes möchten allen herzlich danken, die zum Gelingen des Workshops beigetragen haben: Den Autoren für die rechtzeitige und formgerechte Einsendung ihrer qualitativ hochwertigen Arbeiten, dem Programmkomitee für die gründliche Begutachtung, den Referenten der Tutorien und Gastvorträge für ihre Bereitschaft und ihr Entgegenkommen, den Mitgliedern des BVM-Organisationsteams sowie den Mitarbeitern des Instituts für Informatik der Universität Leipzig und des Max-Planck-Instituts für neuropsychologische Forschung Leipzig für ihr Engagement bei der Organisation und Durchführung des Workshops sowie der Universität Leipzig für die Bereitstellung der Tagungsräumlichkeiten und für die Unterstützung bei der Ausrichtung des Workshops.

Unser besonderer Dank gilt Frau Christina Ochmann (Universität Leipzig) für die Leitung des Tagungssekretariates, Herrn Dr. Ulf Braumann (Universität Leipzig) für sein Engagement bei der Vorbereitung des Workshops, Herrn Dipl.-Math. Gert Wollny (MPI Neuropsychologie Leipzig) für die Pflege der Web-Repräsentation der BVM 2002, Herrn Dr. Jens-Peer Kuska (Universität

Leipzig) für die grafische Unterstützung und Frau Adelheid Müller (MPI Neuropsychologie Leipzig) für die Buchhaltung. Herrn Dr. Marc Tittgemeyer (MPI Neuropsychologie Leipzig) danken wir für die Hilfe bei der Anwerbung von Industrieausstellern. Herrn Dipl.-Inf. Timm Günther (MU Lübeck) danken wir für sein Engagement bei der Implementierung und Wartung der web-basierten Software zur Einreichung und Begutachtung der Beiträge und Herrn Dipl.-Inf. Med. Matthias Thorn (DKFZ Heidelberg) für die Erstellung der web-basierten Anmeldungssoftware sowie für die Pflege der BVM-Adressenliste und des Email-Verteilers. Herrn Martin Eul (RWTH Aachen) und Herrn Matthias Hensler (RWTH Aachen) danken wir für die tatkräftige Unterstützung bei der Erstellung dieses Tagungsbandes.

Für die finanzielle Unterstützung bedanken wir uns bei den Fachgesellschaften und der Industrie, insbesondere beim Hauptsponsor Sun Microsystems. Dem Springer-Verlag, der nun schon den fünften Tagungsband zu den BVM-Workshops auflegt, wollen wir für die langjährige und gute Kooperation sowie für die Stiftung von Buchpreisen unseren Dank aussprechen.

Wir wünschen allen Teilnehmerinnen und Teilnehmern einen interessanten Workshop mit lebhaften Diskussionen und einen angenehmen Aufenthalt in Leipzig. Abends laden wir zum gemütlichen Beisammensein in der im Jahre 1551 errichteten und von Studenten zwischen 1973 und 1982 wieder ausgegrabenen Moritzbastei ein. Dieser Studentenclub ist der größte Europas, hat sich heute zu einer Kulturstätte mit einem vielfältigen Programmangebot entwickelt und bietet durch die mittelalterlichen Gewölbe der ehemaligen Befestigungsanlage eine besondere Atmosphäre.

Januar 2002

Monika Meiler (Leipzig)
Dietmar Saupe (Leipzig)
Frithjof Kruggel (Leipzig)

Heinz Handels (Lübeck)
Thomas Lehmann (Aachen)

Inhaltsverzeichnis

Die fortlaufende Nummer am linken Seitenrand entspricht den Beitragsnum-
mern, wie sie im endgültigen Programm des Workshops zu finden sind.

Mikroskopische Bildverarbeitung

Atlanten und Anatomische Modelle

Bildanalyse

Computerunterstützte Chirurgie, Therapie und Operationsplanung

Bildfilterung, Kompression und Korrektur

Visualisierung und 3D-Interaktion

Mustererkennung

Segmentierung

Bildrekonstruktion

Freie Themen

Posterpräsentationen

Softwaredemonstrationen

XX

Mikroskopische Bildverarbeitung

Neuroanatomic Fiber Orientation Maps (FOMs)
Acquisition, Segmentation, Visualisation, and Image Alignment

Hubertus Axer[1,2], Jan Jantzen[3], David Gräßel[1], Matthias Leunert[1], Malte Mürköster[1],
and Diedrich Graf v. Keyserlingk[1]

[1]Institut für Anatomie I
Rheinisch-Westfälische Technische Hochschule (RWTH), 52057 Aachen
[2]Klinik für Neurologie
Friedrich-Schiller-Universität Jena, 07743 Jena
[3]Technical University of Denmark
Oersted-DTU Automation, DK-2800 Kongens Lyngby, Denmark
Email: haxer@ukaachen.de

Abstract. A new neuroanatomic method is described which allows to map the orientation of central nervous fibers in gross histological sections. Polarised light is used to calculate the angle of inclination and direction of the fibers in each pixel. Serial fiber orientation maps (FOMs) can be aligned and 3D reconstructed. This volume allows to identify and segment the major fiber tracts. The feasible goal is a human central nervous fiber atlas.

1 Introduction

The development of diffusion tensor mapping in neuroradiology allows to derive information about the three-dimensional orientation of fiber tracts in the living human brain. A new neuroanatomic method was developed to obtain similar spatial information about the orientation of fiber tracts in anatomic serial brain sections. This paper gives an overview of the methods used to explore these anatomical data.

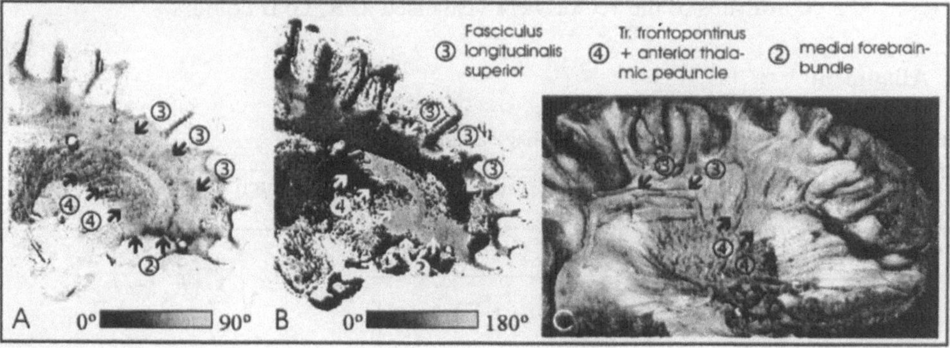

Fig. 1: FOMs of the prefrontal cortex. A) Inclination map. B) Direction map. C) Verification of the fiber tracts with the macroscopic dissection technique of Klingler.

2 Material and Methods

2.1 Acquisition

Polarised light is used to estimate the three-dimensional course (angles of direction and inclination, Fig. 1) of nerve fibers in brain slices [1]. Gross histological brain sections of formalin-fixed human brains were digitised under azimuths from 0 to 80° using two polars only. These sequences were used to estimate the angle of inclination of fibers (in the z-direction). The same sections were digitised under azimuths from 0 to 160° in steps of 20° using a quarter wave plate additionally. These sequences were used to estimate the angle of direction of the fibers in xy-direction.

2.2 Segmentation of fiber tracts

The software MATLAB 6.0 (MathWorks Inc.) with the Image Processing Toolbox was used to realise the following algorithms. Two fibers can be regarded as belonging to the same bundle of fibers if the fibers are parallel and close. Parallelism can be measured by means of an inner vector product; the very definition of the inner vector product contains the angle between the vectors u and v. For each combination of fibers the degree of parallelism can be computed. Closeness of fibers can be computed by the Euclidean distance. An element-by-element multiplication of both results gives the degree to which each fiber is related to the others. One pixel covers approximately an area of 100 μm x 100 μm.

2.3 Visualisation

Angles of inclination and direction can be visualised in two grey scale images. To allow visualisation in one image those angles were transformed into unit vectors and the x, y, and z-coordinates of the vector were visualised as R, G, B colours.

2.4 Alignment

Table 1. The different parameters for serial image alignment.

Consistent matrix transformation	Cross correlation coefficient	Euclidian distance
$$D = \sum_i^n \left(\frac{(I_{A_i} - I_{B_i})}{C_i} \right)$$ with $$C_i = \max\left(\frac{I_A}{I_B}, \frac{I_B}{I_A} \right)$$	$$C = \frac{\sum_x \sum_y A(x,y) * B(x,y)}{\left[\sum_x \sum_y A(x,y)^2 \right]^{\frac{1}{2}} * \left[\sum_x \sum_y B(x,y)^2 \right]^{\frac{1}{2}}}$$	$$ED = \sqrt{\sum_i^n \left(I_{A_i} - I_{B_i} \right)^2}$$
Minimise	Maximise	Minimise

Rigid (isomorphic) transformations were computed on the serial sections of the brain stem. That means, that an image is translated and rotated in respect to its predecessor. Three different parameters [2] were applied in order to define the optimal fit of the images: the 'consistent matrix transformation' method, the 'cross correlation' method, and the Euclidian distance.

2.5 3D reconstruction

The aligned sections were imported into the 3D Slicer [3], which allows to slice the volume. Major fiber tracts in the brain stem were segmented manually and 3D reconstructed. This way a 3D fiber tract model of the brain stem was developed.

3 Results

Two sets of serial sections of human brain stems were digitised comprising 250 slices each. 261 serial, sagittal slices of an entire human brain were digitised. The angles of inclination and direction can be visualised as grey scale values yielding two maps of each slice (inclination and direction maps, Figs. 1A and B), or as an alternative visualised as false colours (e.g. red, green, blue). For visualisation of three-dimensional orientation in one image the three coordinates x, y, and z were visualised as R, G, B-colour maps. This way, the major fiber tracts known in the human brain were visually

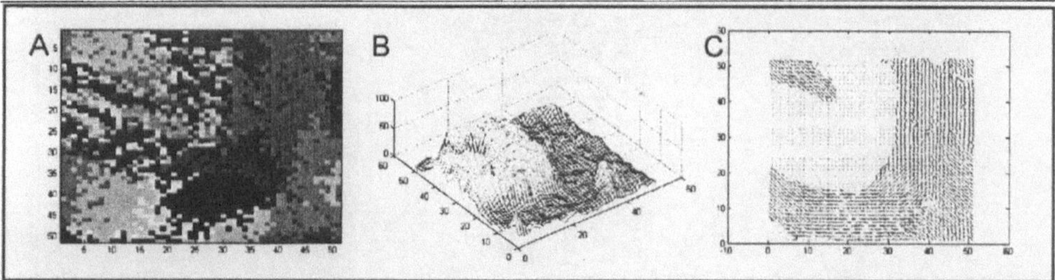

Fig. 2: A) Fiber direction map. B) Mesh plot of gradient. Flat plateaus near zero indicate a homogeneous area with parallel fibers, large mountains indicate many directional changes. C) Quiver plot of likely fiber bundles. Only fibers with a small gradient are displayed

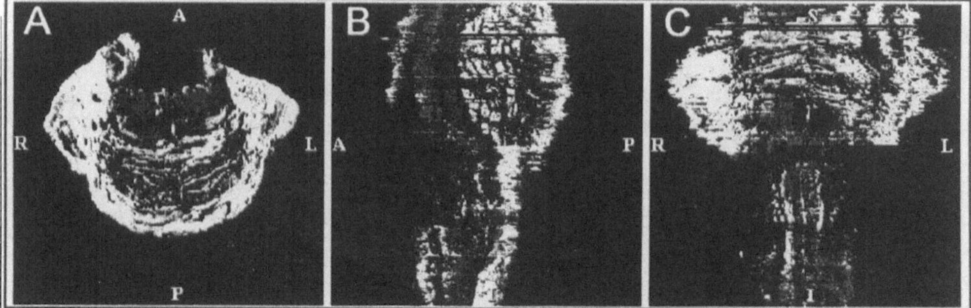

Fig. 3: 3D reconstructed brain stem. A) Axial section. B) Sagittal section. C) Coronal section.

recognised, verified, and compared to specimen prepared with the classical dissection technique of Klingler (Fig. 1C).

The segmentation method was able to differentiate the white and the grey matter (Fig. 2). In addition, the borders between different fiber tracts could be detected, which is a prerequisite for the three dimensional segmentation of large fiber tracts in the brain model. The serial sections of the human brain stem were used to calculate a three-dimensional model (fig. 3). The Euclidian distance method yielded the best results for automatic image alignment. Figure 4 shows the white substance of the brain stem model.

4 Discussion

Since the described anatomic method has a much higher resolution than diffusion tensor mapping, it allows the generation of a digital fiber model of the human brain. The model could be used as a fiber atlas for neurosurgical planning since major fiber tracts such as the pyramidal tract have to be carefully avoided in a neurosurgical procedure. Moreover, it could be used as a method for evaluation of the diffusion tensor maps known from magnetic resonance imaging. Two kinds of atlases are feasible: 1) a fiber orientation atlas representing a vector in each voxel, and 2) a volume-based atlas representing the major fiber tracts in the brain.

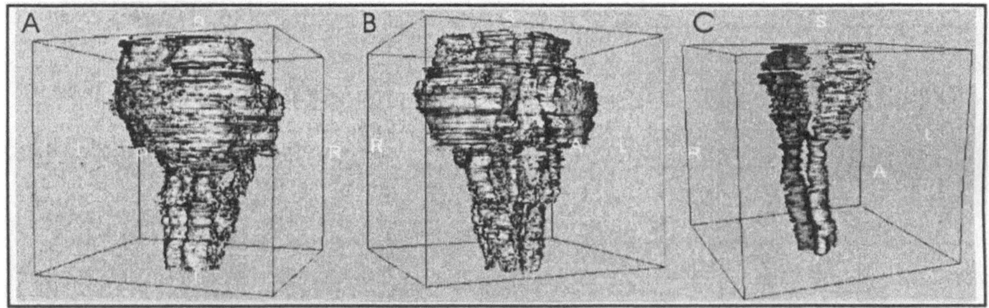

Fig. 4: 3D model of the brain stem. A) White matter of the brain stem. Anterior view. B) White matter of the brain stem. Posterior view. C) Reconstructed pyramidal tracts in the brain stem.

5 References

1. Axer H, Axer M, Krings T, et al.: Quantitative estimation of 3D fiber course in gross histological sections of the human brain using polarized light. J Neurosci Methods 105:121-131, 2001.
2. Hess A, Lohmann K, Gundelfinger ED, et al.: A new method for reliable and efficient reconstruction of 3-dimensional images from autoradiographs of brain sections. J Neurosci Methods 84:77-86, 1998.
3. Gering DT, Nabavi A, Kikinis R, et al.: An integrated visualization system for surgical planning and guidance using image fusion and interventional imaging. Procs MICCAI 99:809-819, 1999.

Verfahren zur qualitativen Bewertung der Syntheseleistung von Vitalzellkulturen

Klaus Gärtner, Christoph Giese[1], Frank Sonntag und Uwe Marx[1]

Institut für Medizintechnik Dresden e. V., Bernhard-Voß-Str. 25-27, 01445 Radebeul
[1]ProBioGen AG, Goethestraße 50-54, 13086 Berlin
E-Mail: gaertner@imt-dresden.de

Zusammenfassung. Bei einer adäquaten Aussaat der zu klonierenden bzw. zu charakterisierenden Zellen ist es möglich, die Syntheseleistungen der Zelle durch Einsatz spezifischer Fluoreszenzmarker zu visualisieren. Ziel dieser Arbeit ist die qualitative Erfassung dieser Visualisierung, so dass eine Aussage über die spezifische Syntheseleistung der jeweiligen Einzelzelle möglich ist. Dabei findet das Konzept der unscharfen Klassifikation Anwendung. Nach der Identifikation der „Hochproduzenten" unter den Zellen ist mit dem Visualisierungs- und Analyseverfahren ein Entscheidungssystem zu entwickeln, dass die Möglichkeiten der Ansteuerung und Gewinnung dieser Zellen mittels Mikromanipulation auch im Kultursystem schafft.

1 Einführung

Monoklonale Antikörper sind in Biologie und Medizin zu einem äußerst nützlichen Hilfsmittel geworden, weil man mit solchen Molekülen viele Bestandteile von Zellen und Geweben markieren und identifizieren kann. Um identische Antikörper mit einer bestimmten Struktur zu gewinnen, werden Myelomzellen (Krebszellen) mit B-Lymphozyten verschmolzen. Diese Hybridzellen (Hybridom-Zellen) entwickeln auf dem Wege der klonalen Proliferation Zellfamilien (Klone), die genetisch identisch sind und damit absolut strukturgleiche Antikörper mit einer einheitlichen Antigenspezifität produzieren. Bei der Produktion monoklonaler Antikörper (mAk) ist die frühzeitige Bestimmung der Syntheseleistung von einzelnen Zellen bzw. Zellklonen mit nicht invasiven Techniken entscheidend, um in minimaler Zeit eine maximale Produktausbeute zu erreichen und den Zellabfall zu verringern. Ziel der Erkennungsaufgabe ist die Entwicklung eines Entscheidungssystems zur qualitativen Erfassung der Syntheseleistung von Modellzellen durch Klassifikation in verschiedene Subpopulationen und zur Selektion der leistungsfähigsten Zellen.

2 Lösungsansatz

Um eine exakte digitale 3D-Rekonstruktion der Zellen zu ermöglichen, wird der Ansatz der konfokalen Bildaufnahme am Mikroskop untersucht. Dabei wird die 3D-Szene (Füllvolumen) in eine Folge von 2D-Bildern mit festem Z-Abstand a transformiert und schrittweise ein 2D-Analyseprozess (Abb. 1) durchgeführt.

2.1 2D-Analyseverfahren

Zur Gewinnung selektiver Merkmale können unter Beimischung von „Green Fluorescence Protein" oder ähnlichen Molekülen Proteinsyntheseleistungen in lebenden Zellen und Geweben sichtbar gemacht werden, da sich unter bestimmten Bedingungen eine „Diffusionswolke" um die produzierenden Zellen bildet. Die Fluoreszenzerscheinung, welche eine Zelle oder einen Zellklon umgibt, ist die Grundlage für die Gewinnung mehrerer Messgrößen wie z. B. Fläche oder Intensität des Präzipitats (hochmolekularer Antikörper-Antigen-Komplex um die Hybridom-Zellen). Zur Auswertung wird die Bildanalysesoftware analySIS® der Firma Soft Imaging System aus Münster eingesetzt. Die aufgenommenen Farbbilder werden nach signalnaher Bildvorverarbeitung zunächst in Grauwertbilder transformiert. Nach der Korrektur der Präzipitate entsprechend den biologischen Gegebenheiten lassen sich über geeignete unscharfe Schwellwertsetzungen alle Produzenten unter den Zellen vom Hintergrund trennen.

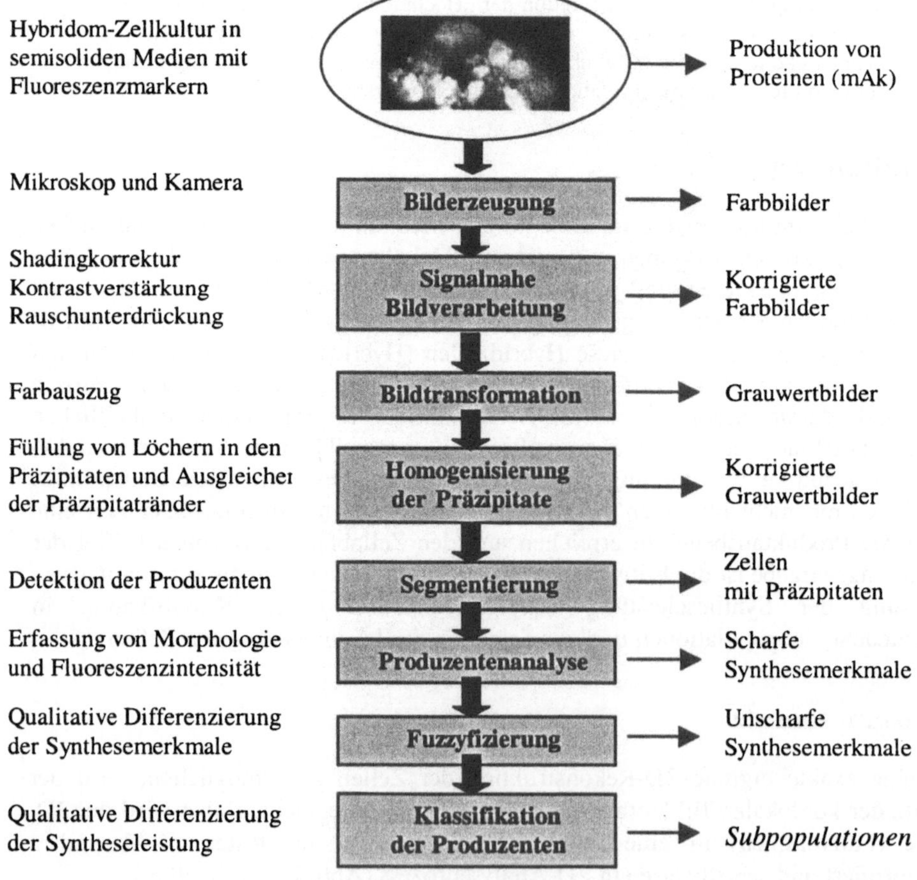

Abb. 1. 2D-Bildanalyseprozess zur Bewertung der Syntheseleistung vitaler Zellen

Abb. 2. Fuzzyfizierung der linguistischen Ausgangsvariablen "Syntheseleistung"

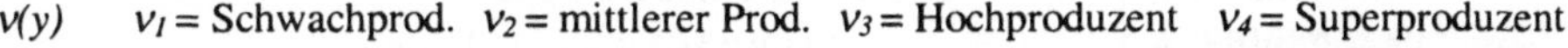
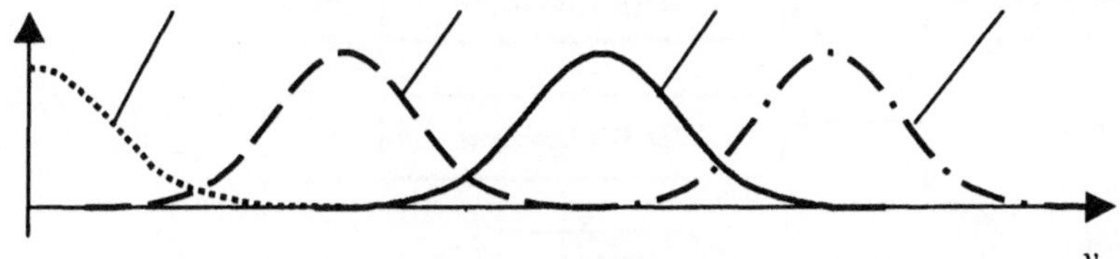

Formal ist der Analyseprozess durch eine Eingangsbeschreibung $\underline{x}$, eine Ausgangsbeschreibung $\underline{y}$ und ein Regelsystem $\underline{y}$ = f($\underline{x}$) definiert. Die Koeffizienten des Regelsystems orientieren sich an der auf Messwerten basierenden Beschreibung des Zellkultursystems. Um die fließenden Übergänge von Präzipitatregionen mit hoher zu schwacher Syntheseleistung sowie Präzipitatüberlappungen besser berücksichtigen zu können und damit die Separierbarkeit zu verbessern, wird für die Differenzierung der Syntheseleistung das Konzept der unscharfen Klassifikation nach dem linguistischem Modellansatz eingesetzt. Anders als bei analytischen Modellansätzen handelt es sich hier bei den zugeordneten Parametern um linguistische Größen, die durch unscharfe Mengen dargestellt werden. Zu jedem erfassten Parameter werden linguistische Variable gegeben, deren Terme einen konkreten Wert jeweils verbal beschreiben.

Während der Analyse werden 6 Parameter als linguistische Eingangsvariable x_1 ... x_6 bestimmt und die Messwerte durch Fuzzifizierung in geeignete Fuzzy-Mengen umgewandelt. Als linguistische Ausgangsvariable y wird die Zellsyntheseleistung anhand unscharfer Klassen gebildet. Um später Entscheidungsmuster in Form von unscharfen Regeln aus den Bilddaten zu extrahieren, ist die Vorgabe der linguistischen Terme ausgewählter Variablen durch den Fachmann notwendig. Die linguistische Ausgangsvariable y wird in vier Subpopulationen (v_1 - v_4) zerlegt (Abb. 2). Für das System wird weiterhin folgende Eingangskonfiguration festgelegt:

x_1 - Präzipitatfläche: $\mu_{1,1}$ = klein, $\mu_{1,2}$ = mittel, $\mu_{1,3}$ = groß
x_2 - Fluoreszenzintensität: $\mu_{2,1}$ = keine, $\mu_{2,2}$ = schwach, $\mu_{2,3}$ = mittel, $\mu_{2,4}$ = stark
x_3 - Präzipitatdurchmesser: $\mu_{3,1}$ = klein, $\mu_{3,2}$ = mittel, $\mu_{3,3}$ = groß
x_4 - Abstand zum Nachbarproduzent: $\mu_{4,1}$ = kurz, $\mu_{4,2}$ = mittel, $\mu_{4,3}$ = lang
x_5 - Präzipitatumfang: $\mu_{5,1}$ = klein, $\mu_{5,2}$ = mittel, $\mu_{5,3}$ = groß
x_6 - Präzipitatform: $\mu_{6,1}$ = kreisförmig, $\mu_{6,2}$ = mittel, $\mu_{6,3}$ = elliptisch.

2.2 3D-Selektionsverfahren

Im anschließenden 3D-Selektionsprozess erfolgt die Prüfung, Auswahl und Koordinatenbestimmung der Subpopulationen „Hochproduzenten" und „Superproduzenten" für eine automatische Mikromanipulation (Abb. 3).
Bei Kenntnis des nachfolgenden Fluoreszenzbildes (z-a) werden die Syntheseleistungen S_n der Hochproduzenten HP_n verglichen sowie die Abstände zu Nachbarproduzenten bewertet. Die Selektion erfolgt bei der Z-Koordinate, bei der die Zelle die maximale Syntheseleistung aufweist.

Abb. 3. 3D-Selektionsprozess zur automatischen Mikromanipulation der Hochproduzenten

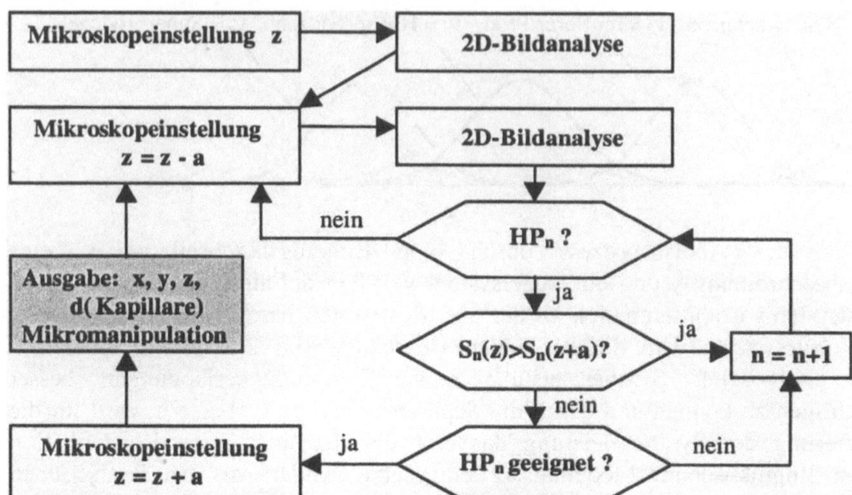

Bei mehreren Hochproduzenten auf einer Z-Ebene beginnt die Selektion beim Hochproduzenten mit dem größten Zellaußendurchmesser unter Beachtung eines hinreichend großen Abstandes zum nächstliegenden kleineren Produzenten. Der Zellaußendurchmesser ist dabei entscheidend für die Auswahl der geeigneten Kapillare zur Selektion. Der Abstand zum nächstliegenden Produzenten ist zur Abschätzung der Gefahren für die Zelle beim möglichen Absaugen wichtig.

3 Ergebnisse und Schlussfolgerungen

Für den Anwendungsfall wurde der 2D-Bildanalyseprozess an 1000 durch einen Biologen erkannten, produktiven Zellen durchgeführt und bewertet (Tab. 1).

Produzent	Schwach-	Mittlerer-	Hoch-	Super-	Gesamt
Biologe	285	385	307	23	1000
Entscheidungssystem:					
- als Schwachproduzenten	248	24 ↑			272
- als Mittlere Produzenten	33 ↓	347	4 ↑		384
- als Hochproduzenten		22 ↓	279	5 ↑	306
- als Superproduzenten			6 ↓	17	23
Erkennungsrate/Population [%]	99	102	94	96	98,5

Tabelle 1. Testergebnisse des 2D-Bildanalyseprozesses an 1000 produktiven Zellen.

Die Ergebnisse belegen, dass durch das System eine bessere Differenzierung der Syntheseleistung der Zellen innerhalb der erkannten Subpopulation erfolgt. Durch die Bildfehler, Überlagerungen und Überlappungen der Präzipitate usw. sind derartige visuelle Klassifikationen durch einen Biologen unmöglich.

Cellular and Subcellular Co-localisations of Immunologic Expression Patterns Revised by Boolean Feature Operators

Silke Kreitz, Werner Zuschratter[1], Rainer Pielot[1] and Andreas Hess[1,2]

[1] Leibniz Institute for Neurobiology, D-39118 Magdeburg, Germany
2 Institute for Pharmacology and Toxicology, Fahrstrasse 17, Erlangen, Germany
Email: hess@ifn-magdeburg.de

Abstract. Modern Confocal Laser Scan Microscopy is a sophisticated technique allowing acquisition of information from different fluorescence markers in the same tissue by separating them into different confocal channels. For an adequate interpretation of these multidimensional images advanced image processing techniques are required. In this study, we introduce an automated image analysis based on Boolean logic working with features instead of single pixels. Feature based image analysis preserves the original morphology of the objects and allows the unlimited identification of co-localisations. We demonstrate the practicability of our feature-based algorithm on triple-immuno fluorescence stained neural cells of the auditory cortex of gerbils.

1 Introduction

Modern Confocal Laser Scan Microscopy (CLSM) provides information from different markers separated into different confocal channels with high spatial resolution. Moreover, due to sophisticated data acquisition schemes (Multiple Image Stack Acquisition, MISA [1]) it is possible to investigate structures with subcellular resolution at a macroscopic level of histological specimens in one dataset resulting in huge multidimensional data spaces. Manual analysis of such datasets is extremely time consuming and therefore impracticable. Consequently, a robust (due to the naturally high noise and variability in biological specimens) and automated (due to the large datasets) image analysis is necessary.One major topic of interest in cell biology today is the co-localisation of different cell properties (different morphology, different protein or gene expression) in one specimen e.g. as a hint for a possible interaction of these labellings. Multichannel scanning provides the ability to record cells with many different specific markers in a given histological section at one time. Conventional co-localisation is performed as an additive mixture of the different colour channels in a given colour model such as the RGB space and therefore limited to the colour space dimensions. Moreover, only overlapping pixels are recognized instead of whole objects. This leads to a loss of the original object geometry. Consequently, measurements beyond a simple quantification of the coloured pixels are impossible.

As a new suggestion this paper examines feature-based image analysis such as Boolean logic operations instead of single pixels in order to overcome the above described problems.

2 Material and Methods

2.1 Histological material

As specimens we worked on immuno stained gerbil brain sections. Focus of interest was the differential expression of proteins (the calcium binding protein parvalbumin (PV) and the immediate early gene product c-Fos) in the auditory cortex after a shuttle box learning paradigm [2]. The production and the staining of the biological sections were made according to standard procedures [2] and will not be described here. In order to get information about the total number of cells the sections were counter-stained with propidium iodide (PI) solution.

2.2 Image acquisition

Areas including the auditory cortex were scanned with a confocal laser scanning microscope (Leica TCS 4D) equipped with a Krypton-Argon-Ion laser (488/568/647 nm). A complete scan of one section – one multi-image-stack - consisted of 7 (x) x 7 (y) x 5 (z) images x 3 channels (FITC – c-Fos, CY5 - PV, propidium iodide), i.e. 734 single images.

2.3 Image processing

For an adequate automatic image processing it is necessary to establish an object model which can be defined by the user. In our case these parameters are a given size and grey value range. Based on such a specific object model the objects of interest can be distinguished from the background.

Image processing algorithms were programmed on a standard PC in IDL (©RSINC) language. The initial image processing consisted of an auto-contrast enhancement algorithm. Subsequently a 3x3 median filter and a 7x7 octagonal grey scale Opening were applied. Background elimination, which is most important for biological specimens, was done by the elimination of the lower grey levels at a certain threshold. For definition of this threshold we developed an automatic procedure based on the histogram type and value distribution. The histograms were found to consist of two types. For histograms with a single sharp peak, the threshold is set in the beginning (i.e. after contrast enhancement) and the value equates the 90% quantile of the histogram. Consequently, for broad histograms the threshold is set at the end of the processing (i.e. after grey scale opening) and the median of the equalized histogram was chosen as value. The pre-processed images were binarized using an auto-threshold procedure [4] which performed comparable to Otsu's thresholding [5] but is much faster. Finally, touching objects were separated by watershed segmentation.

2.4 From pixels to features

Features are connected pixels that are treated as a whole. Grouping pixels into features was done on binary images starting with a connected component analysis [6]. Next, the grey values of each feature are obtained from the original grey values image with a mask operation. Once all features are established in an image, it is easily possible to exclude objects outside the object model. Smaller objects are certainly background particles and larger ones may be not separated cells. Objects which are to dark may be unspecific background staining. The algorithm for Boolean logic with features was programmed in IDL according to Russ [7]. As one example, the principle of a Feature-AND is that an entire feature – group of connected pixels - in one of image is kept if any part of this feature touches a feature in an other image.

3 Results

Immuno-staining of the very same cell with different fluorescence dyes let the cell shapes appear differently (compare Fig. 1), which leads to wrong results when cell types are compared according to their shape. To avoid this, it is necessary to compare the cells relying on one dye, giving the geometry of all cells independent of their functional labelling. In the case of this study this dye is propidium iodide (PI). A PI stained section was related separately to the same section stained with c-Fos and parvalbumin (PV) by the application of Feature-AND. Fig. 1D shows such a combined image.

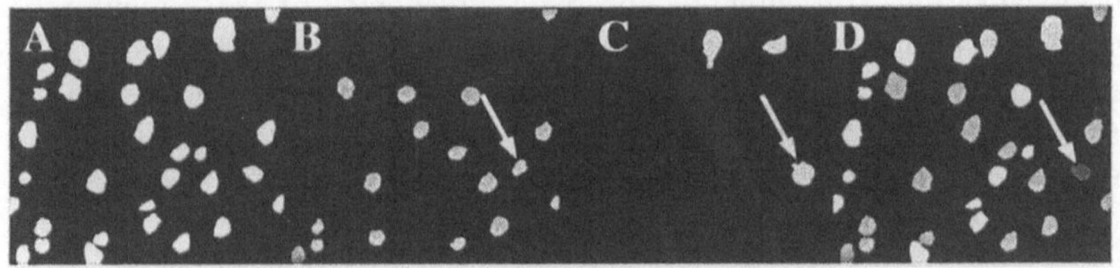

Fig.1 Segmented cortex cells. A: total cells, PI stained; B: c-Fos labelled cells; C: PV stained cells. D: C co-located cells from A, B, and C by feature-AND. The arrow indicates a PV and c-Fos double labelled cell.

The investigation of co-localisation using Feature-AND leads to the evidence for cells that are double-labelled with c-Fos and PV (Fig. 1, Fig. 2). This is a new finding which has been not described so far by manual analysis. Also shown in Fig. 2 is the influence of the order in which the images were analysed by Feature-AND. Fig. 2C and 2D show the same cells, double-labelled with c-Fos and PV, but they look very different. In C a feature-AND was applied in the order c-Fos- AND PV, in D vice versa resulting in different resulting geometries determined by the first operand.

Once the co-localisation is analysed, it is possible to compare co-localised cell to not co-localised cells on the basis of the same staining and therefore on the same geometry. As an example for the procedures described above we analysed cortical cells with in total 16040 c-Fos-stained cells 4070 PV-stained cells. We found, that 1240 of them are co-localised. That means, that 7% of the c-Fos-cells and 30% of the PV-cells are co-localised with each other.

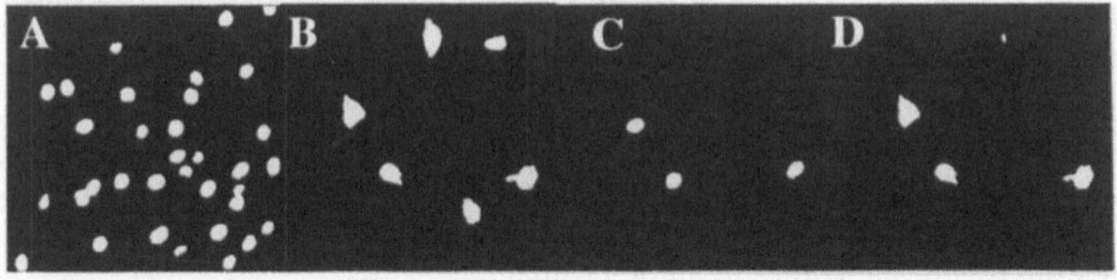

Fig. 2 Feature-And of c-Fos and pv stained cells. A: c-Fos stained cells. B: PV stained cells. C: c-Fos feature-AND PV. D: PV feature-AND c-Fos.

4 Discussion

In this study, we developed an automatic procedure for the segmentation of fluorescence stained cells in CLSM-images tested on neural cells of the auditory cortex of gerbils. Furthermore, we established a feature-based analysis strategy in order to deal with whole objects resp. cells instead of single pixels. The proposed algorithms work fast and robust. The new co-localisation analysis revealed new types of especially very seldom co-localisation which have not been described so far based on manual analysis (c-Fos and PV co-localisation). In summary, the main advantages of these feature-based operations are that (1) the original geometry of each objects is preserved, (2) there is no limit in the number of co-localisation patterns. Further investigation of function, absolute and relative abundance, morphology and distribution of cells and the corresponding co-localisations of immuno labelling patterns within the cortex can be now done automatic, fast, and efficient.

5 References

[1] Zerbe J, Götze C, Zuschratter W: Managing multiple image stacks from confocal laser scanning microscopy. SPIE Proceedings Vol, Proceedings of Three-Dimensional and Multidimensional Microscopy: Image Acquisition and Processing VI, 228 -235, 1999
[2] Zuschratter W, Gass P, Herdegen T, Scheich H: Comparison of frequency specific c-Fos expression and 2-fluoro-2-deoxyglucose uptake in the auditory cortex of gerbils (Meriones unguiculatus), European Journal of Neurosciences, 7, 1614-1626, 1995.
[3] Ridler & Calvard, Picture Thresholding Using an Iterative Selection Method, IEEE transactions on Systems, Man and Cybernetics: 1978
[4] Lumina RL, Shapiro LG, Zuniga O: A new connected components algorithm forvirtual memory computers." Computer Vision, Graphics and Image Processing, 22, 1983
[5] J.C. Russ, The Image Processing Handbook, CRC Press, 1974

Objektorientierte Inhaltsbeschreibung hierarchisch partitionierter medizinischer Bilder

Christian Thies[1], Volker Metzler[2], Thomas Lehmann[1], Til Aach[2]

[1]Institut für Medizinische Informatik
Rheinisch-Westfälische Technische Hochschule Aachen
Email: cthies@mi.rwth-aachen.de
[2]Institut für Signalverarbeitung und Prozeßrechentechnik
Medizinische Universität zu Lübeck

Zusammenfassung. Eine reproduzierbare und robuste Extraktion von Bildobjekten ist Voraussetzung für die zuverlässige, automatisierte Analyse und Reihenuntersuchung von medizinisch-biologischem Bildmaterial. Die dazu notwendige Beschreibung des Bildinhaltes durch optisch relevante Objekte ist kontextabhängig und wird durch Aufnahmeparameter des Bildes, wie Auflösung, Orientierung und Ausschnitt, sowie die klinisch-diagnostischen Fragestellungen bestimmt. Ein computergestütztes Analyseverfahren muß diese Aspekte als Expertenwissen modellieren. Eine statische Lösung ist dabei unbefriedigend, da jede Änderung der Fragestellung ein Redesign des Verfahrens erfordert. Wünschenswert ist vielmehr ein flexibler Ansatz, der es dem medizinischen Experten ermöglicht, ohne Kenntnis technischer Details unterschiedliche Objekte kontextabhängig aus Bildern zu extrahieren. Seine intuitive Vorgehensweise kann dabei protokolliert, normalisiert und in einer anschließenden automatischen objektorientierten Bildanalyse reproduziert werden.

1 Hierarchische Repräsentation visueller Information

Grundlage des Verfahrens ist eine hierarchische Partitionierung des Eingangsbildes, mittels derer ein Bild in visuell signifikante Regionen zerlegt wird. Eine solche Zerlegung wird durch ein etabliertes morphologisches Multiskalenverfahren geliefert [1]. Dabei ist die Signifikanz einer Region in der Regel über ihren Kontrast gegeben, dessen Extraktion in Form der Wendestellenkonturen des Bildes mit der menschlichen Wahrnehmung korrespondiert. Die Hierarchie wird in Form eines Baumes repräsentiert, dessen Kanten eine Inklusionsbeziehung zwischen den Regionen der einzelnen Auflösungsstufen beschreiben. Aufgrund der Kausalität der Regionen im Skalenraum schließt eine Region einer groben Skala die korrespondierenden Regionen aller feineren Skalen ein. Daher kann der Baum als hierarchische Regionendatenbank aufgefaßt werden. Die Objekte lassen sich nun ausschließlich mittels deskriptiver Attribute repräsentieren, die charakteristische, skalenbedingte, morphologische und grauwertstatistische Eigenschaften beschreiben [2]. Solche Attribute sind beispielsweise Varianz, mittlerer Grauwert, Kompaktheit, Fourier–Deskriptoren oder die Anzahl der im Baum folgenden Objekte. Diese Attribute werden zu einem Merkmalsvektor zusammengefaßt, der seinem erzeugenden Baumknoten zugeordnet wird. Die Vektoren liefern eine effiziente und robuste Beschreibung der Regionen. Bis zu diesem Schritt ist keine Benutzerinteraktion notwendig. Die Zerlegung eines Bildes in Regionen und deren Beschreibung mittels invarianter Merkmale liefert den statischen Aspekt einer objektorientierten Bildanalyse. Analog zur objektorientierten Programmierung können die Regionen als Instanzen von Klassen betrachtet werden, und die Merkmalsbeschreibung als zugehörige Attribute. Die Hierarchie der Regionen kann als Analogon der Vererbungshierarchie betrachtet werden, wobei anstelle der Vererbungsmechanismen die Inklusionsbeziehung tritt. Weiter reicht allerdings die Analogie von objektorientierter Bildanalyse und Programmierung nicht. Der Begriff Objekt bezeichnet daher im folgenden eine opake Entität im Sinne der visuellen Wahrnehmung zweidimensionaler Szenen.

2 Objektrepräsentation und hierarchische Analyse

Objektrepräsentation in einer Regionenhierarchie. Die attributierten Regionen stellen noch keine wirklichen Bildobjekte im Sinne der visuellen Wahrnehmung dar. Dazu muß ihnen eine Bedeutung zugeordnet werden, die sich aus abstraktem Wissen ergibt. Das Objekt "Gesicht" kann z.B. durch eine ellipsoide Region mit den eingeschlossenen Subobjekten "Augen", "Nase", "Mund" und deren räumlicher Anordnung beschrieben werden. Dabei läßt sich die Eigenschaft "ellipsoid" als invariante Eigenschaft einer Region beschreiben und der Einschluß von Subobjekten als Inklusion in der Hierarchie der Regionen. Die Subobjekte und deren Beziehungen zueinander müssen "gelernt" werden, was mit Hilfe der beschriebenen statischen Semantik noch nicht möglich ist. In einer kausalen hierarchischen Bildpartitionierung entspricht das Beispiel jedoch einem formalisierbaren Teilbaum wenn die hierarchische Bildanalyse zwei Anforderungen erfüllt.

- Da endliche Entitäten vorliegen, müssen spezielle Regionen atomare Objekte definieren können (kleinste Objekte)
- Diese kleinsten Objekte müssen zu anderen Objekten in Beziehung gesetzt werden können, um größere Objekte zu definieren.

Atomare Objekte eines Bildes sind extrahierbar, indem durch Vergleichsprädikate der zulässige Wertebereich einzelner Attribute definiert wird. Fallen nun alle Attributwerte eines Merkmalsvektors in diese Wertebereiche, so wird der Knoten bzw. die Region als gesuchtes Subobjekt klassifiziert. Diese Prädikatenauswertung kann in der baumartigen Regionenhierarchie sowohl top–down/coarse–to–fine als auch bottom–up/fine–to–coarse in effizienter Weise durchgeführt werden und so die Regioneninklusion bestimmen aus der ein Gesamtobjekt zusammengesetzt ist. Prädikatenauswertung und Baumdurchlauf definieren die dynamische Semantik der Objektbeschreibung und lassen sich in einer einfachen Programmiersprache realisieren.

Auswertung der Hierarchie zur Bildanalyse. Eine einmal formulierte Merkmalsauswahl, Prädikatenauswertung und Inklusionsbestimmung in Form eines Programmes ist eine Regel, die beliebig auf Bilder angewandt werden kann, in denen gleichartige Objekte gesucht werden sollen. Sie stellt also zum einen eine Beschreibung von Bildinhalt und zum anderen dessen Extraktionsvorschrift dar. Über die Formulierung der Regeln fließt das geforderte Kontextwissen in das Verfahren ein. Der Untersucher muß zur atomaren Objetkbeschreibung eine Attributauswahl und deren Beschränkung auf geeignete Wertebereiche bestimmen. Dies ist auf drei Abstraktionsebenen möglich:

- Entwicklungssicht zur Spezifikation über einfache Programmiersprache: Der Anwender implementiert auf den Rohdaten der Regionen eigene Attributberechnungen und erstellt sich so seinen problemspezifischen Satz von Merkmalen.

- Expertensicht zur Spezifikation durch Merkmalsauswahl: Es werden domänenspezifische Merkmalssätze zur Verfügung gestellt, die im Vorfeld von Experten definiert werden.

- Anwendersicht zur Spezifikation durch visuelle Regionenauswahl: In einem iterativen Prozeß werden deskriptive Merkmale ausgewählt und ihre Diskriminanz auf vorgegebenen Objekten bewertet.

Zu Ihrer Realisierung stehen ein Interpreter und darauf aufsetzend eine graphische Benutzeroberfläche zur Verfügung. Mittels dieser Schnittstellen wird in der Regionenhierarchie navigiert, und es können Regionen markiert sowie Merkmale sowohl implementiert als auch ausgewählt werden. Die so erstellten Extraktionsvorschriften beschreiben die gesuchten Objekte. Mittels eines Entscheidungsbaumes werden dann Regeln berechnet, die die diskriminativsten Attribute und deren Werteintervalle zur Beschreibung der markierten Regionen liefern [3]. Bei dieser automatischen Berechnung können auch manuelle Vorgaben für die Attributauswahl berücksichtigt werden. Das heißt der Benutzer legt fest, welche Attribute vom Entscheidungsbaum betrachtet werden sollen. Einmal ermittelte Regeln lassen sich auf die hierarchische Repräsentation anderer Bilder anwenden, um aus ihnen ähnliche Objekte mit entsprechenden Attributwerten zu extrahieren (Abb. 1). Dieses allgemeine Vorgehen ist auch zum inhaltsbasierten Zugriff auf Bilddatenbanken einsetzbar [4].

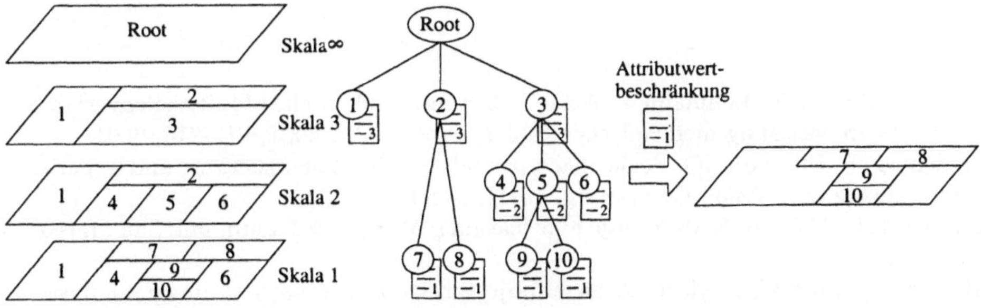

Abb. 1. Die Auswertung der Regionenhierarchie mittels Attributwerteinschränkung liefert spezielle Regionen, die im Analysekontext ein Objekt beschreiben.

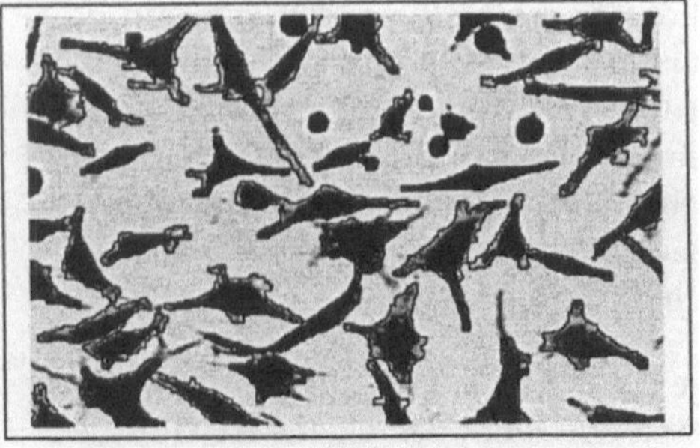

Abb. 2. Die markierten Objekte entsprechen vitalen Zellen mit differenzierter Kontur, ihre Erkennung basiert auf der Einschränkung der morphologischen Konvexität (4π Fläche/Umfang^2) unterhalb einer ermittelten Schwelle (Konvexität $< 0{,}7$). Die inverse Anwendung des Vergleiches markiert die kreisrunden und defekten Zellen (Konvexität $> 0{,}7$).

3 Ergebnisse und Diskussion

Das Verfahren wurde auf Fragestellungen der Zytometrie getestet. In einer Anwendung der Biomaterialforschung wurden geschädigte Fibroblasten in digitalisierten Mikroskopien gesucht. Gesunde Zellen weisen dabei eine differenzierte und dynamische Kontur auf, während geschädigte Zellen sich kreisrund kontrahieren. Als Regel wurde eine Einschränkung des Attributwertbereiches der Konvexität, der Regionengröße und des mittleren Grauwerts ermittelt. Damit ließen sich in 11 Aufnahmen mit insgesamt 967 Zellkörpern alle 44 defekten Zellen identifizieren. Es gab 6 falsch positive Klassifikation gesunder Zellkerne, die als defekte Zellen identifiziert wurden (Abb. 2). Der objektorientierte Ansatz trennt die Zerlegung eines Bildes in wahrnehmungskorrelierte Regionen und deren semantische Beschreibung. Die Voraussetzung hierzu ist ein Verfahren zur domänenunabhängigen hierarchischen Bildpartitionierung. Die semantische Beschreibung wird mittels einer Benutzerschnittstelle eingegeben, die Interaktion auf unterschiedlichen Abstraktionsebenen bis hin zu einem automatischen Lernprozeß zuläßt. Damit ist die einfache Modellierung von Expertenwissen und dessen reproduzierbare Anwendung möglich. Die dazu notwendige Verknüpfung geeigneter Attribute zu einem Merkmalsvektor ist applikationsspezifisch. An der Ermittelung der Klassifikationsleistung des Verfahrens auf umfangreicherem Bildmaterial und anderen Bilddomänen wird derzeit gearbeitet. Ferner ist die explizite Berücksichtigung der räumlichen Beziehungen bzw. der Topologie von Objekten im Regionenbaum geplant.

Literatur

1. Thies C, Metzler V, Lehmann T, Aach T: Ein morphologisches Multiskalenverfahren zur Segmentierung medizinischer Bilder, Procs BVM 2001, 212-216, 2001.
2. Lindeberg T, Eklundh JO: Scale-space primal sketch – constructions and experiments, Image and Vision Computing, 10(1), pp. 3-18, 1992.
3. Quinlan RJ: C4.5, Methods for machine learning; Morgan & Kaufmann, San Mateo CA, 1992.
4. Metzler V, Thies C, Aach T: A novel objectoriented approach to image analysis and retrieval, IEEE South West Symposium on Image Analysis and Interpretation 2002, Im Druck.

Atlanten
und anatomische Modelle

Erstellung eines statistischen Atlas des Craniums

S. Däuber[1], P. Heinze[1], R. Krempien[2], T. Welzel[2], J. Brief[3], St. Hassfeld[3], H. Wörn[1]

[1]Institut für Prozessrechentechnik, Automation und Robotik, Universität Karlsruhe (TH)
[2]Institut für Klinische Radiologie, Universität Heidelberg
[3]Mund-Kiefer-Gesichts-Chirurgie, Universität Heidelberg
Email: daeuber@ira.uka.de

Zusammenfassung. Umstellungsosteotomien dienen in der Mund-, Kiefer- und Gesichtschirurgie zur Rekonstruktion sowohl der Funktion als auch der gesund erscheinenden Optik u.a. des Schädels. Sog. normative Daten unterstützen dabei die Planung und Simulation der Eingriffe. Diese werden i.d.R. mit Hilfe von Landmarken erstellt. Insbesondere am Hinterkopf ist jedoch die Anzahl der homologen Landmarken beschränkt, weshalb die Methode zur Erstellung eines Atlasses typischer Schädelformen als normative Daten nicht geeignet erscheint. In dieser Arbeit stellen wir ein Verfahren vor, dass mit Hilfe von Kugelflächenfunktionen und der Reihenentwicklung einer Formfunktion, das Landmarkenproblem am Schädel lösen kann.

1 Einleitung

1.1 Problemstellung

Die Skelettstrukturen des Kopfes können aus verschiedenen Gründen geschädigt sein. Unfälle, Tumorresektionen oder (bei Kleinkindern) durch sog. Craniosynosthosen, frühzeitige Verknöcherungen einer oder mehrerer Schädelnähte, die u.a. zu einer Missbildung der Schädelknochen führen.

Ziel eines operativen Eingriffs ist es, sowohl eine funktionale als auch eine optische Rekonstruktion des Schädels zu erreichen. In der Mund-, Kiefer- und Gesichtschirurgie an der Universität Heidelberg werden in sog. Umstellungsosteotomien, einzelne Knochensegmente des Schädels osteotomiert, verformt und in einer Konfiguration refixiert, die den funktionalen und optischen Anforderungen entspricht. Bei der Rekonstruktion des Schädels nach optischen Gesichtspunkten lässt sich der Chirurg von seiner Erfahrung und seinem ästhetischen Empfinden leiten. Das Ergebnis ist grundsätzlich subjektiv.

In dieser Arbeit sollen Referenzmodelle (Dreiecksnetze) des Schädels erstellt werden, die die typische, gesunde Form der Schädelknochen repräsentieren. Diese sog. normativen Daten sollen den Chirurgen bei der Rekonstruktion einer möglichst natürlichen und harmonischer Schädelform in objektiver Weise unterstützen. Altobelli et. al [1] konstatieren das Fehlen solcher normativer Daten als größtes Hindernis in der Planung und Simulation kraniofazialer Eingriffe.

1.2 Stand der Technik

Verschiedene Autoren schlagen daher Methoden vor, objektive Informationen über die Form oder Anatomie medizinischer Strukturen zu erstellen. Popovich et al. verwenden z.B. genormte Fernröntgenseitenaufnahmen zur Wachstumskontrolle (Burlington Growth Study). In der sogenannten Kephalometrie werden seit 80 Jahren Längen- und Winkelmessungen anhand zweidimensionaler Röntgenaufnahmen vorgenommen und mit Normlängen und Normwinkeln einer morphologisch unauffälligen Gruppe verglichen.

Die weitaus meisten Arbeiten beschäftigen sich mit Landmarken. Christensen et al. [5] erstellten einen Atlas des Schädels, bei dem das Wissen über Form und Anatomie durch 26 Landmarken und den segmentierten Einzelknochen repräsentiert wird. Andere Arbeiten finden sich bei [2,3,7]. Grundsätzlich treten hierbei zwei Probleme auf:

- *Stochastik*: Die Auswahl der Landmarken definiert die erfasste Form. Um eine genaue Beschreibung der Form zu erreichen, benötigt man daher eine große Anzahl von Landmarken, die gleichmäßig über das Objekt verteilt sind. Eine vollständige Form-Beschreibung des Objektes ist nicht möglich.
- *Homologie-Problem*: Die Landmarken lassen sich nicht immer sicher in allen Datensätzen wiederfinden.

1.3 Ziele

In dieser Arbeit sollen die Referenzmodelle aus dem Formdurchschnitt einer Reihe von, als CT vorliegenden, physiologischer (gesunder) Schädel gebildet werden. Da unterschiedliche Schädelformen auch unabhängig von „äußeren" Klassifizierungsmerkmalen wie Alter und Geschlecht zu erwarten sind [6], sollen idealerweise auch unterschiedliche Formtypen erkannt werden, um eine möglichst differenzierte Klassifizierung zu erhalten. Endziel ist eine Referenzdatenbank, die einem individuellen Patienten ein Referenzmodell des Schädels zuordnet, der in der Planung des chirurgischen Eingriffs als objektiver Anhaltspunkt für das Operationsziel hinsichtlich der Schädelform dient.

Wir schlagen ein Landmarken-freies, deterministisches, vollautomatisches Verfahren vor. Es ist in der Lage, die Form eines beliebigen Objektes durch einen automatischen (keine Interaktion notwendig) Algorithmus vollständig mathematisch zu erfassen. Es ermöglicht die statistische Behandlung der Form des Objektes, d.h. Mittelwertbildung und Klassifikation.

2 Methode

Ausgangspunkt der Berechnungen sind Tomographien des Kopfes, d.h. dreidimensionale Voxelbilder. In einer Reihe von Arbeitsschritten wird nun ein Modell des Schädels erstellt. Dabei handelt es sich um ein Dreiecksnetz, das mit Hilfe des Marching Cubes Algorithmus aus den vorher segmentierten Bilddaten erstellt wird. Um die Durchschnittsformen zu berechnen und um die Formen zu klassifizieren, be-

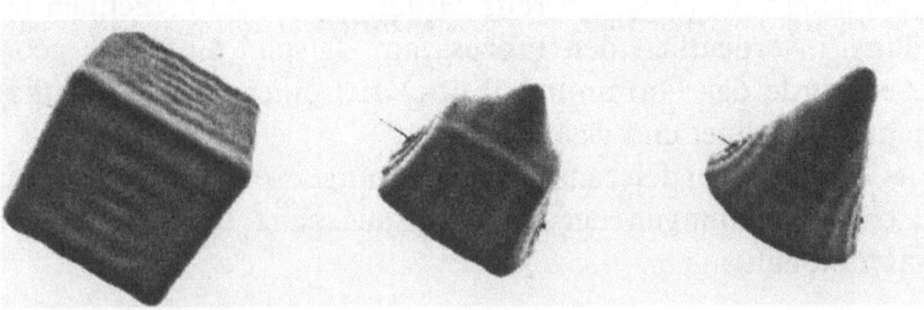

nötigt man eine mathematische Beschreibung der Form, die statistische Operationen möglich macht.

Eine solche Beschreibung stellt die Entwicklung der interessierenden Form in eine Reihe dar. Dies geschieht durch eine lineare Transformation der Dreiecksnetze (vgl. Taylorreihe, Fourierreihe). Als Basisfunktionen verwenden wir Kugelflächenfunktionen, die auf Grund der Ähnlichkeit des Schädels mit einer Kugel die kanonische Wahl sind. Die Entwicklungskoeffizienten bezeichnen wir als Formparameter [8].

Die Mittelwertbildung erfolgt nun durch direkte Mittelung der Formparameter und anschließende Rekonstruktion des Dreiecksnetzes durch Umkehrung der Reihenentwicklung.

Zur Klassifikation wird ein hochdimensionaler Formenraum durch die Kugelflächenfunktionen aufgespannt. Eine Form nimmt in diesem Raum genau einen Punkt ein. Nun werden alle vorhanden Schädel in diesen Raum eingetragen. Durch statistische Auswertung der Abstände lassen sich nun Häufungen der Formen im Formenraum erkennen und klassifizieren. Eine Häufung (Cluster) entspricht einem bestimmten Formentyp. Die Referenzform wird nun durch Mittelwertbildung aller im Cluster enthaltenen Formen oder durch den Schwerpunkt bestimmt.

3 Ergebnisse

Die Arbeit ist Teil des Projektes „Aufbereitung medizinischer Bilddaten" des Sonderforschungsbereichs 414 „Rechner- und sensorgestützte Chirurgie". Es wurden bereits Methoden zur o.g. Reihenentwicklung erstellt. Da die Reihenentwicklung praktischerweise nur mit einer endlichen Anzahl von Entwicklungskoeffizienten durchgeführt werden kann, wurden die Schädel zunächst in die Formparameter zerlegt und anschließend wieder rekonstruiert. Die Güte der Zerlegung erschließt sich dabei durch den Vergleich der Originalform und der, aus den Formparametern rekonstruierten Form. Es zeigt sich, dass die Entwicklung in etwa 10^3 Formparameter eine ausreichend genaue Beschreibung (Abweichungen < 1mm) der Form resultiert. Für höhere Genauigkeitsanforderungen kann die Berechnung beliebig fortgesetzt werden, wobei eine Limitierung nur durch Speicherbedarf und Rechenzeit gegeben ist. Augenblickliche Arbeiten beschäftigen sich mit der Reduzierung der Anzahl der notwendigen Formparameter, um die statistische Analyse im Formenraum zu erleichtern.

Mit den Formparametern lassen sich bereits Mittelwertformen berechnen und visualisieren. Abbildung 1 verdeutlich den Prozess am Beispiel einfacher geometrischer Objekte. Dabei wurde das Formmittel (Mitte) aus einem Würfel (links) und einer Pyramide (rechts) berechnet und visualisiert.

Es stehen bereits ca. 400 Schädelscans zur Verfügung, wobei wir uns bemühen, von den radiologischen Abteilungen der Kliniken aus ganz Deutschland weitere anonymisierte Scans zu erhalten.

4 Schlussfolgerung

Die Möglichkeiten der statistischen Formbeschreibung werden durch die hier vorgestellte deterministische, interaktionsfreie, skalierbare (in der Genauigkeit) Methode erweitert. Es lassen sich auch Objekte erfassen, die bisher durch das Fehlen ausreichend vieler homologer Landmarken (man denke an den Hinterkopf) nicht beschreibbar waren. Das Verfahren scheint grundsätzlich auch für andere Objekte anwendbar, etwa zur Klassifikation von Mikrokalzifikationen der Mamma oder Lungenrundherden. Auch die Erfassung zeitlicher Entwicklungen, etwa Tumorwachstum, ist denkbar.

Die erstellten Referenzmodelle des Schädels unterstützen den Chirurgen bei der Planung der konkreten Umsetzung einer Umstellungsosteotomie durch objektive Zielvorgaben der postoperativen Schädelform.

5 Literatur

1. Altobelli DE, Kikines R, Mulliken JB, et al.: Computer-assisted three dimensional planning in craniofacial surgery, Plat Reconstr Surg 1993; 92:576-584
2. Per Rønsholt Andresen et. al: Surface-Bounded Growth Modeling Applied to Human Mandibles, IEEE Transactions on Medical Imaging, vol. 19, no. 11, November 2000
3. Beil W, Rohr K und Stiehl S: Investigation of Approaches for the Localization of Anatomical Landmarks in 3D Medical Images, Comp Ass Rad Surg. Proc 11th Internat Symposium and Exhibition: 265-270. 1997
4. Bühner: Craniofacial Surgery Planning, Freiburg: Howmedica Leibinger GmbH, 1996
5. G. E. Christensen, S. C. Joshi, M. I. Miller: Individualizing Anatomical Atlases of the Head, in: K. Höhne, R. Kikinis (Hrsg.) Proceedings of 4th International Conference on Visualization in Biomedical Computing, Hamburg Germany, Lecture Notes in Computer Science 1131, Springer-Verlag Berlin, Heidelberg, Sept. 1996, S. 343 - 348
6. Dean D et. al: Average African American three-dimensional computed tomography skull images: the potential clinical importance of ethnicity and sex; J Craniofac Surg 1998 Jul; 9(4): (Page(s): 348-358)
7. Heinze, P et. al: Statistischer Atlas zur Segmentierung des Kniegelenkes; Rechner- und Sensorgestützte Chirurgie; Proceedings zum Workshop 19.-20. Juli, Heidelberg, 2001
8. Sascha Däuber, R. Krempien, Michael Kraetz, Thomas Welzel and Heinz Wörn: *Creating a statistical atlas of the cranium*; In: Medicine Meets Virtual Reality 2002; J.D. Westwood et al. (Eds.); IOS Press, 2002

Biomechanisches Modell zur Abschätzung der individuellen Gesichtsmimik

E. Gladilin, S. Zachow, P. Deuflhard, H.-C. Hege

Zuse Institut Berlin (ZIB)
Takustr. 7, D-14195 Berlin, Deutschland
Email: {gladilin,zachow,deuflhard,hege}@zib.de

Zusammenfassung. In dieser Arbeit präsentieren wir ein biomechanisches Modell des Weichgewebes inklusive der Gesichtsmuskulatur zur Abschätzung der individuellen Gesichtsmimik in der Gesichtschirurgie.

1 Motivation

In der Mund-Kiefer-Gesichtschirurgie (MKG) ist eine realistische Vorhersage des postoperativen Erscheinungsbildes des Patienten von entscheidender Bedeutung. Neben der statischen Weichgewebevorhersage kann die Abschätzung der individuellen Gesichtsmimik ein wichtiges zusätzliches Kriterium zur Bewertung der Operationsplannung sowie für die Patientenaufklärung sein.
Die bekannten Ansätze zur Beschreibung der Gesichtsmimik beruhen entweder (i) auf den biomechanischen Weichgewebe- und Muskelmodellen oder (ii) auf der sogenannten 'motion capturing' Technik [7]. Die letzte basiert auf der Verfolgung der Landmarkenbewegung eines Objektes mit ihrer anschließenden Übertragung auf ein anderes Objekt und ist daher nicht geeignet für die Simulation der *individuellen* Gesichtsmimik. Das Thema der Muskel- bzw. Mimiksimulation ist ein relativ neues Bereich der biomechanischen Modellierung. In [4] finden sich ansatzweise Vorschläge zur FE-basierten Simulation der Muskelkontraktion und in [5,6] sind die Ansätze zur Muskel-basierten Modellierung der Gesichtsmimik präsentiert worden. Jedoch stellen die meisten heuristischen Linienansätze eine ziemlich grobe Vereinfachung der wirklichen Muskelphysiologie dar.
Das Hauptproblem bei der Realisierung eines auf der physiologischen Grundlagen basierenden Muskelmodells sind die in den tomographischen Daten fehlenden Informationen über die geometrische Anordnung der Mikrostrukturen wie z.B. die Muskelfaser. Um dieses Problem umzugehen, ist in dieser Arbeit ein Modellierungsansatz vorgeschlagen, der eine auf dem natürlichen Zusammenhang zwischen 'der Form und der Funktion' beruhende Interpolation der Faserausrichtung ermöglicht.

2 Material und Methoden

2.1 3D Modell Generierung

Der Ausgangspunkt für die anschließende nummerische Simulation ist die Erstellung eines adäquaten Modells der Patientenanatomie. Ein solches 3D Modell wird aus CT-Daten mit Hilfe des am ZIB entwickelten Visualisierungssystems AMIRA generiert und besteht aus dem Oberflächengitter, das die für die Simulation wesentlichen Gewebetypen (wie Knochen, Muskel, Haut) abgrenzt und mit einem unstrukturierten Tetraedergitter gefüllt wird [10].

2.2 Nichtlinear elastisches Finite Elemente Weichgewebemodell

Unser Ansatz zur Weichgewebemodellierung basiert auf seiner Approximation als ein isotropes, stückweise homogenes, nichtlinear hyperelastisches St. Venant-Kirchhoff Material [1,8]. Die Deformation eines elastischen Körpers unter der Einwirkung äußerer Kräfte f_i is beschrieben durch folgendes Randwertproblem:

$$\begin{cases} \partial_j \left(\sigma_{ij} + \sigma_{kj}\, \partial_k\, u_i \right) = -f_i\,, \\ \sigma_{ij} = \frac{E}{1+\nu}(\varepsilon_{ij} + \frac{\nu}{1-2\nu}\varepsilon_{ll}\,\delta_{ij})\,, \\ \varepsilon_{ij} = 0.5\,(\partial_j u_i + \partial_i u_j + \partial_i u_l \partial_j u_l)\,, \\ u_i(\mathbf{x}) = c_i \quad \mathbf{x} \in \Gamma_{essential} \subset \Omega\,, \\ \sigma_{ij}\, n_j(\mathbf{x}) = 0 \quad \mathbf{x} \in \Gamma_{natural} \subset \Omega\,, \end{cases} \tag{1}$$

wobei σ_{ij} der Spannungstensor, ε_{ij} der Verzerrungstensor, u_i der Verschiebungsvektor und n_i die äußere Normale sind. Elastisches Modul E und die Poissonzahl ν sind die zwei Konstanten, die die Steifigkeit und die Kompressibilität des Hook'schen Materials beschreiben. Wegen der nichtlinearen Abhängigkeit $\varepsilon(\mathbf{u})$ stellt (1) ein nichtlineares Problem dar. Zur Lösung dieses nichtlinearen Problems ist die Newton Methode angewendet, die in der rekursiven Lösung von den linearisierten Approximationen zu (1) bezüglich des Inkrements des Verschiebungsvektors besteht. Um die diskrete Lösung von (1) auf dem Tetraedergitter zu ermitteln, ist die Finite Elemente Methode (FEM) angewendet.

2.3 Muskelmodellierung

Aus der Physiologie ist bekannt, daß die Muskelkontraktion durch das Aneinandergleiten der Muskelfasern zustande kommt [2]. Für die makroskopische Modellierung ist dabei nur die Tatsache von Bedeutung, daß die Zugkräfte in den Muskeln entlang der Tangenten zu den Muskelfasern gerichtet sind. In [3] haben Peskin et al. versucht, dieser Tatsache Rechnung zu tragen, und ihre *Immersed Elastic Fibers* für die Modellierung des Herzmuskels konstruiert. Damit konnte aber nur ein wohlgeformtes Ersatzmodell des Herzmuskels, ein Toroidförmiges Rohr simuliert werden, bei dem die Ausrichtung der Fasern bekannt ist. In einem beliebig geformten Muskel ist die dreidimensionale Anordnung der Fasern im allgemeinen unbekannt. Sie kann auch wie bereits erwähnt aus den üblichen tomographischen Bildern nicht ermittelt werden. Die einzige Quelle der Information über die individuelle Anatomie des Patienten ist das mit Hilfe der Bildsegmentierung gewonnenes 3D Oberflächenmodell. Um das Problem der fehlenden 3D-Informationen zu übergehen, wurde in dieser Arbeit ein Verfahren entwickelt, das es ermöglicht, die annähernde Ausrichtung der Muskelfasern anhand des Oberflächenmodells zu interpolieren. Die Rechtfertigung für eine solche

Beschreibung ist die Beobachtung, daß der Verlauf der Muskelfasern im Mittel durch die Form und die Ansatzstellen des Muskels bestimmt ist, siehe Bild 1. Eine Familie der geodesischen Kurven bzw. ein Vektorfeld ihrer Tangenten, die

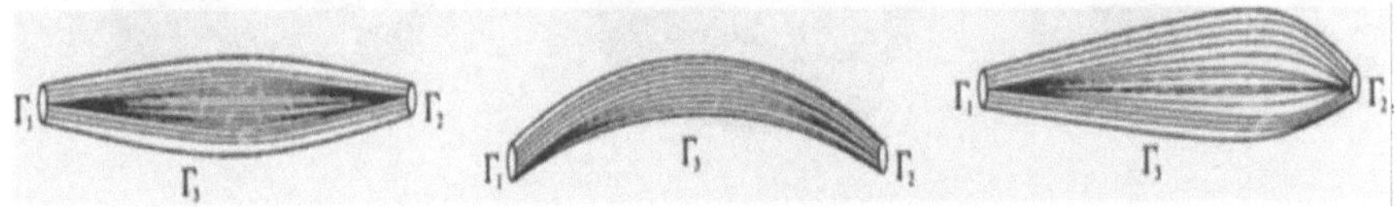

Abb. 1. Schematisches Muskelmodell: Ausrichtung der Fasern, die die Enden des Muskels $\Gamma_{1,2}$ verbinden, spiegelt die Form der umhüllenden Kapsel Γ_3 wider.

mit Hilfe einer solchen heuristischen Konstruktion zur Beschreibung der Muskelkontraktion herangezogen wird, bezeichnen wir als virtuelle Fasern (*Virtual Fibers* [9]). Ferner basiert unser Modell kontrahierender Muskel auf ihrer Repräsentation in dem generellen Modell des deformierbaren Weichgewebes mit der in Richtung der Fasertangenten τ gerichteten Kräftedichte f:

$$f(\mathbf{x}) = \lambda\,\tau(\mathbf{x})\quad \mathbf{x} \in \Omega_{muscle} \subset \Omega\,, \tag{2}$$

wobei λ der Betrag der im Muskel wirkenden Kraftdichte ist. Die Hauptidee unseres Ansatzes besteht ferner darin, das Vektorfeld der Fasertangenten τ als eine Art 'Fluß' zu interpolieren, der im Γ_3-geformten Rohr von Γ_1 nach Γ_2 fließt. Die Oberflächenregionen $\Gamma_i \subset \Gamma_{muscle}$ müssen im allgemeinen unter der Berücksichtigung der anatomischen Gegebenheiten (Kontaktflächen zu Knochen bzw. Weichgewebe) bereits während der Segmentierungsphase definiert werden. Schließlich muß der Betrag der in Richtung τ wirkenden Kraftdichte $\lambda \in [0, \lambda_{max}]$ empirisch bestimmt werden.

3 Experimentelle Ergebnisse

Ausgehend von dem oben beschriebenen Ansatz wurde in einer ersten Machbarkeitsstudie die Gesichtmimik simuliert, die durch die Kontraktion zweier Gesichtsmuskel (zygomaticus major, links und rechts) induziert wird. Diese Mimikmuskel heben den Mundwinkel und sind wichtig für ein normales Lächeln. Die Simulation erfolgte in zwei Schritten. (i): im ersten Schritt wurde das interpolierende Vektorfeld der Fasertangenten τ berechnet, (ii): anschließend wurde die Deformation des Gesichtsgewebes unter der Einwirkung der im Schritt (i) vorberechneten Kraftdichte (2) bestimmt. Bild 2 zeigt die Ergebnisse dieser Simulation für zwei diskrete Werte $\lambda_{1,2}$.

4 Zusammenfassung

In dieser Arbeit haben wir einen Ansatz zur Abschätzung der individuellen Gesichtsmimik im Rahmen eines konsistenten biomechanischen Weichwebemodells

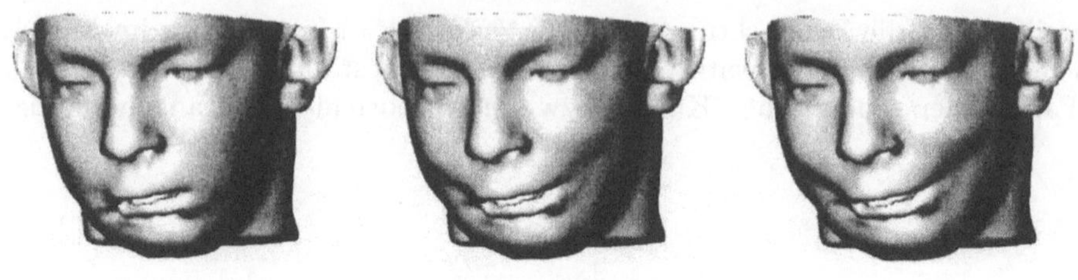

Abb. 2. Simulation der durch die zunehmende Kontraktion zweier Gesichtsmuskel induzierten Gesichtsmimik.

präsentiert. In dem vorgestellten Modell wird die dreidimensionale Anordnung der Muskelfaser anhand eines Oberflächenmodells interpoliert, das aus den individuellen tomographischen Patientendaten generiert wird. Die vielversprechenden Ergebnisse der ersten Machbarkeitsstudie zeigen ein großes Potential für weitere Simulationen komplexerer Gesichtsmimiken.

Literatur

1. P.G. Ciarlet, *Mathematical Elasticity.* Vol. 1, Studies in Mathematics and its Applications (20), North-Holland, 1987
2. Y.C. Fung, *Biomechanics - Mechanical Properties of Living Tissues.* 2nd edition, Springer, 1993
3. C. Peskin, D. McQueen, *A Three-Dimensional Computational Method for Blood Flow in the Heart. Immersed Elastic Fibers in a Viscous Incompressible Fluid.* Journal of Computational Physics, 81: pp. 372-405, 1989
4. D.T. Chen, D. Zeltzer, *Pump It Up: Computer Animation of a Biomechanically Based Model of Muscle Using the Finite Element Method.* Computer Graphics, 26: pp. 89-98, 1992
5. F.I. Parke, K. Waters, *Computer Facial Animation*, A K Peters, Wellesley, 1996
6. R.M. Koch, M.H. Gross, F.R. Carls, D.F. von Büren, G. Fankhauser, Y.I.H. Parish, *Simulating Facial Surgery Using Finite Element Models.* Proc. of SIGGRAPH '96, In: ACM SIGGRAPH, pp. 421-428, 1996
7. *Famous - Facial Animation Solutions*, URL: `http://www.famous3D.com`
8. E. Gladilin, S. Zachow, P. Deuflhard, H.-C. Hege, *Adaptive Nonlinear Elastic FEM for Realistic Prediction of Soft Tissue in Craniofacial Surgery Simulations* . Accepted for: SPIE 2002 Medical Imaging Conference, Sand Diego, USA, 2002
9. E. Gladilin, S. Zachow, P. Deuflhard, H.-C. Hege, *Virtual Fibers: a Robust Approach for Muscle Simulation.* In: Proc. of MEDICON 2001, Pula, Croatia, 2001
10. D. Stalling, H.C. Hege, M. Zöckler, et. al, *Amira - An Advanced 3D Visualization and Modeling System.* URL: `http://amira.zib.de`

Multimodale Bewegungsanalyse für die Bewegungssimulation des Kniegelenkes

Dietmar Meister[1], Peter Heinze[2], Martin Gonser[1] und Rodolf Kober[1]

[1]URS Ortho GmbH & Co. KG, 76437 Rastatt
[2]Institut für Prozeßrechentechnik, Automation und Robotik
Universität Karlsruhe, 76131 Karlsruhe
Email: d.meister@urs-ortho.de

Zusammenfassung. Aufgrund der neuen computergestützten Operationsmethoden kann eine Operation in zwei Phasen, die Planung und die Durchführung, aufgeteilt werden. Dabei findet die Planung in der Regel auf der Basis von Daten der dreidimensionalen Bildgebung im Büro des Arztes statt. Um bereits bei der Planung den Bewegungsverlauf des Beines zu berücksichtigen, kann dieser auf Basis der Volumendaten simuliert werden. In dieser Arbeit wird ein Verfahren vorgestellt, welches nicht invasiv die Erhebung von Bewegungsdaten für die Entwicklung dieser Simulation ermöglicht. Das vorgestellte kontaktlose Verfahren basiert auf externen Fixierungen, Hautmarkern, Videosequenzanalyse und Tomogrammdaten. Es ermöglicht die Positionsverfolgung von Femur und Tibia bei beliebigen Belastungsmustern.

1 Einleitung

Durch die neuen computergestützten Operationsmethoden teilt sich eine Operation in die beiden Schwerpunkte *Planung* und *Durchführung*. Dabei findet die Planung in der Regel vor dem Eingriff auf der Basis von dreidimensionalen Bilddaten im Büro des Arztes statt. Bei diesem Ansatz fehlt zum Zeitpunkt der Planung die Rückkopplung über den Patienten, welche Aussagen über die Qualität verschiedener Planungsvarianten ermöglichen würde. Die fehlende Rückkopplung kann durch Simulationsmodule ersetzt oder sogar erweitert werden. Beim Ersatz des Kniegelenkes oder des vorderen Kreuzbandes mit dem CASPAR System (URS Ortho) wird als Planungsgrundlage ein Computer-Tomogramm (CT) genutzt. Für die Position des Implantates gibt es verschiedene Anforderungen, die möglichst alle erfüllt werden sollten. Einige davon, wie z.B. die Längenänderung des Kreuzbandimplantates oder die Balance der Bänder beim Gelenkersatz, lassen sich nur durch Beugung des Patientenbeines überprüfen. Um die Beugung des Beines auf Basis der CT Daten zu simulieren, ist es zunächst notwendig, für eine größere Patientengruppe CT Daten und Bewegungsdaten zu erheben. Ziel dieser Arbeit ist die Entwicklung eines geeigneten Verfahrens für die Bewegungsaufnahme.

In den letzten Jahren wurden verschiedene Ansätze für die Bewegungsanalyse des Beines entwickelt [1]. Ein Merkmal zur Klassifizierung dieser Ansätze ist ihre Invasivität. Einige benutzen am Knochen befestigte Marker [6], Stereoradiographie (RSA) [5] oder planare Radiographie [2]. All diese invasiven Methoden scheiden für diese Studie aus. Weitere Methoden bestimmen die Positionen von Markern, die entweder auf der Haut [7] oder an externen Fixierungseinheiten [9,4] befestigt werden. Da die Fehler von beiden Methoden größer als 4 mm sind [3,4], sind diese Ansätze nicht direkt nutzbar. Eine andere nicht invasive Möglichkeit der Bewegungsaufnahme hat ihren Ursprung in der Computer Animation und Virtual Reality. Dabei werden Bewegungen von Personen oder Körperteilen mit Hilfe von Bewegungsmodellen aus Bildsequenzen extrahiert [8].

2 Material und Methoden

Mit dem Ziel, ein nicht invasives und möglichst kontaktloses Verfahren der Bewegungsaufnahme zu entwickeln, wurden bereits existierende Verfahren von auf die Haut geklebten Markern erweitert, wobei die räumliche Position der Marker mit einem optischen Navigationssystem bestimmt wird. Das grundsätzliche Problem dabei ist, dass sich die Marker bei Bewegung des Beines relativ zu den Knochensegmenten (Femur und Tibia) verschieben. Dieser Fehler von bis zu 3 cm wird in mehreren Schritten reduziert. Die Marker werden entweder als Elemente einer starren Geometrie (Rigid Body) oder als anatomische Landmarke identifiziert. Für alle Marker eines Rigid Bodies können Regeln zur Entzerrung angewendet werden, die von einer konstanten Anordnung der Marker zueinander ausgehen. Für jedes Knochensegment, welches wiederum starr ist, werden mindestens zwei Rigid Bodies und mindestens zwei anatomische Landmarken platziert und zugeordnet. Um den verbleibenden Fehler durch die Hautverschiebung weiter zu reduzieren, werden in mehreren Beugestellungen CT oder MRT (Magnet-Resonanz-Tomogramm) Aufnahmen gemacht. Die in diesen Aufnahmen manuell segmentierten Knochensegmente sind in Abb. 1a) zu sehen.

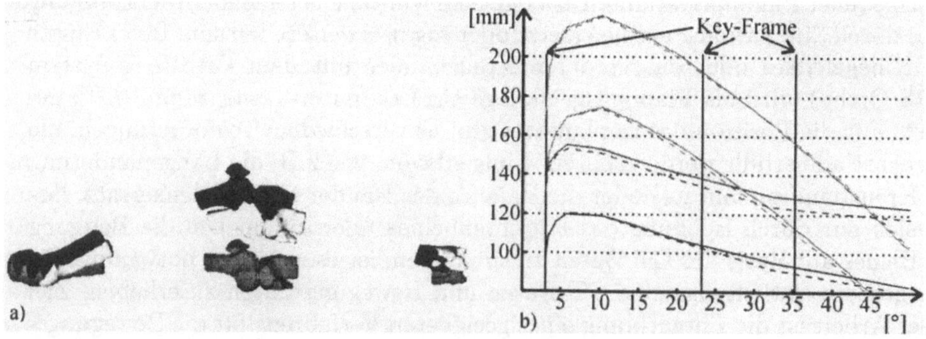

Abb. 1. a) Femur, Tibia und Patella in 3 Beugepositionen b) Key Frame basierte Korrektur der Markerpositionen

 Überlagerung von Markern und Knochen mit den Videosequenzen

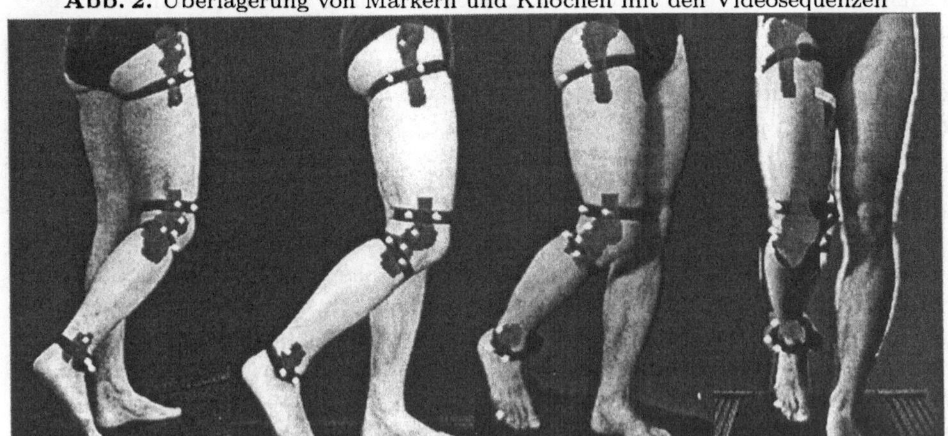

Die gewonnenen korrekten Positionen von Tibia zu Femur werden als *Key Frames* für die Fehlerkorrektur genutzt. Dafür werden für jeden der 3 Beugewinkel die Positionen der Knochensegmente über den Rigid Body Ansatz bestimmt. Die Differenz zwischen tatsächlicher und zunächst angenommener Knochenposition für jeden Key Frame bestimmt den Korrekturwert (Abb. 1b)). Um auch die Interpolation der Fehlerkorrektur plausibel zu halten, werden zeitgleich zur Marker-Aufnahme noch Videoaufnahmen aus verschiedenen Blickwinkeln gemacht. Die Videosequenzen werden zum 3D Navigationssystem räumlich und zeitlich kalibriert. Für die Abbildung der räumlichen Markerpositionen in das jeweilige Videobild wird das Modell einer Lochkamera benutzt, bei dem auch die Linsenverzerrungen berücksichtigt werden.

Durch Abbildung der Knochenoberflächen in die Videosequenzenen kann besonders an den Stellen dünner Weichteilschichten die Plausibilität überprüft werden (Abb. 2). Als letztes Maß für Plausibilität bzw. Fehlerkorrektur dienen anatomische Nebenbedingungen. Der Ausschluss von Durchdringung oder Kontaktverlust von Femur und Tibia schränkt die möglichen räumlichen Positionen ein.

3 Ergebnis

Die Bewegungsaufnahme wurde bereits an 10 Patienten durchgeführt. Dabei wurden jeweils verschiedene Belastungsmuster, wie z.B. Treppensteigen, Gehen oder Laufen aufgezeichnet. Die ersten Ergebnisse der Auswertungen lassen eine Genauigkeit der Bewegung von Tibia relativ zum Femur erwarten, die deutlich besser als die Ansätze der reinen Haut-Marker Verfahren ist. Für einen Datensatz wurde die Markerverfolgung, die Rigid Body-Entzerrung und die Key Frame Korrektur durchgeführt. Aus diesem Datensatz wurden mehrere Zyklen des Gehens normiert und überlagert. Die Abweichung zwischen den verschiedenen Zyklen, als Maß für die Wiederholungsgenauigkeit, lag bei 1,6 mm bzw. 3,2°. Bei der Analyse der Tibiaposition relativ zum Femur konnten typische Bewegungsmuster identifiziert werden. Auffällig war eine Hysterese in der dorsalen Verschiebung von 10 mm.

4 Diskussion

An einem Probanden wurde exemplarisch gezeigt, dass mit Hilfe von Hautmarkern, Videoüberlagerung und Referenzdatensätzen aus CT oder MR eine Bewegungsaufnahme der Knochen der unteren Extremität möglich ist, die nicht invasiv ist und den Bewegungsablauf nicht verfälscht. Das vorgestellte Verfahren liefert Wiederholungsfehler von weniger als 2 mm und 4°. Der absolute Fehler muss noch durch weitere Versuche ermittelt werden. Die Genauigkeit könnte weiter erhöht werden, wenn die überlagerten Videobilder nicht nur für die Plausibilität, sondern auch als weitere Korrekturmaßnahme genutzt würden. Das Verfahren ist klinisch leicht anwendbar. Somit sind alle Kriterien gegeben, um eine Anzahl von Bewegungsanalysen durchzuführen, die für die Erstellung eines Simulationsmoduls für die Kniekinematik ausreichend ist.

Literatur

1. Andriacchi, TP, Alexander, EJ: Studies of human locomotion: past, present and future. J Biomech 33:1217–1224, 2000
2. Banks, SA, Hodge, WA: Accurate measurement of three-dimensional knee replacement kinematics using single-plane fluoroscopy. IEEE Trans Biomed Eng 46:638–649, 1996
3. Cappozzo, A, Catani, F, Leardini, A, et al.: Position and orientation in space of bones during movement: experimental artefacts. Clin Biomech 11:90–100, 1996
4. Ganjika, S, Duval, N, Yahia, L'H, de Guise, J.: Three-dimensional knee analyzer validation by simple fluoroscopic study. Knee 7:221–231, 2000
5. Jonsson, K, Karrholm, J: Three-dimensional knee joint movements during a step-up: evaluation after cruciate ligament rupture. J Orthop Res 12:769–779, 1994
6. La Fortune, MA, Cavanagh, PR, Sommer, HJ, et al.: Three dimensional kinematics of the human knee during walking. J Biomech 25:347–357, 1992
7. Lu, TW, O'Connor, JJ: Bone position estimation from skin marker co-ordinates using global optimization with joint constrains. J Biomech 32:129–134, 1999
8. Lugné, PC, Alizon, J, Collange, F, et al.: Motion analysis of an articulated locomotion model by video and telemetric data. J Biomech 32:977–981, 1999
9. Sati, M, de Guise, JA, Larouche, S, et al.: Improving in vivo knee kinematic measurements: application to prosthetic ligament analysis. Knee 3:179–190, 1996

Image Processing Methods for an Exact Reproduction of Unique Waxed Heart Specimens

Ivo Wolf, Manuela Makabe, Gerald Greil[#], Matthias Thorn, Tal Geva[*],
Stella Van Praagh[*], Richard Van Praagh[*], Hans-Peter Meinzer

Deutsches Krebsforschungszentrum, Dept. MBI / H0100
Im Neuenheimer Feld 280, 69120 Heidelberg
[#]Universitätskinderklinik Tübingen, Dept. of Pediatric Cardiology
Hoppe–Seyler Straße 3, 72076 Tübingen
[*]Children´s Hospital, Harvard Medical School, Dept. of Pathology
300 Longwood Ave, Boston, MA 02115, USA
Email: I.Wolf@dkfz.de

Summary. Precise knowledge of cardiac anatomy forms the basis for diagnosis and treatment of congenital heart disease. Only a few centers worldwide have access to specialized pathology collections of hearts with congenital malformations. Rare specimens cannot be replaced after loss or damage. To preserve, reproduce, and publish the unique specimens of the Cardiac Registry, Children's Hospital Boston, for worldwide teaching and research purposes, we have developed the image processing methods described in this paper. The challenge is to preserve all relevant details unaltered in the reproduced models.

1 Introduction

Congenital heart defects are one of the most common congenital defects in children and often have a complex anatomic structure. Precise knowledge of cardiac anatomy forms the basis for diagnosis and treatment of congenital heart disease [1]. Static images in books are very limited for the demonstration of complex three-dimensional (3D) relationships. Virtual 3D models, which can be rotated and cut in any plane are much more sufficient for this purpose. However, the perfect teaching and research tool would be a highly accurate reproduction of the original heart. Only anatomic specimens provide the best possible way to learn and understand the special relations and dimensions of cardiac malformations. For example, inserting probes into the specimens help to clarify the connections between different cavities.

Continued use of the specimens lead inevitably to their gradual degeneration. Rare specimens cannot be replaced after loss or damage. As many congenital heart defects can be surgically corrected nowadays, many specimens of the Cardiac Registry are unique, since this collection was established as cardiac surgery was in a very early stage. Additionally, only a few centers worldwide have access to specialized pathology collections.

A method for an exact reproduction of unique specimens is therefore desirable. Conventional methods do not yield the accuracy required to show all details of the essential pathology.

2 Material and Methods

A unique collection of waxed heart specimens with congenital heart defects is available at the Cardiac Registry of the Children's Hospital, Harvard Medical School, Boston. In contrast to formalin fixed specimens, waxed hearts keep their original shape and therefore 3D dimensions are easier to appreciate. Twelve of the 70 specimens were reproduced with our method.

The hearts were digitized by high-resolution spiral computer tomography (0.5 mm slices with 0.2-0.3 mm overlap, in-plane resolution < 0.25 mm) with a Siemens Volume Zoom 4 scanner. The specimens were placed on a flat Plexiglas® plate, which can be more easily removed from the data than the curved CT table.

For reproduction, we use stereo-lithographic rapid prototyping techniques, for which a surface representation of the model has to be generated. The conversion of the voxel-data into a surface requires the selection of a threshold and must preserve the size, thickness and topology of the heart specimen. A single threshold yields unsatisfactory results because of the high degree of accuracy necessary to show all relevant details of the congenital malformation. In the following, we describe the steps of our reproduction scheme in further detail.

2.1 Removing the Plexiglas® Plate

Since it is practically impossible to place the Plexiglas® plate exactly horizontally on the CT table, the first step to its removal is to determine its position and normal. We use a least-squares fit to the plate outside the area where the heart actually touches it. Simply defining all voxels below the detected plate as background would yield a flat surface of the model in the parts of the heart that were in the immediate vicinity of the plate. Therefore, we calculate the mean value of the plate in the respective distance from its top outside the area, where the heart lay, and subtract it along the whole plane. The subtraction procedure is performed for all voxels inside and below the plate (Figure 1).

2.2 Optimal Threshold Calculation and Conversion in Surface Representation

The conversion of voxel data into a surface representation, e.g. by means of the Marching Cubes algorithm [2], requires the definition of a threshold. Manual threshold selection yields optically similar visualizations for a wide range of threshold values. Lower thresholds seem to be better at the first glance, since thin structures like heart valves tend to have lower houndsfield-unit values due to partial volume effects. Lowering the threshold naturally increases the thickness of all other parts of the model, e.g. of the vessel walls (Figures 2a and 2b, solid arrows). The solid volume of the model varies up to 30% depending on the chosen threshold. When lowering the threshold, small vessels are closed completely due to this effect before all valves appear, especially in small heart specimens. Closing of vessels that are not closed in the original specimen dramatically changes the type of pathology and is therefore unacceptable.

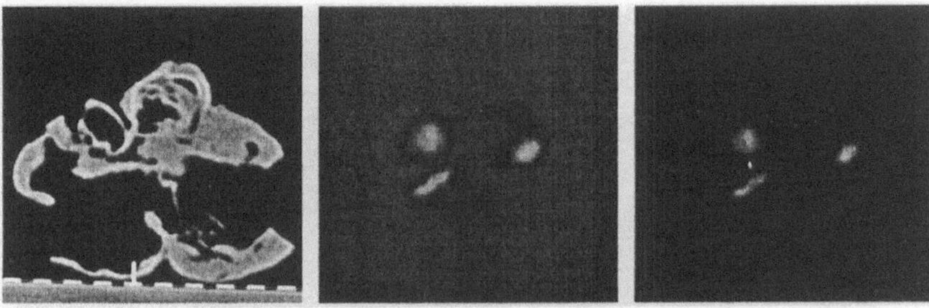

Fig. 1. (a) Original slice with detected plate. Reconstructed slices along
the top of the plane (b) before and (c) after subtraction.

We applied the method of Wiemker and Pekar [3] for an automatic detection of the optimal threshold. The method allows for the calculation of the total absolute gradient value on the surface generated by the selection of a threshold for all possible threshold values in a single path through the volume. Using a similar technique, the resulting surface area for all possible threshold values can also be computed in a single path. Thus, the mean absolute gradient on the surface for all possible threshold values can be calculated. The threshold that yields the maximal mean absolute gradient is selected for the surface generation.

For validation if this actually provides a result with correct thickness, our software allows to measure the thickness of structures in the 3D visualization. The user clicks on the structure of interest and the thickness is calculated along the viewing ray. If the surface of the structure is not perpendicular to the ray, a local least-squares fit of the surface can provide the new direction of measurement. These virtual measurements as well as real measurements on a rapid-prototyping model both confirmed the plausibility of the selected threshold.

The conversion of the voxel-data into the surface representation is performed using vtk (Kitware, Inc., New York, USA). For large specimens, a simplification of the generated surface mesh is necessary to comply with the specifications of rapid-prototyping machines, which can only handle data of up to approx. 80 MB (in binary STL format). Mesh simplification and visualization of the simplification error as a color-coded surface rendering is also done by the application of vtk.

2.3 Interactive Local Threshold Adaptation

The threshold value selected as described in the previous section yields correct thickness of those parts of the model that are not seriously affected by partial volume effects (thus, the larger parts), but, since it is rather high, substantial parts of the valves tend to vanish and some of the visible parts of the valves may be not connected to the main part of the model.

These problems can be more precisely analyzed and corrected in two-dimensional slices than in 3D reconstructions. Therefore, the mesh is cut with two-dimensional slices and the resulting contours – color coded according to a connected component analysis – are displayed as overlays on top of the voxel data, see Figure 2c. In the figure, the voxel data is shown with a lower threshold than the one used for the mesh generation, so that the valve (arrow) is now completely visible.

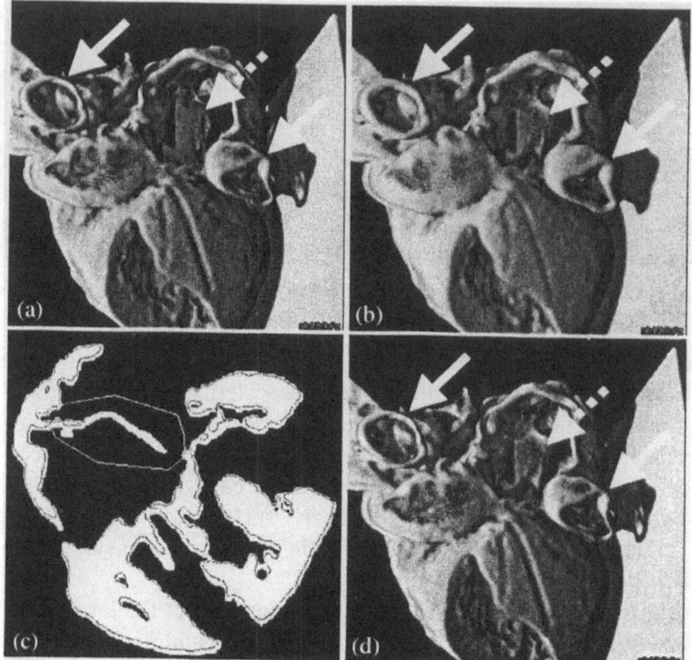

Fig. 2. (a), (b) Visualizations of unchanged data set with (a) the calculated optimal threshold and (b) a lower threshold. (c) Interactive definition of area for local adaptation of threshold. (d) Result after adaptation. Arrows: see text.

Our software allows using locally a different (lower) threshold to make the valves visible in the visualization and the reproduced models. A rough delineation of the area, where the lower threshold should be applied, is sufficient, as the polygon in Figure 2c.

Figure 2d shows that with this technique the valve (dashed arrow) is now present and the thickness of the vessels and other structures are preserved (solid arrow); compare with Figures 2a,b.

Acknowledgements

We thank Richard Nawfel, Dr. Carl J. Krinopol and especially Ann McGinnis for their help with the CT acquisition of the heart specimens.

Literature

1. Van Praagh R: Morphologic Anatomy. In: Fyler DC (eds.): Nadas' Pediatric Cardiology, Hanley & Belfus, Inc., Philadelphia, 17-26, 1992.
2. Lorensen WE, Cline HE: Marching Cubes: A High Resoultion 3D Surface Construction Algorithm. ACM Computer Graphics 21(4):163-169, 1987.
3. Wiemker R, Pekar V: Fast Computation of Isosurface Contour Spectra for Volume Visualization. Procs Computer Assisted Radiology and Surgery 2001:372-377, 2001.

Bildanalyse

Vergleich von quantitativen 3D-Messungen in der klinischen Endoskopie am Beispiel des Kehlkopfes

Thomas Wittenberg♠, Stefan Schuberth♣, Klaus Spinnler♠,
Robert Schmidt♠ und Ulrich Eysholdt♣

♠Fraunhofer Institut für Intergrierte Schaltungen, Erlangen
♣Abteilung für Phoniatrie und Pädaudiologie am Klinikum der Univ. Erlangen
Email: {wbg,spk,sch}@iis.fhg.de, stefan.schuberth@gmx.de

Zusammenfassung. In dieser Arbeit werden zwei unterschiedliche Ansätze zur Vermessung intrakorporaler Hohlräume mittels Endoskopen am Beispiel des Kehlkopfes gezeigt und miteinander verglichen. Der erste Ansatz aus der Gruppe der passiven Methoden ist ein Stereo-Ansatz und beruht auf einer kalibrierten Stereoansicht der abgebildeten Szene. Aus der Gruppe der aktiven Methoden, bei dem spezielle Beleuchtungen zum Einsatz kommen, wird ein Ansatz mit parallelen Laserstrahlen vorgestellt.

1   Motivation

Das Interesse an der — möglichst In-Situ — Quantifizierung von endoskopischen Untersuchungen zur Vermessungen morphologischer und funktioneller Veränderungen menschlicher Hohlräume zu diagnostischen und therapeutischen Zwecken hat in jüngster Zeit zugenommen. Aufgrund der meist sehr beengten Verhältnisse der zu untersuchenden Körperöffnungen (Bauchraum, Darm, Kehlkopf und Speiseröhre, ...) sind solche Techniken in der klinischen Endoskopie jedoch bisher kaum verbreitet.

Unter diesem Hintergrund wurden am Beispiel des menschlichen Kehlkopfes Untersuchungen durchgeführt, um dessen Komponenten (Stimmritze, Stimmlippen, Stellknorpel, ...) zu vermessen sowie die räumlichen Bewegungsabläufe der Stimmbänder quantifizieren zu können.

Ziel dieser Untersuchung war die Quantifizierung von Stimmlippenschwingungen auf der Basis von endoskopischen Aufnahmen mit einer Hochgeschwindigkeitskamera. Während sich die zeitliche Diskretisierung aufgrund der geeichten Kamera-Aufnahmegeschwindigkeit ermitteln lässt, können die räumlichen Aspekte dieser endoskopischen Aufnahmen bisher lediglich auf der Basis von relativen Pixelmaßen berechnet und dargestellt werden.

2   Material und Methode

Für die drei-dimensionale Erfassung und Vermessung von Objekten unter Verwendung von Kameras können zwei Ansätze unterschieden werden, namentlich

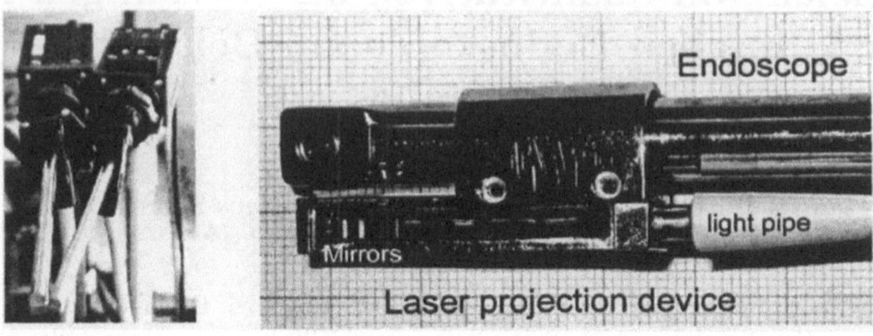

Abb. 1. *Stereo-Hochgeschwindigkeitskamera mit Doppelkamerakopf und zwei Endoskopen (links), Endoskop mit Laserprojektionsaufsatz (rechts)*

die sog. *passiven* und *aktiven* Verfahren, abhängig von der Art der Bilderfassung [1]. 3D-Messungen bzw. Aufnahmen werden als *aktiv* bezeichnet, wenn die zu untersuchende Szene mit zusätzlichem (Spezial-)Licht kontrolliert werden muss. Im Gegensatzsatz dazu benötigen *passive* Methoden neben den Kameras (im einfachsten Fall eine einzige Kamera mit Positionsmesser) keine weiteren Informationen oder spezielles Zubehör.

Für die vorliegende Untersuchung wurden zwei unterschiedliche Ansätze unter Verwendung von Endoskopen getestet, evaluiert und miteinander verglichen: Zum einen aus der Gruppe der passiven Ansätze ein Stereoverfahren, und zum anderen ein aktives Verfahren auf der Basis von Laserpunktprojektion.

2.1 Stereoansatz

Beim Ansatz mit dem Stereoverfahren wurde ein Stereo-Hochgeschwindigkeitskamerasystem mit zwei identischen Kameraköpfen (256×256 Pixel), identischen Optiken (17 mm) und identischen 90°-Lupenendoskopen in einer festen Geometrie miteinander verbunden, vgl. Abb. 1. Die beiden Endoskope besaßen in dieser Anordnung einen Winkel von $\alpha = 20°$ in der XY-Ebene und einen Winkel von $\beta = 150°$ in der YZ-Ebene zueinander.

Um eine Relation zwischen den internen Kamerakoordinatensystemen und dem externen Weltkoordinatensystem herzustellen, müssen die verwendeten optischen Komponenten des Systems (Kameras, Sensoren, Optiken und Lupenendoskope) kalibriert werden. Zur Kalibrierung der intrinsischen und extrinsischen Parameter wurde der iterative Ansatz von Tsai [3]unter Verwendung eines koplanaren Kalibriermodells (Karomuster mit 5 *mm* Linienabstand) eingesetzt, da bei diesem Verfahren u.a. auch die radiale Verzerrung der verwendeten Linsen berücksichtigt wird. Da der Kameraaufbau bei dem Versuch konstant gehalten werde musste, wurde das Kalibriermuster nach jeder Aufnahme derart unter die beiden Lupenlaryngoskope platziert, bis die Messpunkte des Kalibriermodells in beiden Kameraansichten scharf abgebildet waren.

Nach dem Kalibrierprozess werden die beiden Kameraansichten miteinander verknüpft, indem semiautomatisch Punktkorrespondenzen an acht Stellen (Auf-

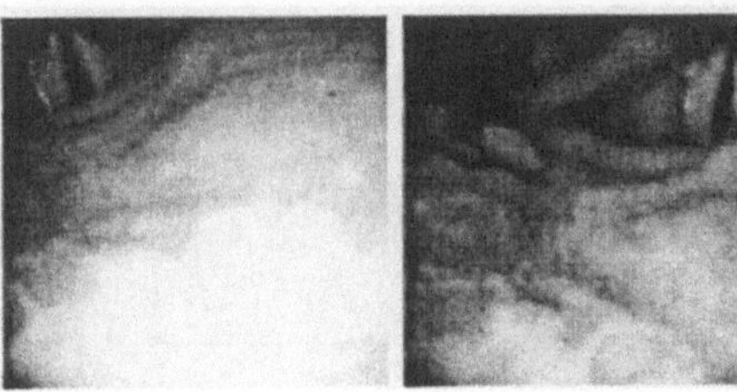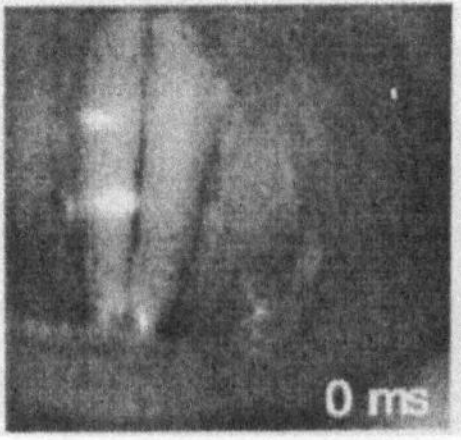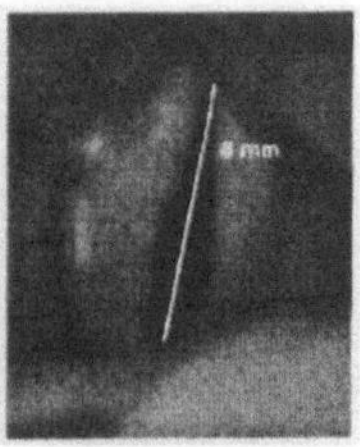

Abb. 2. *Stereo-Ansicht des Kelhlkopfs, linker und rechter Endoskopischer Anblick (links) Kehlkopf mit zwei projezierten Laserpunkten auf der rechten Stimmlippe (mitte), quantitative Erfassung der Glottislänge (rechts)*

punkten) auf den Stimmlippen in den Bildpaaren ermittelt werden, um einen 3D- bzw. Tiefendatensatz des Kehlkopfes zu zu erzeugen. Dieser Datensatz und die zugehörigen Trajektorien lassen sich nun in DIN-Einheiten (mm oder cm) messen (s. Abb. 3) [4].

2.2 Laserprojektion

Beim zweiten Ansatz wurde das 90°-Lupen-Endoskop einer monokularen Hochgeschwindigkeitskamera um ein Laserprojektionssystem erweitert, mit dessen Hilfe zwei parallele Laserstrahlen im Abstand von 3.8 *mm* auf die Stimmlippen projiziert werden (s. Abb. 1) [2] . Durch die parallele Projektion der Strahlen wird der Abstand der projizierten Laserpunkte unabhängig von der Entfernung zwischen Projektionssystem und Projektionsebene, s. Abb. 2. Zusätzlich wurden die parallelen Laserstrahlen so eingestellt, dass diese nicht parallel zur optischen Achse des Aufnahmesystems, sondern unter einem Winkel von 6.8^{o} justiert wurden. Dieser Winkel leitet sich aus der klinischen Untersuchungsmethode ab, und es soll erreicht werden, dass die Laserstrahlen senkrecht auf die Stimmlippen treffen. Damit wird der Fehler minimiert, der durch das Kippen der Projektionsebene, in diesem Fall der Stimmlippen, entsteht. Durch den Winkel von 6.8^{o} zur optischen Achse ist es auch möglich, den Abstand der Stimmlippen zur Endoskopspitze zu bestimmen. Da die Laserstrahlen unter einem Winkel zur optischen Achse projiziert werden, bewegen sich diese im aufgenommenen Bild mit wachsendem Abstand zwischen Endoskopspitze und Projektionsebene nach außen. Somit kann jeder Position der Laserpunkte im Bild ein Abstand zwischen Endoskopspitze und Projektionsebene zugeordnet werden.

Durch eine Abstandsmessung der Laserpunkte im Bild ist es möglich, eine Skalierung zwischen relativen Pixel- und räumlichen DIN-Einheiten herzustellen. Die Laserpunkte werden dazu in jedem Bild automatisch detektiert, indem die hellsten Bereiche im Bild gesucht und eine zweidimensionale Gaussfunktion an diese Bildbereiche gefittet werden. So ist es möglich den Abstand der projizierten Laserpunkte subpixel genau zu extrahieren. Das Resultat ist ein Maßstab zwischen *Pixel* und *mm* in der Projektionsebene.

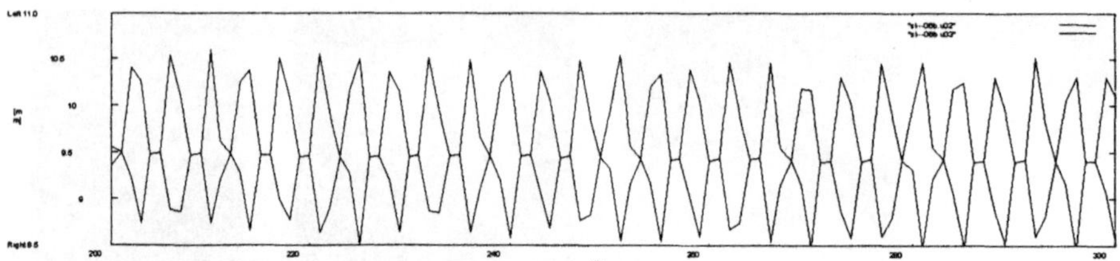

Abb. 3. *Kurzer Ausschnitt von 100ms der Bewegungstrajektorien der rechten und linken Stimmlippe in DIN-Massen (mm). Beide Seiten weisen Schwingungsamplituden in der Grössenordnung von 1mm auf*

Der Vorteil dieser Methode gegenüber dem Stereoansatzes liegt u.a. darin, dass neben einer einmaligen Kalibrierung des Laserprojektionssystems keine weitere Kalibriermessung nötig ist; die Kalibrierung ist zudem auch nach einem Wechsel der Optik gültig, da der Abstand der projizierten Laserpunkte konstant und bekannt ist.

3 Ergebnisse und Ausblick

Während sich mit beiden vorgestellten Verfahren die gewünschte räumliche Quantifizierung der endoskopischen Aufnahmen mit vergleichbaren Ergebnissen erreichen lässt (s. Abb. 2 und 3, Glottislänge $8mm$; Amplitude $1mm$), divergieren die Verfahren jedoch in Punkten der Handhabung, der klinischen Praktikabilität und der Flexibilität ihrer Erweiterungsmöglichkeiten. Obwohl der Stereoansatz die weitaus grössere Flexibilität besitzt und neben der Berechnung von quantifizierenden Grössen eine komplette 3D-Rekonstruktion der beobachteten endoskopischen Szene zulässt, ist dieser Ansatz derzeit aufgrund der zur Zeit fehlenden adäquaten optischen Komponenten sowie der komplexen Handhabung noch nicht ausgereift für einen routinemässigen Einsatz. Vielversprechender ist dagegen derzeit die Verwendung von mindestens zwei parallel-projizierten Laserstrahlen, die zwar keine vollständige 3D Rekonstruktion zulässt, aber sich aufgrund ihrer einfachen Handhabung sehr leicht in die klinische Routine einfügt.

Literatur

1. S. Posch. *Automatische Tiefenbestimmung aus Grauwertstereobildern.* Deutscher Univeristäts Verlag, Wiesbaden, 1990.
2. S. Schuberth, U. Hoppe, M. Döllinger, J. Lohscheller, T. Steudel, and U. Eysholdt. High-precision measurement of the vocal fold length and vibratory amplitudes. *The Laryngoscope*, angenommen.
3. R. Y. Tsai. An Efficient and Accurate Camera Calibration Technique for 3D Machine Vision. In *IEEE Computer Society Conference on Computer Vision and Pattern Recognition*, pages 364–374, Miami Beach, FL, 1986.
4. T. Wittenberg, M. Tigges, K. Spinnler, and U. Eysholdt. Some thoughts about 3D and Stereo in Laryngoscopy. In *Proc. Advances in Quantitative Laryngoscopy, Voice and Speech Research*, pages 116–123, 2000.

Analyse von digitalen Hochgeschwindigkeitsvideos der Ersatzstimmgebung

Jörg Lohscheller, Maria Schuster, Michael Döllinger, Ulrich Hoppe, Ulrich Eysholdt

Abteilung für Phoniatrie und Pädaudiologie
Friedrich-Alexander Universität Erlangen-Nürnberg, 91054 Erlangen
Email: joerg.lohscheller@phoni.imed.uni-erlangen.de

Zusammenfassung. Bei Verlust des Kehlkopfes im Rahmen einer Tumorbehandlung (Laryngektomie) kann eine Rehabilitation der Stimme ermöglicht werden, indem die Speiseröhre durch ein Einweg-Ventil aus Silikon (Stimmventilprothese) mit der Luftröhre verbunden wird. Mithilfe der Stimmventilprothese können beim Ausatmen Schleimhäute in der Speiseröhre durch den Luftstrom in Schwingungen versetzt und so als Quelle einer Ersatzstimme genutzt werden. Die Qualität der Ersatzstimme ist wesentlich durch die Schwingungscharakteristik der Schleimhäute bestimmt. Zur Visualisierung des Stimmgebungsprozesses wurden simultan digitale Hochgeschwindigkeitsvideos der Schleimhautbewegungen und das akustische Signal während der Phonation aufgezeichnet. Zur Bestimmung der für den Stimmgebungsprozess relevanten Bildanteile wurde eine Korrelationsanalyse von Bildsequenzen und den dazugehörigen akustischem Signalen vorgenommen.

1   Einleitung

Die operative Entfernung des Kehlkopfes infolge von Kehlkopfkrebs erfordert die Trennung des Luft- und Speiseweges. Die weitere Atmung des Patienten erfolgt über eine hergestellte Öffnung der Luftröhre (Trachea) am Hals, indem der Stumpf der Luftröhre in die Halshaut eingenäht wird (Tracheostoma). Als weitere Folge der Operation geht die Funktion des Kehlkopfes als Stimmgenerator verloren. Eine Möglichkeit zur Ausbildung einer Ersatzstimme besteht darin, die voneinander getrennte Luft- und Speiseröhre (Ösophagus) durch ein Einwegventil aus Silikon erneut miteinander zu verbinden [1]. Während des Ausatmens ermöglicht der manuelle Verschluss des Tracheostomas die Umleitung des Luftstromes durch die Stimmventilprothese in die Speiseröhre. Die sich am oberen Ende der Speiseröhre befindlichen Schleimhäute ('pharyngeal-esophageal Segment', PE-Segment) lassen sich durch den Luftstrom in Schwingung versetzen. Die Qualität dieser Ersatzstimme ist im wesentlichen durch die Schwingungscharakteristik des PE-Segmentes bestimmt [2].

Zur Visualisierung des Ersatzstimmgebungsprozesses bei laryngektomierten Patienten wurden digitale Hochgeschwindigkeitsvideos (HG-Videoaufnahmen)

Abb. 1. Aufnahme der Bewegungen des PE-Segmentes während der Phonation mit einer Hochgeschwindigkeitskamera.

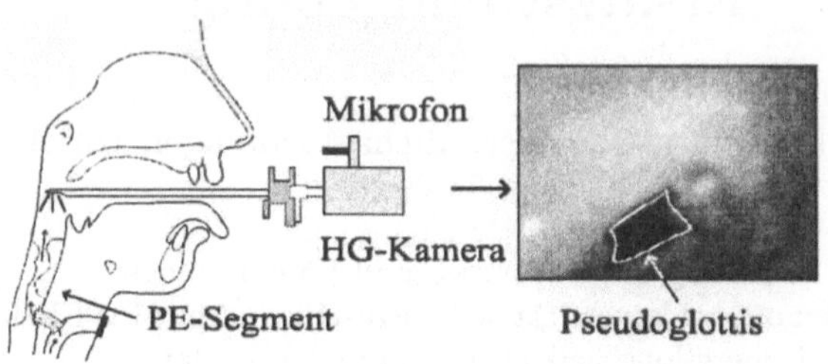

der Schleimhautbewegungen aufgezeichnet. Der Schwingungsverlauf der Schleimhäute kann dabei mit ausreichender Zeitauflösung dargestellt werden. Auf den Hochgeschwindigkeitsvideos lässt sich der Schwingungsvorgang der Schleimhäute durch die zeitabhängige Öffnungsfläche des PE-Segmentes identifizieren. In Anlehnung an die normale Stimmgebung wird die sich ausbildende Öffnungsfläche als Pseudoglottis bezeichnet. Die zeitliche Veränderung der Pseudoglottis wird als verantwortliche Größe für das Stimmsignal angesehen.

An einer Gruppe von sieben Laryngektomierten mit einer Stimmventilprothese (Typ Provox) wurden endoskopische Hochgeschwindigkeitsvideos (3704 Bilder/s, 128x64 Bildpunkte) des PE-Segmentes während der Stimmgebung unter klinischen Bedingungen aufgenommen (Abb.1). Gleichzeitig wurden die akustischen Stimmsignale aufgezeichnet (Mikrophon: Brüel & Kjaer 4129, Abtastrate: 44.4 kHz, 16 bit Auflösung). Bei geöffneter Pseudoglottis lassen sich aufgrund der Kameraposition auch tieferliegende Abschnitte des Ösophagus aufnehmen. So konnten auf den HG-Aufnahmen von kaudal nach kranial verlaufende Oberflächenwellen auf dem PE-Segment beobachtet werden. Diese zusätzlichen zeitlichen Strukturveränderungen des Ösophagus erschweren die Segmentierung der Pseudoglottis. Bedingt durch die Untersuchungssituation treten während der HG-Aufnahme zudem Ungenauigkeiten bei der Fokussierung als auch Verdeckung durch starke Schleimbildung auf.

2 Methode

Die Extraktion der Pseudoglottiskontour ist erschwert durch die geringe Bildqualität der Aufnahmen und stellt daher hohe Ansprüche an die verwendete Bildverarbeitung. Es ist daher erforderlich, die Bildbereiche, die für die Stimmproduktion relevant sind (region of interest, ROI), zu identifizieren. Zur Bestimmung dieser Bildbereiche wird die Kreuzkorrelation der zeitlichen Änderung der Grauwerte eines Pixels und des akustischen Signals berechnet. Daraus lassen sich die Bildbereiche visualisieren, deren zeitliche Grauwertvariation in einem engen Zusammenhang mit dem Stimmsignal stehen. Der Bildpunkt maximaler

Abb. 2. Kreuzkorrelationsanalyse aus der zeitlichen Änderung der Grauwerte mit dem akustischen Signal. Markiert sind die Region of Interest (ROI, **weißes Rechteck**) und der berechnete Pseudoglottisursprung (**Kreuz**).

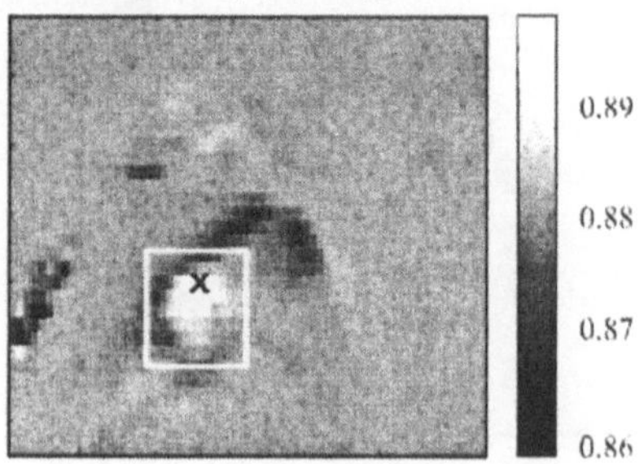

Kreuzkorrelation wird für die betrachtete Bilderfolge als Ursprung der Pseudoglottisöffnung definiert. Mittels eines Schwellwertverfahrens wird der Bildbereich segmentiert, dessen Schwingungscharakteristik mit dem des akustischen Signals am besten übereinstimmt (Abb. 2). Lassen sich mit diesem Verfahren Verfahren keine Übereinstimmungen mit dem akustischen Signal finden, so wird dies als Kriterium für eine zu geringe Bildqualität gesehen werden.

Des weiteren kann die zeitliche Änderung der Pseudoglottisgeometrie abgeschätzt werden, indem die Kreuzkorrelation der zeitlichen Änderung der Grauwerte des berechneten Ursprungpunktes und der zeitlichen Änderung der Grauwerte eines jeden Pixels bestimmt wird. Diese Vorgehensweise begründet sich wie folgt: Die Pseudoglottisöffnung breitet sich beginnend vom Ursprung nach außen aus. Die Analyse der Verschiebung des Maximalwertes der jeweilige zugehörigen Kreuzkorrelation von Bildpixeln innerhalb der ROI und dem Ursprung der Pseudoglottis liefert ein Maß für die Phasenverschiebung und damit der Richtung und Geschwindigkeit der Ausbreitung der Pseudoglottis. Die Phasenverschiebung der zeitlichen Grauwertverläufe von Bildpixeln entlang von vier Geraden ist exemplarisch in Abbildung 3 dargestellt.

3   Ergebnisse und Diskussion

In übereinstimmung mit der männlichen Normalstimme bestehen die Fourierspektren der akustischen Signale der Ersatzstimme hauptsächlich aus einer Komponente zwischen 60 Hz und 185 Hz (Grundfrequenz) und weiteren Maxima bei ganzzahligen Vielfachen (Harmonische). Im Unterschied zur normalen Stimme lassen sich Verbreiterungen der lokalen Maxima im Spektrum und ein erhöhter Rauschanteil identifizieren. Das vorgestellte Analyseverfahren konnte bei hinreichender Bildqualität die für das akustische Signal relevanten Bildanteile (ROI) identifizieren. Die Darstellung der Korrelationskoeffizienten und der Phasenverschiebungen erlauben Aussagen über die Veränderung der Geometrie der Pseudoglottis während des Schwingungsprozesses. Bei allen Probanden stimmen die Grundfrequenzen der Stimmsignale mit den aus den Grauwertkurven

Abb. 3. Hauptausdehnungsrichtungen und Phasenverschiebung in der ROI entlang von Geraden durch den Pseudoglottisursprung (Kreuz).

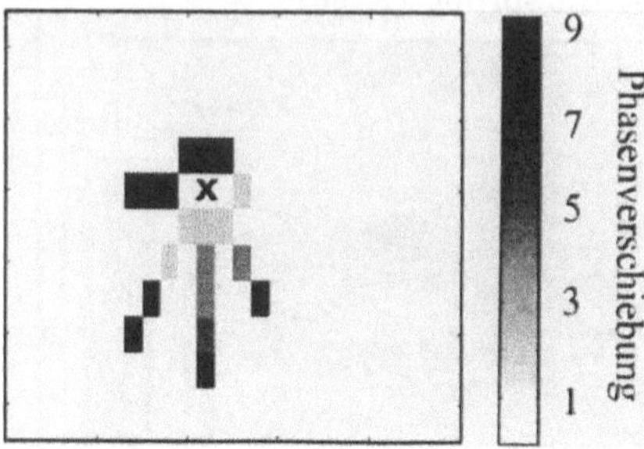

der Bildpunkte innerhalb der ROI bestimmten Grundfrequenzen überein. Unter Berücksichtigung des Abstandes der Pixel vom ermittelten Ursprung und der Phasenverschiebung zum Ursprung der Pseudoglottis kann auf die Ausbreitungsgeschwindigkeit der Pseudoglottis und damit auf elastische Eigenschaften des ösophagealen Gewebes geschlossen werden.

4 Schlussfolgerung

Obwohl die endoskopischen Hochgeschwindigkeitssequenzen eine zweidimensionale Projektion eines dreidimensionalen Bewegungsvorganges darstellen, werden in den Aufnahmen die für die Stimme wichtigen Schwingungsvorgänge ausreichend erfasst. Der in dieser Arbeit vorgestellten Visualisierungsansatz besteht aus einer Identifikation und Analyse der für das akustische Signal relevanten Bildbereiche. Mögliche Einsatzgebiete des Verfahrens bestehen in der Beurteilung der Bildqualität endoskopischer Aufnahmen und in der Vorverarbeitung für Segmentierungsverfahren zur Bestimmung der zeitabhängigen Pseudglottisgeometrie

Literatur

1. C. van As, M. Tigges, F. Hilgers, and U. Eysholdt, "Oesophageal Vibration in Voice Rehabilitation after Laryngectomy," in *Advances in Quantitative Laryngoscopy* (T. Wittenberg, P. Mergell, M. Tigges, and U. Eysholdt, eds.), (Göttingen), pp. 95–102, Verlag Abteilung Phoniatrie, 1997.
2. M. de Vries, *A new voice for the voiceless, Design and in-vitro testing of a voice-producing element.* 2000.

Augenlokalisation und -analyse in klinischen Applikationen

Bernhard Fröba, Christian Münzenmayer, Sandra Stecher
und Thomas Wittenberg

Fraunhofer Institut für Intergrierte Schaltungen
Am Weichselgarten 3, D-91058 Erlangen
Email: {bdf,muenzecn,stechesa,wbg}@iis.fhg.de

Zusammenfassung. Ein System zur automatischen Echtzeit-Detektion
von Gesichtern und Segmentierung der Augen wird vorgestellt. Für die
die beiden Schritte Detektion und Segmentierung werden spezielle Verfahren, basierend auf *Edge Orientation Matching* und *Deformable Template Matching* entwickelt und eingesetzt. Das Verfahren zur Augensegmentierung wird auf einer Stichprobe von 192 Einzelbildern ausgewertet
und ein Vergleich von zwei Varianten präsentiert.

1   Einleitung

Für viele Anwendungen in der Medizin ist eine notwendige Basis-Technologie die
automatische Detektion von Gesichtern und damit meist direkt verbunden die
Lokalisation und Segmentierung der Augen. Ein Beispiel für eine solche Aufgabenstellung ist die rechnerunterstützte Diagnose und Therapieverlaufskontrolle
von Gesichtslähmungen (Paresen) mit Hilfe von Kameras [1,2]. In diesem Szenario muss das Gesicht des Patienten vor der Kamera automatisch gefunden
und verfolgt werden. Bei einer Fokussierung von Diagnose und Therapie auf die
Augenpartie — z.B. für Untersuchungen des Lidschlages — müssen zudem beide Augen in Echtzeit (mehr als 10 Bilder/Sekunde) detektiert und segmentiert
werden.

In diesem Beitrag wird eine Methode zur schnellen Detektion von Gesichtern vor beliebigem Hintergrund mit anschließender Segmentierung und Analyse
der Augen vorgestellt, bei der zur Gesichtssegmentierung lediglich Strukturin-
formation im Grauwertbereich verwendet wird. Ausgehend von der bekannten
Methode der *Deformable Templates* [3] wurde zur Segmentierung und Analyse
der Augenpartien ein neues robustes Verfahren entwickelt, dass deutlich bessere
Ergebnisse liefert als der ursprünglich vorgeschlagene Ansatz. Das Gesamtver-
fahren - Gesichtssegmentierung mit anschließender Analyse der Augen - ist echt-
zeitfähig, d.h. es kann auf Standardhardware (PC 700MHz, DirectShow Grab-
ber) mit mehr als 10 Bilden pro Sekunde betrieben werden. Die Anzahl der
gleichzeitig analysierbaren Gesichter ist dabei nicht beschränkt.

2 Gesichtsdetektion

Zur Gesichtsdetektion wird das in einer früheren Arbeit vorgestellte EOM (Edge Orientation Matching) [4] verwendet. Für das EOM wird aus einer Trainingsdatenbank ein Strukturmodell des Gesichtes erzeugt, dass die dominanten Kanten anhand ihrer Vorzugsrichtungen beschreibt. Das EOM liefert Kandidatenpositionen die mit einem ansichtsbasierten Klassifikator [5] verifiziert werden. Die gesamte Detektionskette lässt sich sehr effizient realisieren, so dass z.B. die Analyse eines 320×240 großen Bildes weniger als 40ms auf einem PC 700 MHz benötigt. Dabei werden Gesichter ab einer Größe von 32×40 Bildpunkten gefunden. Die Detektionsgenauigkeit ist im Mittel besser als 25% Abweichung der ermittelten Gesichtsgröße und Position, bezogen auf den tatsächlichen Augenabstand. Die Gesichtsdetektion findet somit eine gute initiale Schätzung der Augenposition für die nachfolgend beschriebene Augensegmentierung.

3 Augensegmentierung

3.1 Geometrisches Augenmodell

Zur Augensegmentierung wird in dieser Arbeit ein geometrisches Augenmodell verwendet wie es in [3] vorgeschlagen wird. Dies entspricht einem wissensbasierten Ansatz insofern, als das Kenntnis über das zu analysierende Objekt — hier das Auge — im Bild in den Algorithmus einfließt. Das geometrische Modell (Abb. 1 a), im folgenden auch *Augentemplate* genannt, beschreibt das Suchobjekt Auge durch einen Parametervektor $p = \{x_c, x_e, r, a, b, c, \Theta\}$. Ein Kreis mit Radius r um das Iriszentrum x_c trennt die Iris vom Weißen des Auges. Zwei parabelförmige Bögen mit Zentrum x_e und Höhe a bzw. c beschreiben den oberen und unteren Lidrand. Mit dem Parameter b wird die Breite des Auges festgelegt und der Winkel Θ beschreibt die Neigung gegenüber der Horizontalen.

Die Passform einer Instanz dieses Parametervektors p im Bild bewertet das Verfahren anhand mehrerer Energiefunktionen, die zur Gesamtenergie $E_c :=E_c(p)$ kombiniert werden:

$$
\begin{aligned}
E_c =\ & c_{IrisInt} \cdot E_{IrisIntensity} + c_{IrisEdge} \cdot E_{IrisEdge} + \\
& c_{ScleraInt} \cdot E_{ScleraIntensity} + c_{ScleraEdge} \cdot E_{ScleraEdge} + \\
& c_{ScleraEdgeOrient} \cdot E_{ScleraEdgeOrientation} + c_{EyeForm} \cdot E_{EyeForm}
\end{aligned}
\tag{1}
$$

Die Teilenergiefunktionen $E_{IrisIntensity}$ und $E_{ScleraIntensity}$ ermitteln den mittleren Grauwert im Iriskreis bzw. in der Region des Weißen im Auge. $E_{IrisEdge}$ und $E_{ScleraEdge}$ bewerten die Kantenstärke entlang des Irisrandes und der Lidränder. Um fehlerhaften Deformationen des Templates entgegenzuwirken, wird die Energie $E_{EyeForm}$ eingeführt, die die geometrische Konfiguration in sinnvollen Proportionen zueinander halten soll. Im Rahmen der Arbeit wurde die weitere

Energie $E_{ScleraEdgeOrientation}$ eingeführt, die die Korrelation zwischen der Kantenorientierung und der Steigung des Kurvenverlaufs auf den Lidrändern bewertet. Die Koeffizienten c erlauben eine Gewichtung der Energien und können aus einer Lernstichprobe ermittelt werden.

Mittels eines Optimierungsverfahrens wird der Parametervektor p so bestimmt, dass sich das initiale Modell in gewissem Rahmen selbstständig in Größe, Form und Lage an das Suchobjekt anpasst und so die Bewertungsfunktion minimiert.

3.2 Optimierungsverfahren

Das ursprüngliche Optimierungsverfahren verwendete ein Gradientenabstiegsverfahren kombiniert mit der *Epochenmethode* aus [3]. Unter dem Begriff *Epochenmethode* versteht man hier, dass man die Teilenergiefunktionen nicht alle auf einmal optimiert, sondern dass man sie in mehreren Epochen, nacheinander mit unterschiedlichen Gewichtungsfaktoren auswertet. Ein Starttemplate soll sich so schrittweise an das Auge adaptieren. Der Nachteil dieses Verfahrens besteht darin, dass die Irisposition in der ersten Epoche nur anhand von Intensitätsinformation bestimmt wird und dass in den darauffolgenden Optimierungsschritten, der Feinanpassung, eine eventuelle Irisfehldetektion nicht mehr behoben werden kann. Ist die Startposition des Starttemplates vom Auge zu weit entfernt setzt sich das Template an den Brauen, den Haaren oder Nasenlöchern fest.

Wesentlich seltener ist dies zu beobachten, wenn man alle Teilenergiefunktionen in einem einzigen Schritt optimiert. Dazu wurde das Downhill Simplex Verfahren implementiert [6]. Es handelt sich dabei um ein regelbasiertes Verfahren, dass in einem geeignet beschränkten N-dimensionalen Parameterraum selbstständig zumindest ein lokales Minimum finden kann. Der Parametersuchraum wird durch eine Startmatrix begrenzt. Aus einer Trainingsstichprobe werden dazu die Mittelwerte der Templateparameter bestimmt und anhand derer die Startmatrix initialisiert.

Weitere Vorteile des Downhill Simplex Verfahrens sind, dass es einfacher zu verwenden ist, da wesentlich weniger Algorithmusparameter eingestellt werden müssen, dass die Augendrehung und die Augengröße besser angepasst werden und das grobe Fehldetektionen seltener sind als mit dem Gradientenabstiegsverfahren.

4 Versuche und Ergebnisse

Bei den Stichproben die zur Verfügung standen, handelte es sich um jeweils 192 Aufnahmen der rechten bzw. linken Gesichtshälfte mit dem entsprechenden Auge. Die Auflösung für alle Bilder betrug 128 × 128 Pixel.

Zur Messung der Erkennungsraten werden die zwei Kriterien korrekte Irisposition bzw. korrektes Auge definiert. Damit ein Ergebnis der korrekten Irisposition zugeordnet werden kann, muss der Abstand des gefundenen Irismittelpunkts vom tatsächlichen einen Schwellwert von 6 Pixeln unterschreiten. Bei dieser Bildgröße und Stichprobenqualität entspricht dies der Genauigkeit, die bei der Handsegmentierung erreicht werden kann. Für eine korrekte Augenposition müssen alle Templateparameter einen Schwellwert von 6 Pixeln bzw. 10 Grad unterschreiten.

Die Erkennungsraten in Tab. 1 belegen die oben bereits erwähnten Vorteile des **Downhill Simplex Verfahrens**. Auffallend ist hier die weit bessere Anpassung des **Gesamttemplates** und des Drehwinkels Θ. Die bessere Funktionsweise des Downhill **Simplex** Verfahrens wird auch in einigen repräsentativen Ergebnisbildern (Abb. 1) sichtbar.

	Gradientenabstiegsverfahren		Downhill Simplex	
	Stichprobe 1	Stichprobe 2	Stichprobe 1	Stichprobe 2
Korrekte Irisposition	84	80	96	95
Korrektes Auge	53	48	81	84

Tabelle 1. Vergleich der Erkennungsraten in % für Gradientenabstiegs- und Downhill Simplex Verfahren

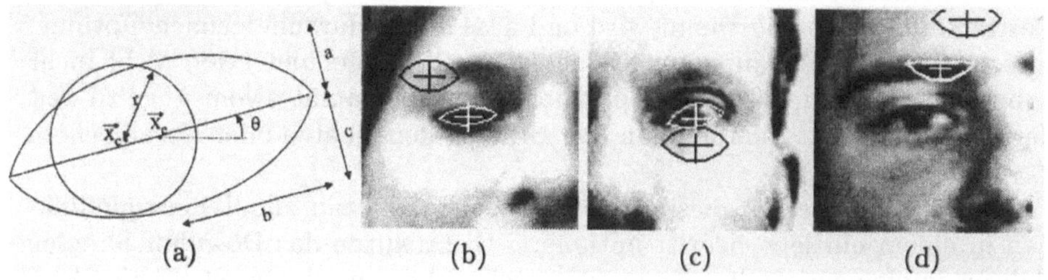

Abb. 1. (a)Geometrisches Augenmodell mit den Parametern a, b, c, r, x_c, x_e und θ. Beispiele für die Augensegmentierung mittels Downhill Simplex Optimierung, (b)und (c) zeigen erfolgreiche Adaptionen, (d) konnte nicht angepasst werden. Das Starttemplate ist schwarz, das Ergebnis weiß dargestellt.

Literatur

1. Wittenberg Th, Frischholz R et al: *Automatische Verfolgung von Augenlidbewegungen und Korrelation mit EMG-Daten*. In: Bildverarbeitung in der Medizin 2000, Springer Verlag, Berlin, 43-47.
2. Gebhard A, Paulus D et al: *Automatische Graduierung von Gesichstparesen*. In: Bildverarbeitung in der Medizin 2001, Springer Verlag, Berlin, 352-356.
3. Yuille AL; Hallinan PW; Cohen DS:*Feature Extraction from Faces Using Deformable Templates*. In: International Journal of Computer Vision 8:99-111, 1992.
4. Fröba B, Küblbeck Ch: *Real-Time Face Detection using Edge-Orientation Matching*. In: Audio- and Video-based Biometric Person Authentication (AVBPA'2001) pp. 78-83, 2001.
5. Yang MH, Roth D, Ahuja N: *A SNoW-Based Face Detector*. In: Advances in Neural Information Processing Systems 12 (NIPS 12), pp 855-861, 1999.
6. Press W. H. et al.: *Numerical Recipes in C* The Press Syndicate of the University of Cambridge, 1999.

Lokalisation und Delineation des Kollimatorfeldes in digitalen und Film-basierten Röntgenbildern

Thomas M. Lehmann, Sascha Goudarzi, Nick I. Linnenbrügger,
Daniel Keysers[1], Berthold Wein[2]

Institut für Medizinische Informatik
Rheinisch-Westfälische Technische Hochschule (RWTH), 52057 Aachen
[1]Lehrstuhl für Informatik VI, RWTH Aachen, 52056 Aachen
[2]Klinik für Radiologische Diagnostik, Universitätsklinikum Aachen, 52057 Aachen
Email: lehmann@computer.org

Zusammenfassung. Für viele automatische Verfahren in der medizinischen Bildverarbeitung sind Kollimatorfelder (Shutter) oder andere Ausblendungen im Bild sehr störend. Bestehende Verfahren zur automatischen Detektion der Shutter basieren auf heuristischen Einschränkungen, z.B. hinsichtlich der Form des Feldes, die in der klinischen Routine nicht haltbar sind. Ebenso werden die Verfahren sehr oft an einer zu geringen Zahl von Bildern validiert, um erfolgreich in andere Problemkreise adaptiert werden zu können. In diesem Beitrag wird ein bestehendes Verfahren zur Shutter-Detektion im Algorithmus erweitert, und auf maximale Spezifität optimiert. Die rigorose Validierung mit 4.000 klinischen Bildern verschiedener Modalitäten zeigt, dass bei hoher Spezifität (>99%) die Sensitivität des optimierten Algorithmus bereits kleiner als 60% ist und damit die Genauigkeit nur noch 90% beträgt. Die Unterschiede zwischen Training und Evaluation zeigen weiter, dass eine Parameteroptimierung mit 500 Bildern noch nicht ausreicht, um verallgemeinerbare Aussagen zu erlauben.

1 Einleitung

Kollimatorfelder (Shutter) entstehen in der Röntgendiagnostik, wenn Bereiche des belichteten Bildfeldes durch Bleiblenden, Schürzen oder ähnliche Objekte abgedeckt werden. Dies geschieht meist, um die Strahlenbelastung des Patienten auf ein Mindestmass zu reduzieren. Shutter nahe am Detektor erzeugen scharfe Kanten, solche nahe an der Strahlenquelle ausgedehnte Übergänge. Bei manchen Modalitäten werden runde Aperturen verwendet, andere Shutter haben polygonale Umrisse. Für eine automatische inhaltsbasierte Interpretation der Röntgenbilder sind diese Umrandungen sehr störend, denn Statistiken über die tatsächlichen Bildpixel werden verfälscht oder Segmentierungsverfahren erkennen lediglich den globalen Bildausschnitt anstelle relevanter Objekte im Bild. Deshalb wurden bereits zahlreiche Verfahren zur automatischen Detektion von Kollimatorfeldern publiziert [1,2,3,4,5], die jedoch oft Heuristiken mit starken Einschränkungen bzgl. der Form des Shutters benutzen. Weiterhin wurden diese Algorithmen bislang nicht umfassend evaluiert.

Der von Wiemker et al. vorgestellte Algorithmus [1], der auf der Hough-Transformation der Bilder und der anschließenden Auswertung des Laplace-Flächenintegrals im Ortsbereich beruht, kann beliebig geformte konvexe Kollimatorfelder erkennen. Allerdings wurde das Verfahren unter der Hypothese entwickelt, dass in den Aufnahmen auch ein Shutter vorhanden ist. Damit ist das Verfahren zwar sehr sensitiv (ist ein Shutter vorhanden, so wird dieses auch gefunden und es werden keine anderen Bildstrukturen fälschlicherweise als Shutter-Grenzen angegeben) aber nur wenig spezifisch (Shutter-Grenzen werden auch in Bildern gefunden, in denen keine Shutter vorhanden sind). Aus diesem Grund kann das Verfahren nicht für beliebige radiologische Untersuchungen angewendet werden, sondern ist mit der bildgebenden Modalität fest verknüpft.

Beim inhaltsbasierten Bildzugriff auf große Archive medizinischer Bilder ist hingegen eine hohe Spezifität des Verfahrens erfoderlich [6]. In diesem Beitrag wird eine entsprechende Erweiterung des Verfahrens von Wiemker et al. vorgestellt und basierend auf einer großen Zahl willkürlich gewählter Röntgenbilder verschiedener Modalitäten umfassend validiert.

2 Detektion der Shutter

Zur automatischen Detektion der Shutter-Grenzen werden die Bilder zunächst auf einheitlich 128x128 Bildpunkte skaliert. Dies verstärkt den Gradienten an den teilweise recht unscharfen Shutter-Grenzen und reduziert die Rechenzeit. Das ursprüngliche Seitenverhältnis wird dabei aufgegeben, um auch die kurzen Kanten in rechteckigen Bildern zu erfassen. Die lokalen Gradienten werden mittels des Sobel-Filters hervorgehoben und gewichtet mit der Stärke des Gradienten in den Hough-Raum transformiert. Hier werden die stärksten $N = 100$ lokalen Maxima detektiert und als Hypothesen möglicher Shutter in den Ortsbereich rücktransformiert. Ein Greedy-Depth-First-Suchalgorithmus wird angewendet, um den Suchraum der Ordnung $O(2^N)$ konvexer Shutter-Felder effizient zu analysieren [1]. Dabei werden die Hypothesen anhand der folgenden Kriterien ausgewertet, die in einem Durchgang über das Laplace-Flächenintegral berechnet werden können:

1. Maximaler Gradient senkrecht zur Shutter-Grenze;
2. Maximale Helligkeitsdichte innerhalb des Shutters;
3. Maximale eingeschlossene Fläche;
4. Minimale Variation der Grauwerte ausserhalb des Shutters.

Das neu eingeführte Kriterium 4 berücksichtigt dabei, dass falsch-positive Detektionen bislang häufig bei Skelettradiographien des Thorax oder Schädels entstehen, bei denen der Übergang vom Hintergrund zum Knochen selbst als Shutter erkannt wird. Die Variation wird durch die Anzahl verschiedener Grauwerte bestimmt.

Beim Test der Hypothesen werden die einzelnen Kriterien unterschiedlich gewichtet. Das relative Gewicht bestimmt Sensitivität, Spezifität und damit auch die Güte der Shutter-Detektion. Für den erweiterten Algorithmus mit vier Kriterien müssen also drei Parameter optimiert werden.

3 Validierung des Verfahrens

Insgesamt wurden 4.000 Radiographien (Projektionsradiographie, Angiographie, Durchleuchtung, Mammographie, Tomographie, Computertomographie, etc.) aus der Routine der Klinik für Radiologische Diagnostik des Universitätsklinikums Aachen willkürlich selektiert. Davon hatten 763 Bilder ein Kollimatorfeld. Es wurden acht zufällige Gruppen mit je 500 Bildern erzeugt. Jeweils eine Gruppe wurde benutzt, um die Parameter zu optimieren. Die anderen 3.500 Bilder dienten zur Evaluation. Dies wurde für alle acht Gruppen durchgeführt.

Verglichen wurden zwei Varianten des Verfahrens: Originalverfahren (Variante A mit Kriterien 1-3) und Variante B (Kriterien 1-4). Um keine für eine weitere Verarbeitung relevanten Bildinformationen zu entfernen, wurde bei der manuellen Optimierung der Parameter versucht, eine Spezifität von mindestens 97% (Variante A) bzw. 98% (Variante B) zu erreichen. Höhere Werte waren nicht für alle Serien möglich.

4 Ergebnisse

Bei der quantitativen Auswertung wurden alle Shutter-Segmente, die mehr als 5% Bildfläche abdecken, berücksichtigt. Wurden nicht alle dieser Shutter gefunden (Lokalisation) oder nicht vorhandene Shutter in einem Bild erkannt (Delineation), so wurde dies als Fehler bewertet. Bei der Optimierung der Sensitivität in den Trainingsphasen hat sich gezeigt, dass die mit Variante B erzielten Werte um bis zu 21 Prozentpunkte über den von Variante A erreichten liegen, obwohl für Variante B die Spezifität immer ein bis zwei Prozentpunkte über der von Variante A lag. Lediglich in einer Trainingsserie wurde mit Variante A eine bessere Sensitivität erzielt. Bei der Evaluation mit den jeweils 3.500 noch nicht gesehenen Daten konnten diese Werte weitgehend reproduziert werden (Tab. 1). Hier wurde mit Variante B durchgehend eine zwischen 4–20% höhere Sensitivität erreicht.

Durch das einfache Kriterium einer geringen Grauwertvariabilität außerhalb des Shutter-Bereiches konnten Sensitivität und Spezifität des automatischen Verfahrens gesteigert werden. Die erreichbare Sensitivität ist bei der geforderten Spezifität (>98%) jedoch nur knapp unter 60%, was einer Genauigkeit von 90% entspricht. Allerdings beträgt die Spezifität der Variante A im Durchschnitt lediglich 44%.

5 Diskussion

Beim inhaltsbasierten Bildzugriff werden große Datenmengen von unterschiedlichen Körperregionen ausgewertet, die mit verschiedensten Modalitäten und Geräteeinstellungen aufgenommen wurden [6]. Um automatisch globale Bildcharakteristiken zuverlässig berechnen zu können, müssen etwaige Shutter automatisch erkannt werden. Dabei dürfen keine informationstragenden Bildbereiche versehentlich ausgeschlossen werden, d.h. die Spezifität des Verfahrens muss sehr hoch sein. Mit unseren Erweiterungen ist der Algorithmus von Wiemker et al. hierfür prinzipiell verwendbar.

Die konsequente Evaluation auf der Basis von 4.000 zufällig der klinischen Routine entnommenen Bildern hat bewiesen, dass eine Spezifität größer als 98% sicher

Tabelle 1. Ergebnisse der Kreuz-Validierung mit acht Gruppen zu je 500 Bildern.

Serie	Variante	Training			Evaluierung		
		Sens.	Spez.	Genauig-keit	Sens.	Spez.	Genauig-keit
0	A	0,46	0,97	0,87	0,46	0,96	0,87
	B	0,62	0,99	0,91	0,52	0,98	0,89
1	A	0,33	0,97	0,85	0,36	0,98	0,86
	B	0,47	0,98	0,89	0,56	0,99	0,90
2	A	0,53	0,97	0,88	0,52	0,95	0,87
	B	0,48	0,98	0,89	0,56	0,99	0,90
3	A	0,53	0,97	0,88	0,45	0,96	0,87
	B	0,74	0,98	0,93	0,61	0,97	0,90
4	A	0,48	0,97	0,87	0,46	0,96	0,87
	B	0,58	0,98	0,90	0,55	0,99	0,90
5	A	0,29	0,97	0,82	0,37	0,98	0,87
	B	0,49	0,99	0,88	0,56	0,98	0,90
6	A	0,56	0,97	0,90	0,45	0,96	0,86
	B	0,63	0,99	0,93	0,54	0,99	0,90
7	A	0,51	0,97	0,90	0,46	0,96	0,86
	B	0,55	0,98	0,91	0,55	0,99	0,90

erreicht werden kann. Die dann resultierende Sensitivität ist jedoch enttäuschend gering. Dieses Ergebnis wurde erst mit Auswertung einer großen Anzahl von Bildern deutlich. Die Auswertung zeigt weiterhin, dass die Ergebnisse, die mit den auf 500 Bildern optimierten Parametereinstellungen erreicht werden, nicht auf die dann noch ungesehenen Daten übertragen werden können. So ändert sich z.B. die Genauigkeit der Variante B um bis zu 3 Prozentpunkte. Dies steht im krassen Gegensatz zur gängigen Praxis in der Medizinischen Bildverarbeitung, in der neue Algorithmen, die i.d.R. viel mehr als die hier verwendeten drei Parameter besitzen, oftmals an Datensätzen mit weniger als zehn Bildern "evaluiert" werden.

6 Literatur

1. Wiemker R, Dippel S, Stahl M, et al.: Automated recognition of the collimation field in digital radiography images by maximization of the Laplace area integral. Procs SPIE 2000; 3979:1555–1565.
2. Luo J, Senn RA: Collimation detection for digital radiography. Procs SPIE 1997; 3034:74–85.
3. Zhang J, Huang HK: Automatic background recognition and removal (ABRR) in computed radiography images. IEEE Trans Med Imag 1997; 16(6):762–771.
4. Dewaele P, Ibison M, Vuylsteke P: A trainable rule-based network for irradiation field recognition in AGFA's ADC system. Procs SPIE 1996; 2708:72–84.
5. Wang H, Fallone BG: A mathematical model of radiation field edge localization. Medical Physics 1995; 22(7):1107–1110.
6. Lehmann TM, Wein B, Dahmen J, et al.: Content-based image retrieval in medical applications: A novel multi-step approach. Procs SPIE 2000; 3972:312–320.

Glättung von Diffusionstensorfeldern und Modellierung von Diffusionspfaden für die Sichtbarmachung von Nervenbahnen im menschlichen Gehirn

Klaus Hahn[1], Sergej Prigarin[2], Johannes Kurz[1] und Benno Pütz[3]

[1]Institut für Biomathematik und Biometrie des GSF-Forschungszentrums für Umwelt und Gesundheit, Ingolstädter Landstr. 1, D-85764 Neuherberg
[2]Institut für Computermathematik und mathematische Geophysik, Novosibirsk, Russland
[3]Max Planck Institut für Psychiatrie, D-80804 München

Zusammenfassung. Eine Bildanalyse zur Visualisierung des zentralen Nervensystems im Gehirn wird vorgestellt. Auswirkungen des Rauschens auf die Zufallsvariablen werden diskutiert und eine geeignete Glättung wird vorgeschlagen. Daneben werden deterministische Verfahren zur Bahnmodellierung beschrieben und angewandt.

1 Einleitung

Im Rahmen der Kernspintomographie bietet die Diffusionstensortechnik die Möglichkeit, Nervenbahnen im menschlichen Gehirn abzubilden. Damit wird der Verlauf des Zentralnervensystems sowie eine Menge von Erscheinungsformen seiner Erkrankungen im Gehirn in vivo greifbar [1]. Allerdings sind die Messartefakte dieser Technik beträchtlich, dazu kommt, dass die Zufallsgrößen welche die Nervenbahnen bestimmen in einer langen Kette von Transformationen aus den Meßgrößen abgeleitet werden, wodurch die Artefakte in den letztlich interessierenden Variablen Anisotropie und Nervenbahn in gewisser Weise akkumuliert werden. Zur Auswertung der Daten sind deshalb neben Verfahren der deterministischen Bildanalyse auch Methoden der Statistik notwendig.

2 Methode

2.1 Zufallshierarchie, Rauschen und Kanten

Im Experiment werden mindestens 6 verschiedene Gradientenrichtungen verwendet. Jede Richtung liefert den Absolutbetrag eines komplexen Signales. Zusammen mit einem normierenden Signal bei der Gradientenfeldstärke 0 lassen sich daraus über die Stejskal Tanner Gleichung die 6 unabhängigen Komponenten eines Diffusionstensors für jedes gemessene Voxel ableiten. Dieser Tensor beschreibt die Diffusion der Wassermoleküle entlang der Nervenbahnen und ist die

Basis für weitere geometrische Konzepte. Über die Diagonalisierung des Tensors leitet man die Eigenschaften des Diffusionsellipsoides ab, dessen Eigenwerte und Eigenvektoren. Die Eigenwerte werden der Größe nach sortiert, die Eigenvektoren entsprechend. Der Eigenvektor zum größten Eigenwert gibt die Hauptrichtung der Diffusion in einem Voxel an. Darauf aufbauende Größen sind dann Volumenratios oder Anisotropie der Diffusion sowie Richtungen der Nervenbahnen und deren Krümmung und Torsion. Diese Hierarchie von Zufallsvariablen wird durch nichtlineare Transformationen aufgebaut und entsprechend pflanzen sich das Rauschen der Messung und dessen statistischen Eigenschaften fort. Eine Analyse durch Monte Carlo Studien [2,3] zeigt zum Beispiel, dass ab der Tensorstufe schiefe Verteilungen mit stark variierender Varianz vorliegen. Ebenso tritt der Bias, der beim Absolutbetrag des Signals noch kontrollierbar ist, in allen weiteren Stufen auf, allerdings in komplexen Parameterabhängigkeiten welche von Voxel zu Voxel variieren können. Dazu kommen noch Biaseffekte von der Sortierung sowie von negativen Eigenwerten. Betrachtet man diese Phänomene bezüglich einer räumlichen Glättung, so scheint es optimal, diese nur auf den tiefsten Stufen der Hierarchie durchzuführen, um schiefen Verteilungen und inhomogener Varianz zu entgehen. Dadurch würden auch die bis $b < 1000\,\mathrm{s\,mm}^{-2}$ dominierenden Biaseffekte der Sortierung und des Vorzeichens zum größten Teil beseitigt [2,3].

Ein zweiter wichtiger Aspekt für eine räumliche Glättung ist die Existenz von Kanten. Analysiert man Tensordaten im Corpus Callosum-Bereich stellt man zwei Sorten von Unstetigkeiten im Tensorfeld fest, einmal erzeugen die Ventrikel enorme kantenartige Aufschwünge der Tensorkomponenten, zum anderen sind auch die Randbereiche des Corpus Callosum zur weißen Materie abgestuft. Diesen Stufen entsprechen Kanten in den Eigenwertfeldern. Andererseits, analysiert man die Wirkung abrupter Richtungsänderungen der Nervenbahnen (z. B. bei der Überschneidung zweier verschiedener Nervenstränge) so stellt man ebenso diskontinuierliche Änderungen im Tensorfeld fest [3]. Diese Phänomene legen die Verwendung einer nichtlinearen kantenerhaltenden Glättungsprozedur nahe.

2.2 Glättung

Um einen optimalen Kompromiss zwischen Kontrast (erzielbar durch hohe b) und Bias (erzeugt von hohen b) zu gewinnen werden häufig Messungen bei mehreren b-Werten (100–$1000\,\mathrm{sec\ mm}^{-2}$) durchgeführt und durch eine voxelweise multivariate lineare Regression gemischt [1]. Das Ergebnis der Regression ist eine Schätzung des Tensorfeldes wobei die oben beschriebenen Phänomene erhalten bleiben, sodass für eine räumliche Filterung das Verfahren von Aurich [4] geeignet scheint. Diese Filterkette geht von konstanter Varianz des Rauschens aus. Deshalb werden die Komponenten dieses Tensorfeldes durch die Abbildung $\exp(-bD)$ transformiert, wobei b jetzt ein offener Parameter ist, der so gewählt wird dass optimale Varianzhomogenisierung erreicht wird. Der Filter wird dann auf den transformierten Feldkomponenten angewandt und das Ergebnis wird rücktransformiert. Zu weiteren Validierungsbeispielen und Varianten der Glättungsprozedur vgl. [3,5].

2.3   Nervenbahnen im Corpus Callosum

Gehen wir davon aus, dass der Filterprozess eine gute Schätzung des zugrunde liegenden Tensorfeldes erzeugt hat, so kann man mit deterministischen Methoden darangehen die Nervenbahnen zu modellieren. Zwei Fälle müssen unterschieden werden: a) in allen interessierenden Voxeln ist die Diffusionsinformation klar definiert (Anisotropiemass groß genug); b) der Fall der Partialvolumeneffekte, d. h., es gibt Gebiete in denen die Nervenbahnen stark kreuzen oder divergieren, was niedrige Anisotropie und teilweise undefinierte Diffusionsrichtungen zur Folge hat. Im Fall a) verwenden wir zur Bahnmodellierung die Frenetgleichungen. Dazu muss eine Interpolation der nur auf dem Gitter definierten Richtungsvektoren durchgeführt werden, dann kann in beliebigen Startpunkten der weißen Materie numerisch eine Differentialgleichung gelöst werden, welche den Track modelliert [5], vgl. Fig. 1 zu einer Studie von 1000 Nervenbahnen, welche vom Corpus Callosum ausgehen.

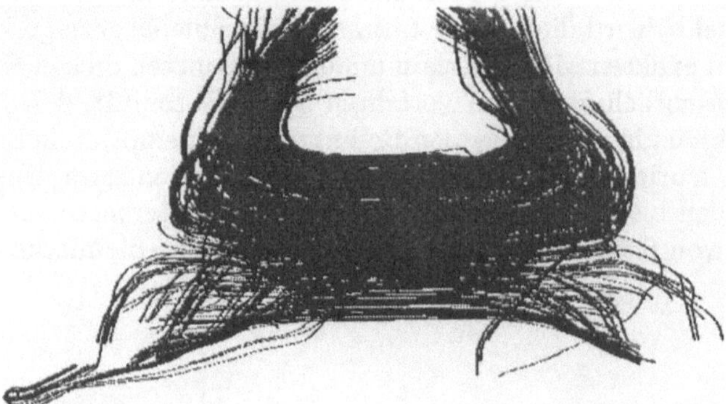

Fig. 1: Fasern im Balken (von hinten gesehen)

2.4   Partialvolumeneffekte und räumliche Splines

Der Fall b) betrifft z. B. die Übergangsgebiete zwischen Corpus Callosum und Corona Radiata. Um dabei die Modellierung zu stabiliseren wird ein Randwertproblem formuliert, in dem Anfangs- und Endpunkt des Tracks gegeben sind und die wahrscheinlichste Bahn dazwischen durch eine Funktionalminimierung berechnet wird. Aus den Größen: Bahnkurve $x(t)$, interpolierte Hauptrichtung $v_1(x)$, interpolierte Anisotropie $an(x)$ und interpolierte Eigenwerte λ_i werden im Funktional (1) der Daten-, der Krümmungs- sowie der Torsionsterm konstruiert, Krümmung und Torsion dienen der Regularisierung des Verfahrens. Die nichtkonvexe Minimierung geschieht durch "Simulated Annealing", als Ansatz für die Lösungskurve $x(t)$ wird ein sog. P-Spline Ansatz [6] verwendet.

$$\min_{x(t)} \left\{ \begin{array}{l} \int_a^b an(x)\left[\dot{x} - v_1(x)\right]^2 dt + \alpha \int_a^b \frac{\|\dot{x}\times\ddot{x}\|}{\|\dot{x}\|^3} dt \\[2mm] + \beta \int_a^b (1 - an(x)) \frac{\lambda_2(x)-\lambda_3(x)}{\lambda_2(x)+\lambda_3(x)} \frac{|(\dot{x}\times\ddot{x})\bar{x}|}{(\dot{x}\times\ddot{x})^2} dt \end{array} \right\} \tag{1}$$

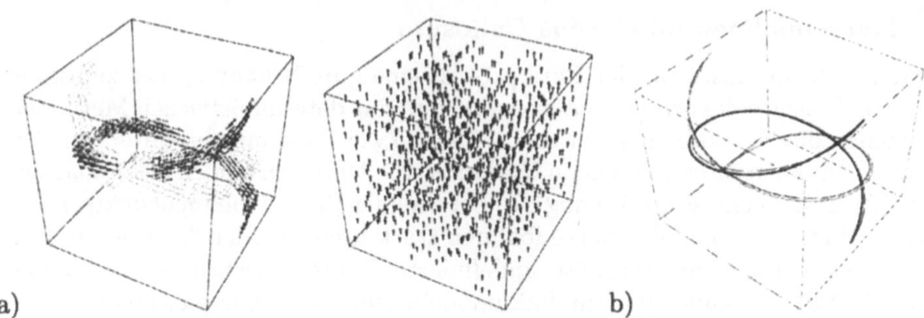

Fig. 2: Simulationsdaten zum Test der numerischen Verfahren

In Fig. 2 wird das numerische Verfahren, in dem für eine zunehmende Anzahl von Freiheitsgraden der Kurve, eine Folge von Minimierungen durchgeführt wird, demonstriert; im Beispiel sind 3 Tensorfelder in einem Kubus verwoben, vgl. Panel a). Bemerkenswert sind die großen Kreuzungsgebiete in den beiden Spiralverläufen. In Panel b) wird die erzielte Lösung des Problems gezeigt, die dünnen Kurven geben den exakten Modellverlauf an, die errechneten dicken Kurven sind fast identisch. Wesentlich für so ein Verfahren ist die Stabilität, d. h., man muss fordern dass unabhängig von den realen Bedingungen eine optimale Lösung quasiautomatisch für a priori gewählte Parameter erzielt werden kann. Unser Verfahren hat sich in allen bisherigen Modellstudien als Erfolg versprechend erwiesen. Die Verwendung von Randwertproblemen ist eng an die medizinische Denkweise angelehnt.

3   Ausblick

Die angeführten Argumente weisen das beschriebene Glättungsverfahren für die tiefen Stufen der Hierarchie als besonders geeignet aus. Beim Übergang zu hohen b-Werten, mit zum Teil biexponentiellen Stejskal Tanner Gleichungen, wird es wenig Alternativen dazu geben, da der nichtlineare, schwer kontrollierbare Bias dominiert.

Literatur

1. D. Le Bihan et al., Diffusion Tensor Imaging: Concepts and Applications, Journ of magn Reson. Imaging 13, 534–546, 2001.
2. A. W. Anderson., Theoretical Analysis of the Effects of Noise on Diffusion Tensor Imaging, Magn. Reson. In Medicine 46, 1174–1188, 2001.
3. K. Hahn et al., Noise and Edges in Diffusion Tensor Imaging, in press, 2002.
4. V. Aurich et al., Non-linear Gaussian filters performing edge preserving diffusion, Proc. 17. DAGM Symp., 538–545, 1995.
5. K. Hahn et al., Edge preserving Regularization and Tracking for Diffusion Tensor Imaging, Medical Image Computing and Computer-Assisted Intervention – MICCAI 2001, 195–203, 2001.
6. P. H. C. Eilers et al., Flexible Smoothing with B-Splines and Penalties, Statistical Science 11/2, 89–121, 1996.

Cerebral Ventricular Volumetry in Pediatric Neuroimaging

Horst K. Hahn, William S. Millar[1], Maureen S. Durkin[2], Olaf Klinghammer,
and Heinz-Otto Peitgen

MeVis – Center for Medical Diagnostic Systems and Visualization
Universitaetsallee 29, 28359 Bremen, Germany, Email: hahn@mevis.de
[1]Diagnostic Neuroradiology Division
Columbia University, 177 Ft. Washington Ave., New York, NY 10032, USA
[2]Division of Epidemiology, Joseph L. Mailman School of Public Health
Columbia University, 600 West 168th St., New York, NY 10032, USA

Abstract. A prospective NIH funded study examines the effects of early brain damage on selective aspects of cognitive development in children. We describe an efficient method to segment and visualize the intracerebral fluid spaces in children and adults based on MRI and to quantify ventricular volumes which is (a) robust (for normal and pathological anatomy), (b) reproducible (less than 2 % relative variation), and (c) fast (less than 5 min for image analysis).

1 Introduction

Cerebral ventricular volume is an important factor in quantitative neurological diagnosis, for indirectly monitoring the progress of brain damage, e.g. after neonatal white matter damage or associated with neurodegenerative diseases, and for assessing postoperative outcome, e.g. on hydrocephalus patients.

A prospective, epidemiologic and neuropsychological NIH funded study examines the effects of early brain damage on selective aspects of cognitive development in children comprising the best documentation of localized neonatal brain damage to date. To investigate the long-term cognitive outcomes of white matter damage (WMD), a sample of 597 surviving children of very low birth weight (< 1501 g) was recruited for thorough neuropsychological evaluations at an age of six years. These children received extensive examinations at birth, including systematized ultrasonographic (US) brain scans at postnatal days 1–3, 7–10, and 21. A follow-up at age six offers an unprecedented opportunity to test hypotheses about the developing brain and its compensatory response to acquired insults. We hypothesize that cranial magnetic resonance images (MRI) that have been obtained for a sub-sample at age six will show reduced WM volume and ventricular enlargement associated with presence and location of neonatal WMD documented by US.

None of the tested volumetry methods are suitable to quantify the ventricular volumes in all given 34 datasets. Fully automated methods failed where anatomical or pathological variability was too large (as for example in Fig. 1 bottom). Manual or two-dimensional methods, such as described in [1] and [2], resulted in long interaction times or poor reproducibility. A volumetry method combining three-dimensional (3d) segmentation based on the watershed transformation [3] with a volumetric histogram analysis [4, 5] produced satisfactory results in cases with medium or strong ventricular enlargement. Though, problems occurred with normal pediatric cerebral anatomy that often shows lateral ventricles of 5–10 cm length containing roughly 1 ml of fluid.

2 Methods

The presented method combines acquisition of standard MRI data, fast 3d marker based segmentation, and automatic histogram analysis. T1-weighted anatomic data is acquired on a GE Signa 1.5 T: GR 3D, 1.5 mm slice thickness, no interslice gap, TR 34 ms, TE 5 ms, matrix 256×256, 124 slices, 0.78 mm pixel spacing.

The segmentation algorithm is a modified version of the fast watershed transformation described in [3] and is applied to the original image data after resampling to an isotropic grid (0.7 mm cubic voxels using a Lanczos 3-lobed filter). Five different marker types are used for ventricle labeling (R, L, 3rd, and 4th) and region exclusion (Ø), thereby imposing watersheds at respective borders [4]. Mislabeled regions are interactively attributed to the correct structure by additional markers. The watershed transformation takes approx. 1 sec on a standard PC (Pentium III, 700 MHz, 256 MB) for a typical region of interest (1 million voxels). It automatically tracks the ventricular boundaries in 3d, taking the marker positions into account. In a standard case, less than 10 markers suffice to define the ventricular anatomy accurately. The segmentation procedure, including user interactions, takes 2 min for all slices on average.

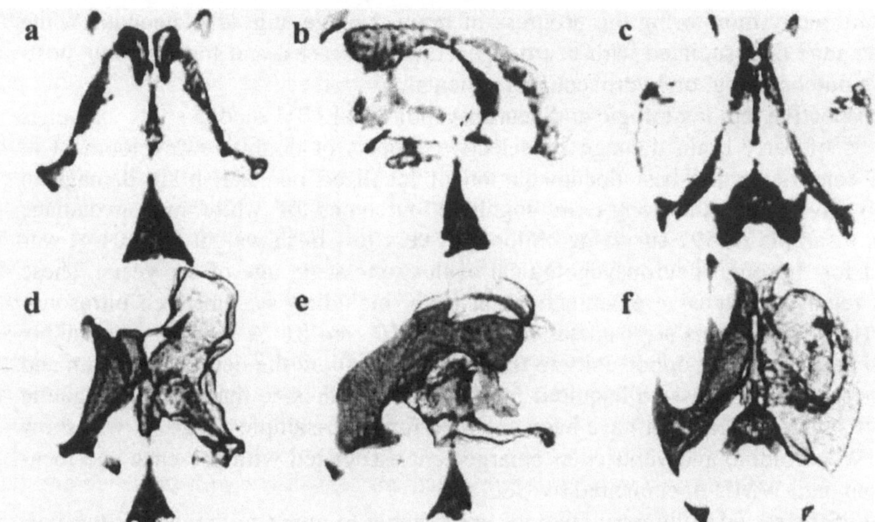

Fig. 1. Direct volume rendering of segmentation result for two 6yo subjects. **top (a–c)**: normal neonatal US; in this case, additional markers were required to specify the mean CSF gray value (ref. Fig. 2 left). **bottom (d–f)**: neonatal WMD, predominantly on the left hemisphere.
results: volumes (in ml) ± inter-observer variance:
a–c: 1.72 ± 0.03 (L),   1.74 ± 0.04 (R),   0.32 ± 0.07 (3rd),   1.58 ± 0.05 (4th);
d–f: 47.47 ± 0.12 (L),   9.52 ± 0.09 (R),   2.51 ± 0.07 (3rd),   1.23 ± 0.06 (4th).

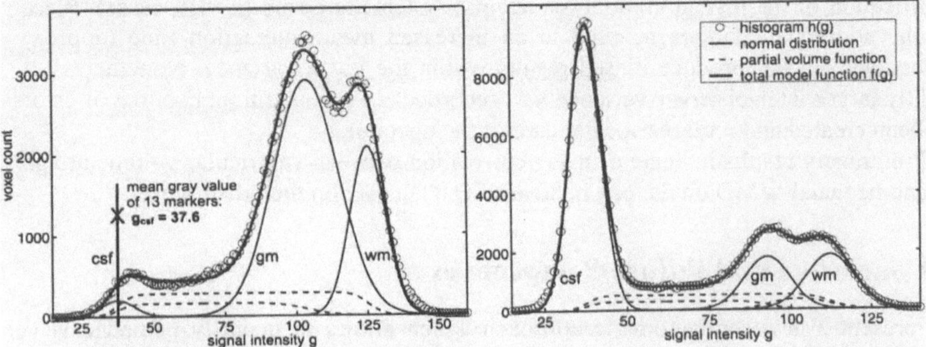

Fig. 2. model based histogram analysis for automatic quantification of tissue volumes; for the over-inclusive segmentation resulting from the watershed transformation, three tissue types are modeled; mixed Gaussians [5] are used as partial volume model (dotted lines). **left:** marker based specification of mean CSF gray value for histogram with sparse CSF representation (Fig. 1 top, all 4 ventricles). **right:** fully automatic histogram analysis (Fig. 1 bottom, left ventricle).

The volumes of each of the four segmented ventricles are computed automatically from corresponding over-inclusive regional image histograms. Assuming symmetric, equally distributed partial volume effects, we use a set of mixed Gaussians to extend the trimodal normal distribution model [5]. Least squared error minimization is used to fit the model (Fig. 2). The expected volumetric uncertainties are calculated individually, based on image noise, contrast, and resolution.

The histogram analysis was modified for very narrow ventricles (n = 15 cases, Fig. 1 top, Fig. 2 left) that typically occur in pediatric neuroimaging. In these images, partial volume effects play a more dominant role than we presumed when developing the methods for quantitative neuroimaging on adults [4]. The histogram analysis then automatically rejects the model fit and requests the user to specify at least 10 anatomical positions that are completely surrounded by cerebro spinal fluid (CSF); their mean gray value is given to the histogram model as center of the CSF Gaussian (g_{csf}).

3 Results

With the above modification, also the smallest ventricles were reliably quantified in all 34 datasets. We evaluated intra- and inter-observer variance. Mean values and standard deviations have been recorded. Inter-observer variance for lateral ventricular volumes was less than 2 % even for small volumes. Larger relative variations have been observed for 3rd and 4th ventricles due to small object sizes and the frequently imprecise delineations in MRI. Repeated acquisitions on a ventricle shaped paraffin phantom yielded a relative inter-examination variance of 0.4 % for the total volume (Mean ± SD: 60.89 ± 0.22 ml).

Resampling the original image data to an isotropic grid of 0.7 mm size was performed to provide sufficient information to the segmentation algorithm and histogram analysis on small ventricles. However, a finer grid did not change the results nor improve the stability of the method. Furthermore, we put emphasis on testing the above modification of the histogram analysis against systematic errors (n = 19 cases). Placing the additional markers resulted in an increased mean interaction time (approx. 3 min), but did not produce biased results within the given variance. Nonetheless, a slightly larger inter-observer variance was recorded; i.e., an additional source of error has been created and requires special care of the operator.

Preliminary results indicate a strong correlation between ventricular volume at age six and neonatal WMD on the one hand and IQ at age six on the other hand.

4 Conclusion and Future Perspectives

We present a new semiautomatic approach which allows to quantify pediatric ventricular anatomy accurately while reducing image analysis and interaction times compared to manual or semiautomatic slice-based evaluation. User-induced errors are minimized by placing markers inside the objects instead of tracing object borders interactively. The 3d segmentation procedure is likewise applicable to normal and pathological anatomy since it does not require any anatomical model. Moreover, asymmetry of the lateral ventricles is directly quantified.

Accurate measurements are achieved from commonly available high-resolution T1-weighted MR images. Image fusion and higher dimensional image analysis are avoided. An automatic histogram analysis robustly accounts for image noise, non-uniformity, and partial volume effects. Combining short interaction times, broad applicability, and high reproducibility, the presented method meets the requirements posed by imaging and workflow conditions in a clinical setting.

Recently, the presented method has been successfully applied to MR data of a pre-term baby two weeks after birth. Difficulties imposed by the small head size have been solved by using a finer resampling grid; the comparably poor image quality did not pose any problem. Employing a modified histogram model, also the brain volume of the baby has been quantified. Finally, an approach identical to the presented solved the problem of robustly quantifying the volume of small lung nodules (< 1 ml) based on multi-slice CT data with less than 2 min user interaction. Markers have been used to interactively separate the nodule from neighboring vessels.

5 References

1. Tsunoda A, Mitsuoka H, Sato K, et al.: A Quantitative Index of Intracranial Cerebrospinal Fluid Distribution in Normal Pressure Hydrocephalus. *Neuroradiology* 42: 424–429, 2000.
2. Schierlitz L, Hüppi PS, Jakab M, et al.: Three-dimensional Modeling and Volume Assessment of the Fetal and Neonatal Intracranial Ventricles. *ISMRM 2001, Proc. Intl. Soc. Mag. Reson. Med* 9: 402, 2001.
3. Hahn HK, Peitgen HO: The Skull Stripping Problem In MRI Solved By A Single 3D Watershed Transform. *MICCAI 2000, LNCS* 1935: 134–143, Springer, Berlin, 2000.
4. Hahn HK, Lentschig MG, Deimling M, et al.: MRI Based Volumetry of Intra- and Extracerebral CSF Spaces. *CARS 2001, ICS* 1230: 384–389, Elsevier, Amsterdam, 2001.
5. Hahn HK, Peitgen HO: Clinical MRI Based Neuroanatomic Volumetry. *3rd Caesarium – Computer Aided Medicine, Bonn*: Springer, Berlin, 2001, in press.

Die Analyse von Zeitreihenaufnahmen am Beispiel einer suturalen Mittelgesichtsdistraktion

G. Wollny[1], Th. Hierl[2], F. Kruggel[1] und R. Klöppel[3]

[1]Max-Planck-Institut für neuropsychologische Forschung, 04103 Leipzig
[2]Klinik und Poliklinik für Mund-, Kiefer- und Plastische Gesichtschirurgie, Nürnberger Str. 57, 04103 Leipzig
[3]Klinik für Diagnostische Radiologie, Liebigstraße 20a, 04103 Leipzig

Zusammenfassung. Die suturale Mittelgesichtsdistraktion stellt eine Therapiemethode für Patienten mit ausgeprägter Unterentwicklung des Mittelgesichts dar. Während ästhetische Veränderungen sehr gut verifizierbar sind, war die Analyse der zugrundeliegenden Schädelveränderungen bisher nicht möglich. Es wird ein Verfahren vorgestellt, das anhand prä- und postoperativ erstellter CT-Bilder und unter Verwendung visko-elastischer Registrierung die Veränderungen des Schädels ermittelt. Durch eine geeignete Visualisierung werden dann die Verformungen qualitativ und an gewählten Landmarken auch quantitativ erfaßt.

1 Problemstellung

Bei Patienten mit Lippen-Kiefer-Gaumenspalten, der zweithäufigsten angeborenen Fehlbildung, liegt oft eine ausgeprägte Unterentwicklung des Mittelgesichts vor. Die sutura-

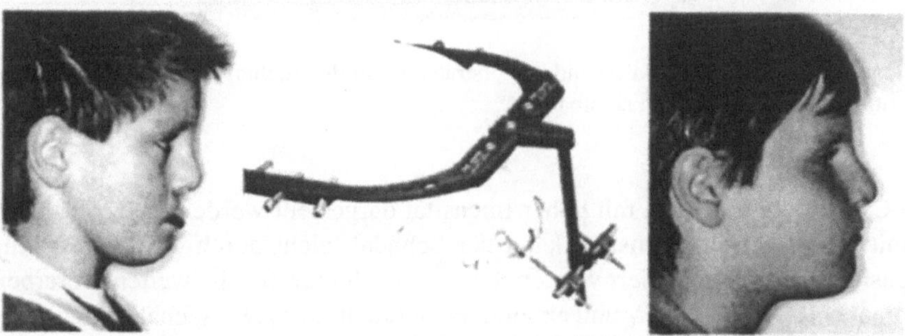

Abb. 1. Behandlung eines Patienten mit Lippen-Kiefer-Gaumenspalte mit suturaler Mittelgesichtsdistraktion und gleichzeitiger transversaler Oberkieferdehnung v.l.n.r.: präoperativ; RED-System; postoperativ

le Mittelgesichtsdistraktion stellt hierfür eine neue Therapiemethode dar. Dabei erfolgt die Operationsplanung mittels eines Schädelmodells, das anhand eines präoperativen CT Bildes erstellt wird. Schließlich wird das hypoplastische Mittelgesicht durch eine subtotale Le-Fort-I-Osteotomie von Pterygoid, Jochbein und Maxilla unterhalb der

Orbitae gelockert und nachfolgend über mehrere Wochen mittels eines *Rigid External Distractors* (RED) langsam nach vorn gezogen [1] (Abb. 1).

Während äußerliche Veränderungen gut sichtbar und damit leicht verifizierbar sind, ist die Analyse der komplexen dreidimensionalen Schädelveränderungen anhand der prä- und postoperativ erstellten CT Bilder (Abb. 2) bisher nicht möglich. Im folgenden stellen wir eine Methode zur genauere Analyse dieser Veränderungen vor. Diese ist nötig, um die Wirkung des Distraktors auf den Schädel besser zu verstehen und die Therapieplanung weiter zu verbessern [2].

2 Analysewerkzeuge

Die Analyse der Operation erfolgt auf der Grundlage der routinemäßig erstellten prä- und postoperativen CT-Datensätze (Abb. 2). Dabei wird in der folgenden Verarbeitung das präoperative Bild als Referenzbild R und das postoperative als Studienbild S verwendet.

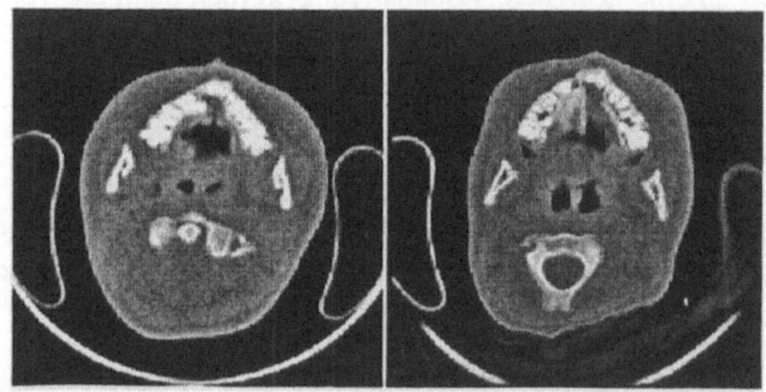

Abb. 2. Präoperatives (Referenz, links) und postoperatives (Studie, rechts) CT Bild. Die Verlagerung des Mittelgesichts ist deutlich sichtbar.

Da in CT Bildern Knochen mit hoher Intensität dargestellt werden, und Weichteilgewebe mit nur niedriger Intensität, kann der Schädel leicht durch die Verwendung eines Intensitätsfilters segmentiert werden. Daraus resultieren für die weitere Verarbeitung ein binäres Referenzbild R_t und ein binäres Studienbild S_t. Eine lineare Registrierung des Studienbildes auf das Referenzbild erfolgt anschließend zur Eliminierung von Lageunterschieden des Patienten während der Bildakquisition. Da in den zu registrierenden Bilder nach der Segmentation gleiche Materialien durch gleiche Intensitätswerte repräsentiert werden, kann die Summe der quadratischen Intensitätsdifferenzen

$$F(R, S) := \int_\Omega (S(\mathbf{x}) - R(\mathbf{x}))^2 \, d\mathbf{x} \tag{1}$$

als Maß für die Gleichheit der Bilder und damit als Kostenfunktion eingesetzt werden. Für die lineare Registration wird das von Thévenaz et al. [3] vorgestellte voxelbasierte Verfahren verwendet.

Um die strukturellen Veränderungen des Schädels zu quantifizieren wird Christensens Methode [4] zur nicht-linearen Registrierung basierend auf Visko-Elastizität angewandt. Die nicht-lineare Verformung des Studienbildes erfolgt auf der Grundlage der Navier-Stokes-Gleichung, wobei die erste Ableitung der Kostenfunktion (1) als die die Registration treibende Kraft auf der rechten Seite der Gleichung erscheint:

$$\mu\nabla^2\mathbf{v}(\mathbf{x}, t) + (\mu + \lambda)\nabla(\nabla \cdot \mathbf{v}(\mathbf{x}, t)) = -[S(\mathbf{x} - \mathbf{u}(\mathbf{x}, t)) - R(\mathbf{x})]\, \nabla S|_{\mathbf{x} - \mathbf{u}(\mathbf{x}, t)} \cdot \quad (2)$$

Dabei wird das gesamte Bild als homogenes visko-elastisches Material mit den Lamé Konstanten μ und λ für Scherung und Querkontraktion betrachtet. $\mathbf{u}$ ist ein Vektorfeld, welches die Verformung des Studienbildes zu einem bestimmten Zeitpunkt t beschreibt, und $\mathbf{v}$ ist die Geschwindigkeit der Verformung zu diesem Zeitpunkt. Die Lösung des Registrationsproblems erfolgt dabei iterativ über Zeitschritte Δt durch Lösung der Gleichung (2) für Zeitpunkte t und anschließender Berechnung der neuen Verformung $\mathbf{u}(\mathbf{x}, t + \Delta t)$ mittels eines Eulerschrittes.

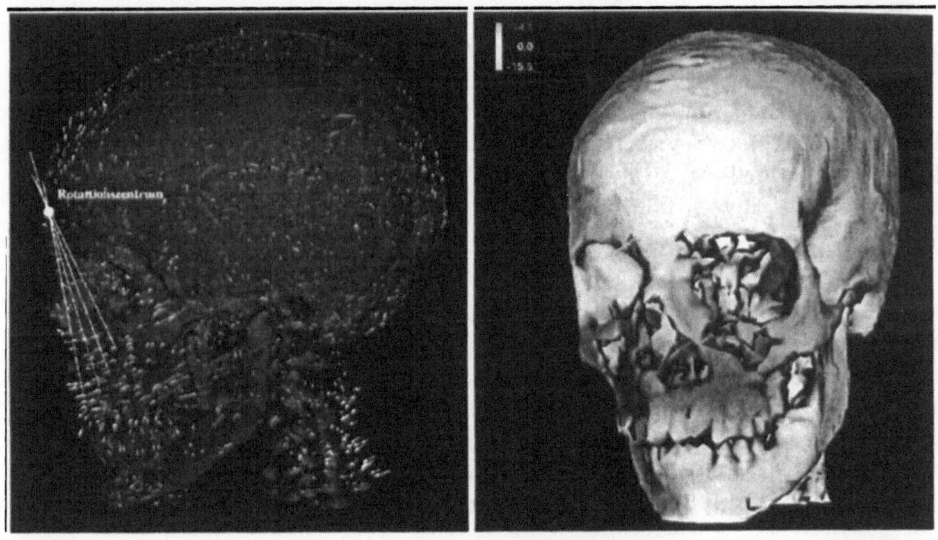

Abb. 3. Auswirkung der Mittelgesichtsdistraktion auf den Schädel. Verschiebungsvektoren zur Beschreibung der Distraktion und manuell ermitteltes Rotationszentrum (links), Verformung des Schädels, farbkodiert (rechts)

Nach erfolgter Registration wird schließlich eine interaktive Visualisierung eingesetzt, um die Änderungen des Knochenbaus verständlich darzustellen. Hierfür werden aus den Volumendatensätzen der Schädel Oberflächen generiert [5]. Die Verschiebungsvektoren werden als Pfeile auf der Schädeloberfläche dargestellt (Abb. 3(l.)), und eine transparente Darstellung einen besseres Gesamtüberblick. Alternativ können die Veränderungen des Schädels durch ein Farbschema visualisiert werden (Abb. 3(r.)). Eine

Verschiebung der Schädeloberfläche in Richtung der Normalen wird durch Blaufärbung angezeigt, eine entgegengesetzte Verschiebung durch Rotfärbung. Die Farbsättigung korrespondiert mit der Stärke der Verschiebung, die zugehörige Skala ist in Millimetern angegeben. (Farbigen Abbildungen werden in der Online-Ausgabe des Tagungsbandes verfügbar sein: http://sunsite.informatik.rwth-aachen.de/Publications/CEUR-WS/)

3 Anwendung

Die Mittelgesichtsdistraktion wurde bei einem 12-jährigen Patienten durchgeführt, der an einer ausgeprägten Mittelgesichtshypoplasie auf Grund einer doppelseitigen Lippen-Kiefer-Gaumenspalte litt (Abb. 1). Die Analyse der CT-Datensätze (Abb. 2) mittels oben angegebener Methode ermöglichte eine eindeutige Zuordnung der dreidimensionalen Verschiebungsvektoren zu anatomischen Landmarken (Abb. 3 (l.)). Mit Hilfe der Verlagerungsvektoren konnte das für die Operationsplanung wichtige Rotationszentrum der Distraktion manuell bestimmt werden. Die Verlagerungsvektoren wiesen weiterhin auf komplexe suturale Veränderungen (z. B. der vorderen Schädelbasis) hin. Anhand der Farbkodierung der Verformungen (Abb. 3(r.)) ist die Fernwirkung der Mittelgesichtsverlagerung auf die Jochbeine (Blaufärbung) sowie die Verformung an des Seiten des Schädels (Rosafärbung) — herforgerufen durch die Fixierung des Distraktors (vgl. Abb 1) — erkennbar. Durch manuelle Auswahl von Landmarken im Visualisierungstool kann der zugehörige Verschiebungsvektor und damit die Verformung an dieser Stelle ermittelt werden.

4 Schlussfolgerung

Die vorgestellte Analysemethode ist geeignet, um biomechanische Gesichtspunkte der Distraktionsosteogenese darzustellen. Ihre Ergebnisse können als Ausgangspunkt für die Weiterentwicklung der Behandlungsmethode genutzt werden. Eine automatische Extraktion von Rotationszentren im Vektorfeld ist wünschenswert, um die Kraftansatzpunkte besser bestimmen zu können. Weiterhin könnte durch eine softwareseitige Unterstützung der Landmarkenselektion deren Treffgenauigkeit und damit auch die Genauigkeit von ermittelten Verformungswerten erhöht werden.

Literatur

1. Hierl Th. und Hemprich A.: *A Novel Modular Retention System for Midface Distraction Osteogenesis*. British Journal of Oral and Maxillofacial Surgery, 38:623–626, 2000.
2. Hierl Th., R. Klöppel und Hemprich A.: *Midface Distraction Osteogenesis without Major Osteotomies: A Report on the First Clinical Application*. Plastic and Reconstruction Surgery, 108(6):1667–1672, November 2001.
3. Thevenaz P., Ruttimann U.E. und Unser M.: *A Pyramid Approach to Subpixel Registration Based on Intensity*. IEEE Trans. Medical Imag., 7(1):27–41, January 1998.
4. Christensen G. E.: *Deformable shape models for neuroanatomy*. DSc.-thesis, Server Institue of Technology, Washington University, Saint Louis, 1994.
5. Popinet S.: *The GNU Triangulated Surface Library*. http://gts.sourceforge.net, 2001.

Computergestützte Chirurgie, Therapie und Operationsplanung

Ein Online System zur Patientenpositionierung
unter Verwendung codierten Lichtes

Roman Calow, Peter Albrecht, Gerald Krell und Bernd Michaelis

Institut für Elektronik, Signalverarbeitung und Kommunikationstechnik
Otto-von-Guericke Universität Magdeburg, 39016 Magdeburg
Email: Roman.Calow@E-Technik.Uni-Magdeburg.de

Zusammenfassung. Es wird ein online Verfahren zur reproduzierbaren Positionierung von Patienten in der Strahlentherapie vorgestellt. Verwendet wird ein Projektor und ein kalibriertes Stereokamerapaar. Nach dem Prinzip des Codierten Lichtansatzes werden zunächst codierte Streifenmuster auf den ruhig liegenden Patienten projiziert und ein 3D-Oberflächenmodell berechnet. Anschließend wird das letzte Streifenbild benutzt, um kontinuierlich und synchron Bilder aufzunehmen. In diesen Bildern werden Kantenübergänge gesucht um das Oberflächenmodell zu aktualisieren. Ein schnelles Approximationsverfahren für B-Splines ermöglicht die Vergrößerung der Robustheit, die Visualisierung der berechneten 3D-Daten und die Darstellung von Lageabweichungen.

1 Einleitung

In der therapeutischen Strahlentherapie sollen Patienten reproduzierbar positioniert und deren Lage überwacht werden. Bisher erfolgen die Positionierungen mittels mechanischer Einrichtungen, wie Verschiebetisch und stereotaktischer Fixierung. Eine Überwachung der Patientenbewegung während der Bestrahlung erfolgt bisher durch elektronische Portalbilder (in der 2D Bildebene). Deshalb entstand der Wunsch nach einer Positionierungshilfe, die sowohl die Einrichtung der Patientenlage im 3D Raum, als auch die Überwachung von Bewegungen ermöglicht. Sie sollte möglichst ohne zusätzlichen Aufwand für das bedienende Personal auskommen. Also scheiden Verfahren aus, die künstliche Marker oder Referenzpunkte verwenden, deren Anbringung den regulären Klinikbetrieb stören würde.

Es wird hier angenommen, das sich durch geeignete Visualisierung der aktuellen Oberflächenform auch Rückschlüsse auf die Patientenlage ziehen lassen. Optische Messsysteme zur robusten statischen dreidimensionalen Oberflächenerfassung sind breit erprobt [1,2] und eine Implementierung war vorhanden. Deshalb wurde ein solches System zur statischen Oberflächenerfassung für den Einsatz in der Strahlentherapie erweitert. Es erlaubt nun auch die Erfassung langsam veränderlicher Formen, wie sie durch die Atem- und Positionierbewegungen der Patientenoberfläche hervorgerufen werden.

2 Methode

Oft wird zur optischen Formerfassung eine Anordnung aus zwei oder mehr Kameras verwendet. Ähnlich dem Tiefensehen beim Menschen lassen sich 3D-Raumpunkte berechnen. Dazu werden die Kameras vorab kalibriert, das bedeutet Lage und Orientierung werden genau bestimmt. Die Kalibrierung kann z.B. mit der Methode des Bündelblockausgleiches erfolgen [3].

Nun müssen Punktkorrespondenzen in den Bildern ermittelt werden (Korrespondenzproblem). Dies soll schnell und zuverlässig erfolgen. Die Verwendung der bekannten Epipolarbedingung ermöglicht die Reduktion des Korrespondenzproblems auf eine eindimensionale Suche entlang der Epipolarlinien.

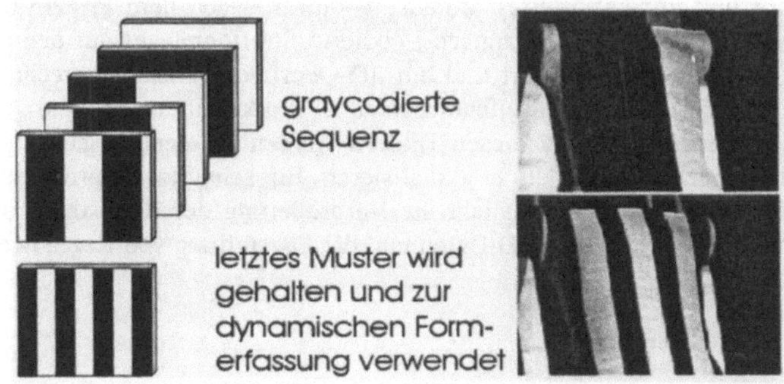

Abb. 1 Graycodierte Muster und zwei Kamerabilder eines Dummys.

Die Messverfahren für statische Objekte nach [1,2] erreichen die hohe Punktdichte und Robustheit durch Projektion verschiedener Muster. Ein Projektor markiert Regionen des Messobjektes mit hell und dunkel (Abb. 1). In den Bildern der beobachtenden Kameras können diese Regionen erkannt und einander zugeordnet werden. Es werden mehrere Muster nacheinander projiziert, die zusammen einen Graycode bilden. Jeder Pixel der Kameras trägt also die Information ob er zu einem Zeitschritt eine helle oder eine dunkle Region gesehen hat. Das Wissen kann verwendet werden um die Übergänge zwischen hell und dunkel in den Kamerabildern sicher zuzuordnen. Dort lassen sich dann auch die ersten 3D-Referenzpunkte berechnen.

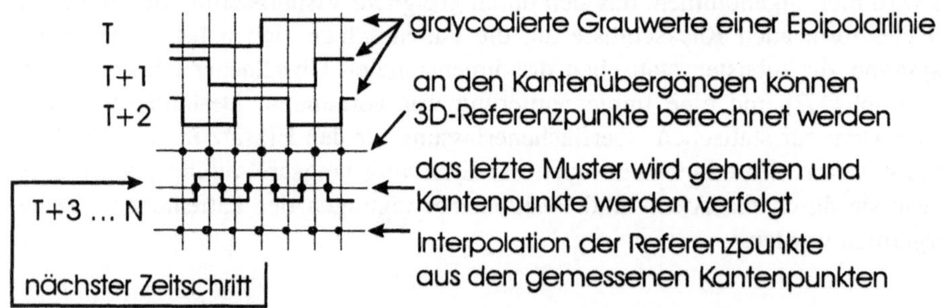

Abb. 2 Grauwertfunktionen entlang einer Epipolarlinie zu verschiedenen Zeiten

Die Erweiterung des Verfahrens ist einfach (Abb.2). Das letzte Muster der graycodierten Sequenz wird nun fortwährend projiziert und es werden synchron Bildpaare aufgenommen. Die Aufgabe des Algorithmus besteht darin, die anfänglich hergestellte Korrespondenz über einen längeren Zeitraum aufrecht zu erhalten. Deshalb müssen die Übergänge zwischen hellen und dunklen Gebieten sicher verfolgt werden.

Verwechslungen zwischen Reflexionsschwankungen der Oberfläche und den projizierten Streifen lassen sich durch ein adaptives Verfahren reduzieren. Für jeden zu suchenden Kantenpunkt wird vorher ein Suchintervall und ein adaptiver Kantenschwellwert (G_{sw}) berechnet. Als Suchintervall können die Kantenübergänge der Graycodesequenz verwendet werden oder bestimmte Punkte eines Oberflächenmodells. Wichtig ist, dass sich Anfang und Ende des Suchinterfalls sicher im hellen (G_{hell}) oder dunklen Bereich (G_{dunkel}) des Musters befinden. Der mittlere Grauwert (G_{sw}) zwischen beiden kennzeichnet den gesuchten Kantenpunkt (Abb. 3).

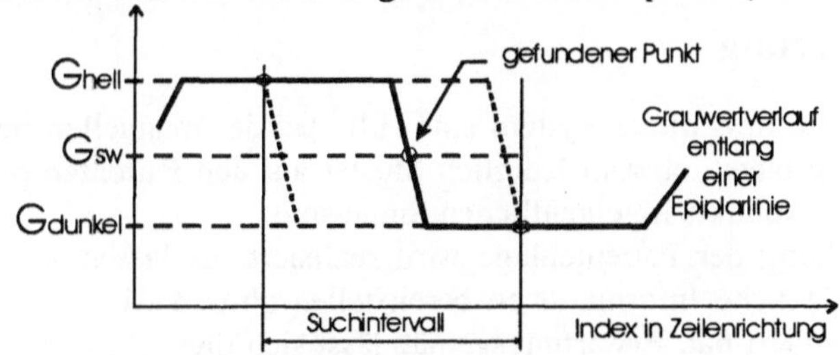

Abb. 3 Kantensuche mit adaptiven Schwellwert

Verwechslungen der Streifen untereinander lassen sich durch Wahl einer geeigneten Streifenbreite und durch ein 3D-Oberflächenmodell reduzieren. B-Splines ermöglichen die Modellierung stetiger Oberflächen [4]. Das Verfahren benutzt die gemessenen 3D-Punkte, um die B-Spline-Fläche des vorhergehenden Zeitschrittes zu deformieren. Danach werden 3D-Referenzpunkte interpoliert und in die Kamerabilder projiziert. Die projizierten 2D-Referenzpunkte spannen nun das Suchintervall des nächsten Zeitschrittes auf. Dort werden wieder die Grauwerte (G_{hell}) und (G_{dunkel}) ausgelesen und der Vorgang beginnt erneut. Zusätzliche Randbedingungen, wie Biegesteifheit und Massenträgheit der Oberfläche stabilisieren das Verfahren. Dadurch werden die 3D-Punkte in ihrer Nachbarschaft integriert sowie zeitlich und örtlich geglättet.

3 Ergebnis

Bisher wurden zwei Sensorsysteme in der Strahlentherapie aufgebaut. Der Betreuungsaufwand des Systems ist gering, da eine Kalibrierung selten erforderlich ist und keine Marken verwendet werden.

Die Aufnahme der graycodierten Muster und die Berechnung des ersten Oberflächenmodells benötigt etwa eine Sekunde. In dieser Zeit sind die Patientenbewegungen klein genug, um sicher die erste Oberfläche zu berechnen. Mit dem hier beschriebenen Algorithmus lassen sich dann 3D-Daten mit einer Frequenz von 25 Hz online berechnen. Dabei entsteht ein Array von 20 x 10 Raumpunkten, die ausreichen um das 3D-Oberflächenmodell zu aktualisieren.

Es können Sequenzen dieser 3D-Punktwolken aufgezeichnet und gespeichert werden. Meist wird eine Referenzoberfläche, z.B. Messpunkte des letzten Behandlungstermins, dargestellt. Die Abweichungen der online gemessenen 3D-Daten werden farbcodiert und als 3D-Nadeln auf der Oberfläche angezeigt. Für das Personal besteht nun die Positionierungsaufgabe darin, diese 3D-Nadeln zum Verschwinden zu bringen und die Farbe der Referenzoberfläche einheitlich grün werden zu lassen.

Probleme entstehen noch an den Unstetigkeiten der Körperoberfläche, z.B. Oberflächensprünge zwischen Arm und Thorax. Das liegt zum einen am verwendeten B-Spline Modell, das für stetige Oberflächen konzipiert ist und sich dort nicht korrekt anpassen kann. Zum anderen entstehen dort neue Kantenübergänge durch Schattenwurf.

4 Schlussfolgerung

Es hat sich gezeigt, dass dieses System eine Hilfe bei der manuellen reproduzierbaren Positionierung bietet, obwohl lediglich Muster auf den Patienten projiziert werden, die ja keine Fixpunkte im eigentlichen Sinne sind.

Die Überwachung der Patientenlage wird realisiert. Es lassen sich für das Bedienpersonal zusätzliche Informationen bereitstellen ob und wie viel sich die Lage des Patienten geändert hat. Erwartungsgemäß lässt sich diese Aussage nicht treffen, wenn die 3D-Form keine ausreichenden Informationen enthält. Ein extrem Beispiel ist Verschiebung eines Zylinders entlang der Rotationsachse. In der Praxis sind diese Fälle aber selten.

Derzeitig kann nur dort gemessen werden, wo beide Kameras den Patienten sehen. Verbesserungen wären zu erwarten, wenn die Position des Projektors ebenfalls vorab bestimmt und er nicht nur als Markierungs- sondern auch als Messinstrument verwendet wird. Der Algorithmus erlaubt prinzipiell auch die Erweiterung des Systems auf mehr als zwei Kameras. Für einige Anwendungen ist es zweckmäßig Oberflächendaten aus anderen Geräten, z.B. CT oder MRT zu generieren und in das Messsystem zu importierten. Weitere Untersuchungen über die Aussagekraft des Systems zur Reproduzierbarkeit der Lage innerer Organe müssen noch erfolgen. Die erreichte Messgenauigkeit ist zunächst ausreichend ca. 1 mm.

Unterstützt durch das EU Projekt ‚ARROW' (CT96-3660) und dem Land Sachsen Anhalt (FKZ 0002KE0099).

5 Literatur

1. Wahl FM: A Coded Light Approach for 3-Dimensional (3D) Vision, IBM Research Report RZ 1452, 1984
2. Strutz T: Ein genaues aktives optisches Triangulationsverfahren zur Oberflächenvermessung, Doktorarbeit, TU „Otto von Guericke", Magdeburg, 1993
3. Albertz J, Kreiling W: Photogrammetrisches Taschenbuch, Wichmann, Karlsruhe, 1989
4. Piegl L, Tiller W: The Nurbs Book, 2nd Edition, Springer, Berlin, 1996

Intraoperative Navigation in der Leberchirurgie mittels Navigationshilfen und Verformungsmodellierung

Marcus Vetter, Peter Hassenpflug, Ivo Wolf, Matthias Thorn, Carlos Cárdenas,
Lars Grenacher[1], Götz Martin Richter[1], Wolfram Lamadé[2], Markus W. Büchler[2],
Hans-Peter Meinzer

Abt. Med. und Biol. Informatik, Deutsches Krebsforschungszentrum
Im Neuenheimer Feld 280, 69120 Heidelberg
[1]Radiologische und [2]Chirurgische Klinik der Universität Heidelberg
Im Neuenheimer Feld 110, 69120 Heidelberg
Email: M.Vetter@DKFZ.de

Zusammenfassung. In diesem Beitrag stellen wir eine neue Methode zur bildgestützten Navigation in der onkologischen Leberchirurgie vor. Sie erlaubt die Aufrechterhaltung der Registrierung auch tiefgelegener Organstrukturen während der Resektion. Dazu werden durch ein magnetisches Tracking-System erfassbare Navigationshilfen in der Leber verankert. Mit den aus den Navigationshilfen gewonnenen Positions- und Orientierungsdaten wird ein lineares Deformationsmodell parametrisiert. Dieser Ansatz ermöglicht erstmals die schritthaltende Verfolgung von Zielstrukturen auch in der Tiefe der intraoperativ verformten Leber.

1 Einleitung

Jährlich erkranken allein in Deutschland etwa 5200 Patienten neu an primärem Leberkrebs [1,2]. Die weitaus häufigeren sekundären Lebertumore entstehen meist durch Absiedlungen von Tumorzellen des kolorektalen Karzinoms. Die Leberchirurgie ist derzeit die einzige potenziell kurative Therapie bei Leberkrebs. Chemo- und Strahlentherapie haben nur adjuvante und palliative Bedeutung. Die Fünfjahresüberlebensrate ohne Therapie liegt unter 2 %. Eine Tumorentfernung (Resektion) erhöht die Fünfjahresüberlebensrate auf 20 % bis 40 % [3]. Es können derzeit jedoch nur ca. 30 % der Patienten der chirurgischen Therapie zugeführt werden.

In den letzten Jahren gab es verschiedene Arbeiten, um die onkologische Leberchirurgie durch eine patientenindividuelle Operationsplanung zu unterstützen [4–6]. Bei der intraoperativen Orientierung und der Übertragung der Ergebnisse der Operationsplanung auf den Situs erhält der Chirurg bislang keine Unterstützung. Besonders bei komplizierter Lokalisation von Läsionen nahe vitaler Strukturen wie zentraler Gefäße ist eine intraoperative Unterstützung zur Orientierung wünschenswert [7]. Die Verringerung von Komplikationen und Rezidiven ist Ziel einer genaueren intraoperativen Orientierung und Resektion.

Eine Navigationsunterstützung durch ein System zur bildgestützten Chirurgie ist für Leberoperationen derzeit nicht verfügbar. Die Verformung des Gewebes während des Eingriffs und der damit verbundene hohe Rechenaufwand für die elastische Registrierung der prä- und intraoperativen Bilddaten sind die Gründe hierfür. Bisher existieren keine Verfahren, die eine schritthaltende Registrierung bei deformierenden Weichteilen ermöglichen.

Zwei weitere Gruppen arbeiten an Systemen zur bildgestützten Navigation in der Leberchirurgie [8,9]. Die dort verfolgten Ansätze basieren ausschließlich auf der Registrierung und Deformationserfassung der Leber anhand von Messpunkten auf der Organoberfläche. Die Registrierung von tiefgelegenen Strukturen gelingt mit dieser Vorgehensweise nicht und stellt ein bisher ungelöstes Problem dar.

In diesem Beitrag wird ein Verfahren vorgestellt, das die Aufrechterhaltung des registrierten Zustands während der Resektion zum Zweck der Navigation auch an tiefgelegenen Strukturen ermöglicht.

2 Methode

Das von uns verfolgte Gesamtszenario ist in [10] dargestellt. Die Ultraschall-basierte intraoperative Bilddatenakquisition und Registrierung mit den präoperativen CT-Daten ist die Voraussetzung für die hier vorgestellte Methode. Aus dem am eröffneten Situs akquirierten Doppler-Ultraschall-Datensatz werden die Gefäße extrahiert und mit denen aus den präoperativ aufgenommenen CT-Daten extrahierten registriert [11]. Während der Bilddatenakquisition und Registrierung wird die Leber durch anästhesistische und chirurgische Maßnahmen in ihrer Lage fixiert.

Im registrierten Zustand werden in die Nähe der interessierenden Zielstrukturen Navigationshilfen [12] in die Leber eingebracht und in dieser verankert. Über diese Navigationshilfen kann nach Aufhebung der Leberfixierung die Position und die Deformation der Zielstruktur während der Resektion erfasst werden.

Die Navigationshilfen sind nadelförmig aus Titan ausgeführt und weisen an ihrer Spitze einen Weichteilanker auf. Im Innern einer Navigationshilfe befindet sich eine Mikroempfangsspule für ein elektromagnetisches Tracking-System (AURORA, Northern Digital Inc., Waterloo, Ontario, Kanada), das die Position und Orientierung der Navigationshilfe in fünf Freiheitsgraden erfasst. Eine Navigationshilfe definiert entlang ihrer Achse ein lokal sehr genaues Zylinderkoordinatensystem, das mit zunehmendem Radius an Genauigkeit verliert.

Die Lage der Empfangsspule in Beziehung zur Spitze der Navigationshilfe ist einmalig durch eine Eichung zu ermitteln. Durch Rotation der Navigationshilfe um ihre Spitze lässt sich die relative Lage ihrer Spule präzise bestimmen. Hierzu wird eine Kugel (Mittelpunkt $\vec{x} = (x, y, z)$, Radius r) mittels einem nichtlinearen kleinste Quadrate Fit nach Gl. 1 an die gewonnenen Messpunkte angepasst.

$$(\vec{x}, r) = \arg\min_{\vec{x}, r} \left\| F(\vec{x}, r) \right\|_2^2 = \arg\min_{\vec{x}, r} \sum_i ((x_i - x)^2 + (y_i - y)^2 + (z_i - z)^2 - r^2)^2 \quad (1)$$

Das kontrollierte Einbringen der Navigationshilfen in die registrierte Zielstruktur gewährleistet, dass keine vitale Strukturen des Organs verletzt werden. Außerdem ist ihre exakte Positionierung gemäß der präoperativen Planung möglich.

Das Einbringen von zwei oder mehr Navigationshilfen in die Nähe einer interessierenden Zielstruktur ermöglicht neben der Lokalisation des Gewebes in unmittelbarer Nähe der Navigationshilfen einen Rückschluss auf die Deformation des Gewebes zwischen den Navigationshilfen. Hierzu wird die Lage der Navigationshilfen zueinander als Parametrisierung für ein Verformungsmodell des umgebenden Gewebes verwendet. Aus den Verschiebungsvektoren zwischen Referenz- und aktueller Position der Navigationshilfen wird eine Schar von Verschiebungsvektoren bestimmt. Durch lineare Interpolation der Verschiebungsvektoren der einzelnen Navigationshilfen lässt sich ein Verschiebungsvektorfeld $\vec{v}(\vec{r})$ der aktuellen Deformation angeben. Die Plausibilität der aktuellen Deformation lässt sich aus der Divergenz $div(\vec{v}(\vec{r}))$ und Rotation $rot(\vec{v}(\vec{r}))$ des Verschiebungsvektorfeldes und dem Abstand zur nächstgelegenen Navigationshilfe abschätzen.

Zur Evaluierung dieses Verfahrens wurde ein Organmodell aus speziellem Silikon mit parenchym-ähnlichen Deformationseigenschaften erstellt, das nach einem menschlichen Leberplastinat von Prof. von Hagens gefertigt wurde. Weiterhin wurden erste Versuche an Schweinelebern ex vivo durchgeführt.

3 Ergebnisse

Der Einsatz von Navigationshilfen ermöglicht die schritthaltende Verfolgung von Zielstrukturen während einer onkologischen Resektion. Hierbei ist besonders hervorzuheben, dass tiefliegende Zielstrukturen in ihrer Lage verfolgt werden können. Bisherige Ansätze zur Verformungsmodellierung der Leber basieren auf der Verfolgung von natürlichen oder künstlichen Markern auf der Oberfläche des Organs. Oberflächennahe Läsionen können jedoch von Chirurgen durch Palpation lokalisiert werden. Ein Navigationssystem wird für derartige Befunde von vielen Chirurgen als unnötig angesehen. Auch ist die Gefahr von Verletzung vitaler Strukturen an der Leberoberfläche weitaus geringer. Der medizinische Nutzen der Navigation ergibt sich vor allem durch die Möglichkeit der Verfolgung tiefliegender vitaler Strukturen wie beispielsweise dem Lebervenenhauptstamm. Dies kann durch die hier vorgestellte Methode gewährleistet werden. Erste Untersuchungen an Schweinelebern ex vivo zeigen, dass eine lokal sehr genaue Verfolgung von Strukturen in der Tiefe des Organs während der Resektion möglich ist.

4 Diskussion und Resümee

Die Genauigkeit des gesamten Verfahrens ist abhängig von den Messbedingungen des elektromagnetischen Tracking-Systems, der Genauigkeit der intra- und präoperativen Bildakquisition, der Registrierung, der praktischen Umsetzung der Organfixation und der Genauigkeit des Deformationsmodells. Ein weiterer wichtiger Parameter für die Gesamtgenauigkeit ist die geeignete Präsentation der Navigationsergebnisse während der Resektion. Diese Einflüsse müssen in weiteren Arbeiten im Einzelnen untersucht und bewertet werden.

Die ersten Untersuchungen zeigen, dass über Navigationshilfen auch bei tiefgelegenen Zielstrukturen eine Aufrechterhaltung der Registrierung während der Resektion möglich ist.

5 Danksagung

Das Projekt ARION (Augmented Reality for Intraoperative Navivation) wird vom BMBF im Rahmen des Innovationswettbewerbs Medizintechnik unter dem Kennzeichen 01EZ0008 gefördert. Für die Leihgabe von Tracking-Systemen und die Möglichkeit zur Teilnahme am AURORA-Beta-Testprogramm danken wir der Firma Northern Digital Inc. und insbesondere deren Mitarbeitern Dr. Christian Lappe, Turgut Acay und Manfred Schmid für die freundliche Unterstützung.

6 Literatur

1. Ferlay J, Parkin DM, Pisani P: GLOBOCAN 1 – Cancer Incidence and Mortality, WHO, Lyon: IARCPress, 1998.
2. Statistisches Bundesamt Wiesbaden (ed): Statistisches Jahrbuch 1999 für die Bundesrepublik Deutschland, Stuttgart: Metzler-Poeschel, September 1999.
3. Lehnert T, Otto G, Herfarth C; Therapeutic Modalities and Prognostic Factors for Primary and Secondary Liver Tumors. World J Surg 19:252–263, 1995.
4. Soler L, Delingette H, Malandain G, Montagnat J, Ayache N, Koehl C, Dourthe O, Malassagne B, Smith M, Mutter D, Marescaux J: Fully automatic anatomical, pathological, and functional segmentation from CT scans for hepatic surgery. Comput Aided Surg 6(3):131–42, 2001.
5. Högemann D, Stamm G, Shin H, Oldhafer KJ, Schlitt HJ, Selle D, Peitgen HO: Individual planning of liver surgery interventions with a virtual model of the liver and its associated structures. Radiologe 40(3):267–73, 2000.
6. Glombitza G, Lamade W, Demiris AM, Gopfert MR, Mayer A, Bahner ML, Meinzer HP, Richter G, Lehnert T, Herfarth C: Virtual planning of liver resections: image processing, visualization and volumetric evaluation. Int J Med Inf 53(2–3):225–37, 1999.
7. Vetter M, Hassenpflug P, Cárdenas C, Thorn M, Glombitza G, Meinzer HP: Navigation in der Leberchirurgie – Ergebnisse einer Anforderungsanalyse. Procs. BVM 01:49–53, 2001.
8. Masutani Y, Yamauchi Y, Suzuki M, Ohta Y, Dohi T, Tsuzuki M, Hashimoto D: Development of interactive vessel modelling system for hepatic vasculature from MR images. Med Biol Eng Comput 33(1):97–101, 1995.
9. Herline AJ, Stefansic JD, Debelak JP, Hartmann SL, Pinson CW, Galloway RL, Chapman WC: Image-guided surgery: preliminary feasibility studies of frameless stereotactic liver surgery. Arch Surg 134(6):644–9, 1999.
10. Vetter M, Hassenpflug P, Thorn M, Cárdenas C, Glombitza G, Lamadé W, Richter GM, Meinzer HP: Navigation in der Leberchirurgie – Anforderungen und Lösungsansatz. In: Wörn H, Mühling J, Vahl C, Meinzer HP (eds): Rechner- und sensorgestützte Chirurgie, Procs. LNI P-4:92–102, GI, Bonn, 2001.
11. Glombitza G, Vetter M, Hassenpflug P, Cárdenas C, Wolf I, Braun V, Gieß C, Evers H, Lamadé W, Meinzer HP: Verfahren und Vorrichtung zur Navigation bei medizinischen Eingriffen. Internationale Patentanmeldung PCT/DE010397223.101, München, 2001.
12. Vetter M, Hassenpflug P, Glombitza G, Wolf I, Meinzer HP: Verfahren, Vorrichtung und Navigationshilfe zur Navigation bei medizinischen Eingriffen. Internationale Patentanmeldung PCT/DE01/03971, München, 2001.

Ein Verfahren zur Genauigkeitsanalyse magnetischen Trackings

Peter Hassenpflug, Marcus Vetter, Marc Schneberger[1], Thorsten Liebler[1],
Ivo Wolf, Matthias Thorn, Carlos Cárdenas, Götz Martin Richter[2],
Wolfram Lamadé[3], Markus Büchler[3], Hans-Peter Meinzer

Abt. Medizinische und Biologische Informatik, [1]Abt. Medizinische Physik
Deutsches Krebsforschungszentrum (DKFZ), 69120 Heidelberg
[2]Radiologische Klinik, [3] Chirurgische Klinik
Ruprecht-Karls Universität Heidelberg, 69120 Heidelberg
Email: p.hassenpflug@dkfz.de

Zusammenfassung. In diesem Beitrag stellen wir ein Nachverarbeitungsverfahren vor, das dynamische Genauigkeitsuntersuchungen von Positions- und Winkelmessungen zweier den gleichen Raum beschreibender, nicht interferierender Tracking-Systeme ermöglicht. Bei gemeinsamer zeitlicher Taktung der Messungen eignet sich unsere Vorgehensweise darüber hinaus zur Realisierung eines hybriden Tracking-Systems.

1 Einleitung

Der Einsatz von magnetischen Tracking-Systemen (mTS) gewinnt in der Medizin zunehmend an Bedeutung. Anwendungsgebiete sind neben der bildgestützten Chirurgie vor allem freihandgeführter dreidimensionaler Ultraschall und Systeme der erweiterten Realität. Der Vorteil von mTS gegenüber anderen Tracking-Verfahren wie optischem, akustischem oder mechanischem Tracking besteht vor allem in den kleinen Abmessungen der Sensoren und der Fähigkeit zur Lokalisation auch bei fehlender Sichtverbindung zum TS. Dies ermöglicht ihre Anwendung in vivo innerhalb von Gefäßen, Organen, Biopsienadeln, Laparoskopen, etc.

Die Nachteile der mTS bestehen in den aktiven Komponenten im Operationsfeld (Sensoren mit Kabeln) und der Anfälligkeit gegenüber äußeren magnetischen Störeinflüssen, wie sie beispielsweise durch Metallteile bzw. Geräte im Operationssaal enstehen können.

In diesem Beitrag stellen wir ein Verfahren vor, das es ermöglicht, die Zuverlässigkeit von mTS für Anwendungen in der offenen Abdominal-Chirurgie analysieren zu können. Gegenüber statischen Genauigkeitsvermessungen wie in [1] und [2] erlaubt unser Verfahren auch die Untersuchung der dynamischen Lokalisationsgenauigkeit.

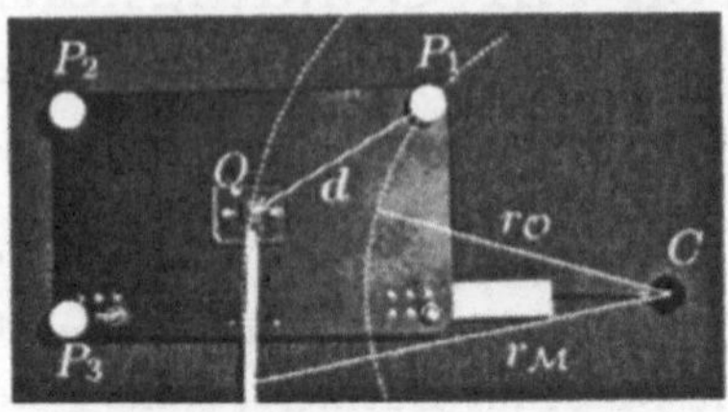

Abb. 1. Markerplatte mit Messpunkten des oTS (P_1, P_2, P_3), des mTS (Q) und Pivot-Punkt C an einem anschraubaren Rotationsarm; d: Richtungsvektor $\overrightarrow{P_1Q}$.

2 Material und Methode

Als Referenzsystem für die Vermessung zweier aktueller mTS[1,2] verwenden wir zwei optische Tracking-Systeme (oTS) mit kalibrierbarer[3] bzw. vom Hersteller spezifizierter Genauigkeit[4].

Eine Markerplatte (s. Abb. 1) wird als Bezugsrahmen für den Vergleich von magnetischen mit optischen Messwerten verwendet. Das oTS liefert die Position des Messpunktes P_1 bezüglich seiner Orthonormalbasis (ONB) $\mathcal{O}$. Die aktuelle Rotation S_t der Markerplatte zum Zeitpunkt t wird mit Hilfe der weiteren Messpunkte P_2 und P_3 bestimmt. Der Messpunkt Q des mTS mit ONB $\mathcal{M}$ befindet sich innerhalb des Sensors. Dieser wird mit einem Adapter an der Markerplatte befestigt. Je nach Typ des Sensors sind neben den Positionswerten zwei bzw. drei Freiheitsgrade der Rotation verfügbar. Die Basen $\mathcal{O}$ und $\mathcal{M}$ sind bei allen uns verfügbaren Tracking-Systemen Rechtssysteme.

Im Folgenden verwenden wir eine Notation, nach der Repräsentationen eines Vektors ihre Basis als Index erhalten und $^{\mathcal{B}}\mathcal{T}_{\mathcal{A}}$ die lineare Transformation vom Koordinatensystem $\mathcal{A}$ in das System $\mathcal{B}$ beschreibt. Die abstrakte Basis $\mathcal{B}$ wählen wir, wenn ein Ausdruck sowohl auf $\mathcal{O}$ als auch auf $\mathcal{M}$ bezogen wird.

2.1 Ermittlung der Rotation der optischen in die magnetische Basis

Die Kugel am Rotationsarm mit Rotationszentrum C wird in einen Trichter gesetzt und mit der Markerplatte so ausgelenkt, dass an den Punkten P_1 und Q Ortsvektoren $y_{\mathcal{O}}$ und $x_{\mathcal{M}}$ gemessen werden. Diese liegen auf zwei Kugeloberflächen mit Radius $r_{\mathcal{O}}$ und $r_{\mathcal{M}}$. Für die Bestimmung einer gemeinsamen Basis $\mathcal{B}'$ beider Tracking-Systeme werden nach vier solchen Messung die Kugelmittelpunkte $c_{k\mathcal{B}} = \left(x_{k\mathcal{B}}\ y_{k\mathcal{B}}\ z_{k\mathcal{B}} \right)^T$, $k = 0, 1, 2, 3$, mit zugehörigem Radius $r_{\mathcal{B}}$ ermittelt. Dazu werden die $c_{k\mathcal{B}}$ und $r_{\mathcal{B}}$ durch einen Algorithmus nach [3] so

---

[1] AURORA™: http://www.ndigital.com/aurora.html

[2] miniBIRD 500®: http://www.ascension-tech.com/products/minibird/

[3] FIVE: http://www.dkfz-heidelberg.de/fs05/e0406/research2.html

[4] POLARIS®: http://www.ndigital.com/polaris.html

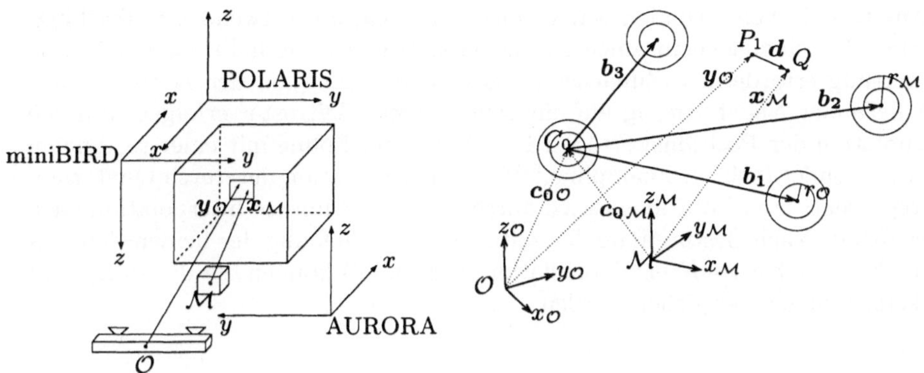

Abb. 2. Links: Versuchsaufbau und Achsenorientierungen der TSe. Rechts: Bestimmung gemeinsamer Basisvektoren b_{1B}, b_{2B}, b_{3B} durch Ausgleichen einer Kugelfunktion. Die Größen $P_1, Q, y_{\mathcal{O}}$ und $x_{\mathcal{M}}$ sind zeitabhängig.

variiert, dass der quadratische Abstand der Messpunkte (x_{iB}, y_{iB}, z_{iB}) zur beschriebenen Kugeloberfläche minimal wird (Gl. 1).

$$(c_k^*, r^*) = \underset{c_k, r}{\arg\min} \sum_{i=1}^{n} \left((x_i - x_k)^2 + (y_i - y_k)^2 + (z_i - z_k)^2 - r^2 \right)^2 \qquad (1)$$

Aus den Kugelmittelpunkten c_{kB} werden drei linear unabhängige Richtungsvektoren bestimmt: $b_{iB} = c_{iB} - c_{0B}$, $B = \mathcal{M}, \mathcal{O}$, $i = 1, 2, 3$. Die Basis $B' = \left(b_{1B}\ b_{2B}\ b_{3B} \right)$ wird durch Anwendung des Gram-Schmidtschen Orthonormalisierungsverfahrens in die zugehörige ONB $\widehat{B} = \left(\widehat{b_{1B}}\ \widehat{b_{2B}}\ \widehat{b_{3B}} \right)$ transformiert. Die Komponenten der Rotationsmatrix $^B\mathcal{R}_A$, die eine ONB A in eine ONB B überführt, berechnen sich aus $^B[\mathcal{R}_{ij}]_A = (b_i, a_j)$. Damit kann die Rotation von $\mathcal{O}$ in $\mathcal{M}$ nach Gl. 2 als Verkettung linearer Abbildungen geschrieben werden:

$$^{\mathcal{M}}\mathcal{R}_{\widehat{\mathcal{M}}}\ ^{\widehat{\mathcal{M}}}\mathcal{R}_{\widehat{\mathcal{O}}}\ ^{\widehat{\mathcal{O}}}\mathcal{R}_{\mathcal{O}} = {}^{\mathcal{M}}\mathcal{R}_{\mathcal{O}}. \qquad (2)$$

Mit $^{\mathcal{M}}\mathcal{R}_{\mathcal{O}}$ lässt sich nun ein Richtungsvektor zur Basis $\mathcal{O}$ passiv in den entsprechenden Richtungsvektor zur Basis $\mathcal{M}$ transformieren: $^{\mathcal{M}}\mathcal{R}_{\mathcal{O}} r_{\mathcal{O}} = r_{\mathcal{M}}$.

2.2 Abbildung der optischen auf die magnetischen Messwerte

Aus Abb. 2 rechts kann man Gl. 3 herleiten, die nach Bestimmung der Kalibrierungsparameter $^{\mathcal{M}}\mathcal{R}_{\mathcal{O}}, {}^{\mathcal{O}}\mathcal{S}_{1\mathcal{O}}, d_{1\mathcal{O}}, c_{0\mathcal{O}}$ und $c_{0\mathcal{M}}$ die Messwerte $y_{\mathcal{O}}, {}^{\mathcal{O}}\mathcal{S}_{t\mathcal{O}}$ des oTS in Positionsmesswerte $x_{\mathcal{M}}$ des mTS abbildet.

$$x_{\mathcal{M}} = {}^{\mathcal{M}}\mathcal{R}_{\mathcal{O}}\left(y_{\mathcal{O}} + \underbrace{{}^{\mathcal{O}}\mathcal{S}_{t\mathcal{O}} \left({}^{\mathcal{O}}\mathcal{S}_{1\mathcal{O}} \right)^{-1} d_{1\mathcal{O}}}_{d_{t\mathcal{O}}} - c_{0\mathcal{O}} \right) + c_{0\mathcal{M}} \qquad (3)$$

Aus technischen Gründen war es nicht möglich, die verwendeten Tracking-Systeme über einen gemeinsamen Taktgeber zu triggern. Deshalb war eine Offline-Auswertung erforderlich. Zunächst muss eine Interpolation der Zeitserien mit anschließender Neuabtastung auf ein gemeinsames Zeitraster erfolgen. Für die Interpolation der Positionswerte wird ein kubischer Spline mit einer kardinalen Basis verwendet (vtkCardinalSpline,[4]). Die Interpolation der durch Quaternionen repräsentierten Rotationen wird durch sphärische lineare Interpolation nach [5] ermittelt. Nach Bestimmung der zeitlichen Verschiebung der beiden Zeitserien durch normalisierte Kreuz-Korrelation (s. z. B. [6]) können die Positions- und Winkelmessungen verglichen werden.

3 Ergebnisse

Wir haben ein Verfahren zur dynamischen Genauigkeitsuntersuchung magneti-scher mittels optischer Tracking-Systeme entwickelt. Damit lassen sich im klinischen Umfeld die Erfüllung der medizinischen Anforderungen an dynamische Positions- und Winkelgenauigkeiten untersuchen. Mit dem hier vorgestellten Verfahren können darüber hinaus optische und magnetische Tracking-Systeme bei gemeinsamer zeitlicher Taktung zu einem robusteren hybriden Tracking-System erweitert werden.

4 Danksagung

Diese Arbeit ist Teil des Projektes ARION und wird vom BMBF im Rahmen des Innovationswettbewerbs Medizintechnik unter dem Kennzeichen 01EZ0008 gefördert. Für die Leihgabe von Tracking-Systemen und die Möglichkeit zur Teilnahme am AURORA-Beta-Testprogramm danken wir der Firma Northern Digital Inc. und insbesondere deren Mitarbeitern Dr. Christian Lappe, Turgut Acay und Manfred Schmid für die freundliche Unterstützung.

Literatur

1. Bryson S: Measurement and calibration of static distortion of position data from 3d trackers. Procs SPIE 1699:244–255, 1992.
2. Leotta DF, Detmer PR, Martin RW: Performance of a miniature magnetic position sensor for three-dimensional ultrasound imaging. Ultrasound Med Biol 23(4):597–609, 1997.
3. Marquardt D: An algorithm for least squares estimation of nonlinear parameters. SIAM Journal Applied Math 11:431–441, 1963.
4. Schroeder W, Martin K, Lorensen B: The Visualization Toolkit: An Object-Oriented Approach to 3-D Graphics. 2nd ed., Prentice-Hall, 1998.
5. Shoemake K: Animating Rotation with Quaternion Curves. Computer Graphics 19(3), 245–254, 1985.
6. Bendat JS, Piersol AG: Measurement and analysis of random data. Wiley, 1966.

Online–Bildverarbeitung zur Kontrolle und Steuerung der Lasertherapie von Tumoren

S. Puccini, N.-K. Bär, A. Werner, T. Kahn, H. Busse

Klinik und Poliklinik für Diagnostische Radiologie
Universitätsklinikum Leipzig, Liebigstraße 20a, 04103 Leipzig
E–mail: pucs@medizin.uni-leipzig.de

Zusammenfassung. Die interstitielle Koagulation solider Tumoren mit
Hilfe der Laserbestrahlung über einen kompakten Applikator stellt eine
Alternative zu offenen Operationen (z.B. Tumorresektion) dar. Die mit
der minimalen Invasivität einhergehenden Anforderungen an eine beglei-
tende Bildgebung bzw. Bildverarbeitung zur Therapiekontrolle werden
von der Magnetresonanztomographie (MRT) gut erfüllt. Zur Erhöhung
der Sicherheit derartiger Eingriffe wurde ein integriertes System entwik-
kelt, welches den komplexen zeitlichen Verlauf der Temperaturverteilun-
gen *online* visualisiert (wahlweise auch nach Bewegungskompensation),
dem Zielorgan angepasste kritische Ereignisse automatisch überwacht
(gemäß definierbarer Steuerkriterien), sowie diese Informationen ggf. zur
Ansteuerung des Therapielasers verwendet. Die Validierung des Systems
erfolgte mit *ex vivo* Experimenten. Die dabei beobachtete Temperaturgenauigkeit nach Bewegungskorrektur von $\pm 5°C$ genügt den klinischen
Anforderungen dieses thermischen Ablationsverfahrens.

1   Einleitung

Für die Durchführung der laserinduzierten interstitiellen Thermotherapie (LITT)
[1] wird zunächst ein Katheter mit einer Lichtleiterfaser (Applikator) im zentralen Bereich eines soliden Tumors plaziert. In Abhängigkeit von den Bestrah-
lungsparametern (v.a. Bestrahlungsdauer und Laserleistung) und den Gewebe-
eigenschaften (optisch und thermisch) wird das eingekoppelte Infrarot-Laserlicht
in der Umgebung des Applikators absorbiert, erhitzt das Gewebe und führt bei
einer entsprechenden Energiedeposition zur thermischen Zerstörung des Tumors.
Da dieser Schädigungsprozess von der räumlich und zeitlich variierenden Gewe-
betemperatur abhängt, ist die *online*-Temperaturüberwachung im bestrahlten
Gewebeareal für eine optimale Therapiekontrolle nahezu unverzichtbar.

Übergeordnetes Ziel der Thermotherapie ist es, möglichst den gesamten Tu-
mor zu zerstören, ohne angrenzende gesunde Areale zu schädigen. Das genaue
Ausmaß der Schädigung ist jedoch auch vom jeweiligen Zielorgan abhängig. Es
ist naheliegend und wünschenswert, die Läsionsausbreitung unter den jeweiligen
Randbedingungen kontrollieren zu können und bei Abweichungen vom geplanten
Verlauf steuernd einzugreifen. Die Temperaturüberwachung kann wie die prä–

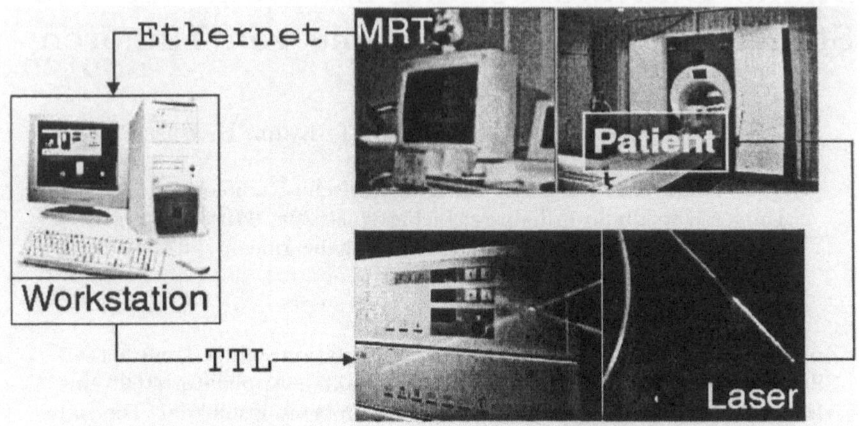

Abb. 1. Schematische Übersicht des LITT Kontroll- und Steuerungssystems.

und posttherapeutische Bildgebung des Tumorareals mit Hilfe der Magnetresonanztomographie (MRT) erfolgen [2,3]. Im folgenden wird die erste Ausbaustufe eines integrierten Kontroll- bzw. Steuerungssystems für die LITT vorgestellt.

2 Methoden

Das verwendete Laserbestrahlungssystem (Martin Nd:YAG Laser, gekühlter Somatex-Applikator) ist bereits an anderer Stelle ausführlich beschrieben worden [4]. Die MRT–Kontrolle der Laserbestrahlung erfolgte experimentell an einem 1,5 T Siemens Magnetom Vision bzw. klinisch an einem 0,5 T General Electric Signa SP/i. Die Temperaturmessung beruht auf der chemischen Verschiebung der Protonenresonanzfrequenz, die sich mit Hilfe einer Phasendifferenz messen lässt [5]. Eine schematische Übersicht des Gesamtsystems ist in Abb. 1 dargestellt. Die Berechnung und Darstellung der 2D–Temperaturprofile geschieht aus Sicherheitsgründen nicht auf der MRT–Konsole, sondern auf einer externen Workstation.

Das System erlaubt eine einfache Bewegungskorrektur, wie es z.B. bei Anwendung der LITT auf atembewegte Organe notwendig ist (z.B. Leber). Hierzu wurden zwei verschiedene Verfahren implementiert: (1) eine atemgesteuerte Triggerung der Bildakquisition zu einem definierten Zeitpunkt im Atemzyklus und (2) die Bildkorrektur mit Hilfe der Autokorrelation. Nach erfolgter Datenaufnahme werden dabei die Translation und die Rotation des jeweiligen Amplitudenbildes gegenüber einem Referenz–Amplitudenbild berechnet (Methode der kleinsten Quadrate), um die MR–Phasenbilder auf eine einheitliche Referenzposition zurückzuführen.

Die Software zur Kontrolle und Steuerung wurde auf der Basis von IDL (RSI, CO) erstellt. Das Programm liest die auf der MR–Konsole abgespeicherten MR–Bilder über eine Ethernet-Verbindung ein. Die Ansteuerung des Lasers erfolgt

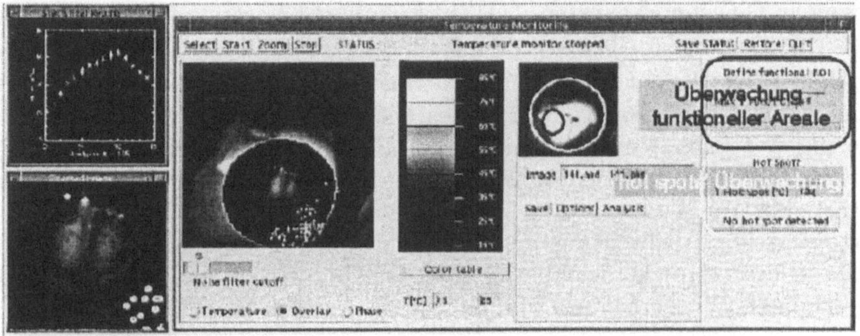

Abb. 2. Bedienoberfläche des Kontroll- und Steuerungssystems (rechts) mit separatem Temperatursensor- (links oben) und Zoom–Fenster (links unten).

mit Hilfe eines dafür entwickelten Hardware-Interface. Der Zustand des Laserschalters wird dabei über den Parallelport und eine nachgeschaltete Elektronik auf TTL-Basis beeinflusst.

Abb. 2 illustriert die derzeitige Bedienoberfläche (GUI) zur Temperaturkontrolle und Lasersteuerung. Die berechneten Temperaturbilder können zusammen mit einer beliebigen Isotherme in Falschfarben auf einem anatomischen Referenzbild überlagert dargestellt werden. Eine Zoom–Funktion ermöglicht eine variable Ausschnittsvergrößerung des relevanten Gewebeareals. Darüber hinaus kann der zeitliche Temperaturverlauf einer ausgewählten (kritischen) Gewebestelle während der gesamten LITT in einem separaten Fenster verfolgt werden. Die Bedienfelder für die Lasersteuerung dienen der ROI–Markierung sowie dem (De–)Aktivieren spezifischer Überwachungskriterien (s. *Ergebnisse*).

3 Ergebnisse

Die MR–Thermometrie wurde mit Hilfe externer Temperatursensoren in Ruhe bzw. unter dem Einfluss simulierter Bewegungen an einem dafür entwickelten Phantom getestet. Die beobachteten mittleren Abweichungen in der Temperaturmessung betrugen ±3°C am ruhenden Objekt bzw. ±5°C am bewegten Objekt.

Für die in unserer Klinik durchgeführten Eingriffe an der Leber ist eine Unsicherheit von ±5°C klinisch tolerabel. Im Gehirn sind die Anforderungen an die Temperaturgenauigkeit stringenter, da das peritumoröse Areal funktionell relevant sein könnte (z.B. Sensorik, Motorik). Bei Anwendung der LITT im Gehirn besteht jedoch keine Notwendigkeit für eine kontinuierliche Bewegungskorrektur. Die damit maßgebliche geringere Unsicherheit der unkompensierten Temperaturmessung (±3°C) wird z.Zt. ebenfalls als klinisch vertretbar eingeschätzt.

Nach individueller *offline*-Testung der einzelnen Hard- und Softwarekomponenten erfolgte die Funktionsprüfung des Gesamtsystems unter klinischen Bedingungen an Gewebepräparaten. Das Programm zur Lasersteuerung erlaubt in der bisher realisierten Ausbaustufe die Berücksichtigung folgender Ereignisse:

a) Erreichen bzw. Überschreiten einer definierten Höchsttemperatur im zu behandelnden Gewebeareal (ROI). Dies entspricht klinisch der Entwicklung von sog. *hot spots* (Gewebebereiche mit hoher Lichtabsorption bzw. sprunghaftem Temperaturanstieg) und damit der Gefahr einer eintretenden Gewebekarbonisierung.

b) Ungewünschte Ausbreitung der Erwärmung in vorab markierte kritische ROIs. Dies entspricht der thermischen Schädigung (bereits bei nur moderat erhöhten Temperaturen) von bekannten Arealen funktioneller Relevanz.

Die experimentelle Validierung des Gesamtsystems zeigte eine zuverlässige Steuerung des Lasers gemäss simulierter Steuerungsszenarien (funktionelle ROI bzw. Schwellwerttemperatur). Ausgehend von Literatur– und Erfahrungswerten sollen klinisch anwendbare Schwellwerte im Rahmen weiterer Untersuchungen bestimmt werden.

4 Schlußfolgerungen und Ausblick

Das vorgestellte Verfahren zur MR–Thermometrie genügt prinzipiell den klinischen Anforderungen, könnte jedoch durch eine unmittelbare Bildverarbeitung bzw. Bewegungskorrektur (z.B. durch Navigatorechos) weiter verbessert werden. Die bisher implementierten Steuerungskriterien dienen vornehmlich dem Vermeiden unerwünschter Schädigungen. Neben einem einfachen Ab– und Wiedereinschalten des Lasers ist eine gezielte Leistungssteuerung denkbar. Weitere Überwachungskriterien ergeben sich beim Vergleich der tatsächlichen mit vorab simulierten Temperaturentwicklungen. Derartige Simulationen auf der Basis von Monte Carlo Methoden sind bereits entwickelt und durchgeführt worden [4].

Dieses Forschungsprojekt wird durch das BMBF unter dem Förderkennzeichen 13N7236A/1 finanziell unterstützt.

Literatur

1. Fiedler VU, Schwarzmaier HJ, Eickmeyer F, et al.: Laser–induced interstitial thermotherapy of liver metastases in an interventional 0.5 T MRI system: technique and first clinical experiences. J Magn Reson Imaging 13(5):729–737, 2001.
2. Harth T, Kahn T, Rassek M, et al.: Determination of laser–induced temperature distributions using echo–shifted TurboFLASH. Magn Reson Med 38(2):238–245, 1997.
3. Peters RD, Henkelman RM, Proton–resonance frequency shift MR thermometry is affected by changes in the electrical conductivity of tissue. Magn Reson Med 43(1):62–71, 2000.
4. Busse H, Bublat M, Ratering R, et al.: Comparison of 2D temperature maps recorded during laser-induced thermal tissue treatment with corresponding temperature distributions calculated from 3D Monte-Carlo simulations. Proc. SPIE 3911:169–179, 2000
5. Ishihara Y, Calderon A, Watanabe H, et al.: A precise and fast temperature mapping using water proton chemical shift. Magn Reson Med 34(6):814–823, 1995.

Modellbasierte Segmentierung und Visualisierung von IVUS-Aufnahmen zur Bestrahlungsplanung in der kardiovaskulären Brachytherapie

F. Weichert[1], C. Wilke[2,3], P. Spilles[1], A. Kraushaar[1],
H. Müller[1], U. Quast[3] und D. Wegener[2]

[1]Universität Dortmund, Fachbereich Informatik VII
[2]Universität Dortmund, Fachbereich Experimentelle Physik V,
[3]Universitätsklinikum Essen, Strahlenklinik, Klinische Strahlenphysik
Email: weichert@ls7.cs.uni-dortmund.de

Zusammenfassung. Die kardiovaskuläre Brachytherapie verspricht eine signifikante Reduzierung des Restenoserisikos nach erfolgter Ballondilatation. Grundvoraussetzung einer erfolgreichen Intervention ist die exakte Planung der Bestrahlung im Hinblick auf Zielvolumen und applizierter Dosis. Hierzu stellen wir ein Verfahren zur Lokalisation koronarer Strukturen aus intravaskulären Ultraschallaufnahmen und dessen dreidimensionaler Visualisierung vor, die Basis einer Bestrahlungsplanung.

1 Problemstellung

Intravaskulärer Ultraschall (IVUS) entwickelte sich in den letzten Jahren zu einem Standard in der Diagnose koronarer Herzkrankheiten. Hierzu wird über einen Katheter der Schallwandler in die zu untersuchende Arterie eingebracht. Dieser Transducer sendet Schallsignale zwischen 20-40 MHz, welche durch das umgebende Gewebe unterschiedlich reflektiert werden. Die Intensität des reflektierten IVUS-Signals ist ein Kriterium zur Unterscheidung der Gewebedichte und somit des Gewebetyps. Im Ultraschallbild zeigt sich dieses in unterschiedlich hellen Bildpunkten. Durch definierte Längsbewegungen des Schallwandlers können Gefäßabschnitte räumlich abgetastet und in eine Folge von Ultraschallbildern überführt werden. Auf Basis der IVUS-Daten verspricht die *kardiovaskuläre Brachytherapie* einen vielversprechenden Therapieerfolg. Ein entscheidender Aspekt ist aber die exakte Bestimmung der Strahlendosis im Zielvolumen [1]. Trotz der Bedeutung des Ultraschalls weisen die Aufnahmen besonders im Hinblick auf die Segmentierung eine subjektiv schlechte Bildqualität auf. Diese, als auch das Vorhandensein unterschiedlichster Artefakte lässt traditionelle Segmentierungstechniken vielfach nicht die gewünschten Resultate liefern [2,3]. Um diesem Umstand gerecht zu werden, soll ein auf die Problematik des Ultraschalls fokussierter Algorithmus vorgestellt werden, welcher unterschiedliche Segmentierungstechniken beinhaltet [4]. Ziel dieses Ansatzes ist die dreidimensionale Visualisierung des Gefäßmodells, in welchem unterschiedliche morphologische Strukturen differenziert werden. Somit erlaubt dieses Modell Medizinern und Physikern eine rechnergestützte Bestrahlungsplanung zu initiieren.

2 Methoden

Die Lösung der oben skizzierten Problematik gliedert sich wesentlich in drei Teilschritte. Der erste Punkt der Datenaquisition erfolgt im Ultraschall-Labor (s. Problemstellung) durch den behandelnden Kardiologen. Der eigentlichen Segmentierung ist eine Bildaufbereitung vorgeschaltet, in dem Kontext z.B. das eingeblendete Markierungsgitter entfernt wird oder ein Abgleich zwischen Bild- und Kathetermittelpunkt erfolgt. Auf Grundlage der aufbereiteten IVUS-Daten kann nun die Segmentierung der Gefäßkonturen erfolgen (Abb. 1a). Kernstück dieser Methodik ist ein parametrisierbares, elliptisches Template auf Basis der Ergebnisse gradientenbasierter Verfahren, welches Gefäßstrukturen approximiert. Anschließend erfolgt die Visualisierung als 3D-Modell.

2.1 Gradientenbasierte Segmentierung

Initialer Segmentierungsschritt ist die Anwendung eines *gradientenbasierten Verfahrens* (hier: Canny- und Shen-Castan-Operator [4]). Diese Kantendetektoren liefern wahlweise horizontal und vertikal, als auch radial verlaufende Konturen in der kartesischen Ansicht der Ultraschallaufnahmen. Bei den heuristisch ermittelten Parametern für die Operatoren wurde beachtet, dass eine Übersegmentierung möglichst ausgeschlossen werden kann. Um der schon angesprochenen Unsicherheit der Daten gerecht zu werden, wird der entsprechende Gradientenoperator zusätzlich noch in der Polardarstellung der IVUS-Frames angewandt. Trotzdem ergeben sich als Resultate obiger Anwendungen keine oder nur unzureichend geschlossene Konturen, welche z.T. nur durch eine objektive Beurteilung und Erfahrung eines Beobachters den Gefäßkonturen zugeordnet werden können. So definiert sich das Ziel dieses Bearbeitungsschrittes nicht in der vollständigen Differenzierung der Gefäßstrukturen, vielmehr sollen Kontrollpunkte ermittelt werden, welche mit hoher Sicherheit einer definierten koronaren Struktur zugeordnet werden können. Durch Matching der Ergebnisse aus beiden Darstellungsformen können Fehlstrukturen weiter ausgeschlossen werden. Wurde bei der bisherigen Realisierung nur der zweidimensionale Fall betrachtet, so ermöglichen longitudinale Schnittbilder durch die Bildmittelpunkte (Katheterachse) den räumlichen Verlauf einer Gefäßstruktur mit zu berücksichtigen. Das Ergebnis ist eine weitergehende, qualitative Gewichtung der bisher bestimmten Kontrollpunkte.

2.2 Parametrisierbares Template zur Konturverfolgung

Im Folgenden soll ein Ansatz aufgezeigt werden, welcher die gewichteten Kontrollpunktmengen in geschlossene Gefäßkonturen überführt. Unter der Annahme einer beschränkten Fehlertoleranz, die noch näher zu definieren ist, ergeben sich

Abb. 1. Darstellung eines arteriellen Gefäßes mit ausgezeichneten morphologischen Strukturen in der (a) Ultraschallaufnahme und im (b) rekonstruierten 3D-Modell.

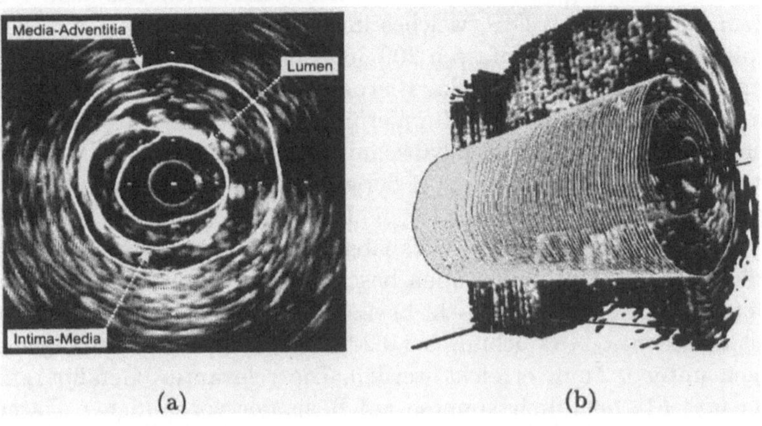

(a) (b)

die folgenden Forderungen an den Algorithmus. Er soll 1) formtreu, im Sinne der Gefäßform, 2) robust gegenüber Bildrauschen und 3) effizient zu berechnen sein. Hierzu sei ein *elliptisches, parametrisierbares Template* deklariert, welches einer nicht übermäßig atherosklerotisch deformierten Gefäßform ähnelt. Auf Basis der gradientenbasierten Stützpunktmenge kann somit eine Approximation in Form einer Ellipse erfolgen. Grundlage der Berechnung ist das allgemeine Eigenwertproblem. Neben den hierbei zu beachtenden mathematischen Randbedingungen fließt die unterschiedliche Gewichtung der Kontrollpunkte in die Berechnung mit ein. Eine differenziertere Gewichtung erfolgt zusätzlich noch aus dem medizinischen a-priori Wissen. Beispielhaft sei hier auf durchschnittliche Durchmesser von Gefäßen und Katheter, als auch typische Charakteristiker der Gefäßwände verwiesen. Um einen kontinuierlichen Gefäßverlauf zu erzielen, aber auch um extreme qualitative Ausreißer einzelner Frames abzufangen, erfolgt eine Propagierung der errechneten Konturparameter in benachbarte Schichten.

2.3 3D-Visualisierung

Im Anschluss an die Segmentierung erfolgt die Visualisierung als *3D-Modell mittels Volume Rendering* (Abb. 1b). Dieses setzt zunächst das Umrastern der Pixelinformationen aus den IVUS-Bildern in ein Voxelmodell voraus, wobei entsprechende Zwischenbilder interpoliert werden. Auf Basis der Segmentierungsergebnisse können die ermittelten Gefäßkonturen im 3D-Modell farblich differenziert werden.

Die aktuellen Ultraschalldatensätze setzen sich nur aus parallelen Schichten zusammen, welches aus einer Betrachtung auf ausschließlich gerade Gefäßabschnitte (mit Stent) resultiert. Diese Einschränkung erweist sich im Zusammenhang mit Restenoseuntersuchungen als sinnvolle Näherung.

3 Ergebnisse

Verifiziert wurden die Ergebnisse mit Konturinformationen aus dem "QCU-CMS" System der Firma MEDIS, welches im Uniklinikum Essen zum Einsatz kommt. Typische Datensätze umfassen 200-300 EKG-getriggerte Frames mit einer Auflösung von ca. 400x400 Pixeln. Hierbei werden die Konturen semiautomatisch durch Mediziner bestimmt. Zur Verfügung stand ein Datenbestand von 12 Patienten, eingeschränkt auf Gefäßabschnitte mit Stent.

Der Katheterpfad konnte in über 90% der gegebenen Daten korrekt bestimmt werden. Beim Intima-Media-Interface lag die Differenzierung bei über 80%. Problematisch erwiesen sich vor allem Gefäßabschnitte mit starken atherosklerotischen Veränderungen. Durch den oben beschriebenen approximativen Ansatz war der globale Gefäßverlauf aber nicht beeinträchtigt. Lag bei diesen exponierten Abschnitten die max. Abweichung bei 0.2-0.3 mm, so konnten im allgemeinen Abweichungen unter 0.2 mm erreicht werden. Die relevanten Gefäßparameter, Durchmesser und Flächeninhalt konnten auf Basis der vorhandenen Daten automatisch berechnet werden. Eine Lokalisation des Media-Adventitia-Interfaces ist aktuell nicht ausreichend gegeben.

4 Schlussfolgerung

Physikern und Medizinern sollte ein (semi-)automatisches, interaktives Verfahren an die Hand gegeben werden, um Gefäßstrukturen in geraden Gefäßabschnitten effizient und schnell zu differenzieren und in einem 3D-Modell zu visualisieren. Beide Forderungen konnten unter den beschriebenen Limitierungen erfüllt werden. Unter Verwendung obiger Verfahren ist die Bestrebung aktueller Forschungen ein System zur Unterstützung der Bestrahlungsplanung bei kardiovaskulärer Brachytherapie. Hierzu ist eine Segmentierung der EEL (External Elastic Lamina) nötig, welche zur Zeit als gewünschtes Zielvolumen angesehen wird. Um dieses spezielle Problem zu handhaben, aber auch um die allgemeine Differenzierung der Gefäßstrukturen zu verbessern, sollen die ermittelten Konturen deformierbaren Modellen als Basis einer korrekteren Approximation dienen. Weitere Arbeiten beziehen sich auf Gefäßabschnitte ohne Stent, in denen erst Transformationsmatrizen eine korrekte räumliche Einordnung ermöglichen.

Literatur

1. U. Quast: Definition and Determinants of the Relevant Parameters of Vascular Brachytherapy, In: Vascular Brachytherapy, Remedica Publishing (1999).
2. C. von Birgelen, C. Di Mario, W. Li, et al.: Morphometric analysis in threedimensional intracoronary ultrasound, American Heart Journal 132, (1996) 516-527.
3. A. Mojsilovic, et al.: Automated Segmentation of Intravascular Ultrasound Images: A Texture-based approach, Annals of Biomedical Engineering, Vol. 25, (1997).
4. Parker, James R.: Algorithms for image processing and computer vision, Wiley Computer Publishing, New York [u.a.], 1997

Diese Arbeit wurde unterstützt im Rahmen des DFG-Projektes Qu 39/16-1

Realistic and Dynamic Simulation of Needle Implantation in Brachytherapy

Wei Chen, Evelyn Firle

Department of Cognitive Computing & Medical Imaging (A7)
Fraunhofer Institute for Computer Graphics
Rundeturmstrasse 6, D-64283 Darmstadt, Germany.
Email: {wchen,efirle}@igd.fhg.de

Abstract. We present a realistic and dynamic simulation method of the needle implantation in brachytherapy. The needle is firstly modeled as a polygon model and then its position and orientation are dynamically and automatically located using a magnetic tracking technology. Two buffers that reserve the result of the volumetric rendering and geometric rendering are mixed in the context of image-level hybrid volume rendering. Thereafter pre-planning of virtual catheters and the interactive and vivid simulation of needle implantation in brachytherapy are carried out. The realistic enhancement ways such as depth weight, shadow and 3D cutting view are also proposed in this paper.

1 Motivation

In brachytherapy, the key technology is how to control and implant the catheters to targeted position. With the guidance of computer, the visualization and tracking of needle help the users understand and supervision the ongoing and coming situation. Aims to improve the implantation quality and support more visual effect, we enhance the simulation of the implantation of needle in the context of realistic and dynamic visualization and navigation. Following are our method.

2 Methods

2.1 Modelling

The advantage of geometric model instead of volumetric model lies in two aspects:
-    Geometric model makes the rendering more realistic and lifelike.
-    Volumetric model is impracticable for dynamic simulation of needle.

   In our methods, the needle is modeled as a thin and one-side pointed tube-like polygon model. The ratio of the length to the width is the same as the practical size of hospital needle.

2.2 Localization

2.2.1 Measurement of needle position

As described in the prior work [5][6], the localization of needle is performed on the assistance of the magnetic tracking system which measures its position and orientation in the electromagnetic field transmitted by the transmitter of the system. Before the navigation, two pre-processes: calibration and registration have to be carried out manually which implement two tasks: calculate the local coordinate of needle and bring the virtual volumetric data coordinate into the real patient coordinates.

2.2.2 Calibration

The actual distance from the receiver to the receiver location could not be measured directly because the receiver package encloses its origin. So the vectors between them and the direction of needle axis are determined by the calibration proced-ure which composes of two steps:
-   Vectors Computing
    Firstly, two vectors are computed: from the receiver origin to the tip of needle and from the receiver origin to the axis of needle.
-   Matrix Synthesis
    Obtained vectors are displacement vectors from the local coordinate of the recei-ver and represent the position and orientation of needle relating to the recorded sensor data. Hence the calibration can be performed by utilizing 4x4 rigid transformation matrix.

2.2.3 Registration

Furthermore, to bring the real world to the virtual world i.e. the acquired volume data together with the real patient location in the same coordinate system, the regi-stration between patient coordinate and volume dataset is implemented after the calibration. Here we take using of the landmarks matching for registration. The calibrated needle is used for markers identification on the body of the patient while the markers in the volume dataset are searched semi-automatically based on four features:
-   The region of the markers preserves different intensity from the other region (in some cases it holds the highest)
-   The markers lie on or outside of the body
-   The markers have a sphere-like shape
-   The region of the markers is disconnected from the other region.

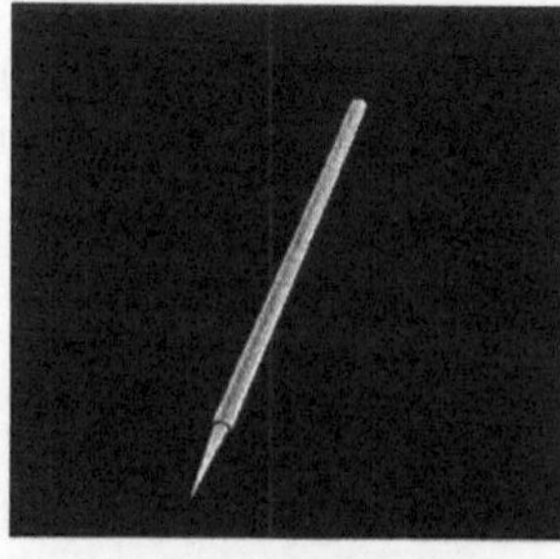

Fig. 1. 3D Model of needle

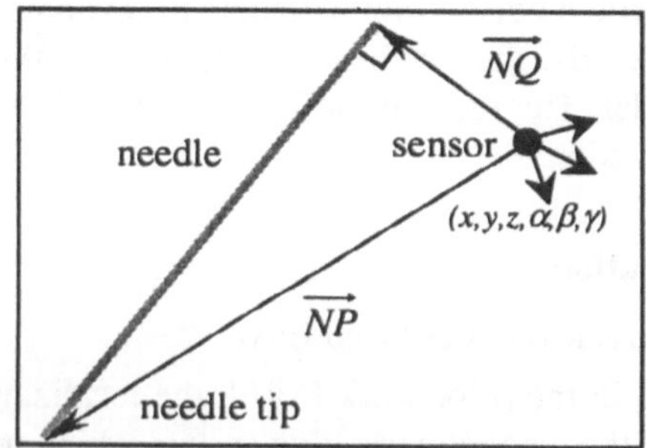

Fig. 2. Two calibrated vectors

Over-estimated candidates are selected manually for the final definition of the landmarks. Then the registration is performed by solve a set of over-estimated equations [2][3].

2.3 Visualization

The image produced by the ray-casting algorithm (based on the InViVo environment developed by A7 medical visualization group in Fraunhofer IGD [4]) is saved in a temporary buffer. During navigation, if the volume dataset is stable corresponding to the viewpoint, this buffer can be reused without time-consuming redrawing.

The geometry in the whole scene including the virtual needles is drawn into a temporary buffer using the accurate scan line algorithm interactively. The projecting and viewing matrix are calculated from the 6DOF data of sensor.

In each frame the geometry buffer is mixed with the volume buffer. This image-level blending operation is superior to the traverse level and the transfer function level mixing due to its interactivity for a dynamic simulation, i.e. the dynamic property of the geometry scene.

Some realistic enhancement methods such as depth weight, 3D cutting plane viewing and the shadow of the needle projected in the volume are implemented (Fig3,4 and 5).

2.4 Planning of Virtual Needles

By using the dynamic linking list, the initialization, insertion, deletion and visualization of virtual catheters is executed for the planning of the predefined position and direction of needles.

The creation of virtual needles can be performed expediently either by the tracker pointing on the patient or by mouse triggering and dragging in 3D rendering window and 3-directional slice windows. The quantitative information about virtual needles are then stored and transferred in system database.

2.5 Simulation of Needle Implantation

Three slice windows and one 3D window expose four views of the same volume dataset and the implantation of the needle, which simulates the whole procedure of

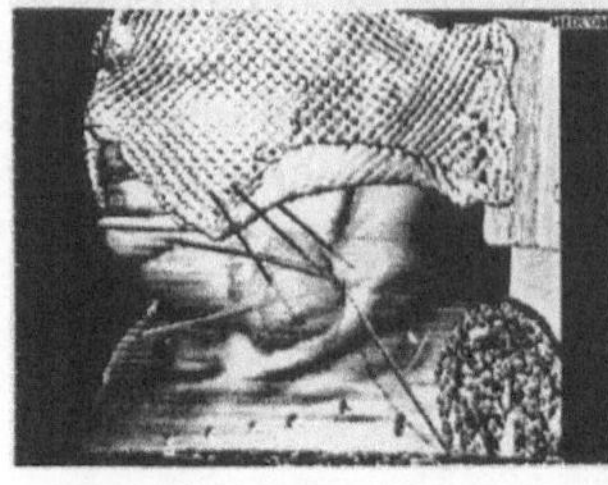

Fig. 3. Hybrid volume rendering

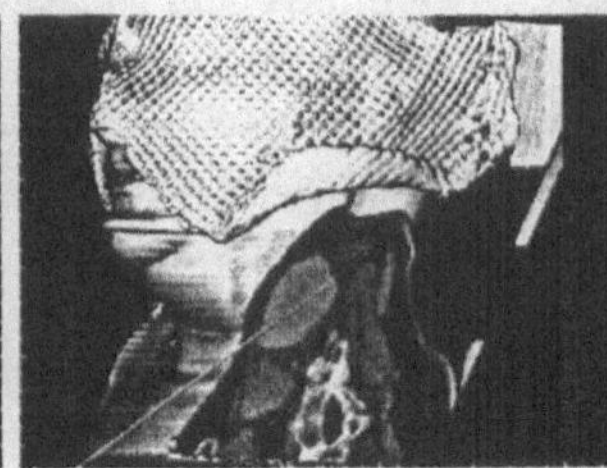

Fig. 4. 3D Cutting plane viewing

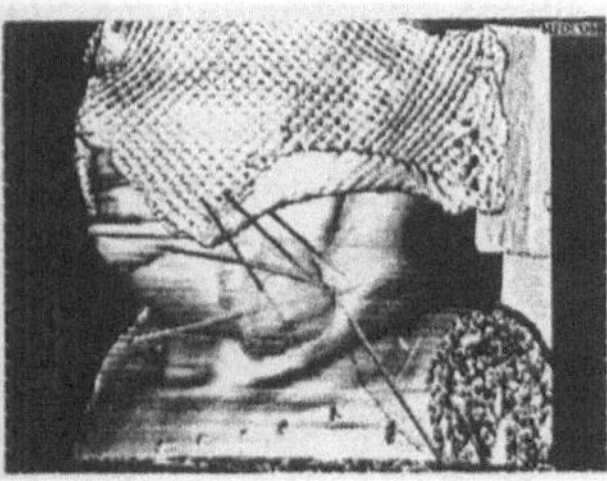

Fig. 5. Pre-planned virtual needles

needle movement, rotation and implantation interactively and quickly. Assisted with the free hand navigation system, users can implant the catheter in arbitrary angle and spatial position, obtain the information about where the needle is, how far is the needle inside the body, how close the needle is to the target and following the actions defined in the planning phase. Furthermore, the visualization of needle projection in 2D slice and real-time 3D cutting plane viewing help the users understand the spatial relationship and reveal the interior structure of the patient body.

3 Results

The simulation of the needle implantation shows the vision impact to the user, where the needle is, and how far is the needle with respect to the target tumor. On the base of the free hand navigation that was firstly developed by S.Walter and G. Strassmann [5][6], our new implementation improves the rendering realism and keeps the inter-activity and dynamics of the operation, which are vital to the whole preplanning and intra-operation in brachytherapy. The described system affords an interactive and accurate implantation of the catheters for the preplanning, intra-operation and post planning in brachytherapy based on an interactive navigation in the pre-acquired volume data set. The accuracy of this needle navigation system has been evaluated with a phantom [6][7]. In a series of 120 placements of a needle of a length of 20 cm the accuracy is between 2.0 mm and 4.1mm which is a significant improvement of the conventional method which was evaluated to have an accuracy between 6.1 mm and 11.3 mm. The electromagnetic tracking system used in this system suffers as all electromagnetic systems do from its sensitivity to metal in the working range.

4 Literature

1. Levoy M: Display of Surfaces from Volume Data, IEEE Computer Graphics and Applications, Vol. 8, pp. 29-37, May 1988.
2. Press WH, et al.: Numerical Recipes in C: the Art of Scientific Computing. 2nd ed., Cambridge University Press, New York, pp. 412-420, 1992.
3. Besl PJ, Mckay ND: A method for registration of 3-D shapes. IEEE Trans.Pattern And Machine Intelligent, Vol. 14, pp. 239-256, 1992.
4. Sakas G: Interactive Volume Rendering of Large Fields, The Visual Computer, Vol. 9, No. 8, pp. 425-438, August 1993.
5. Walter S, Strassmann G: InViVo-Brachy - Ein System zur Navigation bei der Plazierung von Hohlnadeln in der Brachytherapie. BVM2000.
6. Walter S, Straßmann G, Zambouglu N, Kolotas C, Sakas G: InViVo-Brachy: A Navigation System Interstitial Brachytherapy. CARS2000: Proceeding of the 14th International Congress Computer Assisted Radiology and Surgery. San Francisco. USA. Jun 2000.
7. Strassmann G, et al.: Navigation system for interstitial brachytherapy. Radiotherapy and Oncology, Vol. 56, pp. 49-57, 2000.

Bildfilterung, Kompression und Korrektur

An Efficient Wavelet Compression of CT and MRI Images in an Online Textbook

Tobias Sielhorst und Alexander Horsch

Institut für Medizinische Statistik und Epidemiologie

Klinikum rechts der Isar der Technischen Universität München

Ismaninger Straße 22, D-81675 München

Email: sielhors@in.tum.de

Abstract. An efficient lossless wavelet compression including a preview feature has been implemented into the case-based online textbook ODITEB in order to increase the speed of transmission of CT and MRI images. Already downloaded parts of the data are interpreted as a lossy compressed image which is immediately shown for preview. The first such preview has a compression ratio of about 1:30 compared to the original DICOM file. After a full download the compression ratio is 1:3 and the image is identical with the original one. ODITEB is supposed to be accessible also for students using a slow internet access.

1 Introduction

ODITEB (www.oditeb.de), a radiological online textbook for tumor diagnosis [1], has a case viewer as a centerpiece. Students have the possibility to see concrete patient data including x-ray images, CT and MRI slices. Unfortunately, each case has up to more than one hundred images which is a lot of data. Up to now, only students with a fast internet connection could adequately use ODITEB. Therefore the number of possible users has been very limited. In order to avoid this problem an efficient image compression and loading strategy has been incorporated.

'Efficient' here does not only mean high compression rate, but also a short decompression time. Furthermore, the compression has to be lossless because medically significiant details have to be preserved. On the other hand, a lossless compression allows much less data reduction than a lossy one.

2 Methods

2.1 Wavelet compression

The used algorithm compresses lossless. First parts of the data are interpreted as a lossy compressed image and immediately shown as a preview. During the download the image is permanently updated. When the image is totally downloaded, it is identical with the uncompressed original DICOM image. So, one gets the benefits of both lossy and lossless compression.

The algorithm uses a wavelet transformation followed by a coding that produces an embedded bitstream. The wavelet transformation reduces the correlation in the pixel data. After transformation the coefficients become much smaller. A handy side effect of the wavelet transform reveals the significance of a coefficient. The bigger it is the more important it is for the image.

The coding uses the gained information for data reduction and for the bitstream. Bitstream means that the first part of the data can be interpreted as lossy compressed image. For that reason the coding algorithm sorts the wavelet coefficients by size. The local information, i.e. where the coefficient used to be before sorting, is saved in a tree [2,3,4].

2.2 Loading strategy

Even at a high compression rate a user with a slow internet access has to wait too long for a lossless compressed image. Thus, the bitstream property is used for generating previews.

The problem is that a single new loaded bit might change the whole image. Therefore, after loading new data the whole decompression algorithm has to be recalculated again to show an updated preview. So, the more previews are shown the more time it takes to show the image in the end. For computers with a fast internet access it is a good choice to have just a few previews and for a computer with a slow connection the user appreciates seeing all of the data he already got and therefore many previews. We solve this problem by using different concurring threads (light weight processes) for loading, decompression, and the applet itself (Fig. 2). By this

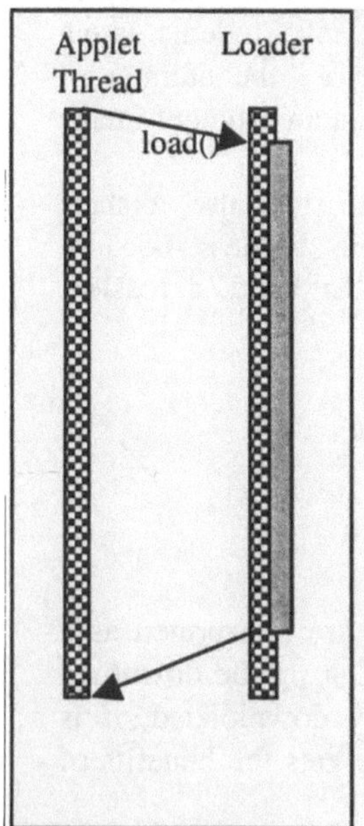

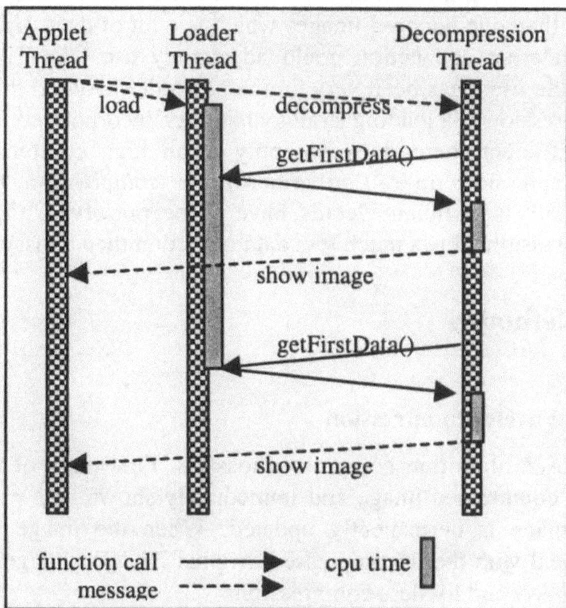

Fig.1   Sequence diagram of ODITEB 2.0

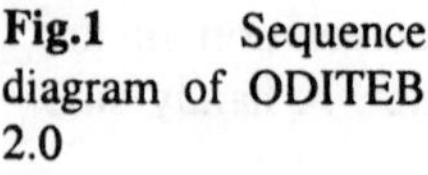

Fig.2 Sequence diagram of ODITEB 2.1

means, ODITEB automatically adapts the number of previews to its environment.

As a welcome side effect the applet is fully usable while loading an image. This has not been possible in the pervious version (Fig. 1).

The codec has been implemented in JAVA and it is part of the applet. A user does not download any plug-ins or executables.

3 Results

The algorithm has been integrated in the ODITEB case viewer written in JAVA. The first preview shows an image compressed at 16KB of data, which means a compression rate of more than 1:30 at CT images which is sufficient for a fairly good first impression. The image becomes sharper and sharper by successive updating.

Fig. 3 shows the measured compression rates. The given data are average numbers from a test with 859 different images from ODITEB. The computer used for time measurements was a Pentium II with 400Mhz and 128MB RAM running under Windows NT. That means, it was not a high-end machine. But even though the average decompression time of an image sized formerly 525KB is less than 2.5 seconds. Images sized 130KB in the DICOM format can be decompressed at even 0.5 seconds. The vertical lines in Fig. 3 indicate different stacks of images of a case in ODITEB. Since there are higher frequencies in images of a lung than in images of the rectal section, the latter ones can be compressed more effectively. Another reason for these clusters is a different quality of the image. The better the quality the better is the compression ratio. Images of one stack are mostly taken by the same device.

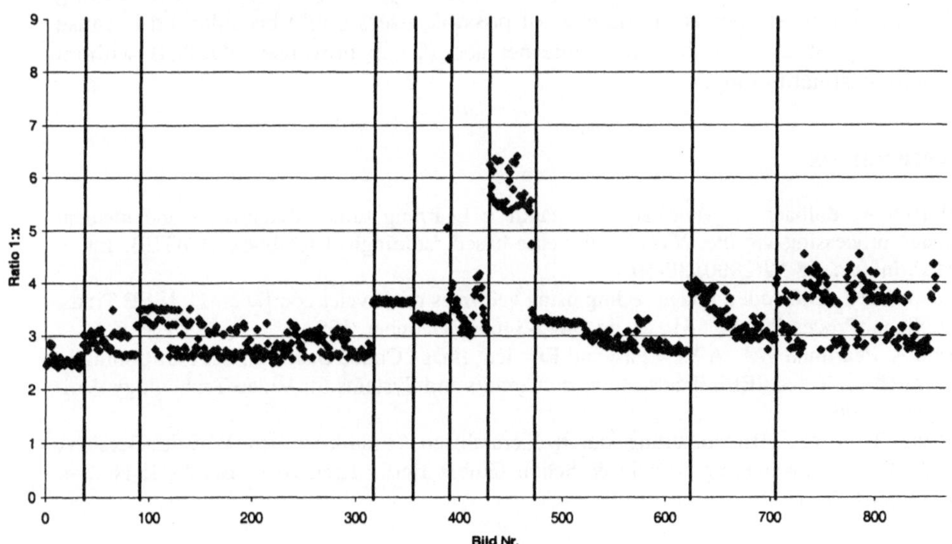

Fig 3. Compression rates. The images are ordered by cases.

The necessary time is even shorter if a mere part of the data is used for the preview. Updating reduces the artifacts of the wavelet transformation that blur the image. The fully loaded data contains a lossless compressed image at a ratio of 1: 3.2 (see Fig. 3). The decompression takes such a few time even in JAVA with a not too powerful computer, that the compression can be used together with a fast internet access like DSL without slowing down the transmission. As a welcome side effect the space used on the server and therefore the traffic is reduced at the ratio of 1:3.2, too. That also means that the offline version of ODITEB on CD may have times more cases.

The first preview of an image sized formerly 525KB is shown after about 5 seconds with an ISDN connection and 6 seconds with a modem connection. This can be calculated and also be observed in real use. The first preview is sufficient for a quite good overview of the image but it is insufficient for segmentation or filtering. A full download of an image of that size takes less than half a minute via ISDN and about 45 seconds via modem, in average.

Meanwhile, the applet is fully usable. Before the implementation of the compression the applet showed its first reaction after more than two minutes using a modem while it did not react to mouse clicks at all.

4 Discussion

The compression clearly helped to reduce transmitted data. ODITEB became more user friendly especially for people with a slow internet access by showing very soon a preview, by reducing the downloading time and by using a concurrent loading mechanism. By these means the number of possible users could be enlarged because the big group of users with a slow internet access can now use ODITEB without waiting unreasonably long.

5 References

1. Horsch A, Balbach T, Melnitzki S, Knauth J: Learning tumor diagnostics and medical image processing vie the WWW – the case-based radiological textbook ODITEB. Int. J. Med. Inform. 58-59(2000):39-50.
2. Shapiro JM: Embedded image coding using zerotrees of wavelet coefficients", IEEE Trans. on Signal Processing, vol. 41, 12, pp. 3445-3463, December, 1993.
3. Said A, Pearlman WA: A New Fast and Efficient Image Codec Based on Set Partitioning in Hierarchical Trees, IEEE Transactions on Circuits and Systems for Video Technology, Vol. 6, June 1996
4. Strutz T et al..: Bildcodierung durch hierarchische Prädiktion im Wavelet-Bereich., FREQUENZ, Fachverlag Schiele & Schön GmbH Berlin-Kreuzberg, Band 51, No.3-4, 1997, pp.106-115

Merkmalsinduzierte Aufbereitung medizinischer Ultraschallbilddaten

Martin Haimerl*, Jörg Moldenhauer*, Ulrich Mende[†], Thomas Beth*

*Institut für Algorithmen und Kognitive Systeme, Universität Karlsruhe
Am Fasanengarten 5, D-76128 Karlsruhe
E-Mail: [haimerl|jomo]@ira.uka.de

[†]Ruprecht-Karls-Universität Heidelberg – Radiologische Universitätsklinik
Im Neuenheimer Feld 400, D-69120 Heidelberg

Zusammenfassung. Für die Aufbereitung von 3D-Ultraschalldaten werden Verfahren entwickelt, die eine robuste Trennung einzelner Objektbereiche bewirken. Dies erfolgt durch eine approximative Rekonstruktion lokaler Gewebewerte und eine darauf aufbauende merkmalsgesteuerte adaptive Filterung. Die Wirkung der Algorithmen wird anhand von Volumenvisualisierungen klinischer Testdatensätzen demonstriert.

1 Einleitung

Ultraschall(US)-Aufnahmen stellen für weiterführende Bildverarbeitungs- und Darstellungstechniken, wie z. B. Segmentierung oder Visualisierung, aufgrund ihrer Bildcharakteristika sehr schwierig zu verarbeitende Daten dar. Dies liegt insbesondere daran, dass US-Bilddaten keine absoluten Gewebewerte repräsentieren, wie dies z. B. bei CT- oder MRT-Aufnahmen der Fall ist, sondern die Bildwerte im Wesentlichen durch den Gradientenbetrag der lokalen Schallimpedanzen mit einer zusätzlichen Tiefengewichtung gegeben sind. Aus diesem Grund können die vorliegenden Bildwerte in der Regel nicht unmittelbar zu einer Charakterisierung vorliegender Gewebetypen herangezogen werden. Es kann allenfalls eine lokale Abgrenzung von Objektbereichen erfolgen. Diese Abgrenzung wird jedoch durch die Abhängigkeit der Bildcharakteristika von der Einstrahlrichtung und das starke systeminhärente Rauschen erheblich beeinflusst.

Dies bewirkt zum Beispiel, dass durch eine direkt auf den unaufbereiteten US-Bilddaten angewandte Volumenvisualisierung zusammenhängende Objektstrukturen nur sehr unzureichend, in der Regel zerklüftet und durch Rauschartefakte fast vollkommen verdeckt, dargestellt werden können. Zudem folgt daraus, dass in Segmentierungsverfahren keine klare Abgrenzung von Gewebebereichen erfolgen kann und dass in Registrierungsverfahren kaum Korrespondenzen zwischen den jeweiligen Bildstrukturen zu finden sind. Aus diesen Gründen ist es wichtig, Merkmale in den US-Bilddaten zu finden, die zumindest in Annäherung die verschiedenen Gewebebereiche durch ihre Werte trennen und anatomische Strukturen robust voneinander abgrenzen können. Insbesondere gilt es, das systeminhärente Rauschen durch gezielte, an diese Merkmale angepasste Bildverbesserungsmethoden zu unterdrücken.

2 Methoden

Aufbauend auf [2] wurden Calderón-Zygmund(CZ)-Operatoren eingesetzt, um aus den originalen US-Bilddaten eine Annäherung an absolute Gewebewerte zu erreichen. Bei diesen Operatoren, die erstmals in [1] untersucht wurden, handelt es sich um Pseudodifferentialoperatoren, die im Fourierraum durch Multiplikation mit einer Potenzfunktion im Frequenzbetrag und einer zusätzlichen richtungsabhängigen Gewichtung $\Omega : S^n \to I\!R$ (S^n bezeichnet die n-dimensionale Einheitskugel) dargestellt werden können. Ω muss eine C^∞-glatte Funktion sein. Für die Aufbereitungsoperatoren ergibt sich die Fourierraumdarstellung

$$\widehat{T}(\omega) = \|\omega\|^\alpha \, \Omega \left(\frac{\omega}{\|\omega\|} \right). \tag{1}$$

Etwaige Singularitäten sind dabei im Sinne von [1] zu behandeln. Bei geeigneter Parameterwahl sorgt die integrierende Wirkung der CZ-Operatoren dafür, dass die Gradientenbildung, die der US-Aufnahmeprozess bewirkt, in den einzelnen Bildbereichen approximativ invertiert wird. Die Wahl der Parameter ist bestimmt durch die Systemeigenschaften der US-Aufnahmetechnik und hängt insbesondere von der Einstrahlrichtung ab. Es muss im Wesentlichen eine Integration in Einstrahlrichtung vorgenommen werden. Somit ist $\alpha \approx -1$ zu wählen und Ω muss in Einstrahlrichtung eine ungerade Symmetrie aufweisen. In der zur Einstrahlrichtung orthogonalen Ebene sollte Ω rotationssymmetrisch sein. Um die Auffächerung des Schallstrahls zu berücksichtigen, wird die Gewichtung zudem auf einen breiteren Winkelbereich um die Einstrahlrichtung geöffnet und $\Omega = \sin(\mu \, \mathrm{sgn}(\theta) \, \|\theta\|^\beta)$ gewählt, wobei θ den Winkel zwischen $\omega/\|\omega\|$ und Einstrahlrichtung bezeichnet. μ und β sind positive Konstanten.

In Hinblick auf die Visualisierung ist es von entscheidender Bedeutung, dass die verwendeten CZ-Operatoren markante Kanten bzw. mathematisch ausgedrückt Singularitäten in den Bilddaten erhalten. Dies ist zum einen durch die Pseudolokalität der Operatoren gegeben, die gewährleistet, dass keine neuen Singularitäten erzeugt werden. Zum anderen sind die CZ-Operatoren außerhalb von $I\!R^n \times \Omega^{-1}(\{0\})$ mikrolokal elliptisch. Das bedeutet, dass sie Singularitäten erhalten, die nicht in den Richtungen liegen, die durch die Nullstellen von Ω gegeben sind. Aufgrund der Konstruktion von Ω werden somit Singularitäten in einer kegelförmigen Umgebung der Einstrahlrichtung weiterhin gut abgebildet. Dies entspricht der Charakteristik von US-Bilddaten. Aufgrund der approximativen Invertierungseigenschaft können die berechneten Merkmalswerte zudem die benachbarten Objektbereiche deutlich besser und robuster trennen. Die Anfälligkeit gegenüber Rauschen ist durch die Dämpfung hoher Frequenzen erheblich reduziert.

Weiterhin kann die aus der Aufbereitung resultierende robuste Trennung von Objektbereichen zu einer lokal adaptiven Aufbereitung der Bilddaten eingesetzt werden. Damit wird die in [2] vorgestellte Methodik insbesondere hinsichtlich der zuverlässigeren Abbildung von feinen Detailstrukturen verbessert, ohne die erreichte prägnante Darstellung signifikanter Objektstrukturen in der Visualisierung zu gefährden. Die adaptive Aufbereitung erfolgt anhand einer gekoppelten Evolution der Form

$$f_i^{(n+1)}(x) := \frac{\int_{\mathbb{R}^3} \sigma(\|\xi - x\|^2)\, g(\|f_2^{(n)}(\xi) - f_2^{(n)}(x)\|^2)\, f_i^{(n)}(\xi)\, d\xi}{\int_{\mathbb{R}^3} \sigma(\|\xi - x\|^2)\, g(\|f_2^{(n)}(\xi) - f_2^{(n)}(x)\|^2)\, d\xi} \tag{2}$$

für $i = 1, 2$. Dabei stellt f_1 die aufzubereitende Bildfunktion, f_2 die Calderón-Merkmalsfunktion (d. h. die mittels des CZ-Operators aufbereiteten Daten), σ eine örtliche Gewichtungsfunktion und g eine Abstandsgewichtung bzgl. der Calderón-Merkmale dar. Die Evolution wird somit durch diese Merkmale gesteuert. Ihre guten Separierungseigenschaften werden genutzt, um eine gezielte an den tatsächlichen Objektstrukturen orientierte Aufbereitung durchzuführen. Das Evolutionsschema (2) stellt eine Erweiterung von Diffusionsfiltern dar, wie sie z. B. in [3] und [5] vorgestellt wurden. Es handelt sich um eine gekoppelte Evolution, die eine örtliche Gewichtung einschließt, um ein scharfes Abschneiden des Einflussbereiches zu verhindern und zudem Richtungsisotropie zu gewährleisten. Zu diesem Zweck wird für σ die Gaußfunktion $\exp(-d^2/\lambda)$ gewählt. Als Abstandsgewichtung wird $g(d) = (1 + d^2)^{-1}$ verwendet.

In Hinblick auf die weitere Verarbeitung eignen sich zwei Varianten des Evolutionsschemas (2), die durch Variation der Bildfunktion f_1 erreicht werden. Zur Generierung von Ansichten aus der Einstrahlrichtung, die im Allgemeinen aufgrund des starken Rauschens im Bildvordergrund erhebliche Probleme bereiten, werden die Calderón-Merkmale direkt eingesetzt und aufbereitet. Die daraus resultierende Visualisierung ist in Abb. 1c dargestellt. Zum Vergleich ist in Abb. 1b eine direkte Visualisierung der Calderón-Merkmalsfunktion sowie in Abb. 1a eine Visualisierung der Originaldaten ohne vorherige Aufbereitung zu sehen. Um eine Aufbereitung zu erreichen, die die original gemessenen Schallintensitäten möglichst gut reproduziert, eignet sich eine Aufspaltung der Bilddaten in die Calderón-Komponente und eine mittels Subtraktion ermittelte Restkomponente. Im Vergleich zu den Originaldaten haben beide Komponenten verbesserte Separierungseigenschaften und können somit gut für eine gekoppelte merkmalsgewichtete Aufbereitung eingesetzt werden. Abbildung 1d zeigt die Volumenvisualisierung, die sich nach Evolution und Addition der beiden Komponenten ergibt.

3 Ergebnisse

Die vorgestellten Aufbereitungsverfahren wurden anhand einer Reihe von dreidimensionalen US-Aufnahmen aus der klinischen Praxis evaluiert. Es handelte sich um Aufnahmen mit Tumoren in sehr unterschiedlichen anatomischen Bereichen, wie z. B. Auge, Brustbein oder Wadenbein. Die Tests wurden mit einer Reihe unterschiedlicher Visualisierungsalgorithmen, z. B. mit dem in [4] vorgestellten Verfahren, durchgeführt und mit Visualisierungen ohne zusätzliche Vorverarbeitung verglichen. Während relevante Objekte in US-Daten ohne zusätzliche Aufbereitung in den meisten Fällen aufgrund des erheblichen Rauschens

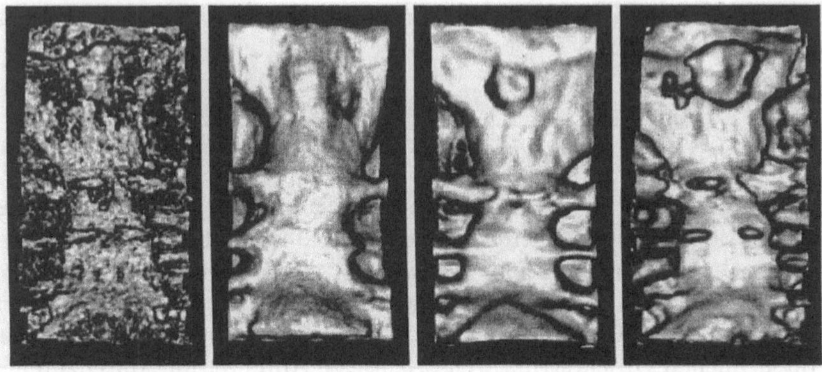

Abb. 1. Exemplarische Visualisierungen (gradientenbasierte Volumenvisualisierungen) von klinischen US-Aufnahmen, von links nach rechts: a) ohne Aufbereitung, b) Calderón-Merkmalsfunktion, c) adaptiv aufbereitete Calderón-Merkmalsfunktion, d) gekoppelte Aufbereitung nach Komponentenaufspaltung

nahezu überhaupt nicht zu erkennen waren, konnten diagnostisch wichtige Strukturen nach einer Vorverarbeitung durch die hier vorgestellten Operatoren sehr gut dargestellt werden. Die Visualisierungen wurden nur noch in recht geringem Maß durch Rauschen beeinträchtigt und lieferten für wichtige Grenzflächen sehr glatte und plastisch wirkende Darstellungen, die nach Einschätzung von medizinischer Seite die in der US-Aufnahme enthaltenen Strukturen zuverlässig und markant wiedergeben. Insbesondere wurde es als großer Vorteil empfunden, Ansichten aus der Einstrahlrichtung generieren zu können. Ansichten aus der Gegenrichtung stellen in der Regel lediglich einen Negativabdruck der Objektkonturen dar, da in diesem Bereich nur der von der vorderseitigen Kontur durchgelassene Ultraschall zur Bildgebung beiträgt.

Danksagung Die Autoren danken der Deutschen Forschungsgemeinschaft für die Unterstützung im Rahmen des Sonderforschungsbereichs 414 , "Informationstechnik in der Medizin – Rechner und sensorgestützte Chirurgie" (Projekt Q1).

References

1. Calderón AP, Zygmund A: On the Existence of Certain Singular Integrals. Acta Math., 88:85–139, 1952.
2. Haimerl M, Moldenhauer J, Mende U: Zielgerichtete Aufbereitung und Visualisierung dreidimensionaler medizinischer Ultraschallbilddaten. In: Bildverarbeitung für die Medizin 2001. S. 117–121, Springer Verlag, Berlin, 2001.
3. Perona P, Malik J: Scale-Space and Edge Detection Using Anisotropic Diffusion. IEEE Trans on PAMI, 12(7):629–639, 1990.
4. Sakas G, Walter W: Extracting Surfaces from Fuzzy 3D-Ultrasound Data. ACM Computer Graphics Proceedings, Annual Conference Series 1995, 465–474.
5. Weickert J: Anisotropic Diffusion in Image Processing. Teubner Verlag, 1998.

Glanzlichtsubstitution durch Lichtfelder
Unsichtbares wird sichtbar

F. Vogt[0,1], D. Paulus[1], I. Scholz[0,1], H. Niemann[1], C. Schick[2]

[1]Lehrstuhl für Mustererkennung
Friedrich-Alexander-Universität Erlangen-Nürnberg, 91054 Erlangen
Email:{vogt,paulus,scholz,niemann}@informatik.uni–erlangen.de
[2]Chirurgische Universitätsklinik, Krankenhausstr. 12, 91054 Erlangen
Email: schick@chirurgie-erlangen.de

Zusammenfassung. In diesem Artikel wird eine neue Technik zur Glanzlichtsubstitution vorgestellt. Ausgehend von einer Farbbildsequenz, die mit einer handgeführten Kamera aufgezeichnet wird, wird zunächst ein so genanntes *Lichtfeld* erzeugt. Außerdem wird für jedes Bild der Sequenz eine Glanzlichtmaske berechnet. Diese wird anschließend als *Vertrauenskarte* im Lichtfeld benutzt. Dadurch werden Farbpixel an den markierten Glanzlichtstellen durch Pixel aus anderen Bildern ersetzt, bei denen diese Pixel nicht durch Glanzlichter überbelichtet waren. Diese Methode erhöht die Bildqualität. Eine Anwendung des Verfahrens auf endoskopische Bilder und Evaluation auf realen und auf synthetischen Daten beschließt den Beitrag.

1 Einleitung

Bei der Aufnahme von Farbbildsequenzen natürlicher Szenen können Glanzlichter, die aufgrund von Reflexionen entstehen, beim Betrachten der Szene enorm störend sein. Teilweise verhindern sie die Sicht auf die Struktur hinter dem Glanzlicht vollständig. Glanzlichter treten vor allem bei der Aufnahme medizinischer Farbbildsequenzen von Körpergewebe auf. Bei endoskopischen Bilder wird das Problem noch dadurch verschärft, dass sich die Lichtquelle direkt neben der Kameralinse befindet. Dadurch werden Gewebeoberflächen, die orthogonal zur Blickrichtung ausgerichtet sind, meistens derart überbelichtet, daß die Ärzte keine Möglichkeit mehr haben, das darunter liegende Gewebe zu erkennen (weder die Farbe noch die Struktur).

In diesem Artikel wird dargestellt, wie Glanzlichter - aber theoretisch auch beliebige andere detektierbare Bildstörungen - aus Farbbildsequenzen entfernt werden können, indem aus der Sequenz zunächst ein sogenanntes Lichtfeld erzeugt wird, mit dessen Hilfe die Qualität der Bilder an denjenigen Stellen im Bild, an denen die Störungen auftreten, verbessert werden kann. Voraussetzung für die Entfernung einer Bildstörung ist deren robuste Detektion.

2 Glanzlichtdetektion

Für dielektrische inhomogene Materialien kann das dichromatische Reflexionsmodell [1] dazu benutzt werden, spiegelnde Reflexion von diffuser zu unterscheiden. Algorithmen, die auf diesem Modell basieren, wurden z. B. angewandt, um Glanzlichter

[0] Diese Arbeit wurde gefördert durch die Deutsche Forschungsgemeinschaft im Rahmen der Teilprojekte B6 und C2 im SFB 603.

bei der Stereobildverarbeitung zu entfernen [2]. In [3] werden Farbgradienten benutzt um Glanzlichter zu detektieren.

Die Eigenschaften menschlichen Gewebes entsprechen nicht dem dichromatische Reflexionsmodell. Dennoch haben Experimente gezeigt, dass in einigen Fällen akzeptable Ergebnisse erzielt werden können, siehe z. B. [4]. Die Verwendung von Verfahren basierend auf dem dichromatischen Reflexionsmodell führte jedoch zu einer schlechten Glanzlichtdetektion in endoskopischen Bildern aus dem Bauchraum. Dies könnte daran liegen, dass das Licht im Bauchinnern, durch Reflexionen an rotem Gewebe, rötlich ist.

Unter der Annahme, dass die Bilder nicht überbelichtet sind, werden Glanzlichter im HSV Farbraum einfach durch Schwellwerte für die Sättigung S und die Helligkeit V detektiert. Die resultierende Glanzlichtmaske wird dilatiert (3×3 Fenster) um eine geschlossene Glanzlichtregion zu erhalten. Dadurch würden auch weiße Regionen detektiert werden, aber da solche Oberflächen im Bauchinneren nicht vorkommen, tritt das Problem bei endoskopischen Bildern aus dem Bauchraum nicht auf.

3 Lichtfelderzeugung und -visualisierung

Lichtfelder wurden im Bereich des Rechnersehens und in der Graphik in der jüngeren Vergangenheit eingeführt [5,6], und beschreiben eine diskrete Version der plenoptischen Funktion, mit der es möglich ist, neue Ansichten einer Szene zu generieren. Das Lichtfeld reduziert den hochdimensionalen Raum der plenoptischen Funktion auf vier Dimensionen, indem nur konstante Radianz (drei Farbwerte) entlang von Lichtstrahlen gemessen wird. Ein Lichtstrahl ist definiert durch seine Schnittpunkte (s, t) und (u, v) mit zwei parallelen Ebenen.

Ein große Herausforderung stellt die Konstruktion eines Lichtfeldes aus einer realen Szene dar. Zunächst wird eine Sequenz mit einer nicht kalibrierten Kamera, die sich auf einem beliebigen Pfad bewegt, aufgenommen. Danach wird die Sequenz kalibriert. Unter Kalibrierung versteht man die Bestimmung der intrinsischen (z. B. Brennweite) und extrinsischen (Position und Orientierung) Kameraparameter aus der Sequenz. Um auch Sequenzen mit niedrigem Signal-zu-Rausch Verhältnis kalibrieren zu können wird ein robuster Ansatz benötigt, der mit Ausreissern und Ungenauigkeiten zurecht kommt. Zur Punktverfolgung wurde ein differenzieller Ansatz [7], zur Kalibrierung und Faktorisierung die Verfahren aus [8] bzw. [9] verwendet.

Leider befinden sich die Kamerapositionen normalerweise nicht in einer Ebene. Daher muss ein zusätzlicher Konvertierungsschritt (Warping) durchgeführt werden.

4 Glanzlichtsubstitution

Da ein Blockvergleich an den Bildrändern nicht möglich ist, können dort keine Punkte verfolgt werden und somit ist in diese Bereich keine 3D Rekonstruktion möglich. Um eine Unterscheidung zwischen den Pixeln, an denen prinzipiell keine Rekonstruktion möglich ist und denjenigen Pixeln, bei denen sich keine zuverlässige Verfolgung ergab zu ermöglichen, wurde eine so genannte Vertrauenskarte eingeführt. Diese Vertrauenskarte hat die gleiche Größe wie das Eingabebild und wird für jedes Bild berechnet. Die Vertrauenskarte wird auf 0 gesetzt, falls keine 3D Information verfügbar ist; sie wird auf > 0 (gegenwärtig konstant 1) gesetzt, falls 3D Information vorliegt.

Beim Rendern hat ein niedriger Wert der Vertrauenskarte den folgenden Effekt: beim Warping werden Pixel mit geringen Werten ins Unendliche projiziert und damit zur Interpolation nicht verwendet. Die Vertrauenskarte wird nun zu einem weiteren Zweck verwendet: Glanzlicht-Regionen werden ausmaskiert, indem die entsprechenden Bereiche in der Vertrauenskarte auf 0 gesetzt werden.

Wenn ein Wert in der Vertrauenskarte 0 ist, kann der Intensitätswert an dieser Stelle durch Interpolation von benachbarten Punkten im Lichtfeld ermittelt werden. Das Ergebnis ist ein Lichtfeld, in dem Glanzlichter durch die korrekte Bildinformationen ersetzt werden, die u. U. interpoliert sind.

5 Experimente

Als erster Test und Nachweis, dass das Verfahren funktioniert, wurden kreisförmige Regionen (20 Pixel Durchmesser) in jedem Bild (Größe 256×256) einer Sequenz, an der gleichen Stelle im Bild, blau gefärbt und die Vertrauenskarte an diesen Stellen des Bildes auf 0 (d. h. den Pixel nicht beachten) gesetzt. Die Regionen konnten fast vollständig (ca. 95%) durch 'reale' Farbwerte ersetzt werden.

Danach wurden zweimal 320 synthetische Bilder einer Szene mit einer Kugel und einem Zylinder, mit rot-blauem Schachbrettmuster, gerendert. Der eine Teil der Bilder wurde mit Glanzlichtern gerendert, der andere ohne. Aus diesen Daten wurden drei Lichtfelder erzeugt: ein Lichtfeld, bei dem die Bilder ohne Glanzlichter zum Rendern benutzt wurden (Grundwahrheit G), ein Lichtfeld, bei dem die Bilder mit Glanzlichter zum Rendern benutzt wurden (L) und ein Lichtfeld wie L, bei dem aber zusätzlich eine Glanzlichtmaske berechnet und als Vertrauenskarte benutzt wurde (LC).

Nun wurden 50 Bilder aus jedem Lichtfeld mit den jeweils gleichen (virtuellen) Kameraparametern an zufälligen Positionen gerendert. Daraus wurde das mittlere Signal-zu-Rausch Verhältnis zwischen den Lichtfeldern L und G und den Lichtfeldern LC und G berechnet. Das mittlere Signal-zu-Rausch Verhältnis ($\pm$ Standardabweichung) zwischen L und G war 8.30 (± 0.49) und das mittlere Signal-zu-Rausch Verhältnis zwischen LC und G war 8.84 (± 0.83).

Medizinische Lichtfelder wurde aus zwei endoskopischen Sequenzen erstellt: eine Gallensequenz und eine Sequenz aus dem Brustraum. Abb. 1 zeigt ein ausgewähltes Bild. In einer Doppelblind-Versuchsanordnung wurden jeweils 50 Bilder der beiden Lichtfelder durch eine Ärztin evaluiert, dabei wurden *fast immer* diejenigen Bilder *mit* Glanzlichtsubstitution als qualitativ besser beurteilt: 45 von 50 Bildern beim Gallen-Lichtfeld und 50 von 50 Bilder beim Brustraum-Lichtfeld.

6 Zusammenfassung

Wir haben gezeigt, wie die Qualität von Farbbildsequenzen durch eine Kombination verschiedener Strategien aus dem Bereich Computer Vision und Computergraphik verbessert werden kann. Am Beispiel der Glanzlichterkennung auf Farbbildern wurde gezeigt, wie durch die Erzeugung eines Lichtfelds Bildstörungen (in diesem Fall

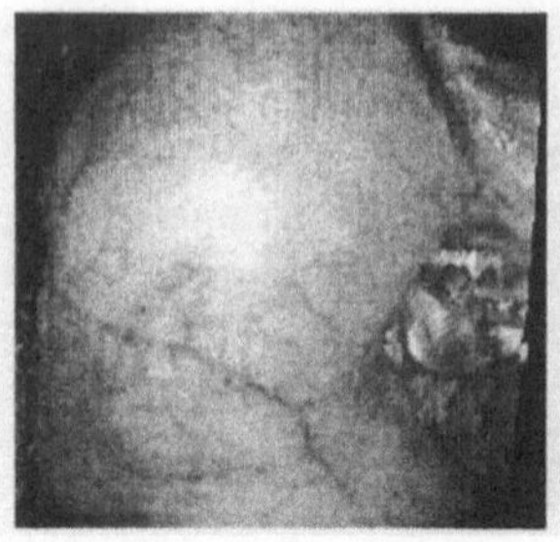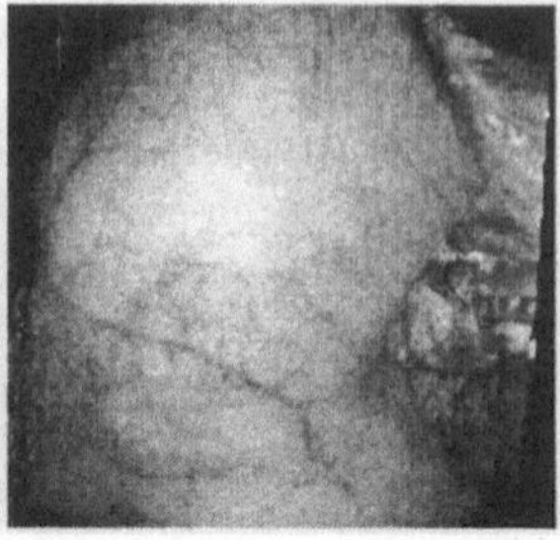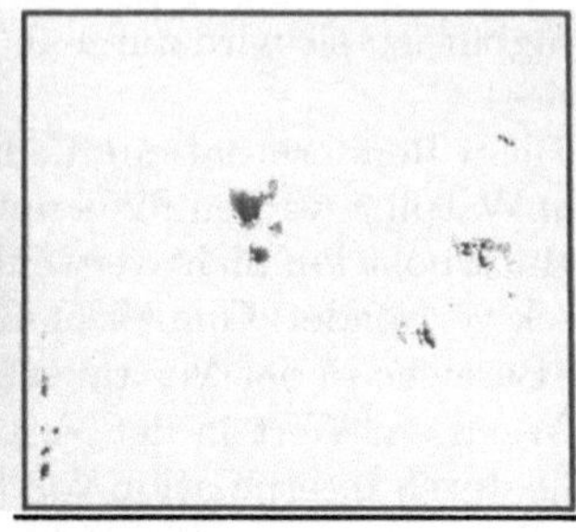

Abb. 1. Gerenderte Bilder des Gallen-Lichtfeldes: ohne Glanzlicht-Vertrauenskarte (links), mit Glanzlicht-Vertrauenskarte (mitte) und Differenzbild |links - mitte| (rechts).

Glanzlichter) in den Bildern durch *echte* Pixel substituiert werden können und damit das Gewebe 'hinter' den Glanzlichtern sichtbar wird.

Für synthetische Daten wurde gezeigt, dass das Signal-zu-Rausch Verhältnis, bei einem Glanzlichtanteil von ca. 10% des Bildes, durch das Verfahren nennenswert erhöht werden konnte.

Literatur

1. S. A. Shafer. Using color to separate reflection components. *COLOR research and application*, 10(4):210–218, 1985.
2. A. Koschan. Analyse von Glanzlichtern in Farbbildern. In D. Paulus and Th. Wagner, editors, *Dritter Workshop Farbbildverarbeitung*, pages 121–127 & 95, Stuttgart, 1997. IRB-Verlag.
3. Th. Gevers and H. M. G. Stokman. Classifying color transitions into shadow-geometry, illumination highlight or material edges. In *Proceedings of the International Conference on Image Processing (ICIP)*, pages I:521–524, Vancouver, BC, September 2000. IEEE Computer Society Press.
4. C. Palm, T. Lehmann, and K. Spitzer. Bestimmung der Lichtquellenfarbe bei der Endoskopie makrotexturierter Oberflächen des Kehlkopfs. In K.-H. Franke, editor, *5. Workshop Farbbildverarbeitung*, pages 3–10, Ilmenau, 1999. Schriftenreihe des Zentrums für Bild- und Signalverarbeitung e.V. Ilmenau.
5. S. J. Gortler, R. Grzeszczuk, R. Szelinski, and M. F. Cohen. The lumigraph. *Computer Graphics (SIGGRAPH '96 Proceedings)*, pages 43–54, August 1996.
6. Marc Levoy and Pat Hanrahan. Light field rendering. In *Computer Graphics Proceedings, Annual Conference Series (Proc. SIGGRAPH '96)*, pages 31–42, 1996.
7. J. Shi and C. Tomasi. Good features to track. In *Proceedings of Computer Vision and Pattern Recognition (CVPR)*, pages 593–600, Seattle, WA, June 1994. IEEE Computer Society Press.
8. C. J. Poelman and T. Kanade. A paraperspective factorization method for shape and motion recovery. *IEEE Transactions on Pattern Analysis and Machine Intelligence*, 19(3):206–218, March 1997.
9. C. Tomasi and T. Kanade. Shape and motion from image streams under orthography: A factorization method. *International Journal of Computer Vision*, 9(2):137–154, November 1992.

Korrektur von geometrischen Verzeichnungen bei MR-Aufnahmen vom Femur

Stefan Burkhardt[1], Michael Roth[1], Achim Schweikard[1] und Rainer Burgkart[2]

[1]Technische Universität München, Institut für Informatik IX,
Orleansstr. 34, D-81667 München
[2]Klinikum rechts der Isar, Klinik für Orthopädie und Sportorthopädie,
Ismaninger Str. 22, D-81675 München
Email: burkhars@informatik.tu-muenchen.de

Zusammenfassung. In dieser Arbeit stellen wir ein Verfahren vor, das eine effiziente Korrektur der in Magnetresonanz (MR)-Aufnahmen auftretenden geometrischen Verzeichnungen ermöglicht. Diese Korrektur basiert auf physikalischen Grundlagen der MR-Tomographie und erfordert keine Annahmen über die reale, unverzerrte Geometrie. Experimente mit einer Implementierung zeigen, dass das Verfahren praxisgeeignet ist.

1 Problemstellung

Kernspintomographien besitzen einen ausgezeichneten Weichteilkontrast, die Aufnahme erfolgt ohne Belastung mit ionisierender Strahlung. Jedoch kommt es, bedingt durch die Aufnahmetechnik, in den Bildern zu räumlichen Verzerrungen und Intensitätsinhomogenitäten. Aufgrund dieser Tatsache beschränkt sich das Einsatzgebiet bisher hauptsächlich auf diagnostische Anwendungen. Kommt es bei der Anwendung hingegen auf geometrische Korrektheit an, wie beispielsweise bei computerunterstützten Operationen, so erfolgt dies bislang unter Verwendung von CT-Aufnahmen. Unser Ziel ist es, die MR-Aufnahmen so nachzubearbeiten, daß auch Anwendungen mit einer hohen Anforderung an die Genauigkeit unter ausschließlicher Verwendung von Kernspinaufnahmen erfolgen können.

Ein wesentlicher Teil der Verzeichnungen ist durch unterschiedliche magnetische Eigenschaften der Gewebe und der umgebenden Luft bedingt. Dadurch ergeben sich statische Abweichungen von der Magnetfeldstärke. Zwar existieren einige Korrekturverfahren, allerdings verlängern sie die Aufnahmezeit, verschlechtern die Bildqualität oder basieren auf dem Einbringen von Marken in das Gewebe. Bhagwandien [1] stellt das bislang einzige Verfahren vor, das diese Einschränkungen nicht aufweist. Es korrigiert den gesamten 3D-Bilddatensatz, ist allerdings sehr zeitaufwendig.

Für viele Anwendungen ist jedoch nur eine Korrektur der räumlichen Verzeichnungen einer bestimmten Region von Interesse. In diesem Beitrag stellen wir ein neues Verfahren vor, das eine Entzerrung von MR-Aufnahmen des Femurs unter Verwendung von 3D-Oberflächenmodellen durchführt. Die Korrektur erfolgt, indem eine MR-Aufnahme des verzerrten Modells mit inversen Gradienten simuliert und die dabei auftretenden Verzerrungen berechnet werden.

2 Methoden

Das Vorgehen für die Korrektur der geometrischen Verzerrungen des Femurknochens gliedert sich in vier Schritte:

1. Segmentierung des Femurs aus dem MR,
2. Zuordnung der magnetischen Eigenschaften,
3. Berechnung des Magnetfeldes im Femurbereich und
4. geometrische Entzerrung.

2.1 Segmentierung des Femur

Der Femurknochen setzt sich aus zwei Teilen zusammen: der inneren Spongiosa, die leicht segmentiert werden kann, und der äußeren Corticalis. Die Corticalis und die angrenzende Knochenhaut sind protonenarm und daher in der Aufnahme ein Bereich mit geringer Intensität. Es ist nicht möglich, die Corticalis separat von der Knochenhaut zu segmentieren.

Zur Segmentierung der Spongiosa wird ein semi-automatisches Verfahren, adaptiert aus [2], verwendet. Die Voxel im Bild werden mit einem Clustering-Verfahren anhand ihres Grauwertes in mehrere Klassen eingeteilt. Die sinnvolle Anzahl der Klassen ist von den MR-Sequenzparametern (TE, TR) abhängig. Daher erfolgt deren Festlegung unter Kontrolle des Anwenders. Anschließend wird die Klasse, in der die Spongiosa enthalten ist, ausgewählt. Von dieser Segmentierung wird die Oberfläche als Dreiecksnetz extrahiert. Anschließend erfolgt eine Anpassung des Netzes an die Spongiosa mittels eines elastischen Modells.

2.2 Bestimmung der Suszeptibilitäten

Nachdem die Segmentierung abgeschlossen ist, müssen die magnetischen Eigenschaften, d.h. die Suszeptibilitäten χ, den Geweben zugewiesen werden. Eine individuelle Zuweisung der Suszeptibilität jedes Voxels ist nicht möglich. Es sind nur typische Werte für verschiedene Gewebetypen bestimmt. Untersuchungen [1] belegen, daß es möglich ist, allen Gewebetypen einen einheitlichen Wert zuzuweisen, und lediglich zwischen Luft und Gewebe zu unterscheiden. Unter Ausnutzung der zu Beginn der Segmentierung erstellten Klassifizierung kann einfach zwischen dem Hintergrund (Luft) und dem Gewebe unterschieden werden.

2.3 Berechnung der Magnetfeldstärken im Femurbereich

Sind die magnetischen Eigenschaften und die Stärke B_0 des Magnetfeldes im Scanner bekannt, so folgt daraus zunächst das magnetische Potential Φ_M mit

$$\mathrm{div}\,(\mu_0\mu\nabla\Phi_M) = 0 \tag{1}$$

μ_0 bezeichnet die Permeabilität im Vakuum und ist $\mu_0 = 4\pi \cdot 10^{-7}\mathrm{H/m}$. Die relative Permeabilität μ ergibt sich durch $\mu = 1 + \chi$. Aus Φ_M ergibt sich die magnetische Feldstärke B durch

$$B = \|\mu_0\mu\nabla\Phi_M\|\,. \tag{2}$$

2.4 Korrektur der geometrischen Verzerrungen

Bei 2D MR-Sequenzen führen Abweichungen von der B_0-Feldstärke zu räumlichen Verzerrungen in Richtung des Schichtwahl- und Read-Out-Gradienten sowie zu Intensitätsinhomogenitäten. Die Phasenkodierung ist resistent gegenüber solchen Abweichungen von Magnetfeld. So treten in der phasenkodierten Richtung keine räumlichen Verzeichnungen auf. Bezeichne $\Delta B(x,y,z) = B(x,y,z) - B_0$ die Abweichung von der B_0-Feldstärke, G_y bzw. G_z die Stärke der Gradienten in y- (Read-Out) bzw. z-Richtung (Schichtwahl). Dann erscheint an der Stelle (x_0, y_0, z_0) im Bild der Punkt (x, y, z), der die Gleichungen

$$x_0 = x \tag{3}$$
$$y_0 = y + (\Delta B(x,y,z)/G_y) \tag{4}$$
$$z_0 = z + (\Delta B(x,y,z)/G_z) \tag{5}$$

erfüllt, die sich aus den Verfahren zur Ortskodierung im MR [3,4] herleiten lassen. O.B.d.A. erfolgt hierbei die Phasenkodierung in x-Richtung. Bei 3D MR-Sequenzen erfolgt die Schichtkodierung ebenfalls über eine Phasenkodierung, so daß bei diesen nur noch eine Verzerrung in der Read-Out-Richtung auftritt.

Die Korrektur der Verzerrungen wird an dem Oberflächenmodell durchgeführt. Sie erfolgt, indem eine MR-Aufnahme des verzerrten Modells, allerdings mit inversen Gradienten der ursprünglichen Aufnahme, simuliert wird. Es treten geometrische Verzeichnungen entsprechend den Gleichungen auf. Diese werden allerdings nur an den Positionen der Knoten betrachtet und berechnet. Im vorliegenden Fall ist die Position (x, y, z) bekannt. An dieser befindet sich der jeweils betrachtete Knoten. Daraus läßt sich unter Kenntniss der Abweichung vom Magnetfeld die neue, korrigierte Position (x_0, y_0, z_0) berechnen.

3 Ergebnisse

Die Evaluierung des beschriebenen Verfahrens erfolgte an einem synthetischen und einem realen Datensatz. Für den synthetischen Datensatz wurde in einer CT-Aufnahme der Femur segmentiert und anschließend eine 3D-MR Aufnahme mit einer Feldstärke von $B_0 = 1{,}5$T und unterschiedlichen Stärken des Read-Out-Gradienten von 1,0 mT/m bis 12,0 mT/m simuliert. Vom simulierten MR wurde der Femur als Oberflächenmodell extrahiert und die auftretenden Verzeichnungen mit dem beschriebenen Verfahren korrigiert. Zum Vergleich wurde es mit einem Modell des aus dem originalen CT segmentierten Femurs registriert. Die Registrierung erfolgte durch eine Minimierung des mittleren Abstandes der Knoten zum Referenzmodell. Zur Bewertung wurde die maximale Abweichung herangezogen. Diese betrug vor der Korrektur zwischen 1,8 mm (bei 1,0 mT/m) und 0,1 mm (bei 12 mT/m) und danach zwischen 0,56 mm und 0,01 mm (s. auch Abb. 1). Damit ist die Anwendbarkeit des Verfahrens bestätigt.

Für die realen Datensätze wurden von demselben Objekt zwei MR-Aufnahmen mit $B_0 = 1{,}5$T und bekannten Gradientenstärken erstellt. Beides waren 2D-Sequenzen mit Phasenkodierung in x-Richtung. Die Gradientenstärken waren $G_z = 8{,}16$mT/m

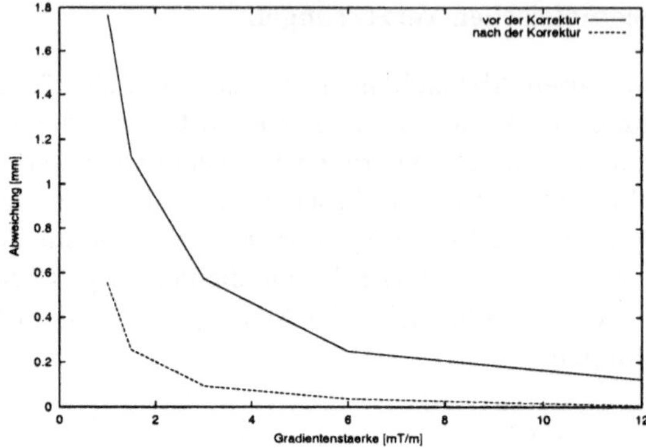

Abb. 1. Maximale Abweichung vom Referenzmodell vor und nach der geometrischen Korrektur der Knotenpositionen

bei beiden Sequenzen, $G_y = 6,14\mathrm{mT/m}$ bei der ersten und $G_y = 3,33\mathrm{mT/m}$ bei der zweiten. In beiden Datensätzen wurde mit dem beschriebenen Verfahren die Spongiosa segmentiert, die Verteilung der Feldstärke berechnet und anschließend das 3D-Modell korrigiert. Dabei wurden während der Korrektur die einzelnen Knoten im ersten Datensatz um bis zu 0,92 mm gegeneinander verschoben und bis zu 1,21 mm im zweiten.

4 Diskussion und Zusammenfassung

In diesem Beitrag wurde ein Verfahren vorgestellt, um geometrische Verzeichnungen bei MR-Aufnahmen zu korrigieren. Durch die Einschränkung auf das Oberflächennetz der betrachteten Region und eine Korrektur lediglich der geometrischen Verzeichnungen konnte ein beträchtlicher Geschwindigkeitsgewinn gegenüber dem von Bhagwandien vorgestellten Verfahren erzielt werden. Während letzteres für die Korrektur der Verzeichnungen ca. eine Stunde (Pentium III, 800Mhz) benötigt, kommt das vorgestellte Verfahren mit wenigen Sekunden aus. Im Normalfall sind die Gradientenstärken der Kernspinsequenz nicht bekannt. Da diese Parameter aber konstant sind, wird es erforderlich sein, diese für jede Sequenz anhand von speziell konstruierten Phantomen zu bestimmen.

Literatur

1. Bhagwandien R: Object induced geometry and intensity distortions in magnetic resonance imaging. Dissertation, Universiteit Utrecht, 1994
2. Burkhardt S, Saupe D, Kruggel F, Wolters C: Segmentierung des Knochens aus T1- und PD-gewichteten Kernspinbildern vom Kopf. Procs BVM 2001: 187-191, 2001
3. Moseley ME, Sawyer AM: Imaging techniques: Pulse Sequences. In: Magnetic Resonance Imaging of the Body, 43-69. Lippincott-Raven, Philadelphia, 3. Auflage, 1997
4. Roberts TPL: Basic Principles. In: Magnetic Resonance Imaging of the Body, 3-10. Lippincott-Raven, Philadelphia, 3. Auflage, 1997

Visualisierung
und 3D-Interaktion

Hybrid Focal Region-Based Volume Rendering of Medical Data

Jianlong Zhou, Manfred Hinz, Klaus D. Tönnies

Institute for Simulation and Graphics
Otto-von-Guericke University of Magdeburg
{zhou, mhinz, klaus}@isg.cs.uni-magdeburg.de

Abstract In this paper we advocate the use of a hybrid focal region-based volume renderer that offers an alternative for visualization of internal structures of medical image data. We describe this promising technique for communicating the first impression of object shape, while at the same time providing detailed information of volumetric data with the use of a lens-like focal region. This is to better communicate the existence, form, and location of underlying targets while minimally occluding them.

1 Introduction

Recent developments in image modalities, such as Multislice-Spiral CT in medical imaging, have led to a substantial increase in resolution in slice direction. On the other hand, the structure of interest (tumours, lesions, etc.) occupies a percentage which is often below 10% of all voxels. In practical applications, the large number of slices per study require fast, versatile and efficient methods for reducing the data for information extraction. However, the analysis of such structures needs context information like locations within a specific organ or nearness to sensitive structures (nerves, vessels). All these require an alternative rendering approach which integrates both: on the one hand, focusing on a specific structure and, on the other hand, context information.

In this paper, we propose a new approach to volume rendering: *Hybrid Focal Region-Based Volume Rendering* (*HFRBVR*). We describe this technique for communicating the first impression of object shape or contour while at the same time providing detailed information of volume data with the use of lens-like focal region. Inspired by the nonphotorealistic rendering (NPR) to define an object with just a few contour lines with less redundant information, we designed a method for generating object contours of the volume data to depict context information out of focal region. In the focal region, we render interesting volume data using a direct volume rendering method. The connection between the structure of inside of focal region and outside of focal region gave a better understanding of spatial relationship.

2 Related Work

Recently, nonphotorealistic rendering, which originally has been used for computer graphics in general, has been proposed for volume rendering [1, 2, 3], definitely extending the abilities for the investigation of 3D data. Rheingans [2] introduced the volume illustration approach to enhance important features (boundary enhancement, sketch lines, etc.) using nonphotorealistic rendering techniques. Hauser [1] presented a two-level volume rendering to allow for selectively combining different rendering techniques for different objects within a common data set. Csebfalvi [3] developed an

NPR technique for volumetric data to visualize object contours depending on the magnitude of gradient information. Although all these approaches can provide promising visualization results to some degree, they all lack in providing volume of details and context information at the same time and thus lack a flexible understanding of volumetric data.

3 Approach

In this section, we will present our hybrid focal region-based volume rendering approach which combines nonphotorealistic rendering and volume rendering into one renderer to investigate volumetric data.

3.1 Outline of HFRBVR

The *hybrid focal region-based volume rendering (HFRBVR)* approach uses a lens-like geometry to divide volumetric data into two parts: in the focal region and out of the focal region. Because the volumetric data in the focal region is the main area of interest, it is rendered with DVR or surface rendering. The area out of the focal region, which is rendered to show volume context information, is rendered with nonphotorealistic rendering (e.g. contours, silhouettes). Fig. 1 shows the main idea of HFRBVR.

3.2 NPR for Volumetric Data

For a full depiction of 3D objects, contour lines are particularly important in the perception of surface shape and have been utilized in surface illustration and surface visualization rendering. Similarly, contour volumes increase the perception of volumetric features. Our approach sets up aN NPR model which is used to render the contours of the objects within the volumetric data set out of the focal region.

Model for Contour Volumes The nonphotorealistic rendering model for contour volumes can be expressed as:

$$I(P,V) = WF(\nabla(P)) \cdot W(P,V) \cdot DepthW(P) \tag{1}$$

where P is voxel position, V is viewing direction, $I(P,V)$ is the intensity at the voxel position P, $WF(\nabla(P))$ is the windowing function for the gradient at P as indicated in Fig. 2 and is used to determine the range of interest in the domain of gradient magnitude, $W(P,V)$ is used to introduce the viewing direction into the model and gives high weights to the voxels which belong to an object contour, $DepthW(P)$ is the depth-weighted coefficient at P and is introduced to overcome the limitation of MIP, which can not depict depth cueing of objects and is used later for compositing the image.

Viewing Weight In order to strengthen the features provided by contour volumes, we set up a weighting function which enhances the intensity of volume samples where the

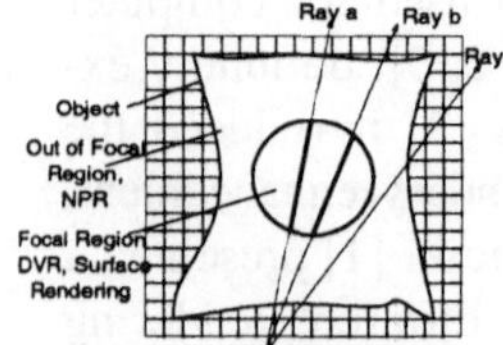

Fig. 1. Outline of Hybrid Focal Region-based Volume Rendering

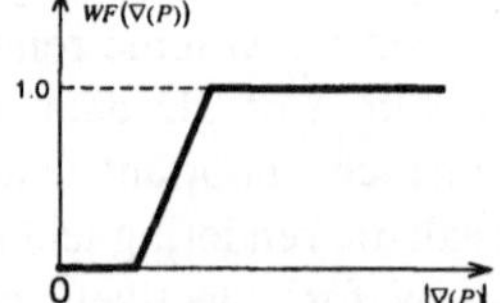

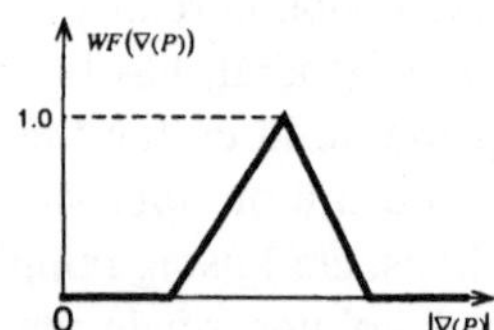

Fig. 2. Different Windowing Functions

gradient direction is almost perpendicular to the viewing direction, indicated by a dot product between gradient and viewing direction which nears zero (Fig. 3). This weighting function is:

$$W(P,V) = \left(1 - k \left| \nabla\hat{(P)} \bullet V \right| \right)^{n} \qquad (2)$$

where n is the exponent which controls the sharpness of the contour lines, k is used to control the effect of viewing direction, $\nabla\hat{(P)}$ is the normalized gradient direction at P.

Depth Weight Using depth-weighted coefficient *DepthW(P)* is originated as an intuitive view of the natural visual characteristics that are evident when envisioning sight as a group of progressive planes. This scenario gives the front visual plane the greatest intensity and gives diminishing intensity to planes as they go into the distance. Depth-weighted coefficient *DepthW(P)* of intensity can be modelled as:

$$DepthW(P) = \frac{d_{max} - d_i}{d_{max}} \qquad (3)$$

where d_{max} is the distance from the first plane to last plane, d_i is the distance between the first plane and the i plane.

3.3 Combining NPR with DVR

After creating the intensity of each sample position along a viewing ray, an image is produced in a compositing step by our depth-based maximum intensity projection or alpha blending to show context information. The focal region can be obtained with ray-bounded DVR. The idea is shown in Fig. 4. As shown in Fig. 4, only the bounded thick parts of rays are traversed during ray casting, and thus we only render the volumetric data in the focal region, instead of all of the volumetric data. In the final step, we have a rendering mixture of NPR and DVR. The use of a Z-buffer algorithm to solve this mixture problem is straightforward. In our approach, the contour lines for context of focal region are rendered first. Subsequently, the focal region is rendered with DVR. This is rendered in front-to-back order. In this way the correct depth ordering of all contributing entities is preserved and the use of the over operator to composite them creates correct colors in the final image pixels.

4 Results and Discussion

The renderings we generated provide a good representation of volume data features. Using medical data as an example we show the aggregate utility of a hybrid renderer and its ability to provide different focal region-based views of the volume data. We

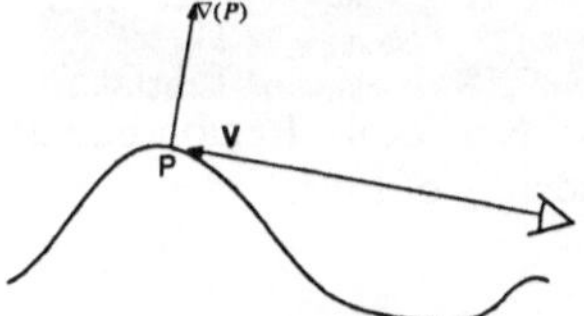

Fig. 3. The contour is the set of points for which the gradient direction is almost perpendicular to the viewing direction

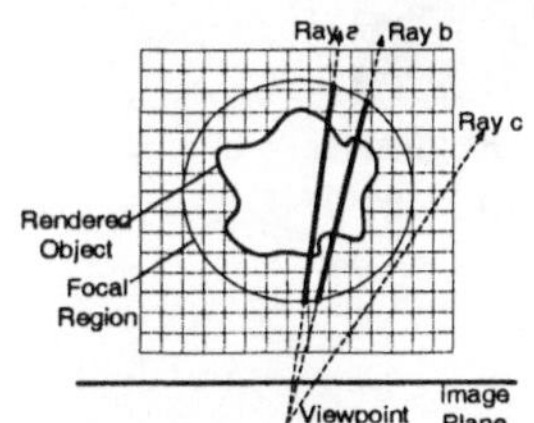

Fig. 4. A 2D example of ray bounding during ray casting

applied our method to CT data of head for the representation of bones and its surrounding tissue sketches at the same time (Fig. 5). This gives a good understanding of tissues in the focal region. The connection information between focal region and out of focal region is very important. The results have shown that such a hybrid focal region-based volume rendering can differentiate the focal region-based view of medical volume data for representing volume of interest. Fig. 6 shows the result of rendering of liver for its focal region and out of focal region. Rendered images are rich in densitometric information as well as in geometric information concerning local shapes and the spatial interrelations of structures.

In our research, we aimed at realizing the approach presented in this paper, but did not aim at interactive rendering. The resources and time consumed by rendering in this approach mainly depend on the size of dataset, the size of focal region and the gradient computation method. One of the means to improve rendering performance in our approach is to optimize the gradient computation method.

5 Conclusions and Future Work

In this paper, we have presented the approach of hybrid focal region-based volume rendering for visualizing medical image data. This technique uses different rendering methods for different regions to show more details. We have shown that combining NPR with volume rendering produces more information and provides the viewer with a better understanding about volumetric data. Our future work will focus on introducing segmentation information into our approach to enhance our algorithm.

References

1. Hauser H, Mroz L, Bischi G I, et al.: Two-Level Volume Rendering, IEEE Transactions On Visualization and Computer Graphics, 7(3), 242-252, 2001.
2. Rheingans P, Ebert D: Volume Illustration: Nonphotorealistic Rendering of Volume Models, IEEE Transactions on Visualization and Computer Graphics, 7(3), 253-264, 2001.
3. Csebfalvi B, Mroz L, Hauser H, et al.: Fast Visualization of Object Contours by Non-Photorealistic Volume Rendering, EUROGRAPHICS 2001.

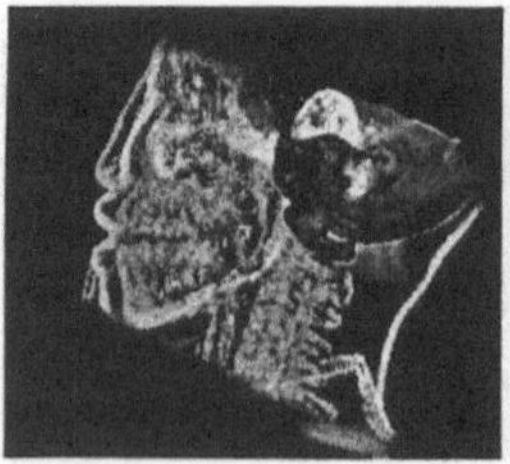

Fig. 5. Focal Region-based Rendering of Head

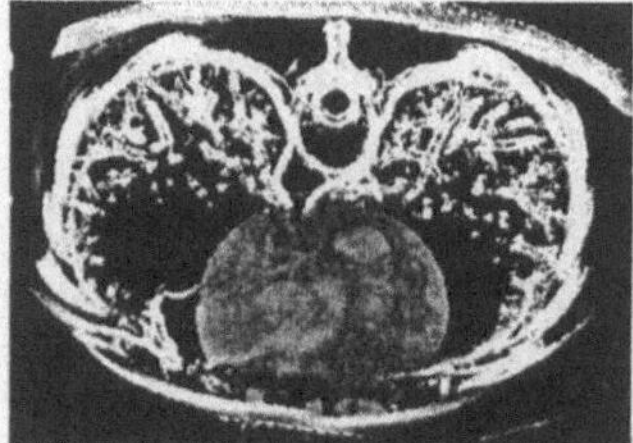

Fig. 6. Focal Region-based Rendering of Liver

Signalanalysen und 3-D Visualisierung zur Darstellung der elektrischen Erregungsausbreitung und -rückbildung bei ventrikulären Herzrhythmusstörungen

Hans-Jürgen Bruns, Peter Loh, Lars Eckardt, Paulus Kirchhof, Wilhelm Haverkamp und Günter Breithardt

Medizinische Klinik und Poliklinik C
Kardiologie und Angiologie, SFB 556-C2
Universitätsklinikum Münster (UKM), 48129 Münster
Email: brunsh@uni-muenster.de

Zusammenfassung. Neuartige katheter-gestützte Mapping-Verfahren ermöglichen die dreidimensionale Aufzeichnung des elektrischen Erregungsablaufes im Herzen anhand der individuellen dreidimensionalen Kontur der Herzkammer. Bei ventrikulären Herzrhythmusstörungen wird mittels der Erkennung von lokalen Inhomogenitäten der elektrischen Erregungsbildung und -rückbildung auf den Ursprung der Störungen zurückgeschlossen und Strategien zur gezielten Verödung kleiner Herzmuskelregionen erarbeitet. Mittels Zeitreihenanalysen der digitalisierten Mapping-Daten wurden lokale Signalcharakteristika der elektrischen Erregung berechnet und in Form farbkodierter 3D-Visualisierungen z.B. als Aktivierungskarten oder Repolarisationskarten wiedergegeben. Aus der Zusammenschau der unterschiedlichen lokalen und globalen Aktivierungseigenschaften des Herzmuskels auf Grundlage der realen Geometrie der Herzkammern können somit wichtige Erkenntnisse zur Therapieoptimierung gewonnen werden.

1 Einleitung

Ventrikuläre Herzrhythmusstörungen stellen ein wesentliches klinisches Problem bei Patienten mit Herzinsuffizienz dar und sind für eine Vielzahl plötzliche Todesfälle verantwortlich. Die Mechanismen für die Entstehung dieser Rhythmusstörungen sind vielfältig, wobei der lokalen elektrischen Erregungsausbreitung und -rückbildung eine zentrale Bedeutung zukommt [1]. Neben der Erforschung von elektrophysiologischen Parametern für die Pathogenese von ventrikulären Rhythmusstörungen wird eine gezielte Analyse der elektrischen Erregung des Herzens die katheter-gestützte Behandlung mittels Hochfrequenzstrom-Ablation eingesetzt. Hierbei geben lokale elektrische Signalcharakteristika wie vorzeitige Erregung, Signalfraktionierung und Repolarisa-tionsverhalten vor, an welchem Ort kleine Herzmuskelareale gezielt verödet werden. Während der mehrstündigen Untersuchungen besteht die Möglichkeit, durch die off-line-Analyse der elektrischen Registrierungen der Herzerregung zusätzliche Eigenschaften der elektrischen Aktivierung des Herzens herauszuarbeiten und in die Therapieentscheidung einzubinden.

Abb. 1. Ballonkatheter mit 64-poligem Multielektrodenarray zur Registrierung der elektrischen Aktivierung des Herzens, links: vor rechts: nach Aufdehnung des Ballons.

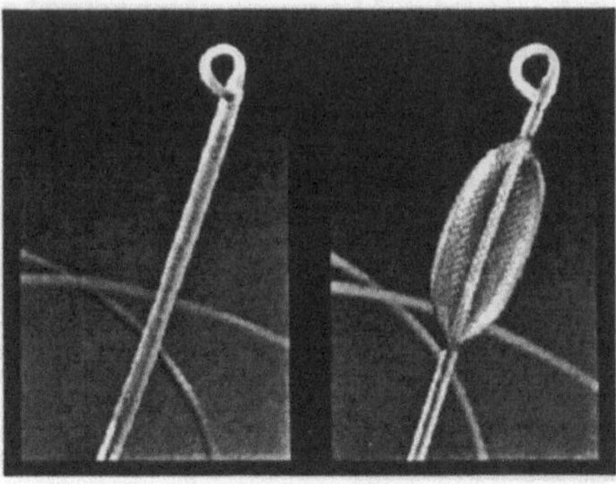

Die hierzu notwendigen technischen Vorraussetzungen sind Programme zum Datenimport und zur Signalanalyse der elektrischen Mapping-Signale und zur Visualsierung der Ergebnisse bzgl. der individuellen dreidimensionalen Geometrie der Herzkammer.

2 Methode

Für die offline-Analyse von endokardialen Mapping-Registrierungen mit dem Non-Contact System wurden Softwarelösungen zur Daten- und Signalverarbeitung sowie zur 3D-Visualisierung entwickelt.

2.1 Non-Contact Mapping der elektrischen Erregung

Das sogenannte „Non-Contact-Mapping"-System stellt die jüngste Entwicklung auf dem Gebiet der Mappingsysteme dar. Es ermöglicht erstmals die dreidimensionale Rekonstruktion des endokardialen Erregungsablaufes aus wenigen Einzelschlägen des Herzens mit Hilfe eines kathetergestützten Verfahrens (EnSite®, Endocardial Solutions Inc.). Das System besteht aus einer Silicon-Graphics® Workstation, an die ein ca. 8 ml-Ballonkatheter mit 64 Oberflächenelektroden angeschlossen ist, Abb.1. Dieser wird durch eine 9F-Schleuse über einen Führungsdraht in die zu untersuchende Herzkammer eingeführt. Neben den Fernfeldelektrogrammen wird von den dem 64-poligen Multielektrodenarray (MEA) ein 5,86 kHz-Signal registriert, das von einem konventionellen Mapping/Ablationskatheter ausgesandt wird, der in derselben Herzkammer liegt. Über dieses Signal wird die Position der Mappingkatheterspitze relativ zum MEA berechnet. Dieser Mappingkatheter wird über die Herzinnenwand geleitet bis die gesamte Geometrie der Herzkammer erfasst ist. Dabei werden durch den Vergleich mit biplaner Röntgendurchleuchtung anatomische Markierungen der Ventrikel-Geometrie vorgenommen. Nach Aufzeichnung der Geometrie werden über einige Sekunden Mapping-Registrierungen mit einer Sampling-Rate von 1,2 kHz während Sinusrhythmus und nach Induktion der Herzrhythmusstörung aufgezeichnet.

Abb. 2. Berechnung von lokalem Aktivierungbeginn (Depolarisation) und –ende (Repolarisation) aus virtuellen Elektrogrammen als Zeitpunkt des steilsten Signalabfalls bzw. –anstiegs berechnet.

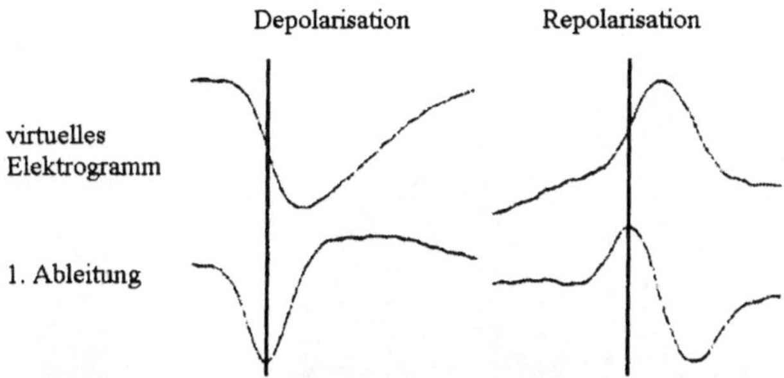

Aus den Registrierungen von dem im Blut schwimmenden Ballonkatheter werden mittels inverser Lösungen über 3000 virtuelle, unipolare Elektrogramme auf der Herzinnenwand berechnet. Validierungstudien zeigten eine gute Übereinstimmung von virtuellen und direkt am Herzmuskel gemessen Signalen [2].

2.2 Daten- und Signalverarbeitung

Das endokardiale Mapping-System ermöglicht die Ausgabe einer Matrix von 2048 virtuellen Elektrogrammen als Text-Datei. Weiterhin enthält diese Datei die Informationen zur Ventrikel-Geometrie und Positionierung der anatomischen Markierungen. Vor dem Datenexport wurde mittels einer Filterung der virtuellen Elektrogramme mit einem Bandpassfilter von 0,3-300 Hz ein möglichst unipolarer Charakter der Signale erreicht. Mit Hilfe der graphischen Programmiersoftware Lab-VIEW® (National Instruments) wurde eine Software zur offline-Analyse der Mapping-Registrierungen aufgebaut. Die lokale Aktivierung (Depolarisation) wird dabei als Zeitpunkt des steilsten Signalabfalls aus der 1. Ableitung des Signals berechnet. Entsprechend wurde der Zeitpunkt des lokalen Endes der Erregung mit der steilsten ansteigenden Flanke des Repolarisationssignals berechnet, Abb. 2. Aus der Differenz von lokalem Aktivierungsbeginn und –ende wurde ferner das lokale Aktivierungs-Erholungs-Intervall (activation recovery interval, ARI) berechnet. Dieser Parameter kennzeichnet insbesondere lokale Inhomogenitäten der elektrischen Aktivierung.

2.3 3D-Visualisierung

Zur graphische Ausgabe wurden die Analyseergebnisse auf die geometrische Vertrikelkontur zurückprojiziert und mit der Graphiksoftware MATLAB® als farbkodierte 3D-Graphik visualisiert. Die Informationen zur Ventrikel-Geometrie wurden dazu in die für die Visualisierungstools notwendigen Strukturen umgewandelt und die 2048 virtuellen Messpunkte in Form eines Gitternetzes überlagert. Ferner wurden die anatomischen Markierungen (A=Apex, S=Septum, ant=anterior, B=Basis, e1=Exit Tachykardie 1, e2= Exit Tachykardie 2) des Mappingsytems transferiert. Ein Beispiel eines ARI-Maps zeigt Abb. 3.

Abb. 3. Inhomogenitäten der elektrischen Aktivierung am Bsp. eines Patienten mit apikalen zwei Tachykardie-Morphologien (e1,e2).

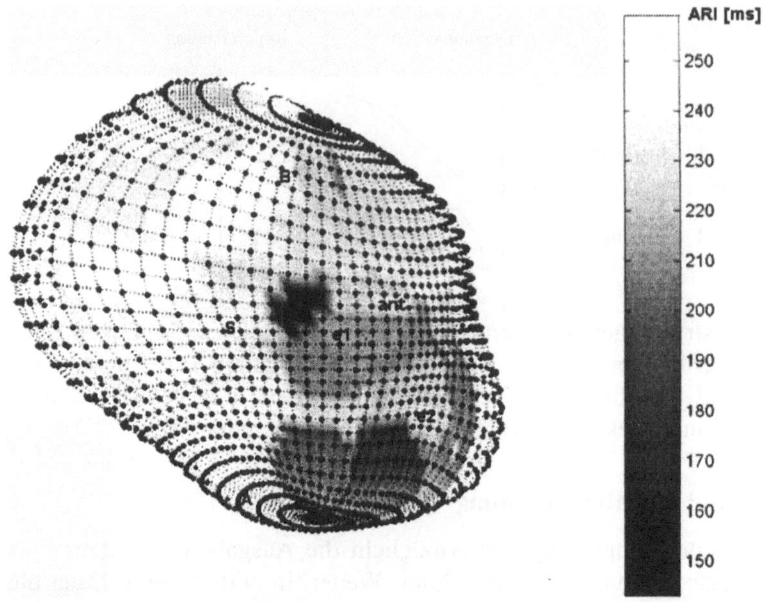

Dieser herzinsuffiziente Patient mit Vorderwandspitzeninfarkt zeigte zwei Tachy-kardie-Morphologien, die beide ihren Ursprung am Rand der Narbe hatten (e1,e2). Kennzeichnend für die hier dargestellte offline-Analyse sind Inhomogenitäten der elektrischen Aktivierungs-Erholungs-Intervalle im Bereich der Austrittspunkte der ventrikulären Tachykardien.

3 Ergebnisse/Diskussion

Zur offline-Analyse von endokardialen Registrierung virtueller Elektrogramme wur-den Werkzeuge entwickelt, die dem Untersucher binnen weniger Minuten zusätzli-che Detail-Informationen zur elektrischen Aktivierung des geschädigten Herzmus-kels liefern. Somit ist eine Optimierung der notwendigen therapeutischen Entschei-dungen ermöglicht. Die Software ist wegen Ihres modularen Aufbaus um weitere Signalanalysen im Zeit- und Frequenzbereich erweiterbar.

4 Literatur

1. Wilber DJ: Evaluation and treatment of nonsustained ventricular tachycardia. Curr Pin Cardiol 1:23-31, 1996.
2. Schilling RJ, Peters NS, Davies DW: Simultanous endocardial mapping in the human left ventricle using a noncontact catheter. Circulation 98:887—898, 1998.

Dreidimensionales Strain Rate Imaging des Herzmuskels mit Hilfe der Tissue Doppler Echokardiographie

Mark Hastenteufel[1], Ivo Wolf[1], Raffaele De Simone[2], Sibylle Mottl-Link[2], Hans-Peter Meinzer[1]

[1]Abteilung für Medizinische und Biologische Informatik
Deutsches Krebsforschungszentrum
Im Neuenheimer Feld 280, 69120 Heidelberg
[2]Chirurgische Universitätsklinik Heidelberg, Abt. Herzchirurgie
Im Neuenheimer Feld 110, 69120 Heidelberg
Email: M.Hastenteufel@dkfz.de

Zusammenfassung. Die Kenntnis des Bewegungs- und Kontraktionsmusters des Herzmuskels liefert wichtige diagnostische Informationen über potentielle Vitalitätsstörungen. Mittels Tissue Doppler Echokardiographie können lokale Geschwindigkeiten innerhalb des Myokards bestimmt werden. Daraus lassen sich lokale Kontraktionsmaße, Strain und Strain Rate, bestimmen. Wir stellen Methoden zur dreidimensionalen Visualisierung und Quantifizierung der Herzvitalität mittels Tissue Doppler Echokardiographie und Strain Rate Imaging vor. Die Verfahren sind in einem bereits in der klinischen Routine befindlichen Software-Tool integriert.

1 Einleitung

Das Herz beschreibt in einem Zyklus ein komplexes dreidimensionales Bewegungsmuster. Die Kenntnis dieses Bewegungsmusters, insbesondere im Herzmuskel (Myokard) des linken Ventrikels liefert wertvolle diagnostische Informationen über mögliche Vitalitätsstörungen, wie z.B. Herzkranzgefäßverengung oder myokardiale Ischämie. Geschwindigkeiten innerhalb des Myokards zur Bestimmung des Bewegungsmusters können mit Hilfe der Tissue Doppler Echokardiographie, auch Tissue Velocity Imaging (TVI) oder Doppler Myocardial Imaging (DMI) genannt, gewonnen werden. Sie verspricht ein wertvolles Tool zur quantitativen und qualitativen Diagnostik regionaler Wandbewegungsstörungen zu werden.

Strain Rate Imaging (SRI) ist eine neue, auf der Tissue Doppler Echokardiographie aufbauende Technik zur Diagnose der Myokardvitalität. Hier werden in Ergänzung zu den Geschwindigkeitsinformationen lokale Kontraktionsmaße bestimmt. Bisher wurden lediglich Verfahren zum eindimensionalen und zweidimensionalen SRI vorgestellt. Aufgrund der dreidimensionalen Natur der Herzwandbewegung kann ein dreidimensionales Strain Rate Imaging zusätzliche wertvolle diagnostische Informationen über das lokale Kontraktionsverhalten zur

Verfügung stellen. Wir stellen Methoden zur Berechnung von Strain Rates auf dreidimensionalen echokardiographischen Aufnahmen sowie entsprechende Visualisierungsmethoden vor.

2 State of the Art

Bei der in [1] beschriebenen Tissue Doppler Echokardiographie werden im Gegensatz zur herkömmlichen Doppler Echokardiographie hohe Geschwindigkeiten herausgefiltert und nur die niedrigen dargestellt. Unter Ausnutzung der so gewonnenen Geschwindigkeitsinformation können Strain Rates mittels räumlicher Geschwindigkeitsgradienten (Myocardial Velocity Gradient, MVG) bestimmt werden. Dies wird bisher für eindimensionale M-Mode [2] und zweidimensionale B-Mode Akquisitionen [3] beschrieben. Normwerte für Strain und Strain Rate werden in [4] definiert.

3 Datenakquirierung

Dynamische dreidimensionale (bzw. 3D+t oder 4D) Tissue Doppler Daten werden transösophageal bzw. transthorakal mittels Rotationssonde eines Sonos 5500 DSR Ultraschallgerätes (Philips, zuvor Agilent, Andover, USA) akquiriert. Die Daten können entweder mit Hilfe einer MO oder eines LAN Interfaces auf einen PC übertragen und mit dem in unserer Abteilung entwickelten Software-Tool EchoAnalyzer [5] dargestellt und weiterverarbeitet werden.

4 Strain und Strain Rate

Die Deformation eines Objektes in Bezug auf den Ausgangszustand bezeichnet man als Strain. Man unterscheidet zwischen *Langrange Strain*

$$\epsilon(t) = \frac{L(t) - L_0}{L_0} \tag{1}$$

und *Natural Strain*

$$\epsilon_N(t) = \int_{t_0}^{t} d\epsilon_N(t) = \int_{t_0}^{t} \frac{L(t + dt) - L(t)}{L(t)} \tag{2}$$

Hierbei bezeichnet $L(t)$ die Objektlänge nach Deformation und L_0 den Ausgangszustand [6].

Strain Rate ist die Änderungsgeschwindigkeit des Strains und entspricht somit der zeitlichen Ableitung. Die (Natural) Strain Rate innerhalb des Herzmuskels kann mittels Tissue Doppler als myokardialer Geschwindigkeitsgradient auf dem Schallstrahl berechnet werden zu

$$\dot{\epsilon}_N = sr = \frac{v_1 - v_2}{x} \tag{3}$$

wobei v_1 und v_2 gegebene Geschwindigkeiten an zwei Punkten und x die Distanz der beiden Punkte darstellt [3]. Die Strain Rate stellt ein Maß für die lokale Kontraktion dar. Eine weitere Möglichkeit zur Berechung der Strain Rate liegt in der Bestimmung der Steigung der Regressionsgerade durch die Geschwindigkeiten zwischen zwei Punkten [2].

Zu beachten ist, dass die gemessene Geschwindigkeit v_m nicht der wahre Geschwindigkeitsvektor v sondern nur die Projektion $< v, n_t >$ des wahren Vektors auf den Transducernormalenvektor $n_t(x, y, z)$ ist, welcher in Richtung des Schallkopfes zeigt. Somit wird auch die Strain Rate ohne Winkelkorrekturverfahren nur in Richtung des Schallkopfes bestimmt. Berechnungen von Strain Rates aus einem Langachsenschnitt (longitudinale Kontraktion) sowie einem Kurzachsenschnitt (radiale Kontraktion) ergeben zwei physikalisch unterschiedlich zu interpretierende Kontraktionsrichtungen des Herzmuskels. Bei einer Berechung von Strain Rates auf dreidimensionalen Daten ist somit darauf zu achten, dass die Schnittrichtung bei allen Rotationswinkeln dieselbe ist. Mittels Rotationsakquisition kann somit nur die longitudinale Kontraktion in drei Dimensionen berechnet werden, da der linke Ventrikel nur in dieser Richtung rotationssymmetrisch ist.

5 Visualisierung

Die Tissue Doppler bzw. Strain Rate Daten können einzeln oder kombiniert mit den Backscatter Daten (Morphologie) zweidimensional dargestellt werden. Eine Auswahl verschiedener Look-Up Tabellen zur differenzierten Darstellung ist möglich. Zur *curved M-Mode* Darstellung kann der Benutzer einen Linienzug angeben. Die auf dieser Linie liegenden Geschwindigkeiten bzw. Strain Rates werden entsprechend farbkodiert als M-Mode dargestellt. Desweiteren ist eine farbgetreue, dynamische Volumenvisualisierung der akquirierten Tissue Doppler Daten, der berechneten Strain Rate Daten sowie von kombinierten Backscatter+TD und Backscatter+SR Daten mit Hilfe des Heidelberger Raytracing Modells [7] möglich.

6 Ergebnisse

Mit unseren entwickelten Methoden ist ein Strain Rate Imaging mit Hilfe der Tissue Doppler Echokardiographie in drei Dimensionen möglich. Die Tissue Doppler und Strain-Rate Bilder können in verschiedenen Modi, inklusive farbgetreuer Volumenvisualisierung dargestellt werden. Hiermit wird dem Arzt ein wertvolles Tool zur Diagnose potentieller Herzwandbewegungsstörungen an die Hand gegeben.

7 Diskussion und Ausblick

Wir haben transösophageale 3D+t Tissue Doppler Aufnahmen akquiriert und daraus dreidimensionale Strain Rate Bilder bestimmt. Die Visualisierung dieser

TD und SR-Bilder liefert ein besseres Verständnis des komplexen, dreidimensionalen Bewegungsmusters des Herzmuskels und ist somit ein wertvolles Hilfsmittel zur Diagnose und Therapie. Das Verfahren ist dadurch limitiert, dass aktuelle Ultraschallgeräte die Geschwindigkeiten nur entlang des Schallstrahls bestimmen können. Die gemessene Geschwindigkeit ist somit nur die Projektion des tatsächlichen Geschwindigkeitsvektors auf den Schallstrahl. Hiermit ergibt sich eine große Winkelabhängigkeit der gemessenen Geschwindigkeiten und der daraus berechneten Strain Rates. Die echte dreidimensionale Bewegung wird durch den Strain Rate Tensor $V_{ij} = \frac{1}{2}(\frac{\delta v_i}{\delta x_j} + \frac{\delta v_i}{\delta x_j})$ beschrieben. Unsere weitere Forschung wird sich auf die Bestimmung eines dreidimensionalen Geschwindigkeitfeldes richten. Hierzu wird momentan einerseits der Einsatz von Methoden aus der linearen Elastizitätstheorie, Feder-Masse Modelle, interpolationsbasierte Rekonstruktionsverfahren sowie Speckle-Tracking Methoden untersucht. Andererseits soll untersucht werden, ob eine Beschallung von unterschiedlichen Positionen zur Rekonstruktion des Geschwindigkeitfeldes unter Verwendung eines Trackingsystemes möglich ist. Gelingt es, ein echt dreidimensionales Geschwindigkeitsfeld innerhalb des Myokards zu bestimmen, wäre die Limitation der Winkelabhängigkeit beseitigt und eine Bestimmung des kompletten Strain sowie Strain Rate Tensors möglich.

8 Danksagung

Die Forschungsarbeit wird von der Deutschen Forschungsgemeinschaft im Rahmen des SFB 414 "Informationstechnik in der Medizin - Rechner und Sensorgestützte Chirurgie" gefördert.

Literatur

1. McDicken WN, Sutherland GR, Moran CM, Gordon LN: Colour Doppler velocity imaging of the myocardium. Ultrasound Med Biol 18:651-654, 1992
2. Uematsu M, Miyatake K, Tanaka N et al.: Myocardial Velocity Gradient as a New Indicator of Regional Left Ventricular Contraction: Detection by a Two-Dimensional Tissue Doppler Imaging Technique. J Am Coll Cardio 26(1):217-23, 1995
3. Heimdal A, Stølen A, Torp H, Skærpe T: Real-time Strain Rate Imaging of the Left Ventricle by Ultrasound. J Am Soc Echocardio 11:1013-1019, 1998
4. Kowalski M, Kukulski T, Jamal F et al.: Can Natural Strain and Strain Rate Quantify Regional Myocardial Deformation? A Study in Healthy Subjects. Ultrasound Med Biol 27(8):1087-1097, 2001
5. Wolf I, De Simone R, Glombitza G, Meinzer HP: EchoAnalyzer - A System for Three-Dimensional Echocardiographic Visualization and Quantification. Proc. CARS 2001: 902-907, 2001
6. D'Hooge J, Heimdal A, Jamal F et al.: Regional Strain and Strain Rate Measurement by Cardiac Ultrasound: Principles, Implementation and Limitations. Eur J Echocardio 1:154-170, 2000
7. Meinzer HP, Meetz K, Scheppelmann D et al.: The Heidelberg Raytracing Model. Computer Graphics 11(6):34-43, 1991

Virtuelle 3D-Szenen zur Exploration radiologischer Volumendaten am Beispiel der CT-basierten Diagnostik von Kugelgelenken

Ralf Westphal, Michael Teistler[1], Jochen Dormeier[1], Lars Mieth[2], Tim Pohlemann[3], Axel Gänsslen[3] und Dietrich Peter Pretschner[1]

Institut für Robotik und Prozessinformatik
Technische Universität Braunschweig, 38106 Braunschweig
[1]Institut für Medizinische Informatik
Technische Universität Braunschweig, 38106 Braunschweig
[2]Unfallchirurgische Klinik
Medizinische Hochschule Hannover, 30161 Hannover
[3]Abteilung für Unfall-, Hand- und Wiederherstellungschirurgie
Chirurgische Universitätsklinik Homburg/Saar, 66421 Homburg/Saar
Email: rwe@rob.cs.tu-bs.de

Zusammenfassung. Die exakte Klassifikation einer Fraktur ist Vorraussetzung für die korrekte Wahl einer optimalen Therapieform. Konventionelle Klassifikationsmethoden von Acetabulumfrakturen basieren auf der Analyse von Röntgenaufnahmen, in denen nicht alle Parameter einer solchen Fraktur eindeutig klassifizierbar sind. Hier wird eine CT-basierte Methode vorgestellt, bei der die räumlichen Eigenschaften von Kugelgelenken ausgenutzt werden. Aus den CT-Daten wird ein 3D-Modell der Fraktur erstellt, indem die einzelnen Fraktursegmente durch Kugeloberflächenbereiche approximiert werden. Das erzeugte 3D-Modell der Fraktur ermöglicht es dem Anwender einen räumlichen Eindruck über Frakturverlauf und Zusatzverletzungen zu erhalten. Tests mit dem entwickelten Prototypen haben die Eignung dieser Methode zur Klassifikation von Acetabulumfrakturen gezeigt.

1 Einleitung

Radiologische Volumendaten werden im klinischen Alltag im Wesentlichen durch zweidimensionale Darstellungen (Schnittbilder) exploriert. Dies gilt insbesondere für die Diagnostik von Frakturen auf Basis von Computertomographie (CT)- Aufnahmen. Hier wird ein Werkzeug vorgestellt, das die Exploration einer Fraktur eines Kugelgelenks mit Hilfe dreidimensionaler virtueller Szenen ermöglicht. Motivation für die Entwicklung des Werkzeugs war die Forderung nach einer effizienten CT-basierten Klassifikation von Frakturen des Acetabulum, die eine Alternative zu konventionellen Klassifikationsmethoden darstellen soll [1].

Die Klassifikation von Acetabulumfrakturen basiert derzeit überwiegend auf der Analyse konventioneller Röntgenbilder. Für die Beurteilung einer solchen Fraktur sind sowohl Frakturverlauf als auch eventuelle Zusatzverletzungen, wie Trümmer- und Impressionszonen von Bedeutung. Ist der Frakturverlauf in einer Röntgenaufnahme noch recht gut zu erkennen, lassen sich Trümmer- und Impressionszonen oftmals nur sehr schwer oder gar nicht identifizieren. Die gängige Klassifikationsmethode nach Joudet/Letournel [2] verzichtet somit völlig auf die Beschreibung dieser Faktoren und auch die AO-Klassifikation [3] liefert keine Methoden, anhand derer Zusatzverletzungen präoperativ diagnostiziert werden könnten.

Aufgrund dieser Einschränkungen sind neue Methoden wünschenswert, mit denen auf Basis von CT-Daten eine exakte Klassifikation der Fraktur des Acetabulum vorgenommen werden kann. Ziel ist es, durch Ausnutzung der dreidimensionalen CT-Daten präoperativ die entscheidenden Parameter einer Acetabulumfraktur so genau zu analysieren, dass dadurch eine optimale Therapieform gefunden werden kann.

2 Methode

Es wurde eine Methode entwickelt, die auf den speziellen Eigenschaften eines Kugelgelenks basiert: Ein einzelnes Segment der frakturierten Gelenkfläche kann durch einen Teilbereich einer Kugeloberfläche modelliert werden. Anhand dieser Kugeloberflächen ist es möglich, die relativen Positionen der einzelnen Fraktursegmente zueinander sowie den Frakturverlauf zu bestimmen. Mit Hilfe dreidimensionaler Ansichten der frakturierten Gelenkoberfläche können Impressions- und Trümmerzonen sichtbar gemacht werden (Virtuelle 3D-Szene). Diese Art der Darstellung ermöglicht es dem Betrachter, die vorliegende Fraktur räumlich zu beurteilen und sie somit auf eine intuitivere Weise zu klassifizieren, als es mit der direkten Analyse der CT-Schnittbilder möglich wäre.

Um die Definition der Fraktursegmente vorzunehmen, werden auf den CT-Schnittbildern manuell mindestens vier Raumpunkte eingegeben, die zur Oberfläche des jeweiligen Segments gehören. Dem Anwender stehen dabei übliche Eingabehilfen, wie z.B. Auswahl einer Region of Interest (ROI) bzw. eines Volume of Interest (VOI) und Zoom zur Verfügung (Abb. 1). Aus diesen Punkten berechnet das Programm automatisch die entsprechenden Kugelparameter (Radius und Mittelpunkt) und bestimmt die CT-Daten auf der Kugeloberfläche.

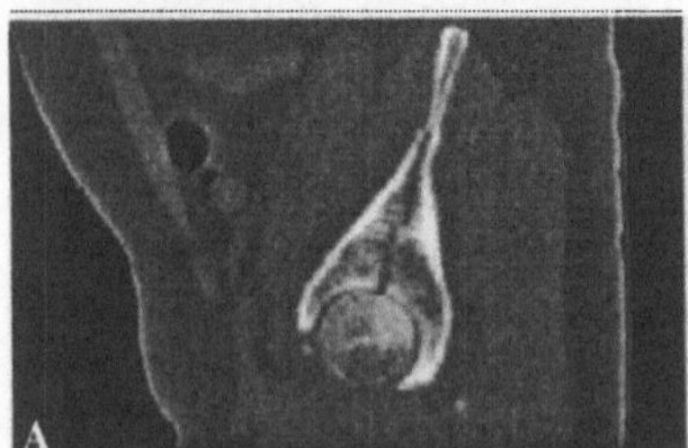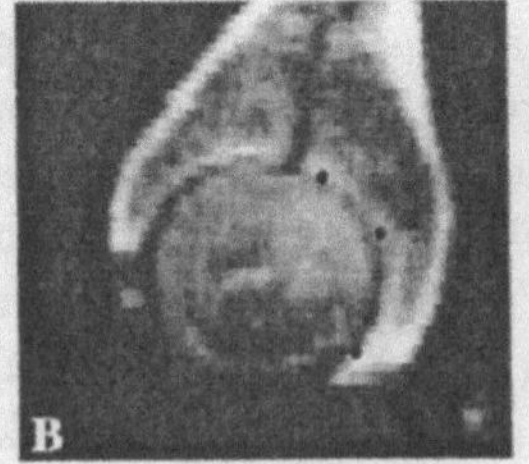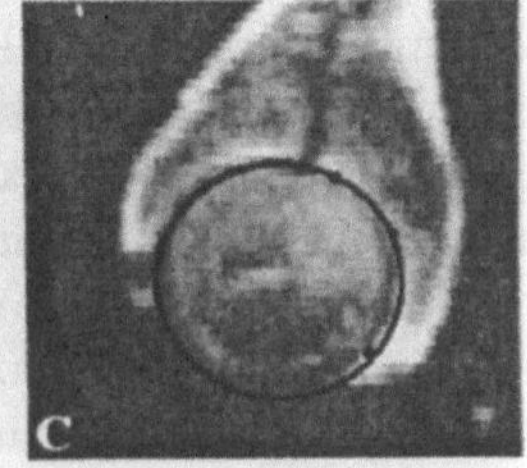

Abb. 1. Manuelle Segmentdefinition auf 2D-CT-Daten. A) Original CT-Daten des linken Acetabulum in sagittaler Ansicht. B) Vom Anwender eingegebene Oberflächenpunkte des dorsalen Fraktursegments. C) Schnitt (Kreis) der berechneten Kugel mit der angezeigten sagittalen Ebene.

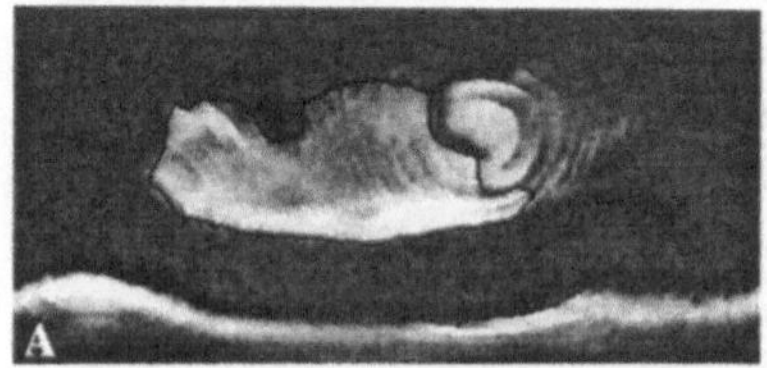
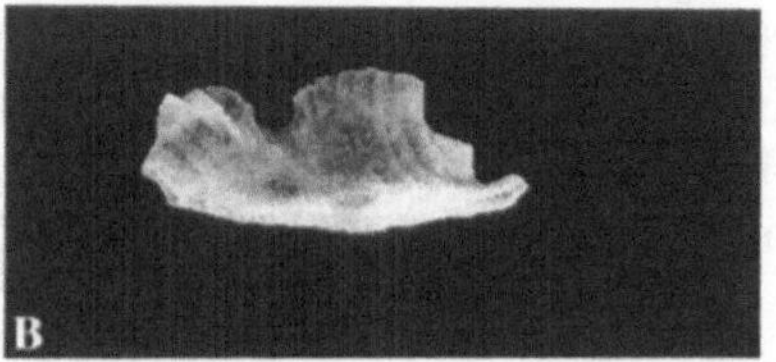

Abb. 2. 2D-Projektion der Kugeloberfläche. A) Textur der Kugeloberfläche mit Linienzug des Segmentrands. B) „Ausgeschnittener" Oberflächenbereich des Fraktursegments.

Diese CT-Daten werden als Textur über die Kugel gelegt und stehen anschließend sowohl in einer dreidimensionalen Ansicht als auch in einer zweidimensionalen Projektion (ähnlich einer Weltkarte) zur weiteren Analyse zur Verfügung (Abb. 2 und 3). Auf dieser Projektion kann nun der Segmentrand mittels eines Linienzugs festgelegt und Zusatzverletzungen sichtbar gemacht werden. Zur Orientierung und leichteren Abgrenzung von umgebenen Strukturen kann jederzeit eine 3D-Szene des Fraktursegments betrachtet werden (Abb. 3 A).

Auf diese Weise müssen die einzelnen Fragmente der Fraktur definiert werden um sie anschließend in einer 3D-Szene gemeinsam betrachten zu können. Dort wird dann schließlich der genaue Frakturverlauf und die Position bzw. die Dislokation der einzelnen Fraktursegmente zueinander deutlich (Abb. 3 B-E).

3 Ergebnisse

Die vorgestellte Methode wurde in einem Werkzeugprototypen implementiert [4]. Tests mit verschiedenen Patientendaten aus der Unfallchirurgie haben das Potenzial der Methode aufgezeigt. Mit einer relativ geringen Anzahl von Benutzerinteraktionen können die einzelnen Fraktursegmente genau definiert werden.

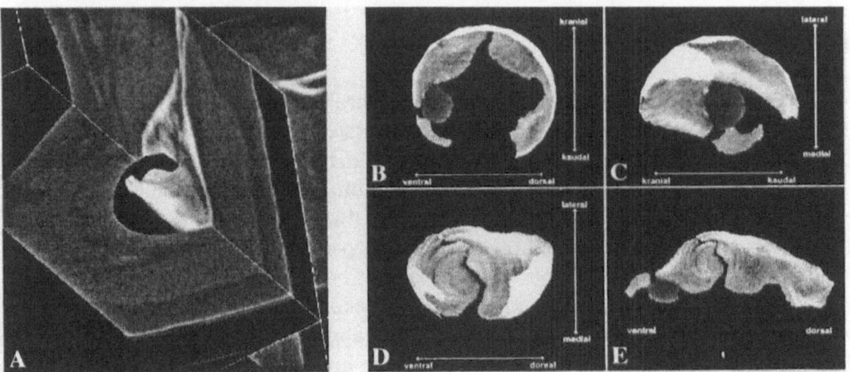

Abb. 3. Exploration der Frakturparameter mittels virtueller 3D-Szenen. A) 3D-Darstellung eines Fraktursegments mit zur Orientierung eingeblendeten sagittalen und transversalen Schnittebenen. B-E) 3D-Szene mit den einzelnen Fraktursegmenten (linkes Acetabulum) und deren relativen Lage zueinander. A) Ansicht Lateral-Medial. B) Ansicht Ventral-Dorsal. C) Ansicht Kaudal-Kranial. D) 2D-Projektion.

Die Interaktions- und Manipulationsmöglichkeiten in den dreidimensionalen Ansichten erlauben dem Anwender, nach nur kurzer Einarbeitungszeit eine schnelle und präzise Navigation in den CT-Daten und verschaffen ihm auf einfache Art und Weise einen räumlichen Eindruck der Fraktur. Für die Bearbeitung der durchgeführten Testfälle benötigte ein ungeschulter Anwender im Mittel 30 Minuten pro Datensatz. Der Frakturverlauf und Bereiche mit Zusatzverletzungen ließen sich bei den mit dem Prototypen bearbeiteten Datensätzen gut erkennen und darstellen.

4 Diskussion

Es hat sich gezeigt, dass ein Chirurg mithilfe der Ergebnisdarstellung (3D-Szene und 2D-Projektion) in der Lage ist, den vorliegenden Fall schnell und intuitiv zu erfassen und zu beurteilen. Außerdem wurde gezeigt, dass sich diese Darstellung eignet, um die Klassifikation einer Acetabulumfraktur durchzuführen [5].

Eine vergleichbare Darstellung der Fraktur wird bislang im klinischen Alltag nicht eingesetzt. Daher existiert noch kein Klassifikationsschema, anhand dessen die Auswertung standardisiert erfolgen und zur Entscheidung für eine Therapieform führen könnte. Die Entwicklung eines solchen Schemas wird Gegenstand weiterer Arbeiten sein. In [6] werden Möglichkeiten eines Klassifikationsschemas aufgezeigt.

Die Effizienz des Prototypen beim jetzigen Entwicklungsstand mit erreichten Bearbeitungszeiten von etwa 30 Minuten pro Datensatz ist für den klinischen Routinebetrieb noch nicht ausreichend. Zukünftige Arbeiten werden die Vorgehensweise des Anwenders beim Bearbeiten solcher Datensätze in einer klinischen Studie analysieren, um später Handlungsabläufe durch die Software fest vorzugeben bzw. zu automatisieren. Bei einer entsprechend optimierten Software ist zu erwarten, dass ein geschulter und erfahrener Anwender für den Routineeinsatz akzeptable Bearbeitungszeiten erreichen kann.

5 Literatur

1. Teistler M, Dormeier J, Krosche M, et al.: A Software Tool Supporting CT-based Classification of Acetabular Fractures. Computer Assisted Radiology and Surgery, Excerpta Medica International Congress Series, 1214:257-261, Amsterdam, 2000.
2. Judet R, Judet J, Letournel E: Fractures of the acetabulum: Classification and surgical approaches for open reduction. J Bone Joint Surg Am, vol. 46A, 1964.
3. Müller M: The comprehensive classification of fractures, part 2: Pelvis and acetabulum. Springer, Berlin, 1996.
4. Westphal R: Zur rechnergestützten Diagnostik von Beckenfrakturen: Konzeption und Realisierung eines Werkzeug-Prototypen für die Klassifikation von Acetabulumfrakturen. Diplomarbeit, TU Braunschweig, Institut für Medizinische Informatik, 2001.
5. Krosche M: Mathematische Modellierung und 3D Visualisierung von Gelenkfrakturen für Diagnose und Klassifikation in der Unfallchirurgie. Diplomarbeit, TU Braunschweig, Institut für Medizinische Informatik, 2001.
6. Dormeier J, Teistler M, Krosche M, et al.: Rechnergestützte CT-basierte Klassifikation in der Unfallchirurgie am Beispiel von Acetabulumfrakturen. Rechner- und Sensorgestützte Chirurgie, p. 103-110, Gesellschaft für Informatik, Bonn, 2001.

Die realistische haptische Interaktion mit anatomischen Modellen für die Simulation der Felsenbeinchirurgie

A. Petersik[1], B. Pflesser[1], U. Tiede[1], K. H. Höhne[1] und R. Leuwer[2]

Universitätsklinikum Hamburg-Eppendorf, [1]Institut für Mathematik und Datenverarbeitung in der Medizin, [2]HNO-Klinik, Email: petersik@uke.uni-hamburg.de

Zusammenfassung. Es wird ein neuer Ansatz für die realistische haptische Interaktion mit anatomischen Modellen vorgestellt.

Das haptische Rendering basiert auf einer Kollisionserkennung, die mehrere Werkzeugpunkte berücksichtigt, um eine realistische Werkzeug-Objekt-Interaktion zu ermöglichen. Sowohl die haptische als auch grafische Darstellung werden mit Subvoxel-Genauigkeit berechnet. Dadurch können die Modelle in jeder beliebigen Vergrößerung untersucht werden. Die haptischen Kräfte werden mit einer Frequenz von 6kHz berechnet und an ein Force-Feedback-Gerät übermittelt. Im Vergleich zu klassischen Single-Point basierten Verfahren führt diese einzigartige Kombination aus Multi-Point-Ansatz und Subvoxel-Genauigkeit zu sehr realistischen und detaillierten haptischen Eindrücken.

Eine Hauptanwendung der hier vorgestellten Algorithmen ist ein Simulator für die Felsenbein-Chirurgie. Mit einem simulierten Fräser kann Knochen mit realistischem "Look and Feel" abgetragen und so der Zugang zum Mittelohr interaktiv studiert werden.

1 Einleitung

Die Simulation von chirurgischen Eingriffen mittels Computer ist ein stark wachsendes Gebiet in der medizinischen Bildverarbeitung. Das liegt einerseits daran, dass heute detaillierte anatomische Computermodelle existieren [1] und anßdererseits entsprechende Virtual Reality Hardware [2] verfügbar ist. Die meisten heutigen Simulationssysteme konzentrieren sich auf die elastische Deformation von Weichteilgewebe. Die Simulation von Bohr- und Fräsvorgängen an festen Strukturen ist dagegen weniger untersucht und hat ganz andere Anforderungen: Sowohl Genauigkeit als auch Auflösung muss entsprechend groß sein, um z.B. an der komplexen Anatomie des Felsenbeins arbeiten zu können. Entsprechende hochauflösende Verfahren für nicht-deformierendes Schneiden wurden in [3] vorgestellt.

Die realistische haptische Simulation von Werkzeuginteraktion kann mit den heute meist eingesetzten Single-Point-basierten Algorithmen für das haptische Rendering nicht gelöst werden. Ziel dieser Arbeit war es, Algorithmen zu entwickeln, die die in [4] vorgestellte subvoxelgenaue Auflösung auch für das haptische

Rendering verfügbar machen, um somit eine realistische haptische Interaktion mit beliebig komplexen anatomischen Modellen zu ermöglichen. Weiterhin war es notwendig, geeignete Algorithmen zu entwickeln, die realistische Kräfte während des Bohrens berechnen. Als Anwendung dieser Algorithmen wurde ein System entwickelt, welches die realistische Simulation von Felsenbeinoperationen mit stereoskopischer Darstellung und haptischem Feedback ermöglicht.

2 Methoden

Folgende Eigenschaften sind für das realistische haptische Rendering in dem Felsenbein-Chirurgie-Simulator wichtig.

- Die Kollisionserkennung sollte auf einem Multi-Point Ansatz basieren, um eine realistische Werkzeug-Objekt-Interaktion zu ermöglichen
- Um ein realistisches haptisches Feedback während der Bohroperation zu bekommen, muss ein haptisches Verfahren entwickelt werden, welches die Kräfte beim Bohren realistisch simuliert.

2.1 Repräsentation der Daten

Das zugrundeliegende Computermodell benutzt eine voxelbasierte Repräsentation, die z.B. aus CT-Daten erzeugt werden kann. Für den Felsenbein-Chirurgie-Simulator sind entsprechende Strukturen, wie Hammer, Amboss, Gesichtsnerv etc. segmentiert worden. Um eine detaillierte Visualisierung der Daten zu erreichen, werden die Oberflächen einer Struktur in diesem Modell über einen Ray-Casting Algorithmus mit Subvoxel-Genauigkeit bestimmt [4]. Dies führt zu glatten und detaillierten Oberflächen, sowohl in der visuellen, als auch in der haptischen Darstellung. Um die modifizierten Strukturen in dem voxelbasierten Modell ebenfalls mit großer Genauigkeit zu repräsentieren, wurde ein Algorithmus implementiert, der die durch die Werkzeuge herausgeschnittenen Bereiche in einem zusätzlichen Volumen subvoxelgenau ablegt [3].

2.2 Haptisches Rendering

Für die Kollisionserkennung mit den Werkzeugen wurde ein Verfahren benutzt, das auf dem in [5] gezeigten aufbaut, jedoch in vielen Punkten verbessert und an die Subvoxel-Genauigkeit angepasst wurde. Bei dem Verfahren werden mehrere Oberflächenpunkte eines Werkzeuges auf Kollision geprüft. Wenn es zur Kollision kommt, wird für jeden Kollisionspunkt ein Vektor bestimmt, der zu einer kollisionsfreien Stelle führt. Der Mittelwert aller gefundenen Kollisionsvektoren führt zu einer kollisionsfreien Position für das gesamte Werkzeug. Die letzte kollisionsfreie Position für das Werkzeug wird dabei jeweils als sogenannter Proxy gespeichert, um für solche Positionen eine Rückstellkraft berechnen zu können, an denen sich das Werkzeuge tiefer innerhalb einer Struktur befindet. An solchen Stellen können dann für die meisten Oberflächenpunkte keine kollisionsfreien Stellen mehr gefunden werden. Dies tritt insbesondere bei der Benutzung sehr kleiner Werkzeuge häufig auf. Der Proxy erlaubt es durch Suche zwischen Werkzeug und Proxy zu einer Position zu kommen, wo die Kollisionskraft durch den oben beschriebenen Algorithmus wieder berechnet werden kann.

2.3 Berechnung der Kräfte während der Volumenmodifikation

Um während des Fräsvorganges eine realistische Kraft zu berechnen, werden mehrere Parameter berücksichtigt:

- Je größer die Bohrgeschwindigkeit, desto größer die Bohrkraft
- Je mehr Material entfernt wird, desto größer die Bohrkraft
- Die Richtung der Bohrkraft ist abhängig von der Position des entfernten Materials und der Bewegungsrichtung des Werkzeuges.

Zusätzlich wird durch das Aufmodulieren von Schwingungen auf die Bohrkraft, das Gefühl des echten Bohrens imitiert.

3 Ergebnis

Mit den hier vorgestellten Algorithmen ist es möglich, beliebig komplexe, voxelbasierte Modelle visuell und haptisch zu "begreifen" und mit diesen Modellen bohrend und fräsend zu interagieren. Die hohe Genauigkeit und Auflösung wird durch die subvoxelgenaue Bestimmung der Strukturoberflächen erreicht. Da die Bohroperationen ebenfalls subvoxelgenau modelliert werden, ist sehr genaues Arbeiten auch mit sehr kleinen Werkzeugen möglich. Der Multiple-Point-Kollisionserkennungsalgorithmus führt im Gegensatz zu einem Single-Point-Algorithmus zu einem wesentlich realistischeren haptischen Gefühl. Besonders für die realistische Simulation von Interaktion mit Werkzeugen ist die Multi-Point-Methode unverzichtbar. Das Aufmodulieren von Bohrgeräuschen auf das Werkzeug führt zu einem sehr realistischen Eindruck. Durch eine stereoskopische Darstellung mit Rot/Grün- oder Shutterbrillen wird die räumliche Wahrnehmung weiter verbessert. Das System läuft auf einem Compaq SP750 mit zwei Pentium III Xeon 866MHz und 2GB Hauptspeicher. Dabei wird bei 26 Kollisionspunkten auf dem Werkzeug eine haptische Updaterate von 6kHz erreicht. Auch das visuelle Update der modifizierten Region geschieht mit einer mittleren Frequenz von 8Hz. Somit ist eine interaktive Benutzung sichergestellt.

4 Schlussfolgerungen

Das hier vorgestellte System erlaubt eine sehr realistische bohrende und fräsende Interaktion mit beliebig komplexen anatomischen Modellen. Insbesondere für die Vermittlung von anatomischen Gegebenheiten kann es sehr gut eingesetzt werden. Ein erstes System ist ein Simulator für die Felsenbeinchirurgie. Hierbei kann die Kombination aus stereoskopischer visueller Darstellung, haptischem Feedback und Interaktion wesentliche Aspekte einer Felsenbein-OP vermitteln [6].

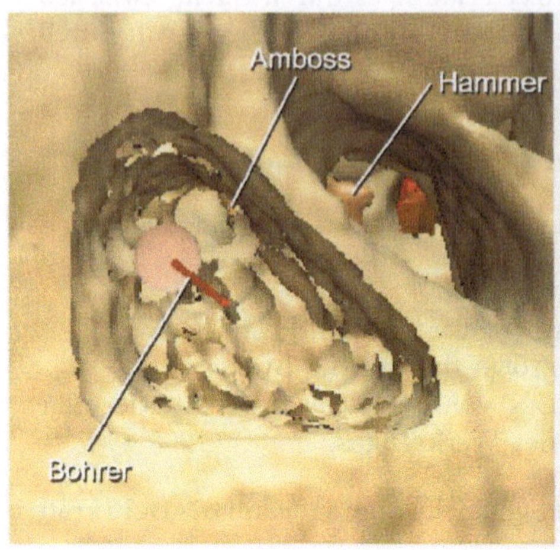

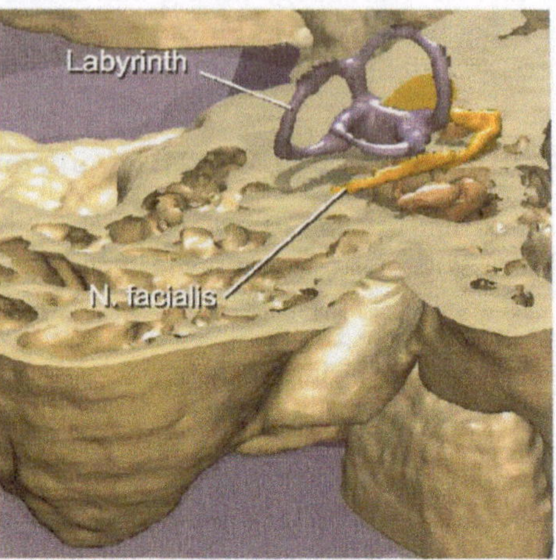

Abb. 1. Simulation einer Felsenbein-OP. Der Patient befindet sich in horizontaler Lage, durch den Gehörgang kann man den Hammer sehen.

Dabei geht es weniger darum, das handwerkliche Fräsen und Bohren an sich zu lernen, als vielmehr den Zugangsweg zum Mittelohr kennenzulernen. Durch die Arbeit an diesem jederzeit und unbegrenzt verfügbaren "Präparat" kann der angehende Chirurg oder Student Landmarken und empfindliche Bereiche, wie z.B. den Gesichtsnerv und die Gehörknöchelchen durch eigene Präparation inspizieren. Der Simulator stellt daher eine ideale Ergänzung zu den heutzutage immer seltener durchgeführten Übungen an realen Präparaten dar.

References

1. A. Pommert, K. H. Höhne, B. Pflesser et al, "Creating a high-resolution spatial/symbolic model of the inner organs based on the Visible Human," *Med. Image Anal.*, vol. 5, no. 3, pp. 221–228, 2001.
2. T. M. Massie and J. K. Salisbury, "The phantom haptic interface: A device for probing virtual objects," *ASME Haptic Interfaces for Virtual Environment and Teleoperator Systems 1994*, vol. 1, pp. 295–301, 1994.
3. B. Pflesser, U. Tiede, K. H. Höhne, and R. Leuwer, "Volume based planning and rehearsal of surgical interventions," in *Computer Assisted Radiology and Surgery, Proc. CARS 2000* , vol. 1214 of *Excerpta Medica International Congress Series*, pp. 607–612, Amsterdam: Elsevier, 2000.
4. U. Tiede, T. Schiemann, and K. H. Höhne, "High quality rendering of attributed volume data," in *Proc. IEEE Visualization '98*, pp. 255–262, Los Alamitos, CA: IEEE Computer Society Press, 1998.
5. W. A. McNeely et al, "Six degree-of-freedom haptic rendering using voxel sampling," *Computer Graphics (SIGGRAPH99 Proceedings)*, pp. 401–408, 1999.
6. R. Leuwer, B. Pflesser, and M. Urban, "Die stereoskopische Simulation ohrchirurgischer Eingriffe an einem neuartigen 3D-Computermodell," *Laryngo-Rhino-Otol.*, vol. 80, pp. 298–302, 2001.

Registrierung und Landmarkenfindung

Automatic Nonrigid Registration for Tracking Brain Shift during Neurosurgery

J. Rexilius[1,2] H. Handels[3], A. Nabavi[2,4], R. Kikinis[2], and S.K. Warfield[2]

[1] MeVis, Center for Medical Diagnostic Systems and Vsualization, Bremen, Germany
[2] Surgical Planning Laboratory, Harvard Medical School & Brigham and Women's Hospital, Boston, MA, USA
[3] Institute for Medical Informatics, Medical University of Luebeck, Germany
[4] Department of Neurosurgery, Kiel University, Germany
email: rexilius@mevis.de

Abstract. Intraoperative imaging is used more frequently today since this enables the surgeon to localize structures inside the brain more accurately and helps to detect shape changes. In order to combine informations derived at different time points, we describe a nonrigid registration algorithm that aligns MR scans of the brain.

Based on a set of feature points, an initial sparse estimate of the displacement field is found by optimizing a local cost function. A linear elastic model is then used to infer the volumetric deformation across the image. Inhomogeneous elasticity parameters are generated using empirically observed variability of the brain from a dataset of 154 young adults. Initial results are generated on intraoperative image sequences showing brain shift.

1   Motivation

Shape changes of the brain (*brain shift*) during neurosurgery caused by the intervention and physiological changes are today commonly considered as nonrigid deformation. Since the time constraints for preoperative imaging are usually less crucial, more image information for example due to segmentations can be obtained before surgery. In order to use this information during surgery, an important issue is to develop robust and accurate nonrigid registration algorithms that align the pre- and intraoperative data. Since it is often not feasible to measure directly the deformation occurring at each voxel, the deformation field is first estimated at sparse locations which have to be interpolated throughout the image.

Works concerning registration based on physical models of the underlying deformable objects have become popular [1,2], since they have the potential to constrain the underlying deformation in a plausible manner.

A large amount of work has been done in the field of image guided surgery. A sophisticated biomechanical model was proposed in [3] with the drawback of its limitation to 2D images and a required manual interaction. Another finite element approach was proposed in [4]. Warfield et al. [5] described a fast parallel implementation using an approach for image guided neurosurgery that was applied during surgery. They proposed a biomechanical model similar to that in [2], constrained at the boundaries of the brain and ventricles.

In our work we propose a linear elastic model based on continuum mechanics constrained everywhere the image provides sufficient information to estimate the true displacement, rather than to restrict the method to certain areas of the brain. For computational efficiency, a parallel implementation was developed for each part of the algorithm. Furthermore, we introduce a new model for inhomogeneous elasticities based on an entropy measure.

2 Method

We formulate the registration process as an energy minimization problem between a reference and a template image.

In order to obtain suitable feature points that can be used to automatically generate a correspondence between the two images, we calculate the gradient magnitude out of blurred image intensities, using a nonlinear diffusion filter [6] at first. The associated partial differential equation is solved by an additive operator splitting (AOS) scheme. Only voxels higher than two standard deviations above the mean of the magnitude of the gradient are then used for the following correspondence detection.

The correspondence between reference and template image for the extracted feature points is computed by a template matching approach. Our work uses the local normalized cross-correlation, which is maximized with an exhaustive search strategy.

The sparse deformation estimates computed before are now introduced as external forces into a linear elastic model. The underlying idea is to restrict the registration process so that the resulting deformation field is a priori fixed by the estimates at these points. Changes in the object's shape result in an equilibrium state of energy with a displacement u that minimizes the total potential energy given as

$$E(u) = \frac{1}{2} \int_{\Omega} \sigma^{\mathsf{T}} \varepsilon \, d\Omega - \int_{\Omega} u^{\mathsf{T}} F \, d\Omega \,,$$

where the first term describes the work provided by the stress σ along the strain $\varepsilon = Lu$ and the second term the external work. The relationship between stress and strains is described by Hooke's law as $\sigma = C\varepsilon$ with elasticity matrix C. The associated equation is solved by a finite element approach [7] using linear shape functions and a regular mesh of tetrahedra. For a typical volume size (256x256x124), the total execution time for 12 750MHz UltraSPARC-III CPUs is about 5 1/2 minutes.

2.1 Inferring empirically observed anatomical variability

As our approach is limited to isotropic material, two parameters are needed for the elasticity matrix C to describe the mechanical behavior of tissue undergoing a deformation: Young's modulus E as a measure of stiffness and Poisson's ratio v as a measure of incompressibility. Typically, elasticity parameters have been set arbitrarily and homogeneously [1,2] which is only a rough approximation of the underlying tissue.

We present here a new scheme in that inhomogeneous elasticity parameters are derived from an empirical estimate of anatomical variability, so that each discrete element can obtain its own material properties during the matrix assembly of the linear elastic model. The entropy of the segmented tissue classes [8] (white matter, gray matter, CSF, and background) present at each voxel [9] is

$$h(s) = - \sum_{i=1}^{4} p(s_i) \log(p(s_i))$$

with the probabilities $p(s_i)$ determined from alignment of the tissue classifications of 154 subjects using a global affine transformation [10] and our nonrigid method. Since regions with low entropy represent regions with empirically determined low anatomical variability and regions with high entropy represent regions with empirically determined high anatomical variability, a linear mapping is used to assign elasticity parameters based upon the entropy of each voxel, i.e. low entropy values are assigned to low elasticity parameters. Furthermore, the background is set to a low elasticity value.

This model of anatomical variability is most suited for inter-subject registration. Here we apply this model in the context of intra-subject registration. We intend to construct a model for intra-subject brain shift from MRI observations of the variation of brain shift in these surgeries using the method describes above, as soon as a sufficiently large number of observations have been made.

3 Experimental results

We applied our method to three neurosurgical cases showing brain shift. Since a linear elastic model cannot cope with the massive change of a patients anatomy during craniotomy, when part of the skull is opened and removed and the skin flap is folded back, the algorithm was applied only to the brain and not the whole MR scan. Figure 1 displays a slice of an MR scan before and after craniotomy, the deformed brain, and the difference image before and after registration. It can be observed that the brain shift was successfully captured. The norm of the difference image decreased by about 20% in all cases. More validation experiments with appropriate landmarks defined by physicians are required to accurately assess the potential of this method.

4 Discussion and Conclusion

The physics-based linear elastic model provides us with the ability to simulate realistic deformations. Furthermore, timing experiments show that our algorithm could be suitable for the real-time constraints of neurosurgery.

Future work will investigate alternative similarity measures and feature extractions. We also plan to enhance this approach incorporating the anisotropy of certain brain tissue structures.

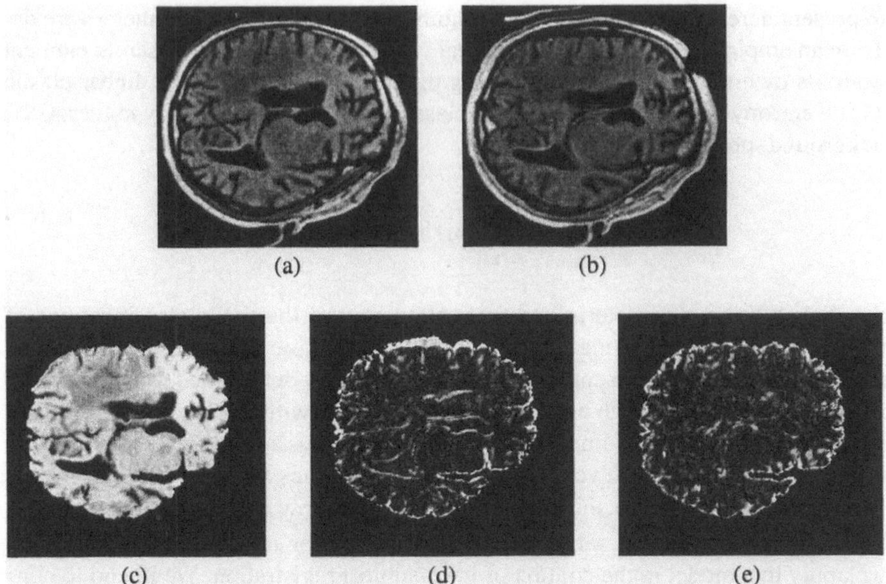

Fig. 1. Elastic matching applied to MR scan of the brain obtained during neurosurgery. (a) Slice from an early stage of the surgery; (b) Slice after craniotomy; (c) Deformed image; (d) Difference image before alignment; (e) Difference image after alignment.

References

1. Davatzikos C: Spatial Transformation and Registration of Brain Images Using Elastically Deformable Models. Comp. Vis. and Image Understanding, Special Issue on Medical Imaging, 66(2):207-222, May 1997
2. Ferrant M, Nabavi A, Macq B et al.: Registration of 3D Intraoperative MR Images of the Brain Using a Finite Element Biomechanical Model. Trans Med Imaging, 20(12), 2001.
3. Hagemann A, Rohr K, Stiel H et al.: Biomechanical modeling of the human head for physically based, nonrigid registration. Trans Med Imaging, 18(10):875-884, 1999.
4. Miga MI, Roberts DW, Kennedy FE et al.: Modeling of Retraction and Resection for Intraoperative Updating of Images. Neurosurgery, 49:75-85
5. Warfield SK, Talos F, Tei A et al.: Real-Time Registration of Volumetric Brain MRI by Biomechanical Simulation of Deformation during Image Guided Neurosurgery. Computing and Visualization in Science, Springer, Heidelberg, In Press.
6. Weickert J: Anisotropic diffusion in image processing. Teubner, Stuttgart, 1998.
7. Zienkewickz OC, Taylor RL: The Finite Element Method. McGraw Hill Book Co., 1987.
8. Wells WM, Kikinis R, Grimson WEL, and Jolesz FA: Adaptive segmentation of MRI data. Trans Med Imaging, 15:429-442, 1996
9. Warfield SK, Rexilius J, Huppi PS et al.: A Binary Entropy Measure to Assess Nonrigid Registration Algorithms. In MICCAI 2001, Utrecht, The Netherlands, pages 266-274
10. Warfield SK, Jolesz FA, and Kikinis R: A High Performance Computing Approach to the Registration of Medical Imaging Data. Parallel Computing 24:1345-1368, 1998.

Fast Curvature Based Registration of MR-mammography Images

Bernd Fischer and Jan Modersitzki

Institute of Mathematics
Medical University of Lübeck, 23560 Lübeck
Email: {fischer,modersitzki}@math.mu-luebeck.de

Abstract. We introduce a new non-linear registration model based on a curvature type regularizer. We show that affine linear transformations belong to the kernel of this regularizer. Consequently, an additional global registration is superfluous. Furthermore, we present an implementation of the new scheme based on the numerical solution of the underlying Euler-Lagrange equations. The real DCT is the backbone of our implementation and leads to a stable and fast $\mathcal{O}(n \log n)$ algorithm, where n denotes the number of voxels. We demonstrate the advantages of the new technique for synthetic data sets. Moreover, first convincing results for the registration of MR-mammography images are presented.

1 Introduction

Registration of 2D or 3D medical images is necessary in order to study the evolution of a pathology of a patient, or to take full advantage of the complementary information coming from multimodal imagery. In our application, which is related to MR-mammography, the time evolution of an agent injection has to be studied subject to patient motion. Recent examples of the use of deformable models to perform a non-rigid, automatic registration include [1,2,3,4,5,6].

There are several problems with fully automatic registration approaches. If the initial rigid alignment is off by too much, the non-rigid matching procedure may perform poorly. Therefore it is desirable to incorporate the rigid alignment step, also known as global matching, into the non-rigid scheme.

In this note we propose a novel curvature based penalizing term which not only provides smooth solutions but also allows for automatic rigid alignment.

2 Approach

We refer to the template image as T and the reference as R. The purpose of the registration is to determine a transformation of T onto R. Ideally, one wants to determine a displacement field $\mathbf{u} : \Omega \to \Omega$ such that $T(\mathbf{x} - \mathbf{u}(\mathbf{x})) = R(\mathbf{x})$. The question is how to find such a mapping $\mathbf{u} = (u_1, \ldots, u_d)$. A typical approach is the minimization of a measure $\mathcal{D}$, for example

$$\mathcal{D}[\mathbf{u}] = \frac{1}{2} \|R - T(\cdot - \mathbf{u})\|_{L_2}^2 = \frac{1}{2} \int_{\Omega} (T(\mathbf{x} - \mathbf{u}(\mathbf{x})) - R(\mathbf{x}))^2 \, d\mathbf{x}. \tag{1}$$

A regularizing term $\mathcal{S}$ is introduced in order to rule out discontinuous and/or suboptimal solutions. The problem now reads, find a mapping $\mathbf{u}$ which minimizes the joint criterion $\mathcal{J}[\mathbf{u}] = \alpha\mathcal{S}[\mathbf{u}] + \mathcal{D}[\mathbf{u}]$. In this note, we investigate the novel smoothing term

$$\mathcal{S}^{\mathrm{curv}}[\mathbf{u}] = \sum_{\ell=1}^{d} \int_{\Omega} \left(\Delta u_\ell\right)^2 d\mathbf{x}. \tag{2}$$

The reason for this particular choice is twofold. The integral might be viewed as an approximation to the curvature of the ℓth component of the displacement field and therefore does penalize oscillations. Most interestingly, $\mathcal{S}^{\mathrm{curv}}$ has a non-trivial kernel containing affine linear transformations, i.e., $\mathcal{S}^{\mathrm{curv}}[C\mathbf{x} + \mathbf{b}] = 0, \quad C \in \mathbb{R}^{d \times d}, \ \mathbf{b} \in \mathbb{R}^d$. Thus, in contrast to many other non-linear registration techniques, the new scheme does not require an additional affine linear pre-registration step for being successful.

To illustrate the difference between our new curvature based registration and the elastic registration approach [1] we consider an academic example. As the reference image a gray square on a white background positioned in the top left corner is used. In contrast, the considered template has the very same square in the bottom right corner. In other words, an appropriate affine linear transformation would produce a perfect registration result. It turns out, that both the curvature based and the elastic registration lead to a perfect registration, in the sense that the difference between the reference and deformed template vanishes. However, a tracking of the individual pixel reveals that the path towards the optimal registration is completely different. In Figure 1 the templates as well as the interpolation grid, i.e., the points $\mathbf{x} - \mathbf{u}(\mathbf{x})$, are shown. As it is apparent from this figure, the curvature based registration finds the optimal registration result by computing an almost affine linear transformation, i.e. $\mathbf{u}(\mathbf{x}) \approx \mathrm{const}$. In contrast, the displacement computed by the elastic registration scheme is highly non-linear.

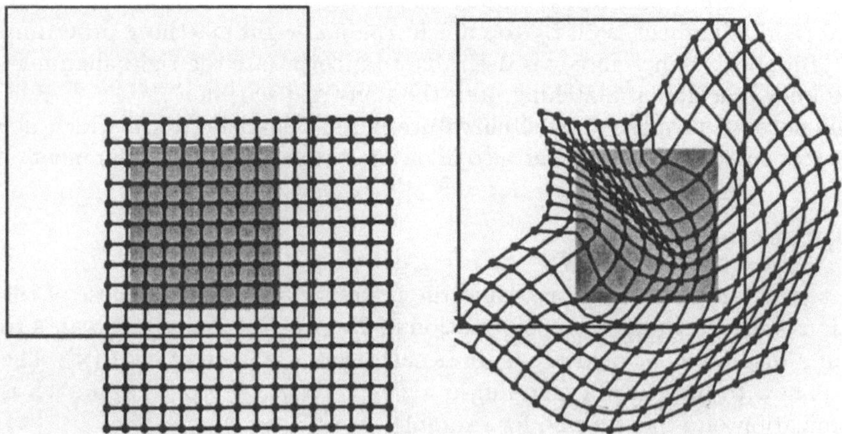

Fig. 1. Template image with interpolation grid; LEFT: after curvature based registration; RIGHT: after elastic registration.

In accordance with the calculus of variations, a function $\mathbf{u}$ which minimizes the joint functional $\mathcal{J}$ for the particular choice $\mathcal{S} = \mathcal{S}^{\mathrm{curv}}$ has to satisfy the Euler-Lagrange equation

$$\mathbf{f}(\mathbf{x}, \mathbf{u}(\mathbf{x})) + \alpha \Delta^2 \mathbf{u}(\mathbf{x}) = 0 \text{ for } \mathbf{x} \in \Omega, \tag{3}$$

subject to appropriate boundary conditions. The so-called force field $\mathbf{f}$ is the Gateaux derivative of the distance measure $\mathcal{D}$, i.e., $\mathbf{f}(\mathbf{x}, \mathbf{u}(\mathbf{x})) = (T(\mathbf{x} - \mathbf{u}(\mathbf{x})) - S(\mathbf{x})) \, \nabla (T(\mathbf{x} - \mathbf{u}(\mathbf{x})))$. The above fourth-order non-linear PDE is known as bipotential or biharmonic equation and well studied, see, e.g., [7]. To solve (3) numerically, we apply a finite difference discretization adapted to the particular simple geometry of the domain Ω in conjunction with a time marching scheme. This approach results in a system of linear equations $\mathcal{A}\mathbf{u}^{k+1} = \mathbf{f}^k$. Consequently, the main work in the overall scheme is the repeated solution of this linear system. It can be shown that $\mathcal{A}$ is diagonalizable by cosine-transform matrices. Thus, a proper, real DCT-type technique leads to a fast and stable $\mathcal{O}(n \log n)$ implementation, where n denotes the number of voxel.

3   Experiments

To illustrate the performance of the new approach we present the registration of two clinical 2D magnet-resonance (MR) images of a female breast. We are indebted to Bruce L. Daniel (Department of Radiology, Stanford University) for providing the medical data. The task is to register low resolution MR-scans (256×256) of the wash-in and wash-out phase to a high resolution MR-scan (512×512), which are viewed as a gold-standard by the radiologist, taken just between the wash-in and wash-out phase. The overall goal is to study the dynamic behavior of the contrast agent in detail. Figure 2 displays the arbitrarily chosen section 24 of the high resolution MR-scan and the difference to section 24 of a wash-in phase MR-scan before and after registration. Note that the difference has been reduced by about 30%.

References

1. Broit C: Optimal registration of deformed images. PhD thesis, Computer and Information Science, University of Pennsylvania, 1981.
2. Bajcsy R, Kovačič S: Multiresolution elastic matching. Computer Vision, Graphics and Image processing, 46:1–21, 1989.
3. Amit Y: A nonlinear variational problem for image matching. SIAM J. Sci. Comp., 15(1):207–224, 1994.
4. Christensen GE: Deformable shape models for anatomy. PhD thesis, Sever Institute of Technology, Washington University, 1994.
5. Bro-Nielsen M: Medical image registration and surgery simulation. PhD thesis, IMM, Technical University of Denmark, 1996.
6. Fischer B, Modersitzki J: Fast inversion of matrices arising in image processing. Numerical Algorithms, 22:1–11, 1999.
7. Hackbusch W: Partial differential Equations. Teubner, Stuttgart, 1987.

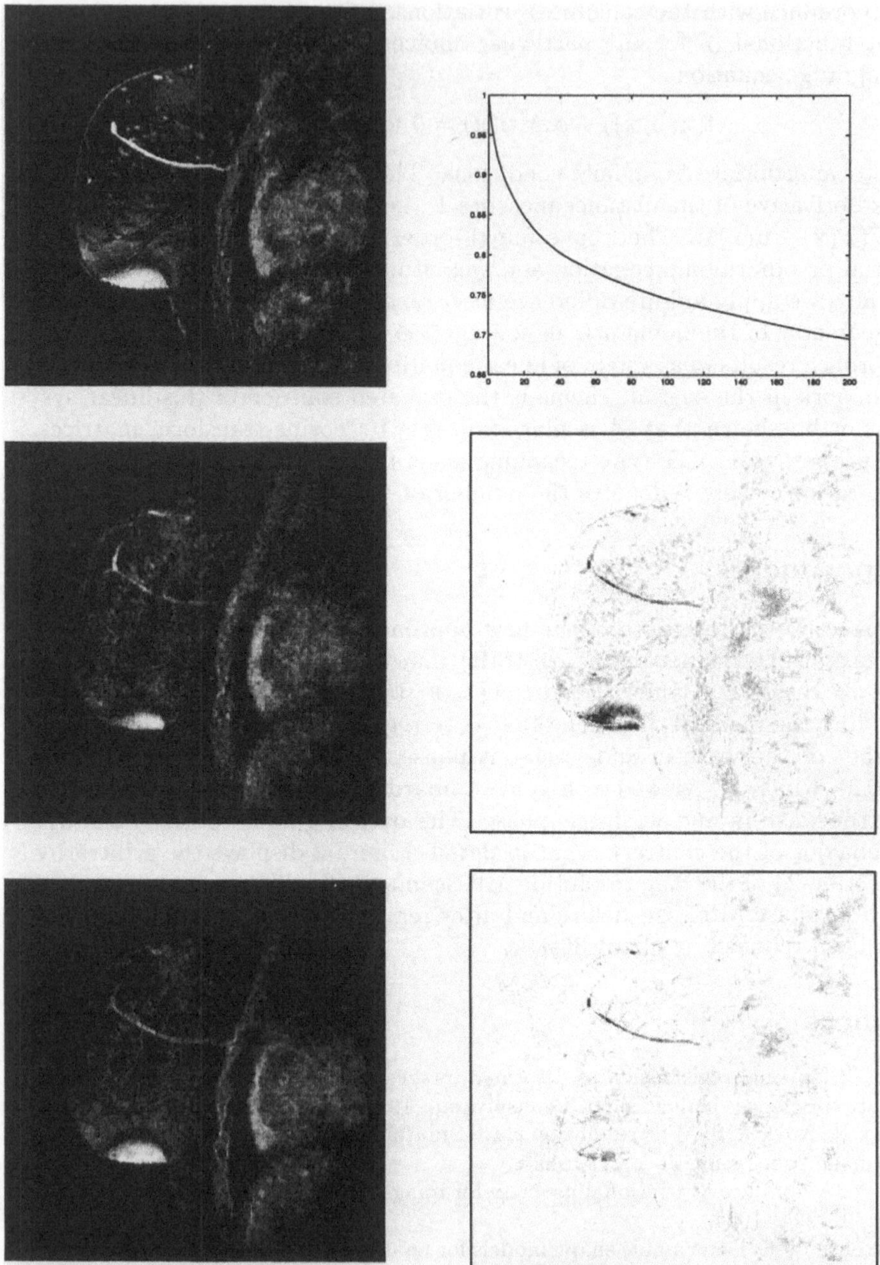

Fig. 2. TOP: Reference R (preprocessed section #24 from a high resolution image taken at optimal time-point); MIDDLE LEFT template T (preprocessed section #24 from the wash-in phase 20); MIDDLE RIGHT difference before registration, $|R - T| = 100\%$; BOTTOM LEFT template $\hat{T}$ after registration; BOTTOM RIGHT difference after registration, $|R - \hat{T}| = 69.5\%$; TOP RIGHT relative distance $|R - T_k|/|R - T|$ versus iteration.

Validation of Non-rigid Registration of Contrast-Enhanced MR Mammography Using Finite Element Methods

J. A. Schnabel[1], C. Tanner[1], A. D. Castellano Smith[1], A. Degenhard[2], C. Hayes[2], M. O. Leach[2], D. R. Hose[3], D. L. G. Hill[1], D. J. Hawkes[1]

[1] Computational Imaging Science Group, Division of Radiological Sciences and Medical Engineering, Guy's Hospital, King's College London, UK
[2] Section of Magnetic Resonance, Institute of Cancer Research and Royal Marsden NHS Trust, Surrey, UK
[3] Clinical Sciences Division, Department of Medical Physics and Clinical Engineering, University of Sheffield, UK
Email: julia.schnabel@kcl.ac.uk

Abstract. This paper presents a validation study for non-rigid registration of 3D contrast enhanced magnetic resonance mammography images. We compare the performance of two non-rigid registration algorithms based on single- and multi-level free-form deformations using B-splines and normalized mutual information. To assess the registration performance, we employ a biomechanical deformation simulator of patient motion likely to occur *in vivo*.

1 Introduction

Contrast enhanced magnetic resonance (CE-MR) mammography imaging is an emerging imaging technique for the detection and diagnosis of breast cancer. It requires the acquisition of a 3D MR scan prior to the injection of a contrast agent like Gadolinium DTPA, followed by a dynamic sequence of 3D MR scans. Contrast uptake curves derived from the subtraction between pre- and post-contrast images can be used to detect cancerous lesions, and to distinguish between malignant and benign disease. To facilitate this analysis, image registration [1, 2] is needed to correct for any patient motion occurred between scans induced by breathing motion, patient reaction to contrast injection, contraction and relaxation of the pectoral muscles, and movement against the scanner RF coil. A number of registration algorithms have been developed in recent years to correct for these particular motion artefacts in CE-MR images, taking the non-rigid nature of the tissue motion and deformation into account [3–5]. Prior to clinical use, it is necessary to validate any such registration technique in order to maintain clinical usefulness of the data. Validation of non-rigid registration is limited however by the lack of knowledge as to if, how much, and where patient movement has occurred. We have recently presented a methodology for validation of non-rigid registration using finite element methods (FEMs) [6] where we generate biomechanical, physically plausible deformations to simulate a gold standard deformation vector field. In this paper, we apply this validation strategy to compare the performance of Rueckert's registration method [5] to our extended generalized registration framework [7].

2   Method

From a large CE-MR mammography database, four patient cases were selected, which, unlike the great majority of cases in the database, showed little motion between image acquisitions. For these, we have constructed finite element models of tetrahedral structural solids with quadratic displacement behaviour using ANSYS [8]. We have assigned linear, isotropic material properties to the mesh elements using Young's moduli of 88kPa (skin surface), 1kPa (fat), 10kPa (fibroglandular tissue), and 16.5kPa (tumorous carcinoma), and a Poisson's ratio of 0.495 for near-incompressibility [9, 10]. We have applied different surface displacements, including regional displacements, point punctures simulating breast biopsies, as well as one- and two-sided plate contacts, simulating movement against the RF coil and fixation of the breast, respectively. The models were solved using ANSYS, and the original post-contrast images were warped using the generated deformation vector fields to simulate patient motion between pre- and post-contrast image acquisition. Figure 1 shows example slices of an image pair and a model for one patient before and after motion simulation.

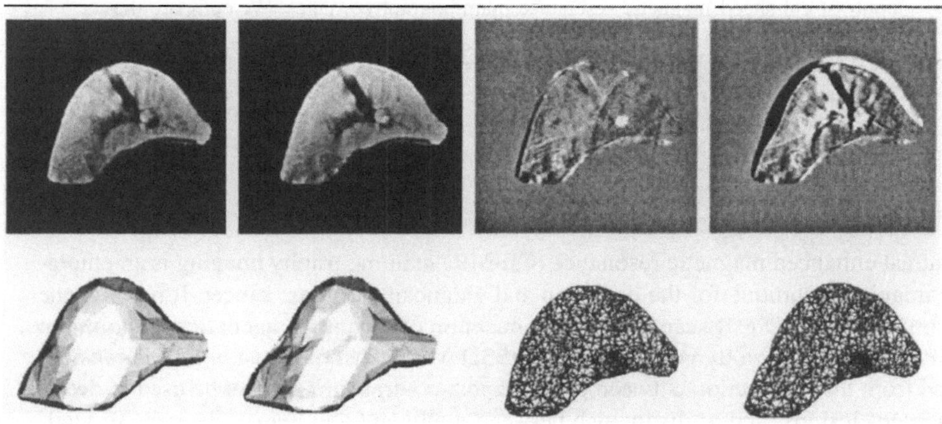

Fig. 1. Top, from left to right: example slices through pre- and post-contrast images of a patient, original subtraction showing tumour enhancement, and subtraction after simulated regional surface displacement showing bright motion artefacts. Bottom, from left to right: undeformed and deformed finite element model shown as 3D surface rendering and 2D wire-frame cut.

In this work, we have investigated the registration performance of two non-rigid registration techniques. The first one is the combined global and local motion model by Rueckert et al. [5] which uses single-level free-form deformations (FFDs) based on B-splines and normalized mutual information as a voxel-based similarity measure. The second technique is our new generalized non-rigid registration framework [7], which extends the technique by Rueckert to multi-level free-form deformations and non-uniform control point resolution. In this work, we are comparing the effect of varying the control point resolution in both techniques.

3 Results

We have used Rueckert's single-level FFD method at a range of different B-spline control point resolutions of 20mm, 15mm, 10mm, and 5mm, and our new framework with the same set of resolutions, but in a hierarchical manner. Fig. 2 shows example registration results for the patient and FEM simulation shown in Fig. 1. Visual assessment of subtraction images can be used to rank the performance for the two methods and chosen control point resolutions. However, here we are able to assess the registration accuracy quantitatively by computing the target registration error (TRE) [11] over the image voxel positions with respect to our generated gold standard deformations.

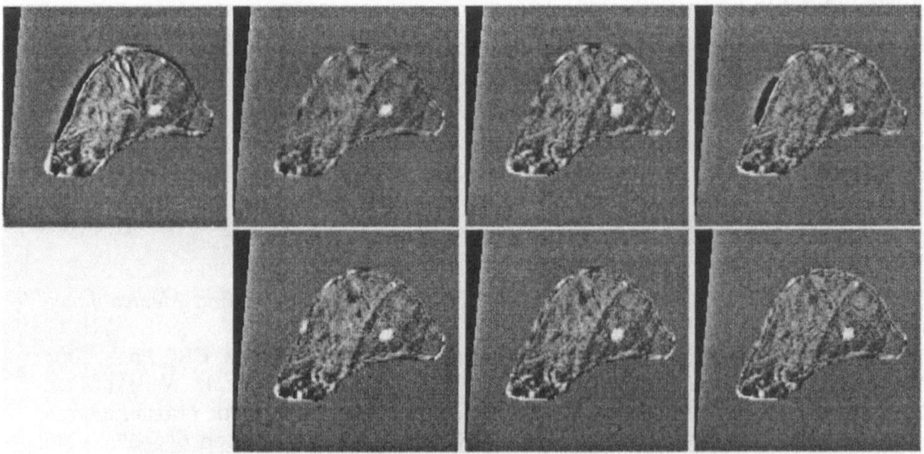

Fig. 2. Example slice through the subtraction volumes for the patient and simulation shown in Fig. 1 for different registration methods. Top, from left to right: affine registration, single-level FFD using 20mm, 10mm and 5mm control point spacing. Bottom, from left to right: Multi-level FFD using 20mm and 15mm; 20mm, 15mm and 10mm; and 20mm, 15mm, 10mm, and 5mm control point spacing. The affine registration was the starting estimate for the 20mm single FFD, which in turn was the starting estimate for the 20mm to 15mm multi-level FFD. Note the registration failure for the 5mm single-level FFD, and the success for the 20mm down to 5mm multi-level FFD registration.

We have found both non-rigid registration methods to double the accuracy after affine registration in terms of the median TRE, which was 0.4mm for the registration of the original post-contrast to the FEM-deformed post-contrast images, and 1mm for the more realistic experiment of registering the original pre-contrast to the FEM-deformed post-contrast images. At high FFD resolutions, the single-level FFD method was found to fail for large localized deformations, leading to physically implausible folding of the deformation vector field or to localized registration failure (an example of the latter can be seen in Fig. 2). An improved performance was found with the multi-level FFD registration, where a set of large to small deformations is recovered, leading to a numerically improved accuracy and robustness of the registration.

4 Conclusion

We have presented a non-rigid registration validation study for CE-MR mammography using finite element methods as a biomechanical gold standard, and have successfully validated two FFD-based non-rigid registration algorithms for different control-point resolutions. This study is an important step towards making the registration techniques applicable for clinical routine use. We are currently investigating the effect of the residual, albeit very small patient motion between the original image pairs, and the effect which the contrast enhancement present in one but not the other set of images may have on the chosen voxel similarity measure and on the local preservation of volume.

Acknowledgements

JAS is funded by EasyVision Advanced Development (EV-AD), Philips Medical Systems, Best, NL. CT, ADCS, AD are funded by EPSRC GR/M52779, GR/M47294, GR/M52762. Thanks to F. A. Gerritsen and M. Quist from EV-AD for discussions, and Guy's Hospital and MARIBS (http://www.icr.ac.uk/cmagres/maribs/maribs.html) for providing the image data.

References

1. J. B. A. Maintz and M. A. Viergever. A survey of medical image registration. *Medical Image Analysis*, 2(1):1–36, 1998.
2. J. V. Hajnal, D. L. G. Hill, D. J. Hawkes, eds. *Medical Image Registration*. CRC Press, 2001.
3. R. Kumar, J. C. Asmuth, K. Hanna, J. Bergen, C. Hulka, D. B. Kopans, R. Weisskoff, and R. Moore. Application of 3D registration for detecting lesions in magnetic resonance breast scans. In *SPIE Medical Imaging 1996: Image Processing*, volume 2710, pp. 646–656. 1996.
4. P. Hayton, M. Brady, L. Tarassenko, and N. Moore. Analysis of dynamic MR breast images using a model of contrast enhancement. *Medical Image Analysis*, 1(3):207–224, 1997.
5. D. Rueckert, L. I. Sonoda, C. Hayes, D. L. G. Hill, M. O. Leach, and D. J. Hawkes. Non-rigid registration using Free-Form Deformations: Application to breast MR images. *IEEE Transactions on Medical Imaging*, 18(8):712–721, 1999.
6. J. A. Schnabel, C. Tanner, A. Castellano-Smith, M. O. Leach, R. Hose, D. L. G. Hill, and D. J. Hawkes. Validation of non-rigid registration using Finite Element Methods. In *Information Processing in Medical Imaging*, vol. 2082 of *LNCS*, pp. 344–357. Springer Verlag, 2001.
7. J. A. Schnabel, D. Rueckert, M. Quist, J. M. Blackall, A. D. Castellano-Smith, T. Hartkens, G. P. Penney, W. A. Hall, H. Liu, C. L. Truwit, F. A. Gerritsen, D. L. G. Hill, and D. J. Hawkes. A generic framework for non-rigid registration based on non-uniform multi-level free-form deformations. In *Medical Image Computing and Computer-Assisted Intervention*, vol. 2208 of *LNCS*, pp. 573–581. Springer Verlag, 2001.
8. *ANSYS, Inc.* http://www.ansys.com.
9. A. Sarvazyan, D. Goukassian, E. Maevsky, and G. Oranskaja. Elastic imaging as a new modality of medical imaging for cancer detection. In *International Workshop on Interaction of Ultrasound with Biological Media*, pp. 69–81, 1994.
10. C. Tanner, A. Degenhard, J. A. Schnabel, , A. Castellano-Smith C. Hayes, L. I. Sonoda, M. O. Leach, R. Hose, D. L. G. Hill, and D. J. Hawkes. A method for the comparison of biomechanical breast models. In *IEEE Workshop on Mathematical Methods in Biomedical Image Analysis*, pp. 11–18. 2001.
11. J. M. Fitzpatrick. Detecting failure, assessing success. In [2], chapter I.6, pp. 117–139.

Simulation

Ein virtuelles Trainingssystem für endoskopische Longitudinal-Ultraschalluntersuchungen

Silke Hacker[1], Ulf Tiede[1], Eike Burmester[2], T. Leineweber[2], Karl Heinz Höhne[1]

[1]Institut für Mathematik und Datenverarbeitung in der Medizin, Universitätsklinikum Hamburg-Eppendorf, Martinistr. 52, 20246 Hamburg
[2]Abteilung für Hepatologie und Gastroenterologie, Medizinische Klinik, Städtisches Krankenhaus Süd, Kronsforder Allee 71-73, 23560 Lübeck
Email: hacker@uke.uni-hamburg.de

Zusammenfassung. Der endoskopische Ultraschall (EUS) dient zur Untersuchung des Magen-Darm-Traktes und angrenzender Organe. Mit Longitudinalscannern werden gute Ergebnisse bei der Charakterisierung und Einstufung von Tumoren erzielt. Diese Technik ist jedoch sehr schwierig zu erlernen, da durch die Flexibilität des Schallkopfes für den Mediziner ungewohnte Schnittbilder erzeugt werden. Mit dem hier vorgestellten EUS-Trainingssystem, das auf dem Visible Human Datensatz basiert, soll der Lernaufwand dieser Technik reduziert werden. Es können EUS-Untersuchungen in Speiseröhre, Magen und Zwölffingerdarm erprobt werden. Mittels der integrierten Wissensbasis kann die Anatomie so gelernt werden, wie sie auf dem Ultraschallbildern erscheint. Diese Kenntnisse sind für die Interpretation der Bilder und somit für einen sinnvollen Einsatz der Technik unerlässlich.

1 Medizinischer Hintergrund

Der seit ca. 20 Jahren in der Klinik praktizierte endoskopische Ultraschall (EUS) ist eine Kombination aus Endoskopie und Ultraschall, wobei der Ultraschallkopf an der Spitze eines Endoskops fixiert ist. Durch Einbringen des EUS-Gerätes in den Magen-Darm-Trakt ist nicht nur eine endoskopische Untersuchung der Wandstrukturen möglich, sondern auch mit Hilfe des Ultraschalls eine Beurteilung der Wandschichtung und angrenzenden Organe. Die Idee hinter EUS ist, den Ultraschallkopf möglichst nahe an die zu untersuchenden Organe heranzuführen, so dass hochfrequente Schallwellen (5-20 MHz) verwendet werden können, die nur eine geringe Eindringtiefe haben. Mit diesen hochauflösenden Schallwellen kann eine wesentlich bessere Charakterisierung und Stadieneinteilung von Tumoren erzielt werden [1].

Prinzipiell werden zwei unterschiedliche EUS-Techniken verwendet, Radial- und Longitudinal-EUS. Die klassischen, in den Anfangsjahren ausschließlich verwendeten *Radialscanner*, bei denen die Ultraschallachse 90 Grad zur Endoskopachse liegt, erzeugen überwiegend ein 360 Grad Radialbild. Bei diesen Scannern werden daher je nach Lage des Gerätes vorwiegend Querschnitte durch den menschlichen Körper erstellt. Die Orientierung mit den Radialscannern ist deutlich einfacher, da sie ähnliche Bilder wie gewohnte Schnittbildverfahren wie z.B. das CT erzeugen.

Die erst Anfang der neunziger Jahre entwickelten *Longitudinalscanner*, bei denen die Ultraschallachse parallel zur Endoskopachse ist, erzeugen ein longitudinales Sektorbild. Der Vorteil dieser Schallrichtung liegt u.a. darin, dass unter Ultraschallsicht Punktionsnadeln in krankhafte Befunde geführt werden können, so dass das gewonnene Material zytologisch/histologisch untersucht werden kann [2]. Dieses ist mit Radialscannern nicht möglich, da hier die Punktionsnadel längs aus dem Endoskop austritt und demnach den Ultrachallradius nur einmalig kreuzt.

Die Schnittführung der mit den Longitudinalscannern erzeugten Bilder ist für den Mediziner jedoch ungewohnt und erfordert ein hohes Maß an Erfahrung in der Orientierung. Diese muss hier ausschließlich anhand von inneren Landmarken erfolgen, da die Ausrichtung des Schallkopfes beim EUS, im Gegensatz zum konventionellen Ultraschall, nicht sichtbar ist. Hinzu kommt, dass durch die Flexibilität der Endoskopspitze unterschiedlichste Schnittführungen möglich sind, die keinem Anatomie-Atlas zu entnehmen sind. Die Kenntnis der Anatomie ist jedoch zur Interpretation der Bilder absolut zwingend. Damit zählt vor allem der longitudinale EUS zu der am schwierigsten erlernbaren Endoskopietechnik.

Hieraus resultiert der Wunsch, eine der longitudinalen EUS-Technik vergleichbare Simulation der Schnittbilder im anatomischen Präparat zu erreichen, um ein besseres Vorstellungsvermögen für die Lage der Sonde und die Schnittrichtung zu vermitteln.

2 Methode

Wir haben ein virtuelles EUS-Trainingssystem auf der Basis der VOXEL-MAN-Visualisierungsumgebung [3] entwickelt. Das zugrunde liegende dreidimensionale anatomische Modell basiert auf dem Visible Human Datensatz. Für sechs charakteristische Positionen in Speiseröhre, Magen und Zwölffingerdarm haben wir virtuelle EUS-Szenen vorberechnet, wobei ein erweitertes QuickTime VR Format verwendet wurde. Bei diesem Format wird eine zweidimensionale Bildmatrix erzeugt, wobei hier pro Szene 17 x 120 (= 2040) Einzelbilder berechnet wurden. Die beiden zur Verfügung stehenden Freiheitsgrade wurden für die Rotationsbewegungen des Schallkopfes benutzt, der sich 360° um die Endoskopachse und zusätzlich 32° um die Längsachse des Schallkegels rotieren lässt.

Jede Szene besteht aus einem dreidimensionalen Übersichtsbild, das die aktuelle Lage und Ausrichtung der Sonde in Relation zu wichtigen Leitstrukturen zeigt und der Orientierung dient, und dem dazugehörigen anatomischen Schnittbild. Das Schnittbild wurde mit einer Maske überlagert, so dass nur der Ausschnitt sichtbar ist, der auch bei einer EUS-Untersuchung zu sehen wäre.

Neben der reinen Bildinformation ist zusätzlich die Zugehörigkeit jedes Bildpunktes zu einem Organ gespeichert, um mittels der integrierten Wissensbasis ein Organ z.B. abfragen oder einfärben zu können (Konzept der intelligenten Filme [4]).

3 Ergebnisse

Die vorberechneten Szenen ermöglichen eine interaktive EUS-Simulation eines detaillierten dreidimensionalen anatomischen Modells. Das System läuft auf Standard PCs, ohne dass eine spezielle Hardware erforderlich ist.

Der Schallkopf lässt sich durch die Mausbewegung in zwei Richtungen rotieren. Obwohl nur zwei Freiheitsgrade für die Bewegung des Schallkopfes zur Verfügung stehen, hat es sich gezeigt, dass mit dem Bewegungsspielraum des Schallkopfes alle für die EUS wichtigen Organe und Strukturen erreicht werden können. Ebenso ist es gelungen, korrespondierende anatomische Schnittbilder zu realen EUS-Bildern zu erzeugen. Abb. 1 zeigt eine EUS-Aufnahme des Brustraumes, bei der sich der Schallkopf in der Speiseröhre befindet. In Abb. 2 ist die zugehörige VOXEL-MAN-Simulation zu sehen. Während bei der realen EUS-Darstellung die Orientierung sehr schwer fällt, wird die Situation bei dem simulierten Schnittbild viel verständlicher. Die Lage der Sonde in der Speiseröhre und die Ausrichtung des Fächers sind auf dem Übersichtsbild zu sehen.

Aufgrund der integrierten Wissensbasis können die in einer Szene sichtbaren Objekte jederzeit abgefragt, beschriftet oder auch eingefärbt werden, so dass deren Ausdehnung erkennbar wird. Ebenso kann man sich zu einem ausgewählten Objekt auch das Schnittbild suchen lassen, in dem es am besten zu sehen ist. Durch die Verknüpfung der EUS-Szenen mit einer Wissensbasis kann die Anatomie so erlernt werden, wie sie im Blickwinkel des Schallkopfes erscheint. Ein umfassendes Verständnis dieser speziellen Art der Anatomie ist neben der Kenntnis der Prinzipien der Ultraschalltechnik für eine optimale Interpretation von EUS-Aufnahmen unerlässlich.

4 Schlussfolgerungen

Die Longitudinal-EUS-Technik kann in der Praxis bei der Diagnose von Karzinomen sehr gute Erfolge aufweisen. Einen sinnvollen Umgang mit dieser Technik erfordert jedoch ein hohes Maß an Erfahrung. Mit dem vorgestellten virtuellen EUS-Trainingssystem soll der Lernaufwand reduziert werden, indem die Orientierung anhand von Leitstrukturen geschult wird und spezielle Anatomiekenntnisse vermittelt werden.

Das System ist sinnvoll für den Anfänger für ein sicheres Erlernen der EUS-Technik, kann aber auch als Referenzsystem für den Experten von großem Nutzen sein.

Als Weiterentwicklung des Trainingssystems wäre eine Simulation von Ultraschallaufnahmen aus den anatomischen Farbschnittbildern denkbar. Die Berechnung solcher Bilder ist bisher jedoch noch nicht zufriedenstellend gelöst

Literatur

1. H. Snady, "Role of endoscopic ultrasonography in diagnosis, staging, and outcome of gastrointestinal diseases," *The Gastroenterologist*, pp. 91–110, 1994.
2. T. Rösch, U. Will, and K. Chang, eds., *Longitudinal Endosonography*. Berlin-Heidelberg: Springer, 2001.
3. K. H. Höhne, B. Pflesser, A. Pommert, M. Riemer, T. Schiemann, R. Schubert, and U. Tiede, "A new representation of knowledge concerning human anatomy and function," *Nat. Med.*, vol. 1, no. 6, pp. 506–511, 1995.
4. R. Schubert, B. Pflesser, A. Pommert, et al., "Interactive volume visualization using 'intelligent movies'," in *Proc. MMVR '99*, vol. 62 of *Health Technology and Informatics*, pp. 321–327, Amsterdam: IOS Press, 1999.

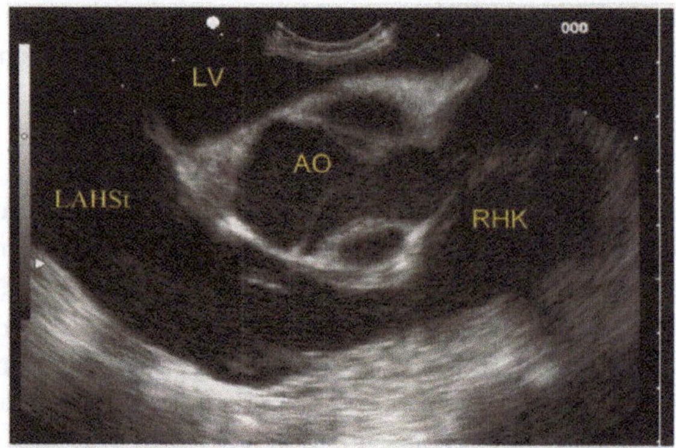

Abb. 1. Longitudiunales EUS-Sektorbild des vorderen Mediastinums mit Darstellung des linken Vorhofs (LV), der Aortenklappe (AO) und der rechten Herzkammer (RHK) mir dem Ausstrom des Lungenarterienhauptstammes (LAHSt)

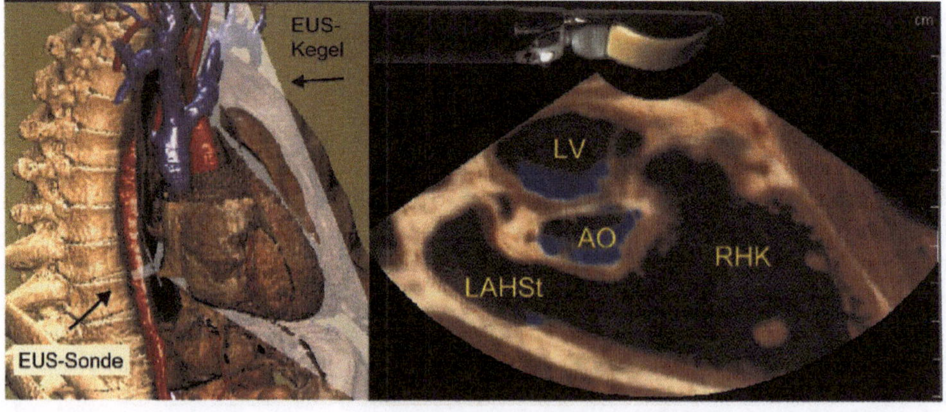

Abb. 2. Korrespondierende Simulation zu Abb. 1. Links: 3D-Übersichtsbild mit Sonde (positioniert in der Speiseröhre) und Schallkegel. Rechts: zugehöriges Schnittbild.

Eine neue In-vivo-Methode zur dreidimensionalen Analyse femoraler Bewegungen im Kniegelenk

M. Siebert, K.-H. Englmeier, R. v. Eisenhart-Rothe[3], C. Bringmann[1], F. Eckstein[1],
H. Bonél[2], M. Reiser[2], H. Graichen[3]

Institut für Medizinische Informatik
GSF Neuherberg, 85764 Oberschleißheim
[1]Forschungsgruppe Muskuloskeletales System, Anatomische Anstalt
Ludwig-Maximilians-Universität, 80336 München
[2]Institut für Klinische Radiologie, Klinikum Großhadern
Ludwig-Maximilians-Universität, 81377 München
[3]Orthopädische Universitätsklinik Friedrichsheim
Johann Wolfgang Goethe Universität, 60528 Frankfurt
Email: siebert@gsf.de

Zusammenfassung. Mit der folgenden Arbeit soll gezeigt werden, dass es, durch den simultanen Einsatz der offenen MRT in Verbindung mit dreidimensionalen Bildverarbeitungsmethoden, möglich ist, am Lebenden den Einfluss der Gelenkstellung und der Muskelaktivität auf das Translationsverhalten der Femurkondylen im Kniegelenk zu quantifizieren. Nach Bilddatenakquirierung, Segmentierung, Interpolation und dreidimensionaler Rekonstruktion von Femur, Tibia, Fibula, Patella, Innen- und Außenmeniskus wurde ein auf das Tibiaplateau bezogenes Koordinatensystem eingeführt. Für die Analyse der femoralen Bewegung wurde eine reproduzierbare Epikondularachse bestimmt. Bei der Flexion des Kniegelenks zeigte sich eine posteriore Translation der Femurkondylen.

1 Einleitung

In der folgenden Arbeit wurde unter Verwendung der offenen MRT eine Technik zur dreidimensionalen Analyse der Translation und Rotation der Femurkondylen in Relation zum Tibiaplateau in verschiedenen Beugestellungen des Kniegelenks entwickelt.

In-vivo-Untersuchungen zur Quantifizierung der Translation des Kniegelenkes am Menschen verwenden unter anderem die konventionelle Radiographie [1,2]. Diese besitzt jedoch aufgrund der Tatsache, dass es sich um ein zweidimensionales Verfahren handelt, bei dem es zu Superpositionierungsartefakten kommt, nur eine begrenzte Aussagefähigkeit [3]. Neuere Untersuchungen konnten zeigen, dass mit Hilfe der offenen MRT in Verbindung mit dreidimensionalen Bildverarbeitungsmethoden eine Untersuchung von Gelenken in verschiedenen funktionellen Positionen und insbesondere unter dem Einfluss von Muskelaktivität erfolgen kann [4,5,6]. Mit der folgenden Arbeit sollte, unter Verwendung der offenen MRT, eine Technik zur dreidimensionalen Analyse der Translation der Femurkondylen in Relation zum Tibiaplateau in verschiedenen Beugestellungen entwickelt werden.

2 Material und Methode

Zur Bilddatenakquirierung wurde ein offenes MRT-System (0,2T, Magnetom Open, Siemens, Erlangen) verwendet. Es kam eine optimierte, T1 gewichtete 3D Gradienten Echosequenz zum Einsatz. Es wurden Datensätze in sagittaler Ausrichtung akquiriert (Untersuchungszeit: 4min, 26 sek). Um Bewegungsartefakte zu vermeiden, wurde an der Lagerungsschiene eine Kontaktfläche angebracht, mit der der Proband über die gesamte Akquirierungsdauer Berührung halten musste.

Nach Bilddatenakquirierung erfolgte eine halbautomatische Segmentierung von Femur, Tibia, Fibula, Patella, Innen- und Außenmeniskus, sowie des hinteren und vorderen Kreuzbandes, basierend auf einem grauwert-orientierten Region-Growing-Algorithmus. Nach anschließender trilinearer Interpolation erfolgte schließlich eine dreidimensionale Rekonstruktion der genannten Strukturen.

Zur Quantifizierung der Translation und Rotation der Femurkondylen in Relation zum Tibiaplateau wurde als Bezugssystem ein auf das Tibiaplateau bezogenes Koordinatensystem eingeführt. Dazu wurden die Koordinatenachsen mittels einer 3D Hauptachsentransformation der Gelenkfläche des Tibiaplateaus bestimmt. Der Schwerpunkt des Tibiaplateaus bildet dabei den Ursprung dieses Koordinatensystems (Abb. 1).

Für die Analyse der femoralen Bewegung wurde für jeden Femur eine reproduzierbare Epikondularachse bestimmt. Die Berechnung dieser Achse erfolgte halbautomatisch, basierend auf einem Oberflächenfitalgorithmus, der für jeden Femurkondylus eine optimal angepasste Halbzylinderoberfläche berechnet. Dazu werden die medialen und lateralen Anteile des Femurs als Konturen in sagittaler Ebene zu einem medialen bzw. lateralen Summenbild aufaddiert. In jedem Summenbild markiert der Benutzer interaktiv einen Startradius, der als Grundlage für die Berechnung der an den medialen bzw. lateralen Femurkondylus angepassten Halbzylinderoberfläche dient (Abb. 2). Die Epikondularachse entsteht durch die Verbindung der Zylindermittelpunkte (Abb. 3).

Die Reproduzierbarkeit dieser Methode wurde geprüft, indem an einem Kniegelenk sechsmal diese Oberflächenberechnung durchgeführt wurde.

3 Ergebnisse

Bei der Flexion von 30° auf 90° zeigte sich unter extendierender Muskelaktivität eine posteriore Translation der Femurkondylen. Unter flektierender Muskelaktivität ließ sich ebenfalls eine posteriore Translation nachweisen.

Es konnte gezeigt werden, dass es, durch den simultanen Einsatz der offenen MRT in Verbindung mit dreidimensionalen Bildverarbeitungsmethoden, möglich ist, am Lebenden den Einfluss der Gelenkstellung und der Muskelaktivität auf das Translationsverhalten der Femurkondylen im Kniegelenk zu quantifizieren.

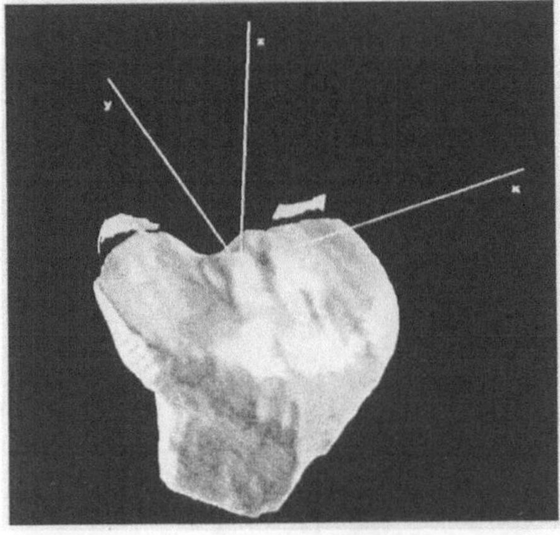 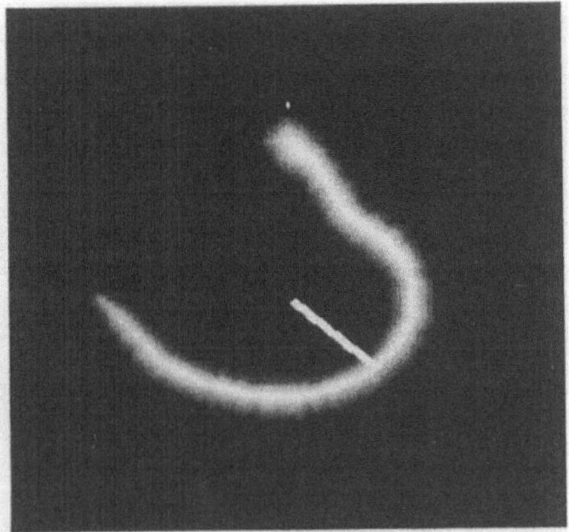

Abb. 1. Darstellung der rekonstruierten Tibia mit den Hinterkanten der Meniskushinterhörner. Die drei Achsen bilden ein auf das Tibiaplateau bezogenes Koordinatensystem.

Abb. 2. Sagittales Summenbild der Konturen des medialen Femurs, sowie Startradius für die Bestimmung einer Halbzylinderoberfläche.

Die Bedeutung der Erfassung der physiologischen Translation und die Differenzierung von einer pathologischen Translation besitzt eine hohe klinische Relevanz im Hinblick auf die Prävention von sekundären Meniskus- und Knorpelschäden. Bislang beschränkte sich die Bestimmung der Translation mit konventioneller Röntgentechnik auf zweidimensionale Analysen. Die Verwendung eines offenen MRT-Systems erlaubt es, das Gelenk in verschiedenen Funktionsstellungen zu untersuchen. Mit Hilfe dreidimensionaler Bildverarbeitungstechniken sind, im Gegensatz zu zweidimensionalen Methoden, Untersuchungen unabhängig von der ursprünglichen Schichtebene möglich, was somit die Durchführung longitudinaler und transversaler Vergleichsstudien erlaubt.

4 Ausblick

Zur Zeit durchgeführte Untersuchungen an Patienten mit Kreuzbandläsionen werden zeigen, ob eine muskuläre Insuffizienz nach Kreuzbandruptur zu einer vermehrten Translation führt und damit eine Ursache für die Entstehung von Sekundärschäden sein kann. Umgekehrt kann aber auch die Kompensationsfähigkeit der Muskulatur für das Kniegelenk nach traumatischen Schädigungen quantitativ erfasst werden. Zusammenfassend steht mit der offenen MRT in Verbindung mit dreidimensionalen Bildverarbeitungsmethoden ein Verfahren zur Verfügung, mit dem neben der Bewegungsanalyse der knöchernen Komponenten auch das Translationsverhalten der Menisken analysiert werden kann. In Zukunft kann diese Technik zur Bestimmung der Gelenk- und Meniskusinstabilität bei Patienten mit anteriorer Instabilität des Kniegelenkes unter physiologischer neuromuskulärer Kontrolle eingesetzt werden.

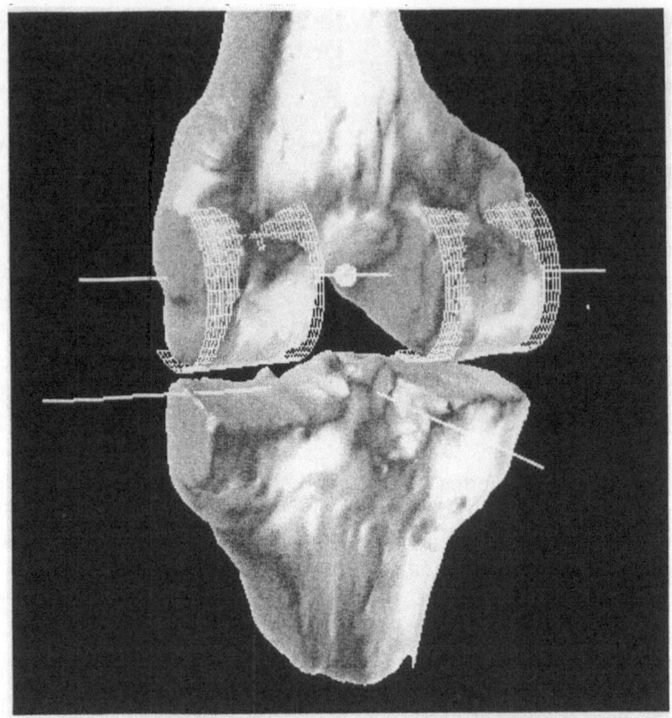

Abb. 3. An medialen und lateralen Femurkondylus angepasste Halbzylinderoberflächen und daraus ermittelte Epikondularachse, sowie rekonstruierte Tibia mit erster und zweiter Hauptachse des Tibiaplateaus.

5 Literatur

1. Rijke AM, Goitz HT, McCue FC, et al.: Graded stress radiography of injured anterior cruciate ligaments. Invest Radiol 26: 926–33, 1991.
2. Steiner ME, Brown C, Zarins B, et al.: Measurement of anterior-posterior displacement of the knee. A comparison of the results with instrumented devices and with clinical examination. J Bone Joint Surg 72: 1307–15, 1990.
3. Markolf KL, Mensch JS, Amstutz HC: Stiffness and laxity of the knee – the contributions of the supporting structures. A quantitative in vitro study. J Bone Joint Surg 58: 583–94, 1976.
4. Graichen H, Bonél H, Stammberger T, et al.: A technique for determining the spatial relationship between the rotator cuff and the subacromial space in arm abduction using MRI and 3D image processing. Magn Reson Med 40: 640–3, 1998.
5. Graichen H, Stammberger T, Bonél H, et al.: Glenohumeral translation during active and passive elevation of the shoulder – a 3D open MRI study. J Biomech, 1999, im Druck.
6. Graichen H, Stammberger T, Bonél H, et al.: Magnetic Resonance based motion analysis of the shoulder during elevation. Clin Orthop, 1999, im Druck.

Dreidimensionale Simulation und Visualisierung des individuellen menschlichen Geburtsvorganges

Martin Meininger[1], Thomas Werner[2], Arthur Wischnik[2]

[1]CREASO GmbH, 82205 Gilching
[2]Frauenklinik, Zentralklinikum Augsburg, 86156 Augsburg
Email: m.meininger@creaso.com

Zusammenfassung. Die Prognose des individuellen menschlichen Geburtsverlaufs ermöglicht die Wahl einer geeigneten Geburtsmodalität. Folgeschäden beim Kind und am Beckenboden der Mutter können dadurch vermieden werden. Die hier vorgestellte Software ANAPELVIS ermöglicht auf der Basis der Entwicklungsumgebung IDL (Interactive Data Language) die dreidimensionale Simulation und Visualisierung des menschlichen Geburtsvorganges auf Grund von pelvimetrischen und fetometrischen Daten.

1 Einleitung

Bei etwa 5-6 % der Schwangerschaften besteht ein Missverhältnis zwischen der Größe des kindlichen Kopfes und des Geburtskanals, d.h. das Kind kann vaginal nicht, oder nur mit der Gefahr einer Schädigung der Gesundheit von Mutter und Kind zur Welt gebracht werden [1,2]. Bisher war eine genaue Diagnose dieses Missverhätnisses jedoch nicht zuverlässig möglich. Wird ein Missverhältnis fälschlicherweise prognostiziert, so wird eine eigentlich vermeidbare Kaiserschnittgeburt durchgeführt. Wird ein Missverhältnis übersehen und eine vaginale Geburt angestrebt, besteht die Gefahr einer Schädigung der Gesundheit von Mutter und Kind.
Ziel dieses Projektes war die zuverlässige Prognose des individuellen Geburtsverlaufs an Hand von anatomischen Daten des mütterlichen Beckens und des kindlichen Kopfes. Die Maße des mütterlichen Beckens werden durch eine MR-Unterschung (Pelvimetrie) gewonnen, die des kindlichen Kopfes während einer Ultraschalluntersuchung. Die Software ANAPELVIS umfasst die daraus entwickelte Simulation des Geburtsvorganges und die für die Veranschaulichung wichtige 3D-Visualisierung.

2 Methode

Die Implementierung der Software erfolgte komplett in IDL (Interactive Data Language, Research Systems Inc., Boulder, CO). Die Daten der Patientin und des Kindes werden zunächst auf einer Benutzeroberfläche in mehrere Eingabemasken eingegeben. Die Daten werden in einer Patientendatenbank abgelegt, die im Microsoft Access-Format vorliegt. Darauf wird über die IDL-interne ODBC-Schnittstelle (IDL-Dataminer) zugegriffen.

Anhand der anatomischen Daten aus der MR-Untersuchung wird ein System von Ellipsen berechnet, welche die Form des Geburtskanals wiedergeben. Der Kopf des Kindes wird in der Simulation durch einen Ellipsoiden repräsentiert, dessen Halbachsen aus den Ultraschalldaten des kindlichen Kopfes ermittelt werden. In der Simulation wird dann für jede Ellipse berechnet, ob der Querschnitt des Ellipsoiden kleiner als die Fläche der Ellipse ist (passierbar), nach einer medizinisch vertretbaren Verformung des Kopfes kleiner ist (konfiguriert passierbar), oder zu groß ist (Geburtsstillstand).

Die 3D-Visualisierung wurde in der IDL-Objektgrafik realisiert. Diese erlaubt eine objektorientierte Programmierung von 3-dimensionalen Modellen und eine OpenGL-unterstütze Darstellung auf dem Bildschirm. In der 3D-Visualisierung kann der Geburtskanal zunächst als System von Ellipsen und der Kopf des Kindes als Ellipsoid dargestellt werden, analog zur Repräsentation in der Simulation. Diese Elemente können farbkodiert dargestellt werden, d.h., grün bedeutet „passierbar", gelb bedeutet „konfiguriert passierbar", rot bedeutet „Geburtsstillstand". Der Geburtsverlauf lässt sich als Film abspielen, wobei die Farbe des Ellipsoiden dynamisch das jeweilige Ergebnis der Simulation in der entsprechenden Ebene anzeigt.

Zur besseren Anschaulichkeit kann zusätzlich auch ein 3D-Modell des menschlichen Beckens und eines kindlichen Kopfes dargestellt werden. Referenzmodelle lagen als DXF-Daten vor und konnten somit direkt als Gittermodell in IDL eingelesen werden. Um eine möglichst natürliche Darstellung der individuellen Anatomie zu erzielen wird das Modell des kindlichen Kopfes entlang der 3 Hauptachsen entsprechend den gemessenen Ultraschalldaten skaliert. Das Modell des Beckens wird an die gemessene Beckenanatomie anhand von 12 Referenzpunkten mittels eines in IDL neu geschriebenen 3D-Warping-Algorithmus angepasst. Die Koordinaten der Referenzpunkte ergeben sich direkt aus den eingegebenen anatomischen Daten des Beckens. Die Koordinaten der Knotenpunkte berechnen sich aus den Koordinaten im Referenzmodell durch Translationen. Der Translationsvektor wird für jeden Knotenpunkt aus dem mit dem inversen Abstand zum Knotenpunkt gewichteten Mittel der Translationsvektoren der Referenzpunkte berechnet.

3 Ergebnis

Das Programmpaket ANAPELVIS wird mittlerweile an einigen führenden deutschen Kliniken für Forschungs- und Routinezwecke eingesetzt. Die benötigte Zeit für das Ausmessen und Eingeben der anatomischen Daten aus dem MR und der Sonographie in das Programm beträgt etwa 5 – 10 Minuten. Die eigentliche Simulation wird auf einem Windows-PC mit 450 MHz Taktfrequenz in weniger als einer Sekunde berechnet. Das Programm erwies sich damit als für die klinische Routine tauglich.

Medizinische Studien ergaben eine Spezifität von 86% und eine Sensitivität von 79% für die Diagnose eines Missverhältnisses [2]. Dadurch können einerseits unnötige Kaiserschnittgeburten umgangen, andererseits Risikogeburten vermieden, bzw. deren Verlauf vorausgeplant werden. Die potentielle gesundheitliche Gefährdung für Mutter und Kind während der Geburt konnte so verringert werden.

Durch die realistische 3-dimensionale Darstellung von kindlichem Kopf und weiblichem Becken kann den werdenden Müttern der prognostizierte Geburtsverlauf erläutert, und die ärztliche Empfehlung – vaginale Geburt oder Kaiserschnitt – anschaulich vermittelt werden.

ANAPELVIS stellt derzeit das einzige System dieser Art dar. Während es auch andere Programme zur Darstellung des menschlichen Geburtsvorganges gibt, ist dieses das einzige, dass auch einen medizinischen Vorhersagewert für den Verlauf der Geburt liefert.

4 Schlussfolgerung

Dieses Projekt zeigt zum einen, wie durch Einsatz moderner Software-Technologie medizinische Fragestellungen, wie hier der menschliche Geburtsvorgang, im Modell simuliert werden können, um dann geeignete medizinische Verfahren einzusetzen. Zum anderen zeigt es auch wie der Patientin, die bei medizinischen Fragestellungen immer im Mittelpunkt stehen sollte, die Ergebnisse der Simulation anschaulich nahegebracht werden können. Beides gelang in diesem Projekt auf Basis der Entwicklungsumgebung IDL, wodurch Benutzeroberfläche, Datenbankanbindung, Simulation und 3D-Visualisierung in einer einheitlichen Softwareumgebung realisiert werden konnten.

5 Literatur

1. Schwarz J, Wischnik A: Rechnergestützte Geburtsplanung und -visualisierung zur Prävention des menschlichen Geburtstraumas. Procs BVM 98: #123, 1998.
2. Wischnik A, Werner T, Bohndorf K: Zur Prävention des menschlichen Geburtstraumas. II. Mitteilung: Wissensbasierte Geburtsplanung und –visualisierung mittels bildgebender Verfahren und PC-gestützter Simulation. Geburtshilfe Frauenheilkd 59:77—84, 1999.

Mustererkennung

Automatische Lokalisationserkennung in der Endoskopie des Gastrointestinaltrakts – eine Machbarkeitsstudie

Alexander Horsch[1] und Hans-Dieter Allescher[2]

Technische Universität München
Klinikum rechts der Isar, Ismaninger Str. 22, 81675 München
[1]Institut für Medizinische Statistik und Epidemiologie
Email: alexander.horsch@imse.med.tu-muenchen.de
[2]II. Medizinische Klinik und Poliklinik
Email: hans.allescher@lrz.tu-muenchen.de

Zusammenfassung. Die automatische Bestimmung der Lokalisation des Endoskops ist für Computergestützte Diagnostik im Bereich der Endoskopie des Gastrointestinaltrakts von großer Bedeutung, da viele diagnostische Fragestellungen von der Lokalisation abhängen. In einer Machbarkeitsstudie mit 239 Bildern des Gastrointestinaltrakts konnten anhand von 8 Merkmalen 8 Lokalisationen mit einer Gesamtkorrektheit von $\rho=0{,}65$ und einer kreuzvalidierten Gesamtgenauigkeit von $\kappa=0{,}59$ erkannt werden. Für die Lokalisationen Ösophagus, Cardia, Inversion, Pylorus und Duodenum descendens wurden mit 63-84% überdurchschnittlich gute bedingte Korrektheiten erzielt. Sehr schlecht ließen sich dagegen die Lokalisationen Corpus, Antrum und Bulbus duodeni abgrenzen ($\rho=27$-38%). Ein erster Test zur Farbnormierung lässt Verbesserungspotentiale erwarten. Insgesamt scheint eine automatische Lokalisationserkennung bei Einsatz von Farbnormierung mit hoher Trefferrate möglich.

1 Einleitung

Im Hinblick auf die Entwicklung von Verfahren der Computergestützten Diagnostik (CAD) zur Senkung von Intra- und Interobservervariabilität in der Videoendoskopie des Gastrointestinaltrakts ist die automatische Bestimmung der Lokalisation von grundlegender Bedeutung, da diese die Auswahl möglicher Befunde bestimmt [1]. So ist z. B. die Erkennung pathologischer Veränderungen, wie etwa Varizen, Ulcera oder Tumore, nur lokalisationsabhängig möglich. In der normalen Untersuchung erfolgt diese Lokalisationsdiagnostik außer anhand von charakteristischen Bildinformationen aus dem Bewegtbild auch aufgrund der Einfuhrlänge des Gerätes als Zusatzinformation.

In einer Machbarkeitsstudie [2] mit Standbildern von 8 Lokalisationen (7 anatomische Lokalisationen und zusätzlich die Inversionsstellung des Endoskops im Magen als Pseudolokalisation) sollte geklärt werden, ob eine automatische Lokalisationserkennung prinzipiell unabhängig von der Kenntnis der Eindringtiefe des Endoskopschlauchs möglich erscheint. Des weiteren sollte der Einfluss einer Farbnormierung untersucht werden, da verschiedene Endoskope unterschiedliche Farbcharakteristika aufweisen.

2 Material und Methoden

Die Untersuchungen wurden mit 5 Endoskopen vom Typ Olympus GIF-130 (Olympus Optical Co. Europe, Hamburg) durchgeführt. Insgesamt wurden 239 Einzelbilder (13 Ösophagus, 52 Cardia, 32 Inversionen, 24 Corpus, 15 Antrum, 30 Pylorus, 18 Bulbus duodeni, 38 Duodenum descendens) mit einer Auflösung von 384 x 384 Pixeln und einer Farbtiefe von 24 Bit digitalisiert. Die Digitalisierung erfolgte mit einer Framegrabberkarte FAST FPS-60 (FAST Multimedia AG, München).

Für die Analysen wurden drei Farbmerkmale, zwei Regionenmerkmale, zwei Strukturmerkmale und ein Linienmerkmal aus den Bildern extrahiert: Mittlerer Rot- und Grünanteil

$$C_{red} = \bar{r} = \frac{1}{N}\sum r(x, y), \quad C_{green} = \bar{g} = \frac{1}{N}\sum g(x, y) \tag{1}$$

(mit der Gesamtzahl N von Bildpunkten, und den Rot- und Grünwerten r und g im intensitätsnormierten Nrgb-Farbraum [3]); Ausprägung einer deutlich begrenzten dunklen Region; Ausprägung eines rötlichen dunklen Flecks; Kantenanteil; mittlere Kantenkrümmung; Vorliegen von Tubusfarben und Tubuskanten (dichotome Merkmale).

Für die Farbnormierung wurde auf Basis von Normfarbstreifen eine lineare Farbanpassung an die Farbcharakteristik eines der Endoskope (Referenzendoskop) vorgenommen.

Zur Klassifikation wurden 3-Schicht-Perzeptrons und Classification And Regression Trees (CART) eingesetzt.

3 Ergebnisse

In 5 Testläufen mit je 24 Klassifikationen nach dem leave-10-out-Verfahren ergab sich für die Perzeptronklassifikation eine Gesamtkorrektheit von $\rho=0{,}653$ und einer Gesamtgenauigkeit von $\kappa=0{,}591$ (Tab. 1). Für die Lokalisationen Ösophagus (Oe), Cardia (Ca), Inversion (In), Pylorus (Py) und Duodenum descendens (Dd) wurden mit 63-84% überdurchschnittlich gute bedingte Korrektheiten erzielt. Sehr schlecht ließen sich dagegen die Lokalisationen Corpus (Co), Antrum (An) und Bulbus duodeni (Bd) korrekt erkennen. Hier lagen die bedingten Korrektheiten bei 27-38%.

Mit CART wurde ein Entscheidungsbaum mit 17 Terminalknoten und 16 Splits in 5 Ebenen konstruiert. Die 10-fach Kreuzvalidierung im Rahmen der CART-Analyse mit S-PLUS erbrachte die geringe Korrektheit von $\rho=0{,}51$. Dieses Ergebnis besitzt aufgrund der großen Anzahl von Klassen und der wenigen Bilder pro Klasse nur eingeschränkte Aussagekraft. Hier wäre die Validierung anhand eines leave-1-out-Verfahrens zweckmäßig gewesen. Da die Software dies jedoch standardmäßig nicht unterstützt und außerdem mit der Kreuzvalidierung der Perzeptrons bereits Schätzungen zur Prognosegüte eines Klassifikators vorlagen, wurde darauf verzichtet.

Tabelle 1: Gemittelte Kontingenztafel sowie bedingte Korrektheiten und Genauigkeiten der Lokalisationserkennung mit Perzeptronklassifikatoren

		Oe	Ca	In	Co	An	Py	Bd	Dd	Σ	ρ	κ
					Zugewiesene Lokalisation							
Korrekte Lokalisation	Oe	21	8	0	1	0	0	0	0	30	0,70	0,66
	Ca	5	41	0	2	0	3	1	0	52	0,79	0,73
	In	0	1	27	4	0	0	0	0	32	0,84	0,82
	Co	1	2	3	9	0	0	2	7	24	0,38	0,31
	An	0	5	0	0	4	3	3	0	15	0,27	0,22
	Py	2	3	0	1	2	19	2	1	30	0,63	0,58
	Bd	0	5	0	1	2	3	5	2	18	0,28	0,22
	Dd	0	2	1	3	0	1	1	30	38	0,79	0,75
	Σ	29	67	31	21	8	29	14	40	239	0,653	0,591

Der Einfluss der Farbnormierung auf die Klassifikationsgüte wurde an 29 Bildern getestet. Die Klassifikation erfolgte durch einem k-NN-Klassifikator mit k=3. Getestet wurde mittels eines leave-1-out-Verfahrens. Es ergab sich eine Verbesserung der Gesamtkorrektheit von 24% auf 38%, wobei Bulbus duodeni und Duodenum descendens zu einer Klasse zusammengefasst und Inversionen nicht berücksichtigt wurden. Die Verbesserung ist im wesentlichen auf eine verbesserte Abgrenzung des Duodenums vom Magen zurückzuführen.

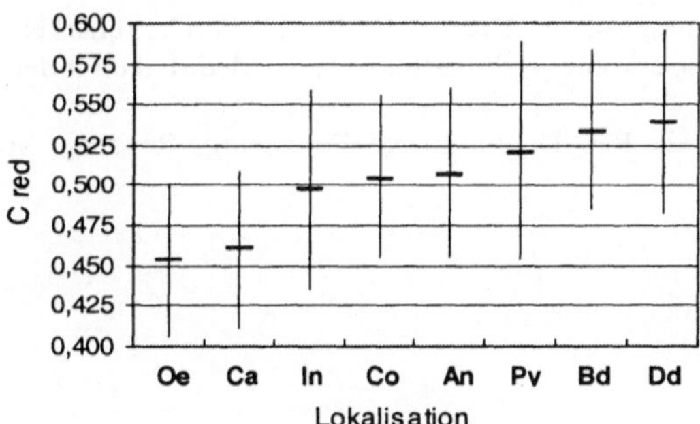

Abb. 1: Mittelwerte und Standardabweichungen des mittleren intensitätsnormierten Rotanteils

Exemplarisch für ein Einzelmerkmal sind in Abb. 1 die statistischen Kennwerte für C_{red} aus Gleichung (1) aufgetragen.

4 Diskussion

Die Machbarkeitsstudie erbrachte bei der Klassifikation mit Perzeptrons für die Lokalisationen Ösophagus, Cardia, Inversion, Pylorus und Duodenum descendens sehr gute kreuzvalidierte Genauigkeiten mit κ-Werten zwischen 0,58 (Pylorus) und 0,82 (Inversion). Die Gesamtgenauigkeit liegt mit einem κ-Wert von 0,59 im Bereich eines guten Klassifikators. Die Lokalisation Corpus ($\kappa=0,31$) erwies sich als schwierig abzugrenzen. Zu den ebenfalls schlecht erkannten Lokalisationen Antrum und Bulbus duodeni (beide mit einem κ-Wert von 0,22) lagen deutlich weniger Bilder vor (nur 15 bzw. 18), so dass dieses Resultat nicht überrascht.

Insgesamt lassen die Ergebnisse der Studie erwarten, dass eine automatische Lokalisationserkennung bei Einsatz von Farbnormierung mit hoher Trefferrate möglich ist.

5 Danksagung

Die Autoren danken den Entwicklern der Bildverarbeitungsverfahren, Dietrich Büsching und Karin Eberle, sowie dem ärztlichen Kollegen Thomas Rösch für die fruchtbare Zusammenarbeit. Die Studie wurde vom DFN-Verein, Berlin, unterstützt.

6 Literatur

1. Silverstein FE, Tytgat GNJ: Praxis der gastroenterologischen Endoskopie. Stuttgart, New York: Thieme, 2. Aufl., 1999
2. Horsch A: Computergestützte Diagnostik für Hautkrebsfrüherkennung, Ösophagustumorstaging und Gastroskopie. Habilitationsschrift, Med. Fakultät der TU München, April 1998
3. Gonzalez RC, Woods RE: Digital Image Processing. Reading, MA, et al.: Addison-Wesley, 1992

Rechnergestützte CT-basierte Klassifikation von Acetabulumfrakturen

Jochen Dormeier, Lars Mieth[1], Axel Gänsslen[2], Tim Pohlemann[2] und Dietrich Peter Pretschner

Institut für Medizinische Informatik
TU Braunschweig, 38100 Braunschweig
[1]Unfallchirurgische Klinik, Medizinische Hochschule Hannover, 30161 Hannover
[2]Chirurgische Universitätsklinik Homburg / Saar, 66421 Homburg / Saar
Email: J.Dormeier@ifmi.org

Zusammenfassung. Die Wahl der korrekten Therapie von Acetabulumfrakturen ist unmittelbar abhängig von der exakten Klassifikation. Die richtige und erfolgreiche Therapie bestimmt wiederum das Outcome des Patienten. Insbesondere bei Behandlung von Acetabulumfrakturen ist die Einteilung in die geläufigen Klassifikationsschemata (Judet/Letournel, AO) - oft nur auf konventionellen Röntgenaufnahmen basierend - aber großen inter- und intrapersonellen Schwankungen unterworfen. Präoperativ angefertigte Computertomographien werden in den Klassifikationsprozess meist nicht einbezogen. Für die Beurteilung und Klassifikation von Acetabulumfrakturen anhand von Computertomographien wurden deshalb Methoden entwickelt, wobei der Beurteilung der Schwere der Destruktion der acetabulären Gelenkfläche besondere Bedeutung zukommt. Ausgehend von umschriebenen Arealen, die der Arzt auf den tomographischen Ansichten der Gelenkfläche kennzeichnet, wird ein 3D-Modell und eine 2D-Projektion berechnet. Diese Darstellungen ermöglichen es dem Arzt relevante Destruktionen auf einen Blick zu erkennen, deren Lage im 3D Raum zu erfassen und werden Grundlage einer neuartigen CT-basierten Klassifikation sein.

1 Einleitung

Anlass für die Entwicklung eines Prototypen für die CT-basierte rechnerunterstützte Klassifikation von Acetabulumfrakturen war vor allem die Unzufriedenheit der Mediziner bezüglich stark differierender interpersoneller und intrapersoneller Klassifizierungen von acetabulären Frakturen [1] anhand der Judet/Letournel und AO Klassifikationen. Die beiden Klassifikationen beruhen hauptsächlich auf der Beurteilung klassischer Röntgenaufnahmen. Bedingt durch den technischen Fortschritt auf dem Gebiet der medizinischen Bildgebung gehört die Erstellung präoperativer Computertomographien des frakturierten Hüftgelenkes inzwischen zum Standard für eine umfassende Diagnostik und Operationsplanung, welche aber in den Klassifikationsprozess kaum einbezogen werden.

Deshalb wurde als Zielsetzung des gemeinsamen Projektes formuliert, dass eine Software entwickelt werden sollte, die es dem Mediziner ermöglicht, die räumlichen Informationen des CTs zu nutzen, um Destruktionen im Bereich der acetabulären Gelenkfläche zu beschreiben, diese in ihrem räumlichen Kontext als dreidimensionales Modell zu visualisieren und eine zweidimensionale Projektion der verletzten Gelenkfläche zu berechnen. Die 2D-Projektion soll auf einen Blick eine Ansicht aller Destruktionen der Gelenkfläche bieten und die Basis einer zu erarbeitenden CT-basierten Klassifikation bilden.

2 Methoden

Nach Kennzeichnung relevanter Destruktionen des Hüftgelenks wird die acetabuläre Gelenkfläche als dreidimensionales Modell und als zweidimensionale Projektion visualisiert, wobei die Verletzungen durch entsprechende Farbkodierung dargestellt werden. Anhand der Beschreibung des Ablaufes bei der Bearbeitung einer computertomographischen Untersuchungssequenz werden die verwendeten Methoden beschrieben.

2.1 Das Hüftgelenk

Anatomisch betrachtet gehört das Hüftgelenk in die Klasse der Kugelgelenke. Auf tomographischen Schnitten, stellt sich die Gelenkfläche als Kreisabschnitte dar.

Für die Beurteilung der Schwere einer Fraktur ist neben Lage und Ausmaß der Frakturlinie auch Zonen von Bedeutung, in denen die Gelenkfläche imprimiert oder nur noch als Trümmerzone zu beschreiben ist. Die Gelenkfläche soll durch folgende Attribute beschrieben werden:

- normaler Gelenkflächen Anfangs- bzw. Endpunkt
- pathologischer Gelenkflächen Anfangs- bzw. Endpunkt, d. h. die Gelenkfläche endet an einer Frakturlinie, einer Impressionszone oder einer Trümmerzone
- Impressionszone
- Trümmerzone

2.2 Klassifikation

Bei Acetabulumfrakturen wird das Verfahren nach Judet/Letournel und das daraus weiterentwickelte Verfahren der Arbeitsgemeinschaft für Osteosynthesefragen (AO) basierend auf konventionellen Röntgenbildern verwendet. Ziel unseres Ansatzes ist, dass sowohl Klassifikation und Diagnose/Operationsplanung dieselben radiologischen Datensätze zugrundeliegen.

2.3 Attributierung

Als Attributierung soll hier der Prozess der direkten Bearbeitung der Computertomographie verstanden werden. Nach Auswahl der zu bearbeitenden Region of

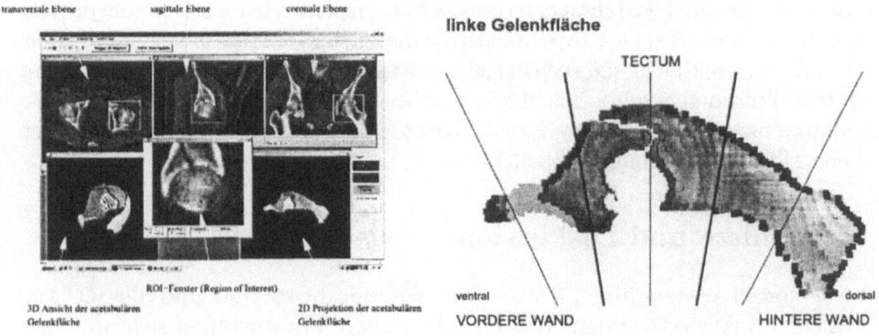

Abb. 1. Ansicht der Benutzeroberfläche des Prototypen mit allen zur Verfügung stehenden Sichten auf den CT-Datensatz (li.) sowie Beispiel eines sektorbasierten Klassifikationsschemas (re.), welches auf die 2D-Projektion angewendet wird.

Interest auf sagittalen Schnittbildern belegt der Mediziner den sichtbaren Anteil der Gelenkfläche mit entsprechenden Attributen. Für folgende Berechnungen ist es notwendig, fragmentorientiert zu attributieren, d. h. der Mediziner muss initial Fragmente definieren und vor Attributierung festlegen, zu welchem Fragment die jeweils bearbeitete Gelenkfläche gehört.

Ist auf dem Schnittbild keine Verletzung zu sehen, wird Anfangs-, Mittel- und Endpunkt der Gelenkfläche durch jeweils einen Punkt markiert, welcher das Attribut "normale Gelenkfläche" trägt. Ist eine Frakturlinie zu erkennen, wird der an die Frakturlinie stoßende Punkt der Gelenkfläche mit einem Punkt markiert, welcher das Attribut "pathologische Gelenkfläche" trägt). Aus den vollständigen Markierungen durch je drei Punkte wird ein Kreisabschnitt berechnet und eingezeichnet. Impressionszonen und Trümmerzonen werden als eigenständige Fragmente definiert, deren Umrisse auf den Schnittbildern durch mindestens vier Punkte markiert werden.

2.4 Berechnung der 3D- und 2D- Ansichten

Im Idealfall beschreiben die eingezeichneten Kreisbögen eines Fragments Niveaulinien einer Kugel. Bedingt durch die Eingabefehler liegt eine Menge von Punkten vor, von denen man weiß, dass sie alle mit einer gewissen Abweichung auf der Oberfläche einer Kugel liegen. Deshalb wurde ein Algorithmus basierend auf der *Methode der kleinsten Fehlerquadrate* implementiert, der in einem iterativen Verfahren für jedes Fragment Kugelradius und Mittelpunkt berechnet.

Dreidimensionale Ansicht Die dreidimensionale Ansicht soll vor allem die anatomische Struktur der Gelenkfläche zusammen mit den jeweiligen farbig kodierten Attributen visualisieren [Abb. 1].

Zweidimensionale Projektion Aus der 3D-Ansicht wird als Zylinderprojektion eine zweidimensionale Projektion errechnet. Hierbei muss beachtet werden, dass sich die Gelenkfläche möglichst gleichmäßig um den Äquator verteilt, damit verzerrte Abbildungen von Flächen in Polnähe vermieden werden. Im Gegensatz zur dreidimensionalen Ansicht sind auf der 2D-Projektion alle Attributierungen auf einen Blick zu erkennen [Abb. 1].

3 Ergebnisse und Diskussion

Die bisher bearbeiteten 20 CT-Datensätze konnten bearbeitet und als 3D- und 2D-Ansicht visualisiert werden. Während einfachere Frakturtypen sich problemlos bearbeiten ließen, kam es bei der Bearbeitung komplexerer Fälle zu Schwierigkeiten, die Gelenkflächenanteile eindeutig zu bestimmen.

Die derzeitige Bearbeitungszeit (ca. 25 min.) müssen für den Einsatz in der klinischen Routine deutlich gesenkt werden. Entscheidend wird sich hier auswirken, wenn weitere Untersuchungen zeigen, dass die Bearbeitung z. B. nur jeder fünften sagittalen Schicht zu einer beurteilbaren Visualisierung führt. Desweiteren werden halbautomatische Segmentationsverfahren zur Detektion von Gelenkflächenanteilen entwickelt, sowie weniger Interaktion fordernde Bearbeitungsverfahren evaluiert [2].

Bezüglich des auf die 2D-Projektion anzuwendenden Klassifikationsschemas sind verschiedene Ansätze in Entwicklung, die in folgenden Studien auf ihre Verwendbarkeit hin getestet werden sollen.

Ein sektorbasierter Ansatz ist in Abbildung 1 rechts dargestellt. Da das Dach der Gelenkfläche in der Projektion auf mittlere Bildbereiche abgebildet wird und Destruktionen des Gelenkflächendaches als schwerwiegender einzustufen sind als weiter außen liegende, werden den einzelnen Sektoren verschiedene Gewichtungen zugeordnet. Eine Klassifikation kann sich so aus der Summation der gewichteten Sektoren ergeben, in der eine Destruktion ausgemacht werden kann.

Bis zur Entwicklung einer endgültigen CT-basierten Klassifikation werden sicher noch verschiedene Ansätze auf ihre Verwendbarkeit hin getestet. Die vorgestellte Arbeit belegt allerdings die Machbarkeit und zeigt Lösungen auf, die Fülle der räumlichen Informationen der Computertomographie in einer sinnvollen Art und Weise für Diagnose und Klassifikation von Acetabulumfrakturen zu verwenden.

Literatur

1. Hüfner T, Pohlemann T, Gänsslen A et al.: Die Wertigkeit der CT zur Klassifikation und Entscheidungsfindung nach Acetabulumfrakturen. Eine systematische Analyse. Unfallchirurg 102:124–31, 1999.
2. Putzer J, Teistler M, Dormeier J et al.: Computergestützte Segmentierung des frakturierten Acetabulums in CT-Aufnahmen mit Hilfe aktiver Konturen zur Klassifikation und Operationsplanung in der Unfallchirurgie. Procs BVM 2001:134–8, 2001.

Classification of Medical Images Using Local Representations

Roberto Paredes, Daniel Keysers[1], Thomas M. Lehmann[2], Berthold Wein[3], Hermann Ney[1], and Enrique Vidal

Instituto Tecnológico de Informática,
Universidad Politécnica de Valencia, Camino de Vera s/n, E-46022, Valencia, Spain.
rparedes@iti.upv.es
[1] Lehrstuhl für Informatik VI, RWTH Aachen, D-52056 Aachen, Germany
[2] Institute of Medical Informatics, RWTH Aachen, D-52057 Aachen, Germany
[3] Department of Diagnostic Radiology, RWTH Aachen, D-52057 Aachen, Germany

Abstract In medical image retrieval, the images are usually subject to a large range of variability. In order to classify medical images, we therefore propose the use of local representations, which are small square windows taken from the images. This approach is combined with a fast approximate k-nearest neighbor technique and yields state-of-the-art results on a medical image database of 1617 images.

1 Introduction

Recently, research within the field of content-based medical image retrieval has attracted a lot of attention. The concept for content-based image retrieval in medical applications (IRMA) is based on the separation of the following steps: categorization of the entire image, registration with respect to prototypes, extraction and query-dependent selection of local features, hierarchical blob representation including object identification and finally, image retrieval performed on a data-reduced abstract image representation [1].

This work presents a new approach to the first step of this paradigm –categorization of the entire image– using local representations. Medical images are usually complex, subject to high variability and composed of different smaller structures. Therefore, we propose to use local representations of the images for classification, which is an approach that has been applied very successfully to the task of face recognition [2].

2 Methods

In a classical classifier [3], each object for training and test is represented by a feature vector, and a discrimination rule is applied to classify a test vector. In the image classification problem, this feature vector is usually obtained from the entire image, using the appearance-based approach (each pixel corresponds to one feature) or some type of feature extraction. Due to the complexity and variability of medical images, a local representation scheme is adopted. Many local representations have been proposed, mainly

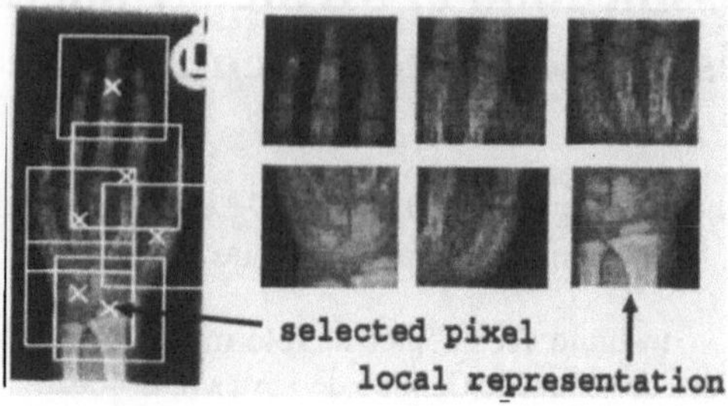

Figure 1. Example of extracted local representations from selected pixels.

in the image database retrieval literature [4,5,6]. In the present work, each image is represented by several (possibly overlapping) square windows of size $W \times W$, which correspond to a set of "local appearances" (Figure 1).

To obtain the local feature vectors from an image, a selection of windows with highly relevant and discriminative content is needed. Although a number of methods exist to detect such windows [7], most of them are not appropriate for medical imaging or they are computationally too expensive. In this work, the local variance in a small window around each pixel is used as measure of information. Those pixels having local variance above a certain global threshold are selected and the surrounding window is used as a representation of the whole image. Figure 1 shows an example of possible local representations.

In the classification procedure, each test image is also represented using the local features selected. To approximate the posterior probability that a certain local feature belongs to an image of a given class, the k-nearest neighbor algorithm is used. This posterior probability is then used to obtain a combined decision for the set of local features.

Representing objects by several local features involves a computational problem if the number of local features for representing an object is very large. The k-nearest neighbor algorithm needs to compare every local feature of a test object with every local feature of every training object. This high computational cost is considerably reduced by using a fast approximate k-nearest neighbor search technique. This technique uses a kd-tree structure to store the set of local features from the training images. In a kd-tree, the search of the nearest neighbor of a test point is performed starting from the root, which represents the whole space, and choosing at each node the sub-tree that represents the region of the space containing the test point. When a leaf is reached, an exhaustive search of the b prototypes residing in the associated region is performed. Since the closest point may also be a member of some other region the algorithm needs to backtrack until all possible regions are checked.

If a guaranteed exact solution is not needed, as can be assumed in our case, the backtracking process can be aborted as soon as a certain criterion is met by the current best solution. In [8], the concept of $(1 + \epsilon)$-approximate nearest neighbor query is introduced. A point p is a $(1 + \epsilon)$-approximate nearest neighbor of q if the distance from p to q is less than $1 + \epsilon$ times the distance from p to its nearest neighbor. This concept is

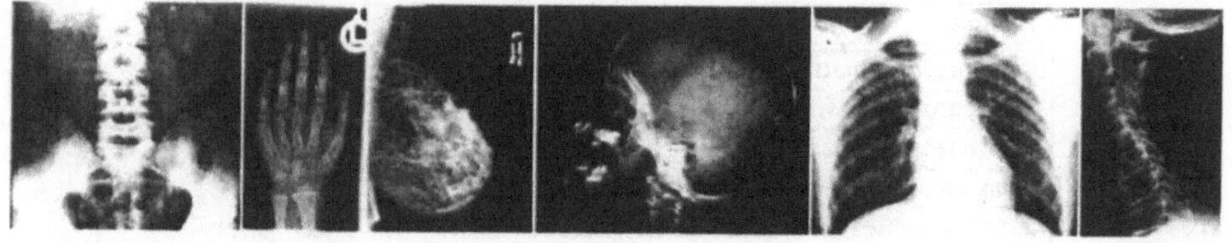

Figure 2. Example images (IRMA). Left to right: abdomen, limbs, breast, skull, chest, spine.

used here to obtain an efficient approximate search that can easily cope with very large sets of reference vectors at significantly lower runtime.

Moreover, the possibly high dimensionality of $W \times W$ vector components is reduced using a principal components analysis on the set of all local features extracted from the training set.

For each local feature of the test image, the k-nearest neighbor algorithm gives a fraction of votes to each class, which is an approximation of the posterior probability of each local feature to belong to each class. As each of the vectors obtained from the test image can be classified into a different class, a joint decision scheme is required to finally decide on a single class for the entire test image. The probabilities obtained from each local feature are combined using the sum rule to obtain the overall posterior probability for the entire image for each class. The test image is assigned to the class with highest posterior probability. In the context of the sun rule and the k-nearest neighbor approximation for the posterior probability, this decision corresponds to the most voted class counting all votes from all local features of the test image [2].

3 Experimental Results

The proposed approach was applied to a database of 1617 medical medical radiographs from the RWTH Aachen University of Technology IRMA project [9]. Figure 2 shows example images from the six different categories.

A leaving-one-out procedure was carried out to estimate the classification error rate. This means that each image of the corpus is classified using the remaining 1616 images.

Using a window size $W = 19$ for the local features, a 10.6% error rate estimation was obtained. Table 1 shows the results of the proposed method in comparison with other techniques [10]. Using a thresholding distance to avoid great differences between the distances of two image pixels, the classification error rate of the proposed local feature approach was reduced from 10.6% to 9.6%. The same technique reduced the error rate of the approach based on distorted tangent distance from 10.4% to 8.0% [10].

4 Conclusion

A novel approach is proposed for medical image classification, which combines a simple local representation method with a direct voting scheme based on the sum of votes from the k-nearest neighbor approximation for each local feature. This approach rises computational problems that can be effectively solved using a fast approximate k-nearest neighbor search technique. One strong advantage of the presented method is

method	error [%]
cooccurrence matrices	29.0
square images, 1-nearest neighbor	18.1
square images, kernel densities	16.4
square images, kernel densities, aspect ratio feature	14.9
kernel densities, Mahalanobis distance	14.0
kernel densities, tangent distance	13.3
kernel densities, image distortion model	12.1
local features	**10.6**
kernel densities, distorted tangent distance	10.4

Table 1. Performance of several methods on the IRMA data set.

that it uses very few parameters that need to be tuned to the task at hand and works equally well for a large number of image classification tasks such as medical image classification, face recognition [2] or handwritten character recognition. Experimental results with the IRMA medical image database are reported showing the effectiveness of the proposed approach.

Current work is under way to test the proposed approach on other databases. We are also interested in studying other voting schemes and approximations to the posterior probabilities of each local feature instead of the k-nearest neighbor.

References

1. Lehmann T, Wein B, Dahmen J, et al.: Content-based image retrieval in medical applications: a novel multi-step approach. Procs SPIE 3972(32):312–320, February 2000.
2. Paredes R, Perez-Cortes JC, Juan A, et al.: Local representations and a direct voting scheme for face recognition. Workshop on Pattern Recognition in Information Systems, Setúbal, Portugal, July 2001.
3. Duda R and Hart P: Pattern Recognition and Scene Analysis. John Wiley, New York, 1973.
4. Mohr R, Picard S, and Schmid C. Bayesian decision versus voting for image retrieval. Procs CAIP-97, 1997.
5. Schmid C and Mohr R: Local grayvalue invariants for image retrieval. IEEE TPAMI 19(5):530–535, 1997.
6. Shyu C, Brodley C, Kak A, et al.: Local versus global features for content-based image retrieval. Procs IEEE Workshop on Content-Based Access of Image and Video Libraries 30–34, June 1998.
7. Deriche R and Giraudon G: A computational approach to corner and vertex detection. Int. Journal Computer Vision 10:101–124, 1993.
8. Arya S, Mount D, Netanyahu N, et al.: An optimal algorithm for approximate nearest neighbor searching fixed dimensions. Journal of the ACM 45:891–923, 1998.
9. Dahmen J, Keysers D, Motter M, et al.: An automatic approach to invariant radiograph classification. Procs BVM-01:337–341, Lübeck, Germany, March 2001.
10. Dahmen J, Keysers D, Ney H, et al.: Statistical image object recognition using mixture densities. Journal of Mathematical Imaging and Vision 14(3):285–296, May 2001.

Eine verteilte Systemarchitektur für IRMA
(Image Retrieval in Medical Applications)

M.O. Güld[1], J. Bredno[1], D. Keysers[2], M. Kohnen[3], C. Thies[1], H. Schubert[3], B. Wein[3], T.M. Lehmann[1]

[1]Institut für Medizinische Informatik
[2]Lehrstuhl für Informatik VI
[3]Klinik für Radiologische Diagnostik
Rheinisch-Westfälische Technische Hochschule (RWTH), Aachen
Email: mgueld@mi.rwth-aachen.de

Zusammenfassung. Die Realisierung medizinischer Bilddatenbanken mit inhaltsbasiertem Zugriff erfordert die interdisziplinäre Zusammenarbeit zwischen Medizin und Informatik. Daher ist für IRMA[1] neben der theoretischen Fundierung des Retrieval-Prozesses die Implementierung einer Entwicklungsplattform von Bedeutung, die neben den klassischen Vorteilen eines verteilten Systems eine einfache interdisziplinäre Kommunikation aller Projektteilnehmer ermöglicht. Hierfür bietet das System automatischen Methodentransfer zur raschen Evaluierung diagnostischer Methoden der Bildverarbeitung in der klinischen Routine.

1 Verteilte medizinische Bilddatenbanken

Da die textuelle Indizierung von Bildern gerade im medizinischen Anwendungsbereich ein Formulierbarkeitsdefizit aufweist, verspricht der inhaltsbasierte Zugriff auf große Bildarchive einen besseren Ansatzpunkt und erhält zunehmend wissenschaftliches Interesse [1]. Das IRMA-Konzept unterteilt den medizinischen Retrieval-Prozeß in einzelne Stufen, die unterschiedliche Abstraktionsebenen des Bildinhalts reflektieren [2]. Dieses theoretische Rahmenwerk wurde als verteiltes System umgesetzt. Anforderungen an die Architektur sind die ausgewogene Nutzung verteilter Rechenleistung, der gemeinsame Zugriff auf den Datenbestand (Bilder und Merkmale) sowie die Verteilung der Methodenentwicklung auf verschiedene Orte an den beteiligten Instituten. Gleichzeitig ist weitestmögliche Transparenz der systemspezifischen Aspekte für den medizinischen Anwender und den Implementierer von Methoden für die Merkmalsextraktion und -auswertung zu gewährleisten. Zum Vergleich befindet sich z.B. in [3] die Beschreibung der freien Retrieval-System-Plattform PICSearch, [4] beschreibt das (nichtmedizinische) Blobworld-System.

2 Realisierung der IRMA-Umgebung

Das System wird über eine zentrale Datenbank gesteuert, auf die alle Dienste und Programme zugreifen. Die Datenbank enthält Verwaltungsinformationen

---

[1] Das IRMA-Projekt wird gefördert durch die DFG (Le 1108/4).

für alle verteilbaren Ressourcen (Ortstransparenz). Ferner werden über die Datenbank alle vom System zu bearbeitenden Aufgaben (z.B. Merkmalsextraktion, Retrieval-Anfragen) angestoßen und synchronisiert. Verteilbare Ressourcen in IRMA sind Bilder, Merkmalsvektoren, Methoden, Anfragesichten und Jobs. Jede Ressource ist anhand einer systemweit eindeutigen Identifikationsnummer (ID) bzw. einer Kombination dieser ansprechbar. Große Datenobjekte werden außerhalb der Datenbank verwahrt, wobei die Datenbank einen Verweis auf den oder die physikalischen Ablageorte enthält. Jeder Ablageort muß per FTP oder NFS für die übrigen in das System integrierten Rechner verfügbar sein. Für Bilder und Merkmalsvektoren ist Replikationstransparenz implementiert. Die Replikation wird beim jeweiligem Zugriff auf eine dieser Ressourcen implizit durchgeführt. Methoden, die Algorithmen aus Bildverarbeitung, Merkmalsextraktion und Merkmalstransformation kapseln, werden vor Benutzung über das System auf allen angebundenen Rechnern automatisch repliziert. Hierbei ist stets der Standort des Methodenentwicklers die Replikationsquelle, d.h. jeder Entwickler behält die Verantwortung über seine Methode.

3 Verteilung der Ressourcen

Bilder Bilddaten werden als Dateien über das Ablageort-Management verwaltet. Darüber hinaus werden in der Datenbank Informationen über zusätzliche Bildattribute gespeichert, um z.B. Prüfungen durchführen zu können, ohne auf die Bilddatei selbst zugreifen zu müssen.

Methoden Die u.U. komplexen Verfahren zur Bildindizierung werden in eine Kette von hintereinander auszuführenden Methoden zerlegt, wobei eine Methode eine benutzerdefinierte Transformation eines oder, je nach Methodentyp, mehrerer Merkmalsvektoren in einen Ausgabe-Merkmalsvektor darstellt. Ein Ursprungsbild stellt aus Systemsicht einen Merkmalsvektor mit lediglich einem Bildmerkmal dar. Diese Prozeßsicht ist vom theoretischen Konzept des IRMA-Systems unabhängig. Bislang wurden fünf Methodentypen mit entsprechender Schnittstelle zum System definiert: *Lokale Methoden* erzeugen Merkmale pro Pixel. *Globale Methoden* berechnen eine konstante, geringe Anzahl von Merkmalen pro Bild. *Universelle Methoden* berechnen einen Merkmalsvektor aus einer Menge von Eingabevektoren, die aus verschiedenen Bildern resultieren. Verfahren zur statistischen Merkmalsreduktion wie die lineare Diskriminanzanalyse oder die Karhunen-Loève-Transformation sind Vertreter dieses Typs, ebenso Verfahren zum Training von Parametersätzen für Klassifikationsalgorithmen. *Klassifikationsmethoden* erzeugen eine Entscheidung auf Basis des Vektors der Beobachtung für das Klassifikationsmerkmal und eines zuvor trainierten Parametersatzes. *Distanzmethoden* berechnen ein Distanzmaß für zwei Merkmalsvektoren. Methoden dieses Typs werden vom System automatisch in einen NN-Klassifikator (Nearest Neighbor) eingebettet. Methoden können parametriert werden: Das System speichert zu diesem Zweck Parameterinformationen. Da das System in einem heterogenen Rechnerverbund eingesetzt wird, werden Methoden bei Replikation in Quelltextform transferiert: Die vom Benutzer implementierte Funktion wird bei der Installation automatisch zu einem vom System gestellten Programmrumpf gelinkt. Für jede Methode kann die Schnittstelle zu benötigten und erzeugten Merkmalsvektoren frei definiert und implementiert werden, d.h. eine Methode wird als Box mit einer beliebigen Anzahl von Ein- und Ausgängen, an denen jeweils ein Merkmalsvektor anliegt, modelliert. Diese Verwaltungsinformationen werden in der Datenbank abgelegt, um eine Folge von aufeinander aufbauenden Methodenaufrufen zu ermöglichen. Derartige Verkettungen werden in Anfragesichten definiert.

Anfragesichten Anfragesichten bieten dem Benutzer des Systems die Möglichkeit, den Bildbestand unter einem medizinisch-diagnostischen Aspekt abzufragen. Eine Anfrage stellt die Auswertung von den zu dem Anfragemerkmal berechneten Vektoren dar. Dies kann z.B. der Vergleich der Anfragemerkmale für ein Anfragebild mit den entsprechenden Merkmalen der in der Datenbank gespeicherten Bilder sein (*query-by-example*). Hierzu muß die Erzeugungsvorschrift für das Anfragemerkmal bzw. die Systemantwort auf eine Anfrage festgelegt werden. Dies geschieht durch Kopplung von im Anfragemerkmal resultierenden Methodenaufrufen. Hierbei ist ferner die Parametrierung aller beteiligten Methoden zu fixieren. Weiterhin muß die Menge der Referenzen, d.h. der Bilder, die als Datenbasis für bestimmte Methoden dienen, festegelegt werden. Die reale Anfrage an das System wird als 2-Tupel aus Anfragesicht-ID und Anfragebild-ID gestellt.

Merkmalsvektoren Ein Merkmalsvektor kapselt ein Tupel von berechneten Werten und ist das Resultat eines Methodenaurufs für ein Bild bzw. eine Menge von Bildern innerhalb einer Anfragesicht. Dementsprechend findet der Zugriff auf einen Merkmalsvektor anhand eines 4-Tupels, bestehend aus IDs für Bild, Methode, Anfragesicht und der symbolischen Nummer des "Ausgangs" der Methode, statt. Das System bietet zur Speicherung von Merkmalswerten 5 Datentypen an: Neben den Basistypen *int* (Ganzzahl), *float* (Fließkommazahl) und *string* (Zeichenkette) existieren die Typen *filefeature* für Dateien in einem beliebigen benutzerdefinierten und -implementierten Format sowie *imagefeature* für Bilddateien. Werte zu den 3 Basistypen werden innerhalb der zentralen DB gespeichert, während Datei- und Bildmerkmale analog zu Bildern über das dezentrale Ablageort-Management verwaltet werden.

Jobs Jobs stellen den Aufruf einer Methode bezogen auf ein Bild im Kontext einer Anfragesicht dar und werden demzufolge über 3-Tupel der entsprechenden IDs identifiziert. Alle wartenden Jobs werden in einer Tabelle der Datenbank verwahrt, die von allen Rechnern, die zur Merkmalsberechnung bereitstehen, regelmäßig abgefragt wird. Zur Jobbearbeitung wird auf dem jeweiligen Rechner ein Daemon-Dienst gestartet, der im Hintergrund abläuft und nach Übernahme eines Jobs (die Reservierung wird über die DB signalisiert) die entsprechende Methode ggf. installiert und startet. Die Methodenparameter und Abhängigkeiten der Methode von anderen Mermalen werden anhand der Anfragesicht ermittelt. Liegen alle benötigten Merkmalsvektoren vor, wird die benutzerimplementierte Funktion ausgeführt und der entstehende Merkmalsvektor anschließend im System abgelegt. Einmal gestartet, wird mit der Abarbeitung von Jobs zu der

entsprechenden Methode selbständig fortgefahren. Fehlen benötigte Merkmalsvektoren, werden die entsprechenden Jobs durch die Methode in die DB-Tabelle
eingetragen.

4 Diskussion

Die Realisierung des IRMA-Systems zerlegt den Retrieval-Prozeß in eine Fol-
ge von Methodenaufrufen, die jeweils eine benutzerdefinierte Merkmalsvektor-
Transformation kapseln. Der Kontext des Ablaufs wird über das Anfragesicht-
Konzept festgelegt. Eine Anfragesicht verkettet und parametriert einzelne im
System abgelegte Methoden und erlaubt so deren Wiederverwendung. Ferner de-
finiert sie aus Benutzersicht einen medizinischen Kontext für den Zugriff auf den
Bildbestand. Die vom System zur Verfügung gestellten Methodentypen ermög-
lichen die integrative Umsetzung aller im IRMA-Konzept definierten Abstrak-
tionsschritte. Das realisierte System bietet die üblichen Vorteile eines verteilten
Systems: Parallelitätstransparenz, Ortstransparenz sowie Nebenläufigkeitstrans-
parenz. Es stellt eine kostengünstige und schrittweise erweiterbare Lösung dar.
Die zur Realisierung verwendeten Werkzeuge (GNU-C Compiler, PostgreSQL-
DBMS, offene Bildformatbibliotheken) ermöglichen eine einfache Portierung im
UNIX-Umfeld. Aus Programmierersicht laufen die systemspezifischen Operationen der Methoden transparent ab, so daß er sich auf die medizinischen Bildverarbeitungsalgorithmen konzentrieren kann. Aus Anwendersicht erfolgt eine
Anfrage transparent in Bezug auf die Bearbeitung von Jobs (d.h. Methodenauf-
rufe) und Methodenabhängigkeiten, d.h. der Benutzer spezifiziert lediglich eine
Anfragesicht sowie ggf. ein Anfragebild. Gegenüber [5] wurde das System um
die Datentypen *imagefeature* und *filefeature*, das Anfragesicht-Konzept, die Verwaltung von Methodenabhängigkeiten, die Verallgemeinerung des Methodenkon-
zepts sowie die Implementierung von Merkmals- und Bildreplikation erweitert.
Für die Zukunft sind u.a. GUI-Unterstützung sowohl für Anfragen als auch die
Erzeugung von Anfragesichten geplant.

Literatur

1. Tagare HD, Jaffe CC, Dungan J: Medical Image Databases: A Content-Based
   Retrieval Approach, JAMIA, Vol. 4, Nr. 3, S. 182-198, 1997
2. Lehmann TM, Wein B, Dahmen J, et al.: Content-based Image Retrieval in Medical
   Applications: A Novel Multi-step Approach, SPIE Vol. 3972, S. 312-320, 2000
3. Lemström K, Korte J, Kuusi P, et al.: PICSearch - A Platform for Image Content-
   based Searching Algorithms, 6th International Conference in Central Europe on
   Computer Graphics and Visualisation (WSCG), S. 222-229, 1998
4. Carson C, Thomas M, Belongie S, et al.: Blobworld: A System for Region-Based
   Image Indexing and Retrieval, 3rd Int. Conf. on Visual Information Systems, S.
   509-516, 1999
5. Bredno J, Vogelsang F, Dahmen, J, et al.: Eine Entwicklungsumgebung für die interdisziplinäre Zusammenarbeit bei der Entwicklung des Image-Retrieval-Systems
   IRMA, in: Evers H, Glombitza G, Lehmann TM, et al. (Hrsg.): Bildverarbeitung
   für die Medizin, Berlin, 1999, S. 362-366

Segmentierung

Segmentierung von Hohlkörperlumina in verrauschten CT-Daten und automatische Detektion von Polypen und Divertikeln

Volker Aurich[1], Andreas Beck[1], Mathias Cohnen[2], Christoph Vogt[3]

[1]Abteilung für Informatik des Mathematischen Instituts
[2]Institut für Diagnostische Radiologie, [3]Klinik für Gastroenterologie
Heinrich-Heine-Universität Düsseldorf, Universitätsstraße 1, 40225 Düsseldorf
Email: aurich|becka@cs.uni-duesseldorf.de

Zusammenfassung. CT-Aufnahmen mit niedriger Strahlendosis sind mit Rauschen behaftet, welches die Segmentierung der Daten und die automatische Erkennung von Läsionen erschwert. Es werden robuste Algorithmen beschrieben, die auch bei kleinem Signal-Rausch-Verhältnis noch reproduzierbare Ergebnisse erzielen.

1   Einleitung

Algorithmen zur Segmentierung von Grauwertdaten und zur Detektion von Polypen beruhen meist auf kontinuierlichen Modellen aus der Analysis und der Differentialgeometrie (siehe z.B. [1]). Werden dabei infinitesimale Größen wie Ableitungen durch diskrete Differenzen ersetzt, können die Algorithmen sehr rauschempfindlich werden. Es ist besser, von vornherein die kontinuierliche Modellierung so umzuformulieren, daß möglichst keine infinitesimalen Größen explizit vorkommen, sondern nur integrale Beschreibungen, die sich problemloser diskretisieren lassen. Diese Idee liegt den folgenden Algorithmen zugrunde.

2   Entrauschung

Um Rauschen zu eliminieren, ohne dabei die interessierenden morphologischen Strukturen zu verschmieren, wird eine kantenerhaltende Glättung mit der nichtlinearen Gaußschen Filterkette nach [2] und der Parameterwahl nach [3] verwendet. Diese Filterkette ist eine anisotrope Modifikation der linearen Diffusion, wobei nicht die Differentialgleichung, sondern die Integraldarstellung der Lösung verändert wird. Die Leistungsfähigkeit dieser Filterkette läßt sich anhand der simulierter Volumendaten in Abb. 1 einschätzen; es handelt sich um ein Volumen aus $128 \times 128 \times 128$ Voxeln, in dem Ellipsoidschalen eingebettet wurden, deren Grauwert um D von dem der Umgebung differiert. Dann wurde weißes Gaußsches Rauschen unterschiedlicher Standardabweichung σ addiert. Abb. 1 zeigt die Ergebnisse der Filterkette in Abhängigkeit von dem Signalrauschverhältnis $\mathrm{SNR} = D/\sigma$.

Abb. 1. Oben: Schnittebenen durch die verrauschten Daten mit SNR = 4, SNR = 1 und SNR = 0.5. Unten: Die entsprechenden Ergebnisse der Glättungsfilterkette.

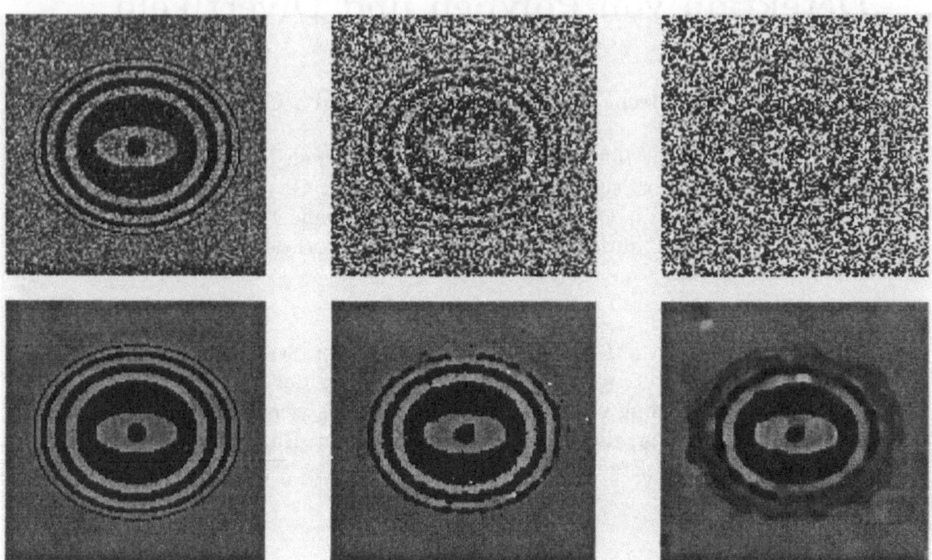

3 Segmentierung

Das Ergebnis der kantenerhaltenden Glättungsfilterkette ist ein Signal, das stückweise nahezu konstant ist, so daß Grauwertkanten leicht zu detektieren sind. Leider sind in den Tomografiebildern bei niedrigem SNR die Wände von Hohlorganen nicht überall als Grauwertkante zu erkennen (siehe Abb. 2); sie haben Löcher, durch die simple Füllalgorithmen von innen nach außen laufen.

Deshalb wurde ein mehrstufiger Füllalgorithmus entwickelt. Ausgehend von einem Saatpunkt im Inneren nimmt er zunächst mit Breitensuche eine grobe Füllung vor, indem er von der Wand um eine vorgegebene Distanz von a Voxeldurchmessern entfernt bleibt. Ist a größer als die Löcher in der Wand, so kann die Füllung nicht auslaufen. Dann wird der gefüllte Bereich um a Voxelschichten vergrößert, was nicht zum Auslaufen führen kann. Die bisher nicht gefüllten Restbereiche sind kleine Taschen oder Wandlöcher. Sie werden durch mehrere rekursive Suchschritte mit stark begrenzter Rekursionstiefe gefüllt, die nicht mehr dreidimensional, sondern in unterschiedlich orientierten Ebenen arbeiten. In der Praxis wird dadurch ein Auslaufen meist verhindert oder zumindest am Überschreiten der maximalen Rekursionstiefe erkannt.

Der Algorithmus wurde in das System [4][5] integriert und kann dort visuell gesteuert werden. Der Füllzustand läßt sich anhand einer Schnittebene kontrollieren, die interaktiv in dem Volumen beliebig plaziert und bewegt werden kann.

Abb. 2. Entrauschung und dreidimensionale Mehrskalenfüllung eines Dünndarms
Oben links: Die verrauschte Niedrig-Dosis-CT-Aufnahme; oben rechts: Ergebnis des
Glättungsfilters; Mitte links: In den geglätteten Daten lassen sich die Wände durch
eine Schwelle hell markieren; Mitte rechts: ausgehend von einem einzigen Saatpunkt
findet der erste grobe Füllschritt die kleinen hellen Regionen im Lumen; unten links:
sie werden ohne Auslaufen vergrößert; unten rechts: anisotrope Erweiterungsschritte
füllen die Taschen zwischen den Darmfalten.

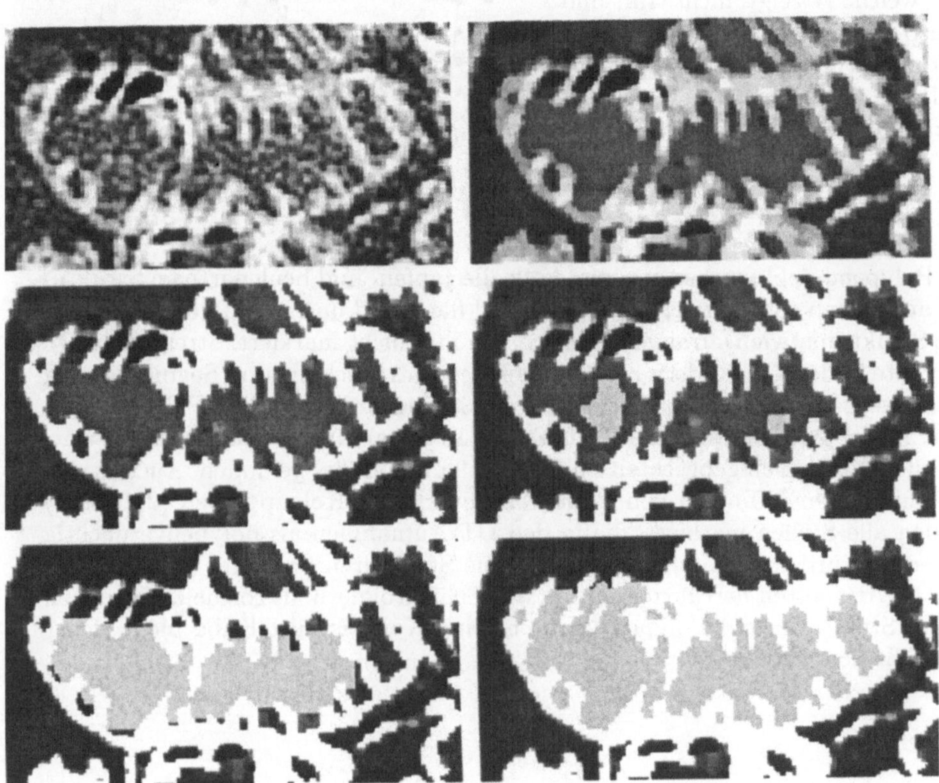

4 Polypendetektion

Polypen und Divertikel haben die Gestalt kleiner Beulen oder Zapfen, die ins Innere bzw. Äußere des Hohlorgans ragen. Differentialgeometrisch gesehen besteht
ihre Oberfläche aus elliptische Punkten hoher Gaußkrümmung und läßt sich lokal durch ein kleines Ellipsoid approximieren. Daraus kann man ein Kriterium
entwickeln, das auch im diskreten Fall noch Beulen aus einigen wenigen Pixeln sicher detektieren kann, indem man Ableitungen höherer Ordnung vermeidet und
nur topologische und metrische Bedingungen verwendet. Dazu wird zunächst in
jedem Randvoxel p des segmentierten Innenraums B die äußere Oberflächennor-
male N geschätzt, was mit ausreichender Genauigkeit möglich ist, und dann ein
Kreiszylinder Z mit Mittelachse N, Radius r und Hoehe $2h$ in demjenigen Punkt

z zentriert, welcher von p in Richtung N einen halben Voxelabstand entfernt ist. Die zu N senkrechte Ebene E durch z teilt den Zylinder Z in zwei Hälften.

Das Voxel p wird als Punkt eines Polypen markiert, wenn die p enthaltende Zusammenhangskomponente K von $B \cap Z$ diejenige Hälfte von Z, in welche N zeigt, nicht trifft und ebenso die Seitenwände von Z nicht trifft. Mit h wird die minimale Höhe der Beule vorgegeben und mit $2r$ der maximale Durchmesser. .

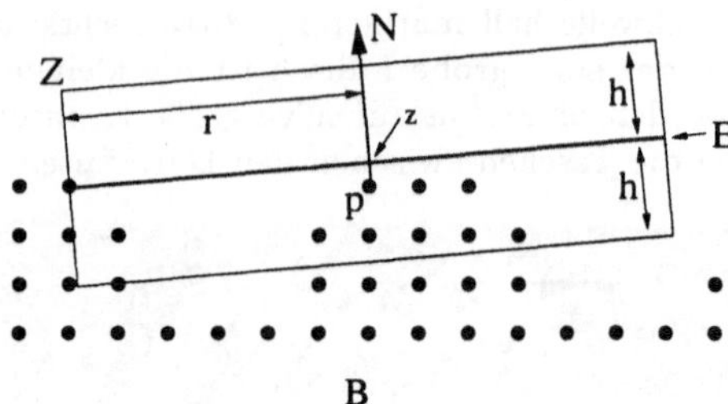

5 Ergebnisse

Der Polypendetektor erkennt zuverlässig alle zapfen- und beulenartigen Strukturen, auch wenn sie nur zwei Voxel hoch und flach sind und in Mulden liegen; andere Strukturen wie Darmfalten werden von ihm nicht markiert. Streifenförmige Artefakte in den CT-Bildern können nach der Entrauschung und Segmentierung wie kleine Zapfen aussehen und werden (geometrisch korrekt) als Polypen markiert. In der Niedrig-Dosis-CT-Aufnahme (10 mAs) eines Schweinedarms wurden alle künstlich eingebrachten Polypen (2-9 mm Größe) gefunden. Auch in den CT-Aufnahmen (20 mAs) von Patienten mit kleinen Kolonpolypen (2-10 mm) wurden alle Stellen markiert, die in den CT-Aufnahmen als polypenverdächtig eingestuft wurden. Zusätzlich wurden kleine Strukturen (< 5mm) markiert, die von CT-Artefakten herrührten und in den Schichtbildern als solche zu erkennen waren. Stuhlreste und Polypen konnten ohne Kontrastmittelgabe nicht sicher unterschieden werden.

Literatur

1. Kiss G. et alii: Computer-aided diagnosis in virtual colonography via combination of surface normal and sphere fitting methods. European Radiology, Springer 2001.
2. Aurich, V., Mühlhaus, E., Grundmann, S.: Kantenerhaltende Glättung von Volumendaten bei sehr geringem Signal-Rausch-Verhältnis. Zweiter Aachener Workshop über Bildverarbeitung für die Medizin, Springer 1998, 49-53.
3. Winkler G., Hahn, K., Aurich, V., Martin, A., Rodenacker, K.: Noise Reduction in Images: Some Recent Edge-Preserving Methods. Pattern Recognition and Image Analysis, Vol. 9 (1999), 749-766.
4. www.eccet.de
5. Aurich V., Beck A.: ECCET: Ein System zur 3D-Visualisierung von Volumendaten mit Echtzeitnavigation. BVM 2002.

Fusing Markov Random Fields with Anatomical Knowledge and Shape Based Analysis to Segment Multiple Sclerosis White Matter Lesions in Magnetic Resonance Images of the Brain

Stephan Al-Zubi[a, c], Klaus Toennies[a, c], Nils Bodammer[b, d], Hermann Hinrichs[b, e]

[a]Institute for Simulation and Graphics, [b]Department of Neurology II
Otto-von-Guericke University of Magdeburg
[c]{stephan, klaus}@isg.cs.uni-magdeburg.de,
[d]bodammer@neuro2.med.uni-magdeburg.de
[e]hermann.hinrichs@medizin.uni-magdeburg.de

Abstract An image analysis system to segment multiple sclerosis lesions of (MR) brain volumes is proposed. The method uses Markov Random Fields (MRF) both at low and high levels. The neighborhood system used in this MRF is defined in three types: (1) Voxel to voxel: a low-level *heterogeneous* neighborhood used to restore noisy images. (2) Voxel to segment: a *fuzzy atlas* is registered elastically with the MRF then used as a-priori knowledge to correct miss-classified voxels. (3) Segment to segment: Lesion candidates are processed by a feature based classifier that looks at unary and neighborhood information to eliminate false positives.

1 Introduction

Multiple Sclerosis is a disease of the central nervous system. It appears as the myelin sheathes protecting nerve axons break down causing plaques. As a result 90% - 95% of lesions occur within white matter tissue.

Segmentation based on intensity alone will not succeed because the intensity histograms of grey matter and lesions overlap in MRI images (See Fig. 1). This means that any classifier based on voxel intensity alone will classify some gray matter as lesions and lesions as gray matter.

There are a number of different approaches that employ different models for segmentation. Some researchers proposed matching a brain volume with an anatomical atlas to create grey/white mask constraints used to label lesions correctly.

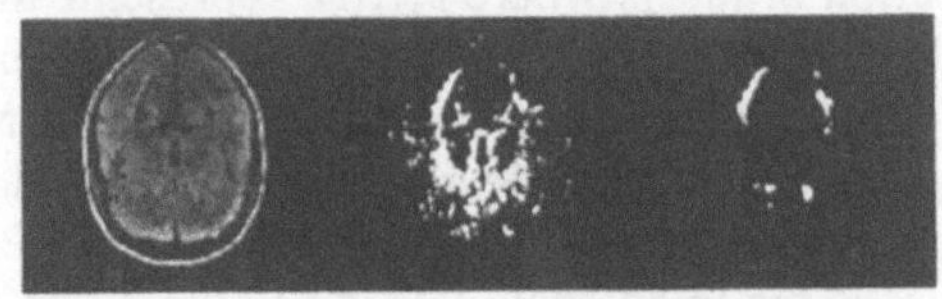

Fig. 1. Left: example of a slice showing PD contrast. Middle: lesion mask obtained by intensity based classification alone. Right: the actual lesion mask. we see how a lot of gray matter got classified as lesions.

Warfield [1] proposes segmenting the cortex by region growing and constraining its boundary by an elastically registered anatomical atlas. This is used to make the white matter mask containing lesions and white matter that can be separated by a simple intensity based classifier. Similar work can be found for segmenting tumors in Kamber et al. [2].

Another way to classify lesions is using a feature space collected from possible candidate lesions to sort out false positives. Ardizzone [3] uses the fuzzy c-means algorithm by first obtaining a set of over-segmented regions followed by a re-clustering phase. The re-clustering uses shape and intensity features to label or split unknown clusters. After this phase three masks corresponding to WM, WM+GM and WM+GM+CSF are built. The holes in these masks correspond to candidate lesions. A feature vector for each candidate is passed through a neural classifier to decide whether it's a lesion or not. Those features include: Contact with WM and GM and CSF, mean intensity, shape measures like compactness and elongation and position of the lesions like the distance from the ventricular area.

The method represented in this paper combines alignment with an anatomical model, feature based classification and image restoration using Markov Random Fields.

2 Method

The algorithm pipeline goes through the following steps: (1) Initial gray level segmentation. (2) Image restoration by the ICM algorithm. (3) Registration with a tissue probability distribution atlas. (4) Using the aligned atlas to correct misclassified lesion voxels. (5) Eliminating more false positive lesions by applying an MRF classifier on lesion segments. The following are the individual steps in detail:

1. Initial Grey level segmentation: The first step in the pipeline is to use a multivariate Gaussian grey level classifier where the sample mean and standard deviation are acquired by manual segmentations of some brain slices (see Fig. 1). The images are corrected for magnetic field inhomogeneities using the local intensity variations in the white matter mask.

2. Applying the ICM Algorithm to Restore Miss-classified Voxels: The segmentation is restored using all three image modalities by the Iterated Conditional modes (ICM) algorithm (for details see Besag [4]).

3. Registering Atlas with Segmented Data: In this paper the atlas $\mathbf{P}_{atlas} =\{\ p_{i,j,k}(l)\ \}$ is a probability distribution of labels where $p_{i,j,k}(l)$ represents the probability that the voxel i,j,k has a label l. B-splines are used to model the non-rigid transform [5].

4. Lesion Detection: To eliminate false positive lesions, ICM is reapplied at voxels labeled as lesions and their immediate neighbors. $\mathbf{P}_{atlas}$ is added as a new term to the energy function optimized by the ICM (i.e. $P(\mathbf{X}|\mathbf{Y})=P(\mathbf{Y}|\mathbf{X})P(\mathbf{X})P_{atlas}$, where $\mathbf{X}$ is the segmentation and $\mathbf{Y}$ is the image data). This has the effect of adding *special information* to each voxel which disambiguates between lesions and grey matter based on its probability in the atlas. Registration errors may still misclassify certain voxels therefore feature based classification is needed to improve results.

5. Applying Shape Based MRF: False positives resulting from the previous step are further eliminated by defining individual candidate lesions segments as *shape units* in a Markov Random Field. Each shape unit can be reassigned a state {MS lesion, grey matter} based on shape and neighborhood features. An iterative process similar to ICM is used to re-label those units until convergence. The following is the description of the steps in detail:

(1) The watershed transform is used to isolate most individual plaques in each XY slice using the property that generally the intensity is bright at the center and decreases towards the edges.

(2) The shape units calculated in step (1) are considered random variables (sites) which may be relabeled as {lesion, grey matter}: $S = \{s_1 \ldots s_k\}$, L_S: $S \rightarrow \{l_{grey\_matter}, l_{lesion}\}$

(3) Unary features are computed for each shape unit that measure: compactness, elongation and distance from the center of ventricular area (ϕ_{unary}: $S \rightarrow v_{unary}$).

(4) A *neighborhood system* (η_S^z: $S \rightarrow 2^S$) is defined for each shape unit where $\eta_S^z(s_i)$ are all other shape units that have contact with s_i in the Z direction. Similarly we define η_S^{xy} as the neighborhood that specifies contact in the XY direction.

Binary features are computed for each shape unit that includes: (a) the area of contact with gray matter (b) the area of contact with other shape units in the neighborhood system $\{\eta_S^z, \eta_S^{xy}\}$ (ϕ_{binary}: $S \rightarrow v_{binary}$).

(5) A binary classifier C: $S \times \eta_S^z \times \eta_S^{xy} \rightarrow (P_{lesion}, P_{grey\_matter})$ is defined. It assigns higher probability that a shape unit is a lesion whenever it is more oval or contacts more other lesions or has a certain location. It assigns it a higher probability that it is grey matter when it contacts more grey matter or has a certain location.

(6) Using the neighborhood system and shape features, an iterated conditional mode algorithm is defined where each site is assigned a state of lesion or gray matter based the classifier C. The Algorithm is iterated a few times until convergence.

3 Results

Experiments were conducted on three brain volumes with T1, T2, and PD weighted contrast. Each modality is of dimension $256 \times 256 \times 48$ where the voxel size is $0.97 \times 0.97 \times 3.0$ mm. Manual segmentations of the multiple-sclerosis lesions for the three volumes were obtained by a medical expert. Two measures were used to compare the manual and automatic segmentation: (1) Similarity index: The similarity index between two segments A_1, A_2 is a number between [0, 1] defined by $S = 2|A_1 \cap A_2|/(|A_1| + |A_2|)$. (2) Automatic and Manual segmentation volumes which show the quantity of false positives eliminated after each stage of the algorithm.

Fig. 2 shows similarity index for a typical MS patient after each stage of the algorithm. The ICM algorithm restored the image and yielded a 5% improvement in similarity index for the whole volume. Using the atlas yields a 13% improvement in similarity. Using the shape based ICM yields a 13% improvement in similarity especially after slice -6 as shown in the figure.

Fig. 3 shows automatic versus the manual segmentation volumes for the same patient. Initially the overall correlation between manual and intensity based segmentation is 0.3. The correlation became 0.87 after applying the atlas because most false positives were eliminated at this stage. After applying the shape based ICM the correlation became 0.95 as can be seen between the closely matching curves.

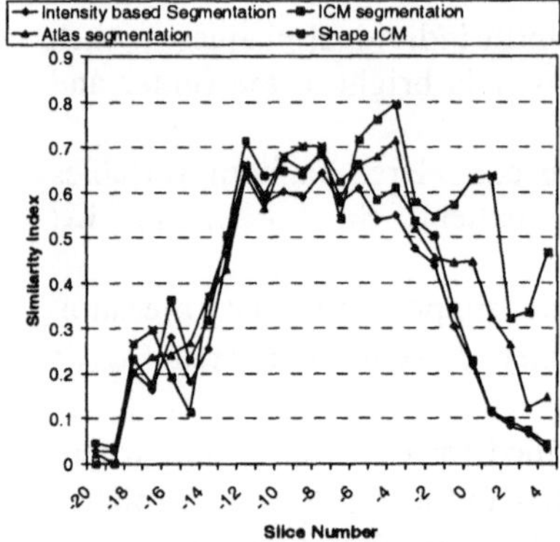

Fig. 2 Similarity Index and segmentation volumes for after each stage of the algorithm pipeline for one patient

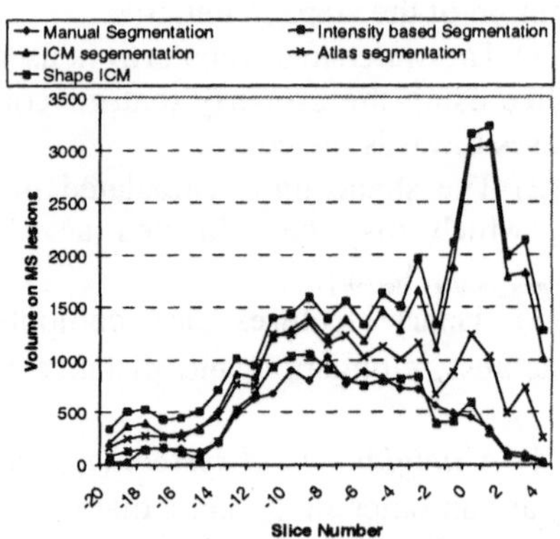

Fig. 3 Manual segmentation volume vs. Automatic segmentation volume for each stage of the algorithm.

4 Conclusions and Future Work

A method to segment multiple sclerosis was presented. It employs a three stage algorithm which first segments and restores the image at low level and then an anatomical atlas is used to disambiguate between lesions and gray matter. A shape based MRF in which shape units consisting of lesion slices and a neighborhood system representing contact with other lesions and gray matter is used to eliminate false positives. Future work will concentrate on refining the shape based classifier.

5 References

1. Warfield S, Dengler J, Zaers J, et al.: Automatic identification of grey matter structures from MRI to improve the segmentation of white matter lesions. J Image Guid Surg 1: 326-338, 1996.
2. Kamber M, Shinghal R, Collins L, et al.: Model-based 3D segmentation of multiple sclerosis lesions in magnetic resonance brain images. IEEE Trans Med Imaging 14(3): 442-453, 1995.
3. Ardizzone E, Pirrone R: An architecture for the recognition and classification of multiple sclerosis lesions in MR images. *IDAMAP*, 1999.
4. Besag J: On the statistical analysis of dirty pictures. J. Roy. Statist. Soc. *B* 48(3): 259-302, 1986.
5. Rueckert D, Sonoda L, Hayes C, et al.: Nonrigid registration using free-form deformations: application to breast MR images. IEEE Trans Med Imaging 18(8): 712-721, 1999.

Schnelle, interaktive Segmentierung medizinischer 3D-Datensätze durch Anwendung der „Image Foresting Transformation" in zwei verschiedenen Auflösungsstufen

Regina Pohle, Manfred Hinz, Klaus D. Tönnies, Georg Stamm[1], Tilo Pohle[2]

Institut für Simulation und Graphik
Otto-von-Guericke-Universität, 39106 Magdeburg
[1] Klinik für Radiologie, Medizinische Hochschule Hannover, Hannover
[2] Klinik für Chirurgie, Pfeiffersche Stiftungen, Magdeburg
Email: regina@isg.cs.uni-magdeburg.de

Zusammenfassung. Zur Segmentierung von 3D-Datensätzen in der klinischen Praxis werden Verfahren benötigt, die einen möglichst geringen Interaktionsaufwand besitzen und flexibel einsetzbar sind. Dieses Ziel wird durch die vorgenommenen Erweiterungen der „Image Foresting Transformation" erreicht. Die Leistungsfähigkeit des Verfahrens wird anhand des Vergleichs zur manuellen Segmentierung eingeschätzt.

1 Einleitung

Die Auswertung medizinischer Bilddaten zum Zweck der computergestützten Diagnostik und der Operationsplanung schließt häufig eine Segmentierung des Bildmaterials als Vorstufe zur Visualisierung bzw. Quantifizierung mit ein. So ist z.B. die Segmentierung der Leber notwendig, um Aussagen über deren Volumen treffen zu können. Bisher erfolgt diese zumeist semi-automatisch durch speziell angepasste Softwarelösungen. Doch sowohl das eingesetzten Live-wire-Verfahren [1] als auch die Ziplock-Snakes [2] erfordern einen hohen Interaktionsaufwand. Unser Ziel war es, einen allgemeinen Ansatz zur 3D-Segmentierung mit geringem Interaktionsanteil zu finden, der es außerdem dem Arzt erlaubt, solange Veränderungen an dem Segmentierungsergebnis vorzunehmen, bis es seinen Bedürfnissen entspricht.

2 Beschreibung der Segmentierungsmethode

Da es in medizinischen Bildern keine eindeutige Beziehung zwischen Organen und bestimmten Grauwertverteilungen gibt, kann derartiges Modellwissen nicht automatisch in einen allgemeinen Segmentierungsalgorithmus integriert werden, sondern es muss vom Nutzer über eine geeignete Interaktion abgefordert werden. Bei der von uns erweiterten „Image Foresting Transformation" (IFT) [3] geschieht dies über das Einzeichnen von Linien als Startregionen auf wenigen Schichten, die als Objekt bzw. als Hintergrund gekennzeichnet werden müssen. Das Einzeichnen kann bisher wahlweise in allen drei möglichen achsenparallelen Schnittebenen erfolgen.
Bei der anschließenden regionenorientierten Segmentierung auf Grundlage der IFT wird der Datensatz durch einen gewichteten und nicht-orientierten Graphen beschrie-

ben. Jedes Voxel im Datensatz wird als ein Knoten und jedes Paar von verbundenen Voxeln als ein nicht-orientierter Pfad in dem Graphen aufgefasst. Die Pfadkosten werden über die absolute Differenz der Grauwerte der jeweils verbundenen Voxel berechnet. Für alle manuell markierten Voxel ergeben sich die Anfangskosten als die maximalen Kosten, um zu einem seiner 6 direkt benachbarten Voxel zu gelangen. Für alle anderen Voxel des Datensatzes sind sie unendlich hoch. Die optimale Zerlegung des Bildes erfolgt mittels dynamischem Programmieransatz. An dieser ersten Segmentierung kann der Nutzer beliebig viele Verbesserungen vornehmen, indem er weitere Startregionen als Modellwissen in den Algorithmus einbringt. Ausgehend von diesen neuen Startregionen erfolgt ein Graphenumbau und eine Re-klassifikation von Regionen solange, bis es keinen Knoten mehr gibt, der auf einem neuen Weg kostengünstiger erreicht werden kann.

Da der Originalansatz der IFT aufgrund der sich ergebenden hohen Rechenzeiten für die in der Medizin üblichen 3D-Datenmengen nicht einsetzbar war, wurden Modifikationen zur Beschleunigung vorgenommen. So erfolgt die Segmentierung unter Nutzung von zwei verschiedenen Auflösungsstufen. Der Ablauf ist wie folgt:

1. Grobsegmentierung des Objekts in dem Datensatz bei reduzierter Auflösung
2. Gegebenenfalls Verbesserung des ersten Segmentierungsergebnisses
3. Automatische Bestimmung der Randregion des Objekts
4. Segmentierung der Randregion in Originalauflösung
5. Gegebenenfalls Verbesserung des Segmentierungsergebnisses
6. morphologisches Glätten

Für einen Beispieldatensatz sind die Resultate der einzelnen Schritte in Abb. 1 dargestellt. Die erste Segmentierung in Grobauflösung liefert ein binäres Bild, durch das Lage, Form und Größe des gesuchten Objekts angenähert ist. In diesem Bild wird nun ein Randbereich R bestimmt, dessen Rand aus Pixeln besteht, die entweder sicher innerhalb oder sicher außerhalb des Objekts liegen. Dazu wird das Binärbild auf die Originalauflösung expandiert und durch einen Mittelwertfilter geglättet. Zwei Schwellwerte $T_1 > 0.5$ und $T_2 < 0.5$ werden bestimmt. Das gesuchte Gebiet R besteht nun aus allen Pixeln mit $T_2 \leq p \leq T_1$. Randpixel r_p dieses Gebiets sind Objektpixel, falls $|r_p\text{-}T_1| < |r_p\text{-}T_2|$ und Hintergrundpixel sonst. Die IFT wird auf der Originalauflösung für alle Pixel in R wiederholt, wobei Randpixel r_p als zusätzliche Markierungen zählen, die zu denjenigen Ursprungsmarkierungen hinzugenommen werden, die in R enthalten sind. Bei Bedarf lassen sich durch Einfügen weiterer Markierungen Korrekturen vornehmen.

3 Ergebnisse

Das beschriebene Verfahren wurde hinsichtlich der Segmentierung der Leber in CT-Datensätzen untersucht. Ziel der Untersuchung war es, die Rechenzeitersparnis zu bestimmen und Abweichungen von der Original-IFT sowie von der manuellen Segmentierung abzuschätzen. In vier unterschiedlichen Datensätzen wurde dazu in bis zu 10 verschiedenen Schichten eine grobe Markierung des Objekts und des Hintergrunds vorgenommen. Durch die Auswahl des interessierenden Gebietes in der ersten Stufe der Segmentierung konnte die Anzahl der bei der genauen Berechnung zu untersuchenden Pixel auf ca. 10 % der ursprünglichen Pixelanzahl des Datensatzes reduziert werden. Damit reduzierte sich die Rechenzeit auch auf etwa ein Zehntel. Für die komplette Bearbeitung eines CT-Datensatzes mit 90 Schichten wurden ca. 20 Minuten benötigt, wobei für den Praxiseinsatz eine Trennung zwischen den interaktiven Programmteilen und der reinen Berechnung vorgenommen werden kann. In diesem Fall würde die vom Arzt aufzuwendende Zeit weniger als 5 Minuten betragen.

Die Variation des Ergebnisses zwischen der vorgeschlagenen Vorgehensweise und der Segmentierung bei voller Auflösung liegt im gleichen Bereich wie die Variation der Ergebnisse in Abhängigkeit von der Nutzereingabe. Bei drei verschiedenen Nutzereingaben lag die gemessene maximale Abweichung der Kontur des Segmentierungsergebnisses ohne Nachkorrektur bei 5 Pixeln und die mittlere Abweichung unter einem Pixel.

Zur Einschätzung der Leistungsfähigkeit des Verfahrens wurde ein Vergleich mit der manuellen Segmentierung durchgeführt. Für vier Volumendatensätze ergab sich im Vergleich zur manuell auf den einzelnen Schichten eingezeichneten Kontur eine Abweichung bei der Volumenbestimmung von 7.2 ± 4.7 %. Eine zum Vergleich an 25 zufällig ausgewählten Schichten eines Datensatzes durchgeführte Messung des intraindividuellen Fehlers zwischen zwei Markierungen ergab eine prozentuale Abweichung bei der Volumenbestimmung von 10 %. Ein Vergleich zwischen zwei Ärzten ergab für die gleichen Schichten auch einen inter-individuellen Fehler von 10 %.

4 Diskussion und Resümee

Das vorgestellte 3D-Segmentierungsverfahren lieferte Ergebnisse, deren Genauigkeit im Bereich der intra- und interindividuellen Abweichung liegt. Ein Vorteil des Verfahrens liegt neben dem geringen Interaktionsaufwand und der vollständigen Berücksichtigung des 3D-Zusammenhangs darin, dass auch Objekte segmentierbar sind, bei denen kein vollständig geschlossener Rand zu sehen ist.

In zukünftigen Arbeiten soll untersucht werden, ob durch den Einsatz anderer Kostenfunktionen eine Verbesserung der Segmentierungsergebnisse erreicht werden kann. Außerdem ist vorgesehen, die Eingabe der Startregionen flexibler zu gestalten, so dass beliebige orientierte Linien eingezeichnet werden können.

5 Literatur

1. Schenk A, Prause G, Peitgen H-O: Optimierte semi-automatische Segmentierung von 3D-Objekten mit Live Wire und Shape-based Interpolation, Bildverarbeitung für die Medizin 2001, Proceedings, S. 202-206
2. Kunert T, Heiland M, Meinzer H-P: Interaktive Segmentierung von zweidimensionalen Datensätzen mit Hilfe von Aktiven Konturen, Bildverarbeitung für die Medizin 2001, Proceedings, S. 257-261
3. Falcao A X, Lotufo R A, Araujo G: The Image Foresting Transformation, Technischer Bericht, University of Campinas, IC-00-12, Juli 2000

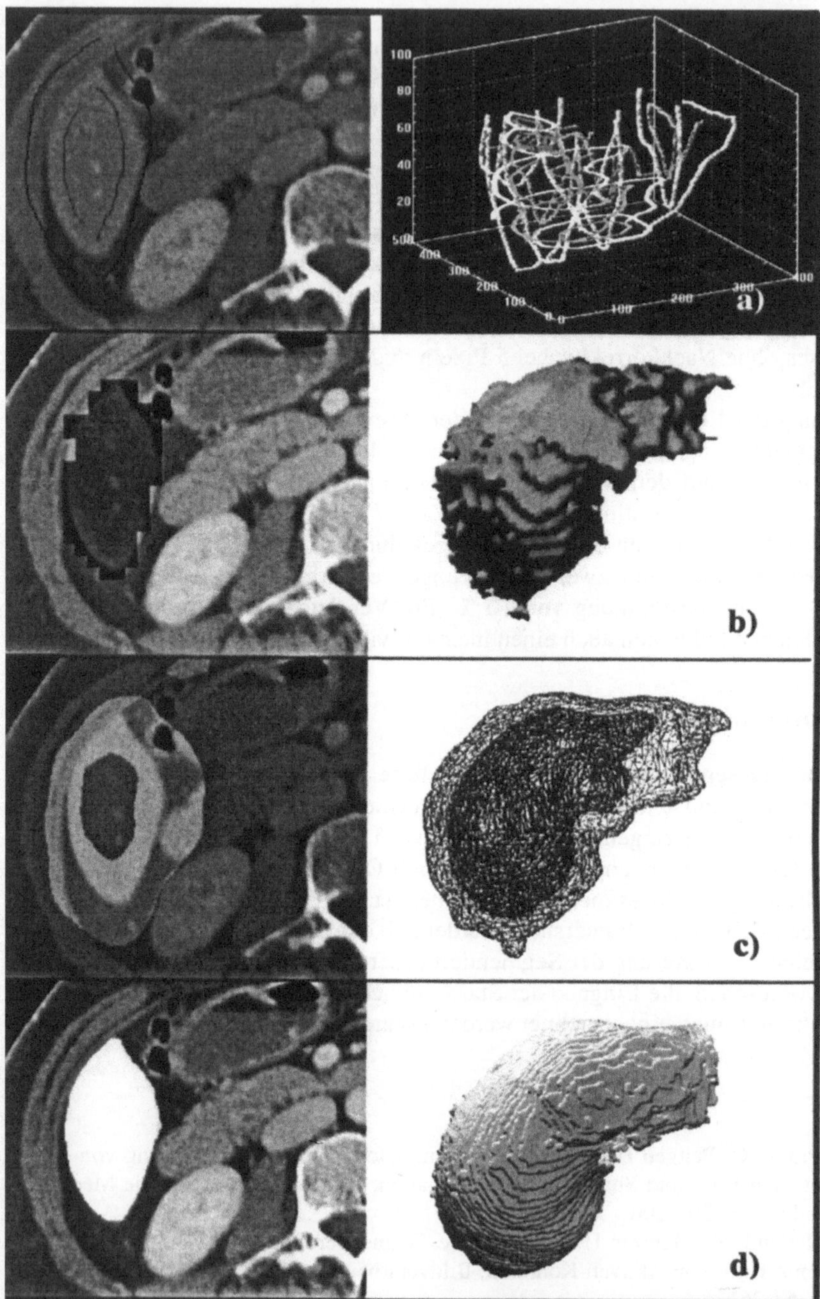

Abb. 1: a) Ausschnitt aus einem CT des Abdomens mit Markierung der Leber- und der Hintergrundregion, b) Ergebnis der Grobsegmentierung der Leber, c) extrahierte Randregion, die einer genauen Segmentierung unterzogen wird, d) Endergebnis der Lebersegmentierung

Robuste vollautomatische Gehirnsegmentierung basierend auf einer 3D-Wasserscheidentransformation

Alexander Schubert, Horst K. Hahn und Heinz-Otto Peitgen

MeVis – Centrum für Medizinische Diagnosesysteme und Visualisierung
Universitätsallee 29, 28359 Bremen, Email: hahn@mevis.de

Zusammenfassung. Es wird eine bestehende Methode zur Gehirnsegmentierung automatisiert. Die zugrundeliegende Methode basiert auf einer modifizierten 3D-Wasserscheidentransformation und nutzt die Konnektivität der weißen Gehirnsubstanz. Mittels eines Toleranzwertes wird bestimmt bei bis zu welcher Helligkeitsdifferenz Regionen verschmolzen werden. Die Automatisierung bestimmt die optimale Toleranzschwelle für die Regionenverschmelzung basierend auf dem charakteristischen Verhalten der Regionengröße.

1 Einleitung

Die Segmentierung des Gehirns, insbesondere auf T1-gewichteten Magnetresonanz-Daten, ist ein zentraler Schritt in der neuroradiologischen Bildverarbeitungs-Pipeline. T1-gewichtete Akquisitionsprotokolle gehören zu den am häufigsten verwendeten aufgrund ihres guten Kontrasts zwischen weißer (WM) und grauer Hirnsubstanz (GM) sowie zerebrospinaler Flüssigkeit (CSF). Die erfolgreiche Segmentierung ist der Ausgangspunkt für verschiedene Modi der Visualisierung und Quantifizierung des Gehirns. Sie ermöglicht beispielsweise mittels des direkten Volumenrendering eine präoperative Darstellung der Gehirnoberfläche, sowie die Darstellung von Ergebnissen funktioneller Untersuchungen (fMRT, PET, SPECT) in Zusammenhang mit der kortikalen Anatomie (MRT). Des weiteren ist die Segmentierung des Gehirns Ausgangspunkt für quantitative Analysen, wie beispielsweise die Kontrolle des Gehirnvolumens im Verlauf verschiedener neurodegenerativer Erkrankungen (z. B. Alzheimer, MS, Parkinson).

Es existieren unterschiedliche Verfahren zur Segmentierung der Gehirns. Bei regionenbasierten Ansätzen [1] wird beispielsweise GM und WM mit Hilfe von Schwellwerten ermittelt und anschließend mit morphologischen Operationen (z. B. Erosion, Dilatation) von angrenzenden Strukturen befreit. Als Nachteil dieser Methode erweist sich ihre Empfindlichkeit gegen Bildinhomogenitäten, welche es oft unmöglich machen, einen zufriedenstellenden Schwellwert zu finden. Die Template-basierte Segmentierung [2] trennt das Gehirn von umliegenden Regionen, indem z. B. ein Ballonähnliches Objekt an die Kontur des Gehirns angepasst wird. Eine weitere Möglichkeit stellt die Atlas-basierte Segmentierung dar, bei der individuelle Bilddaten gegen einen oder mehrere Standard-Datensätze mit bekannter Segmentierung registriert werden. Beide Ansätze sind nur in begrenztem Maße flexibel geometrischen bzw. anatomischen Anomalien gegenüber, so dass sie beispielsweise auf pathologische Daten in vielen Fällen nicht anwendbar sind.

Das hier vorgestellte Verfahren baut auf dem Prinzip der 3D Wasserscheidentransformation auf, welche den Datensatz als Höhenlandschaft interpretiert und die Konnektivität der WM ausnutzt, um eine robuste Gehirnsegmentierung ohne weitere anatomische Annahmen zu gewährleisten [3]. Ziel ist, diese Methode vollständig zu automatisieren ohne Einbußen ihrer Robustheit. Eine besondere Anforderung ist die Segmentierung des Gehirns in Ausschnittsbildern des Kopfes, da in der klinischen Praxis in vielen Fällen nicht der gesamte Kopf in der MR-Aufnahme erfasst wird.

2 Methoden

Bei dem zu automatisierenden Verfahren der schnellen 3D Wasserscheidentransformation werden zunächst die Grauwerte der T1-gewichteten MR-Daten invertiert und dann als Höhenlandschaft interpretiert, in der folglich helle Grauwerte Täler darstellen und dunkle Werte als Berg erscheinen. Aufgrund der Konnektivität der hell erscheinenden WM wird das Gehirn durch nur ein zusammenhängendes Becken repräsentiert, welches von einer dunklen Region umgeben wird, entsprechend der extrazerebralen CSF sowie des Schädelknochens. Nun wird ein Flutungsprozess auf dieser Landschaft simuliert, wobei jede lokale Senke, also jedes vormals lokale Helligkeitsmaximum, als Quelle fungiert. Drohen zwei benachbarte Becken über einen Grat zusammenzulaufen, so werden diese genau dann durch eine Wasserscheide getrennt, falls beide in Bezug zu dem betrachteten Berührungspunkt tiefer sind als eine vorzugebende Schwelle, der in [3] eingeführte Preflood-Wert. Wird der Preflood-Wert erhöht, so nimmt die Größe der durch Verschmelzung entstandenen Cluster zu, während ihre Anzahl abnimmt.

Bislang musste interaktiv die zu segmentierende Region ausgewählt werden. Außerdem war es notwendig, den Preflood-Wert so einzustellen, dass alle Bereiche des Gehirns untereinander, nicht jedoch mit den umliegenden Regionen verschmolzen wurden. Ausgangspunkt für die Automatisierung des Verfahrens ist die Funktion des Volumens des größten Clusters in Abhängigkeit des Preflood-Wertes H_{pf} (Abb. 1).

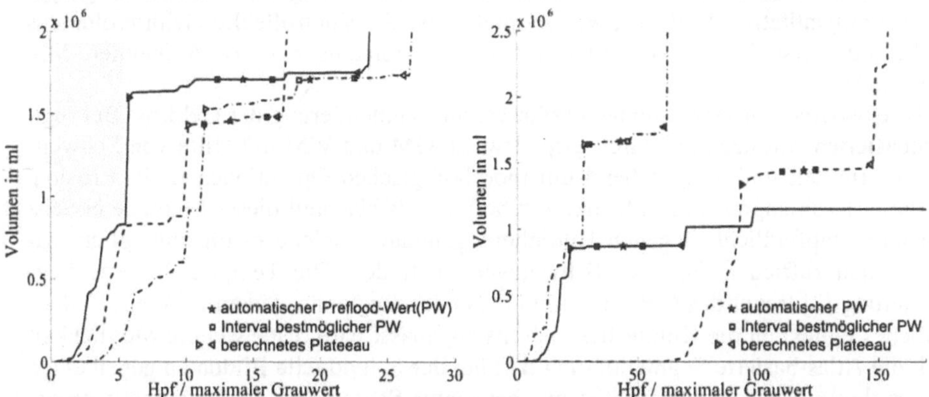

Abb. 1. Ansteigen des Volumens der größten Region bei steigendem Preflood-Wert H_{pf} (in Prozent bez. des maximalen Grauwertes im Originalbild). Links: Segmentierungen von 3 unterschiedlichen Ganzkopf-Aufnahmen. Rechts: 50 % Rauschen (gestrichelt), 100 % Graukeil (Punkt-Strich) und Segmentierung eines Gehirnausschnitts (zusammenhängend)

Das Volumen des größten resultierenden Clusters bei zunehmender Verschmelzung nimmt monoton zu. Die Automatisierung baut auf der Regelmäßigkeit auf, welche bereits in [3] beschrieben wurde. Zunächst steigt das Volumen des größten Clusters bei zunehmendem Preflood-Wert schnell an, um daraufhin stufenweise anzusteigen. Um zu verhindern, dass ein Verschmelzen des Bildhintergrunds zu einem größeren Cluster führt als das Gehirn, führen wir einen Schwellwert ein, so dass nur Becken verschmolzen werden, deren hellster Punkt dunkler als 2 % der Bildhelligkeit ist.

Die Analyse des resultierenden Graphen ergibt, dass das nach dem steilen Anstieg erreichte Plateau das Gehirn einschließlich Kleinhirn und Wirbelsäule repräsentiert. Dies ist darauf zurückzuführen, dass zur Verschmelzung des Gehirns wegen der geringen Helligkeitsunterschiede innerhalb der WM nur niedrige Preflood-Werte erforderlich sind; erheblich höhere Werte erst bewirken eine Verschmelzung mit umliegenden hellen Regionen. Wir führen einen gegen Variabilität des Graphen robusten Algorithmus ein, um zuerst den Beginn des Plateaus und daraufhin das Ende des Plateaus zu bestimmen, wobei kleinere Stufen innerhalb des Plateaus erlaubt sind. Als automatischer Preflood-Wert wird der Mittelpunkt dieses so bestimmten Plateaus ausgewählt. Auf einem Standard-PC dauert die Funktionsanalyse etwa 5 Sekunden.

3 Ergebnis

Zur qualitativen und quantitativen Evaluierung der automatischen Methode wurde das Verfahren auf klinische Daten sowie auf Phantomdaten [4] angewendet. Dabei wurde festgestellt, in welchen Fällen bestimmte kleinere Regionen nicht richtig segmentiert wurden, und ob eine manuelle Parameterwahl ein besseres Ergebnis erzielen konnte. Die gewählten Phantomdaten stammen aus der Simulated Brain Database vom Montréal Neurological Institute, McGill University. Die Segmentierung war bei hochaufgelösten, störungsfreien Daten sowie bei allen Fällen bis hin zu maximalem Rauschen (9 %), maximaler Schichtdicke (9 mm) und Inhomogenität (40 %) erfolgreich. Ebenso verlief die Gehirnsegmentierung bei allen untersuchten klinischen Datensätzen erfolgreich, welche auf 8 verschiedenen Scannern und Akquisitionssequenzen entstanden (5 Siemens-Geräte und 3 GE-Geräte, darunter ein offenes MR mit 0.5 T).

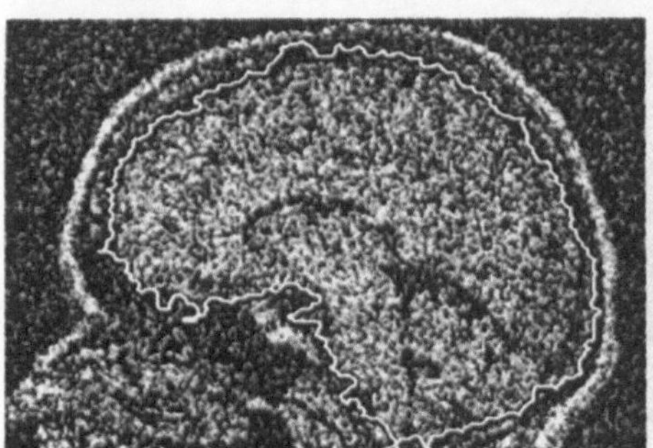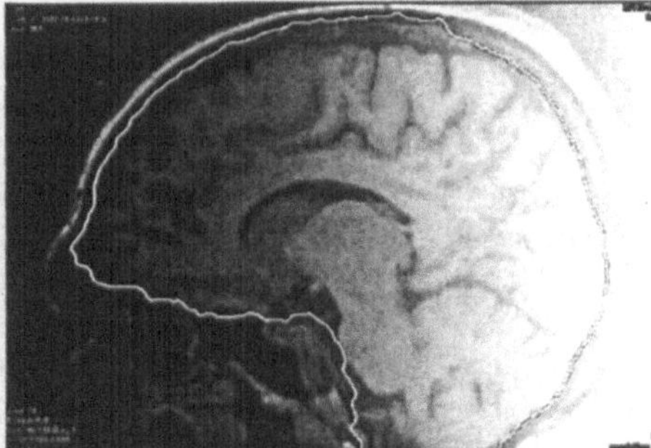

Abb. 2. Segmentierergebnis eines T1-gewichteten MPRAGE-Datensatzes (Prof. B. Terwey, Zentrum für MR-Diagnostik, Bremen) bei voriger Addition von 50 % gleichverteiltem Rauschen (links) bzw. eines Graukeils der Amplitude 100 %. (Die Prozentangaben beziehen sich jeweils auf den maximalen Grauwert im Originalbild.)

Die Segmentierung des Gehirns auf Ausschnittsbildern war bei ca. 80 % der zufällig ohne Rücksicht auf die Lage ausgewählten Ausschnitte erfolgreich. In 20 % der Fälle wurden umliegende Regionen (z. B. Auge) oder Teile des Hintergrunds mitsegmentiert.

Die Methode erweist sich Rauschen gegenüber als äußerst robust. So funktionierte die Methode auch bei additivem gleichverteilten Rauschen mit einer Amplitude, welche 30 % der maximalen Bildhelligkeit entspricht; selbst bei relativen Amplituden bis zu 75 % wurden lediglich die Ränder des Gehirns weniger glatt segmentiert (Abb. 2 links). Bei der Addition eines Grauwertkeils jeweils entlang einer der drei Koordinatenachsen konnten gleichbleibend gute Ergebnisse erzielt werden; es konnten Maximalwerte gewählt werden, die 200 % der Bildhelligkeit entsprechen (Abb. 2 rechts).

4 Schlussfolgerung

Die Automatisierung des Verfahrens ist zuverlässig bezüglich der Bestimmung des ausgewählten Parameters. Folglich stellt das vorgestellte Verfahren eine schnelle, vollautomatische und gegenüber Bildunregelmäßigkeiten robuste Gehirnsegmentierung dar.

Fehler bei der Segmentierung sind auf die mangelnde Aussagekraft des untersuchten Graphen zurückzuführen. So waren Gefäße (z. B. sagittaler Sinus) und in einzelnen Fällen andere angrenzende Strukturen (z. B. Dura) fälschlicherweise segmentiert worden. Diese konnten auch per interaktiver Parameterwahl, ohne Zuhilfenahme von Markern, mit welchen Regionen von der Segmentierung ausgeschlossen werden, nur selten vollständig entfernt werden. Ein weiteres Problem stellen stark kontrastierte Gefäße oder Läsionen innerhalb des Gehirns dar.

Daher ist geplant, den Verschmelzungsvorgang von den individuellen Eigenschaften der beteiligten Becken abhängig zu machen. Beispielsweise führt die Analyse der lokalen Beckentiefe unterschiedlicher Strukturen zur Einführung eines Preflood-Wertes, welcher etwa vom tiefsten Punkt des jeweiligen Beckens abhängig ist. Form, Lage und Größe sind weitere charakteristische Eigenschaften der zu verschmelzenden Becken. So wird es möglich sein, helle Strukturen in ummittelbarer Nachbarschaft des Gehirns korrekt zu behandeln.

5 Literatur

1. L.Lemieux, G. Hagemann, K. Krakow, F.G. Woermann: "Fast, accurate and reproducible automatic segmentation of the brain in T1-weighted volume MRI Data", *Magnetic Resonance in Medicine* 42 (1): 127–35, Juli 1999.
2. A.M. Dale, B. Fischl, M.I. Sereno: "Cortical surface-based analysis 1: Segmentation and surface reconstruction", *Neuroimage* 9: 179–194, 1999.
3. H.K. Hahn, H.-O. Peitgen: "The Skull Stripping Problem in MRI Solved by a Single 3D Watershed Transform", *MICCAI 2000, LNCS* 1935: 134–143, Springer, Berlin, Okt. 2000.
4. D.L. Collins, A.P. Zijdenbos, V. Kollokian, J.G. Sled, N.J. Kabani, C.J. Holmes, A.C. Evans: "Design and Construction of a Realistic Digital Brain Phantom", *IEEE Trans. Med. Imaging* 17 (3): 463–468, Juni 1998.

Ein wissensbasiertes dreidimensionales Formmodell für die Segmentierung von organischen Strukturen

Michael Kohnen, Andreas H. Mahnken, Jörg Kesten, Rolf W. Günther und Berthold B. Wein

Klinik für Radiologische Diagnostik
Rheinisch-Westfälische Technische Hochschule (RWTH), 52057 Aachen
Email: kohnen@rad.rwth-aachen.de

Zusammenfassung. Ein dreidimensionales wissensbasiertes Modell für die vollautomatische Segmentierung von organischen Strukturen in CT- und MR- Datensätzen ist entwickelt worden. Die notwendigen Trainingsdaten des Modells werden anhand von semiautomatisch erstellten Voxeldatensätzen der zu segmentierenden Strukturen erzeugt. Oberflächentriangulationen der Voxeldatensätze dienen als Eingabedaten für eine Hauptkomponentenanalyse, so dass die charakteristischen Formvariationen durch eine stark reduzierte Anzahl von Parametern darstellbar sind. Neben dem so berechneten Formmodell wird die Bildinformation im Kantenbereich der Trainingsobjekte durch Grauwertprofile modelliert. Hier wird ebenfalls durch eine Hauptkomponentenanalyse der Grauwertprofile ein durch wenige Parameter darstellbares flexibles Profilmodell erstellt. Die Optimierung des Modells erfolgt durch iteratives Anpassen der Profilmodelle an die Bildregion unter Erhaltung einer plausiblen Objektform durch das Formmodell. Durch diese intensive Verwendung von Vorwissen über Form und Bildstruktur wird eine zuverlässige Segmentierung organischer Strukturen ermöglicht.

1 Einleitung

In der medizinischen Bildverarbeitung sind wissenbasierte Ansätze für eine zuverlässige Segmentierung notwendig. Ein valides vollautomatisches 3D-Segmentierungsverfahren kann ein wichtiges Werkzeug für die medizinische Diagnostik von CT- und MRT-Datensätzen sein. Solche Verfahren können wichtige Daten zur Diagnoseunterstützung, wie z.B. Volumenangaben, liefern. Die nicht-Interaktivität der Segmentierung spielt hier für die medizinische Praxis eine entscheidende Rolle.
Das vorgestellte 3D-Segmentierungsverfahren basiert auf dem zweidimensionalen Active Shape Model Verfahren von COOTES ET. AL. [1][2]. Es handelt sich hierbei um einen statistisches Modell, das versucht, mittels Hauptkomponentenanalyse von Trainingsdaten, komplexe Form- und Bildinformation durch eine geringe Anzahl von relevanten Parametern zu beschreiben.

2 Erstellung der Trainingsdaten

Grundlage für die Erstellung der Trainingsdaten bilden CT-Datensätze von Milz und Niere. Die relevanten Regionen wurden dazu aus einem größeren Abdomen-CT-Datensatz extrahiert. Die Markierung der zur Milz bzw. Niere gehörenden Voxel erfolgt semiautomatisch. Dazu wurde eine dreidimensionale Variante der hierarchischen Wasserscheidentransformaton [3] verwendet, die es ermöglicht, das betreffende Organ durch eine geringe Anzahl von Wasserscheidenregionen darzustellen, welche leicht durch manuelles Markieren zum vollständigen Organ zusammengefügt werden können.

Zur Berechnung des Modells wird aus den generierten Voxeldatensätzen jeweils eine Oberflächentriangulation berechnet. Die Triangulationen, müssen jedoch zwei Bedingungen erfüllen:

- Jede Triangulation muss die gleiche Anzahl von Punkten besitzen.
- Die Punkte der verschiedenen Triangulationen müssen eindeutig einander zugeordnet werden können.

Dazu wird eine triangulierte Einheitskugel auf jeden Voxeldatensatz der Trainingsdatenmenge abgebildet. Die Ausrichtung der Kugel wird anhand der Hauptträgheitsachsen und des Schwerpunktes des Voxeldatensatzes vorgenommen.

3 Berechnung des Modells

Die so berechneten Oberflächentriangulationen aller Voxeldatensätze der Trainingsdatenmenge dienen als Berechnungsgrundlage für das Formmodell als auch für die Grauwertmodelle.

3.1 Berechnung des Formmodells

Jedes Element der Trainingsdatenmenge kann somit durch die Koordinaten der n Knotenpunkte als $3n$-Tupel $\mathbf{x} = (x_1, y_1, z_1, \ldots, x_n, y_n, z_n)^T$ dargestellt werden. Die so berechneten Merkmalsvektoren bilden eine Verteilung in einem $3n$ dimensionalen Merkmalsraum. Durch eine Haupkomponentenanalyse dieser Verteilung kann die Anzahl der Dimensionen und damit der relevanten Parameter stark reduziert werden. Dies wird durch Berechnung der Kovarianzmatrix

$$S = \frac{1}{s-1} \sum_{i=1}^{s} (\mathbf{x}_i - \overline{\mathbf{x}})(\mathbf{x}_i - \overline{\mathbf{x}})^T \tag{1}$$

sowie deren Eigenvektoren ϕ_i und korrespondierenden Eigenwerten λ_i (in sortierter Folge, so dass $\lambda_i \geq \lambda_{i+1}$) erreicht.
Die Eigenvektoren bilden die Hauptträgheitsachsen der Verteilung. Dadurch läßt sich jedes Element $\mathbf{x}$ der Trainingsdatenmenge durch eine Linearkombination der ersten t Eigenvektoren approximieren:

$$\mathbf{x} \approx \mathbf{\Phi b}, \quad \text{mit } \mathbf{\Phi} = (\phi_1|\phi_2|\ldots|\phi_t), \quad \mathbf{b} = \mathbf{\Phi}^T(\mathbf{x} - \overline{\mathbf{x}}) \tag{2}$$

Jeder Eigenwert stellt die Varianz der Trainingsdatenmenge entlang des korrespondierenden Eigenvektors dar, somit kann der Informationsverlust

$$\sum_{i=1}^{t} \lambda_i \geq \delta \sum \lambda_i \tag{3}$$

durch geeignete Wahl von δ (z.B. 0,97 entspricht 97%) bestimmt werden.

3.2 Berechnung der Grauwertmodelle

Analog zur Berechnung des Formmodells wird zu jedem Oberflächenpunkt ein Grauwertmodell auf Basis eines Grauwertprofils berechnet. Damit die Kanteninformation modelliert werden kann, verlaufen die Profile senkrecht zur Oberfläche. Als Trainingsdaten dienen Profile, die aus den Trainingsdaten an den Punktkoordinaten extrahiert werden.

4 Optimierung

Die Optimierung ist ein iterativer Prozess, der sich in zwei Schritte einteilen läßt:

1. Zuerst werden die Grauwertprofile innerhalb eines Suchraumes um den jeweiligen Triangulationspunkt zur optimalen Position verschoben. Als Maß wird hier die Mahalanobisdistanz M des nach 2 berechneten Vektors $\mathbf{b}$ zu Grunde gelegt:

$$M = \sum_{i=1}^{t} \frac{b_i^2}{\lambda_i} \tag{4}$$

2. Da Schritt 1 normalerweise keine plausible Form des Objektes liefert, ist es notwendig die Mahalanobisdistanz M von $\mathbf{b}$ so zu beschränken, dass $M \leq M_t$. Dadurch wird gewährleistet, dass $\mathbf{b}$ in einem Hyperellipsoiden beschränkt durch die obere Schranke M_t liegt.

Durch entsprechende Wahl des Suchraums sowie Wiederholung der beiden Schritte liefert das Verfahren eine Segmentierung des Objektes.

5 Ergebnisse

Bisher sind zwei verschiedene dreidimensionale Formmodelle entwickelt worden: ein Milz-Modell bestehend aus 10 und ein Modell der linken Niere bestehend aus 7 CT-Datensätzen. Das Formmodell der Milz besteht aus 7 affinen sowie 6 Formparametern. Das Formmodell der Niere hat ebenfalls 7 affine aber nur 4 Formparameter. Die Profilmodelle beider Modelle werden jeweils durch 4 Parameter beschrieben. Das Milzmodell ist auf 6 unbekannten Milz-CT-Datensätzen und das Nierenmodell auf 7 CT-Datensätzen von linken Nieren getestet worden. Als Bewertungsmaß ist die totale Überdeckung des Segmentierungsergebnisses mit der manuellen Markierung berechnet worden. Die Ergebniswerte liegen zwischen 71% und 80%. In Anbetracht der bisher noch kleinen Trainingsdatenmenge, sind diese Ergebnisse als zufriedenstellend einzustufen.

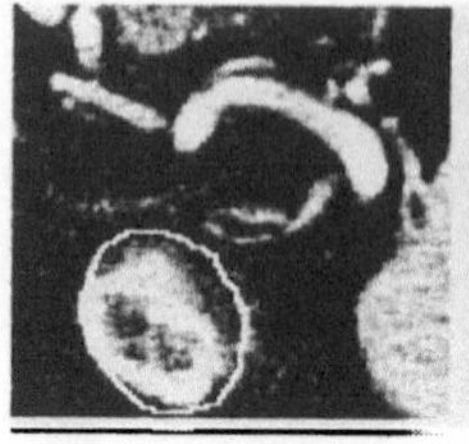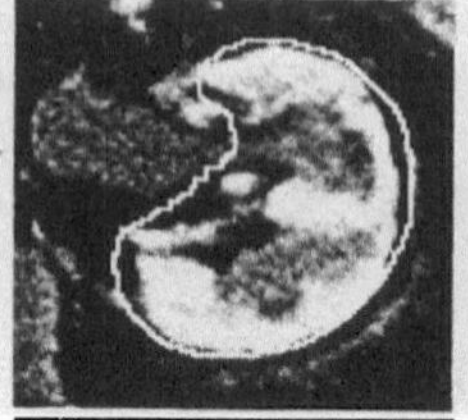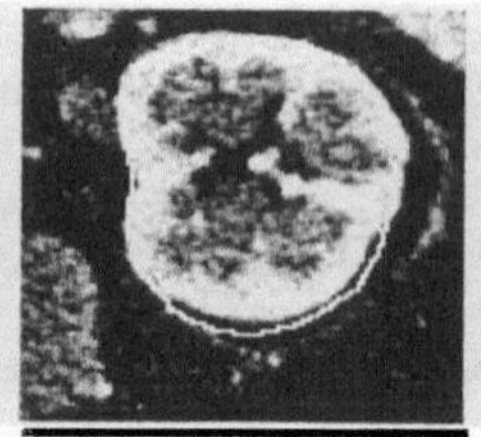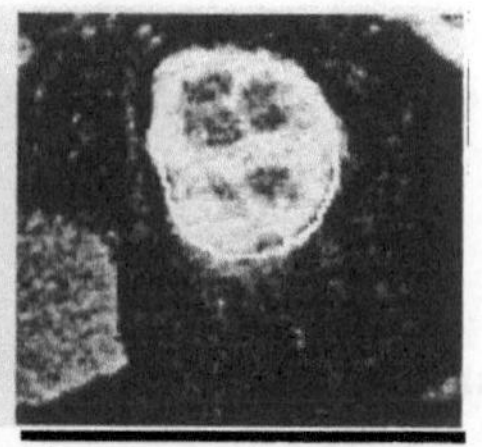

Abb. 1. Segmentierungsergebnis eines Nierenmodells. 4 von 140 Schichten des Datensatzes sind abgebildet. In einigen Bereichen ist die Segmentierung nicht hinreichend genau, daher wird eine Erweiterung der Trainingsdatenmenge und damit eine Erhöhung der Modellflexibilität notwendig.

6 Diskussion und Fazit

Das Verfahren hat gezeigt, dass eine wissensbasierte Segmentierung von dreidimensionalen Objekten möglich ist. Als wesentlicher Vorteil des Verfahrens ist die vollständig automatische Segmentierung zu nennen. Durch die Modellinformation reagiert die Optimierung weniger sensitiv auf Bildpotenziale, die durch benachbarte Objekte hervorgerufen werden. Desweiteren ist das Verfahren nicht auf bestimmte Topologien beschränkt. Objekte höherer Ordnung, können ebenfalls modelliert werden. Die echte Dreidimensionalität hebt das Verfahren gegen andere Verfahren ab, die hingegen 2D-Segmentierungsinformationen lediglich zu einem 3D-Objekt zusammensetzen.

Andererseits erfordert dieses Verfahren die Erstellung einer Trainingsdatenmenge. Dieser Aufwand konnte jedoch durch die Verwendung der Wasserscheidentransformation erheblich reduziert werden. Hinzu kommt, dass die Modellberechnung zwar aufwendig ist, dieser Prozess jedoch nur einmalig stattfinden muss. Aufgrund seiner Struktur ist das Modell in der Lage Formen zu referenzieren, die in bestimmten durch die Trainingsdatenmenge definierten Grenzen variieren. Daher eignet sich das Modell sehr gut für die Modellierung parenchymatöser Organe. Bei Hohlorganen, wie zum Beispiel dem Darm oder auch Gefäßen, ist die Variabilität der Objekte zu groß, so dass für derartige Strukturen das Modell eher ungeeignet ist.

Literatur

1. Cootes TF, Hill A, Taylor CJ: Active Shape Models - 'Smart Snakes'. Proc. British Machine Vision Conference. Springer Verlag, 1992, 266-275.
2. Cootes TF, Hill A, Taylor CJ, Haslam J: The Use of Active Shape Models For Locating Structures in Medical Images. Image and Vision Computing, Vol.12, No.6, 355-366, July 1994.
3. Schindewolf T, Peitgen HO: Interaktive Bildsegmentierung von CT- und MR-Daten auf Basis einer modifizierten hierarchischen Wasserscheidentransformation. Proc BVM 2000:96-100, 2000.

Formvariables Oberflächenmodell zur Segmentierung pathologischer Kniegelenke aus medizinischen Bilddaten

Peter Heinze[1], Sascha Däuber[1], Dietmar Meister[2], Mevlüt Sungu[3], Heinz Wörn[1]

[1]Institut für Prozeßrechentechnik, Automation und Robotik (IPR)
Universität Karlsruhe, D-76137 Karlsruhe
[2]URS Ortho GmbH & Co. KG, D-76437 Rastatt
[3]Zentralinstitut für Medizintechnik ZIMT der TU München, D-85748 Garching
Email: pheinze@ira.uka.de

Zusammenfassung. Effizienz, Vergleichbarkeit und Einfachheit sind Hauptaspekte für eine langfristige Benutzerakzeptanz von chirurgischen Planungssystemen. Automatische Segmentierung und Identifizierung von Referenzgeometrien von anatomischen Strukturen sind eine Voraussetzung, um diese zukünftigen Anforderungen zu erfüllen. Auf Basis von 235 Oberflächengeometrien gesunder und degenerierter Kniegelenke wird ein formvariables Oberflächenmodell des Kniegelenkes konstruiert, welches das Segmentierungs- und Identifikationsproblem robust und exakt lösen soll. Durch das bessere Verständnis der Form- und Positionsvariation des Kniegelenkes sind neben der Segmentierung auch Verbesserungen von Operations-Planungsstrategien am Kniegelenk als auch ein verbessertes Knieprothesendesign zu erwarten.

1 Motivation

Die Anforderungen an computergestützte chirurgische Planungssysteme steigen ständig. So sind zukünftig eine Parametrisierung der Planung, eine Wissensbasis zur optimalen 3D-Planung als auch eine Simulation des OP-Ergebnisses zwingende Bestandteile derartiger Systeme. Die automatische Segmentierung und Identifikation geometrischer Referenzgeometrien zur OP-Planung sind unerläßlich, um diesen Anforderungen gerecht zu werden.

Die Schwere der dabei auftretenden Segmentierungs- und Identifikationsprobleme liegt zum einen in der Erscheinungsvielfalt der patienten-individuellen anatomischen Struktur und zum anderen in dem zur Verfügung stehenden Bild- bzw. Datenmaterial. Häufig lassen sich nur Teile der anatomischen Struktur im Bildmaterial finden, da in der Praxis der Bildbereich eingeschränkt wird, um die Strahlenexposition des Patienten zu verringern. Weiterhin haben die bildgebende Hardware und ihre Kalibrierung einen entscheidenden Einfluss auf das Erscheinungsbild der Daten, was den Einsatz bisheriger Standardverfahren in der täglichen Routine erschwert oder unmöglich macht.

Allein in Deutschland werden jährlich ca. 80.000 Knieprothesen (TKR) implantiert und ca. 60.000 vordere Kreuzbänder (ACL) ersetzt. Mit steigender Tendenz werden für diese Operationen computergestützte Systeme eingesetzt. Es wird erwartet, dass die computergestützte Implantation von Kniegelenksprothesen eine der Hauptanwendungen für Chirurgie-Roboter sein wird. Bereits 500 robotergestützte Implantationen wurden in Deutschland am Kniegelenk vorgenommen.

In dieser Studie wird auf Grundlage eines formvariablen Oberflächenmodells ein Verfahren entwickelt, welches das Segmentierungs- und Identifikationsproblem robust und exakt lösen soll. Besonderer Wert wird auf die Identifizierung von kinematischen Referenzgeometrien gesetzt, um die Grundlagen für eine Simulation der Kniegelenkskinematik zu erstellen.

2 Methode

Zur Erstellung des Kniegelenksmodells wurden die Knochenoberflächen von 70 erkrankten und 155 gesunden Kniegelenken in standardisierter Hyperextensions-Lagerung semi-automatisch aus Computertomogrammen (CT) extrahiert. Um zusätzlich Informationen von Knorpelflächen und Bandansatzpunkten zu gewinnen, wurden weiterhin 10 Magnetresonanztomogramme (MR) entsprechend aufbereitet. Alle Datensätze wurden klassifiziert nach Alter, Geschlecht, gesunder und erkrankter Erscheinungsform. Die resultierenden Oberflächendaten wurden sorgfältig nachbearbeitet, um topologisch korrekte Oberflächen zu erhalten.

Eine als Oberflächemodell vollständig vorliegende untere Extremität, d.h. inklusive Sprunggelenk und Femurkopfkugel, dient zur Definition eines patientenübergreifenden Referenz-Koordinatensystems. Die Registrierung der patientenindividuellen Oberflächen in dieses Referenzkoordinatensystem ist an sich ein schwieriges Problem, zu dem keine applikationsunabhängige Lösung gefunden werden kann. In dieser Studie wurden die zu registrierenden knöchernen Oberflächen mittels Bildverarbeitungsverfahren zunächst skelettiert [1]. Anhand der Oberflächen-Skelette konnten die individuellen Oberflächen mit einem "Iterative-Closest-Point"-Algorithmus (ICP)[2] plausibel im Referenz-Koordinatensystem zueinander in Deckung gebracht werden.

Ausgehend von einem stark oberflächenreduzierten Referenz-Oberflächenmodell wird eine punktweise Korrespondenz zwischen allen individuellen Oberflächen hergestellt. Eine nachfolgende Retriangulierung aller Oberflächen erzeugt ein dichteres Netz von korrespondierenden Oberflächenpunkten.

Zur Bestimmung der mittleren Form und der hauptsächlichen Formvariationen aller Kniegelenksoberflächen wird die Menge der korrespondierenden Punkte einer Hauptkomponentenanalyse (PCA) unterzogen [3]. Neben der mittleren Form erhält man eine Anzahl von Eigenvektoren und Eigenwerten. Der Betrag der Eigenwerte ist hierbei ein Maß für den Einfluss dieses Eigenvektors zur gesamten Formvariabilität. Die gewichtete Addition dieser Eigenvektoren zu der mittleren Form wird zur Generierung neuer plausibler Formen verwendet.

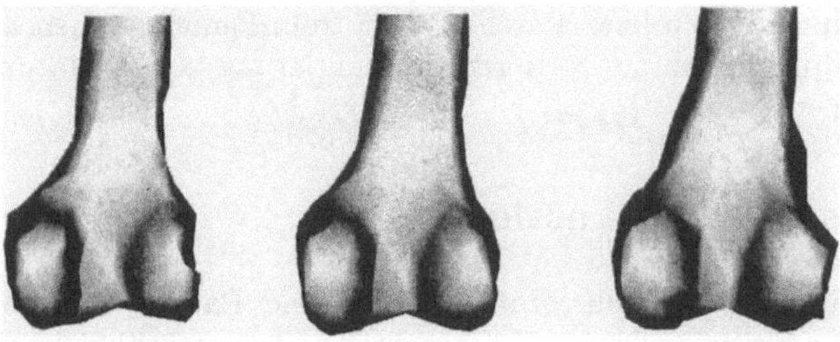

Abb. 1. Dorsale Ansicht der Formvariation des Femurs. Mittig die mittlere Form, links und rechts die Deformation über den ersten Eigenvektor.

Die Registrierung der individuellen Oberflächenmodelle zum Referenzkoordinatensystem ermöglicht zusätzlich die Bestimmung der Relativpositionen der knöchernen Kniegelenksanteile zueinander. Eine Hauptkomponentenanalyse über die sechs Translations- bzw. Rotationsparameter resultiert hierbei sowohl in einer mittleren Relativposition als auch in der Variation der Relativpositionen in Form von Eigenwerten und Eigenvektoren.

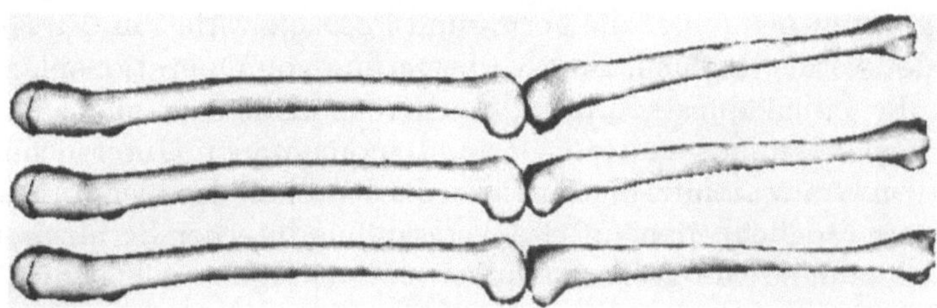

Abb. 2. Sagittale Ansicht der Positionvariation der Tibia relativ zum Femur. Mittig die mittlere Position, oben und unten die Veränderungen über den ersten Eigenvektor.

Initial wird zur Segmentierung die mittlere Form im Datensatz platziert und mittels des ICP-Algorithmus optimal an das zu segmentierende Objekt eingepasst. Die Kostenfunktion wird, wie bei herkömmlichen Verfahren, über die vom Bildmaterial stammende Intensitäts- und Gradienteninformation definiert.

Über das formvariable Oberflächenmodell werden verschiedene plausible Formen des zu segmentierenden Objektes generiert und auf Passung bewertet. Ein Optimierungsalgorithmus [4] passt in mehreren Iterationen jeweils die Oberflächenform und dessen räumliche Position an das zu segmentierende CT an.

Der Segmentierungsprozess startet mit der Segmentierung des Femurs, da dieser eine nicht rotationssymmetrische Form aufweist. Mit der Kenntnis über die

Relativpositionen der Tibia bzw. Patella relativ zum Femur können auf diesem Wege gute Initialpositionen zur weiteren Segmentierung von Tibia und Patella gefunden werden.

3 Ergebnisse und Diskussion

Alle 235 Oberflächen von Femur, Tibia, Fibula und Patella wurden über ihr Skelett zueinander rigide in Deckung gebracht. Die hauptsächlichen Form- und Positionsvariationen wurden über eine Hauptkomponentenanalyse bestimmt. Das femorale Oberflächenmodell wurde exemplarisch zur Segmentierung verwendet. Es wurde jedoch hierbei deutlich, dass eine alleinige Segmentierung über die Formvariabilität aus der Hauptkomponenten-Analyse nicht ausreichend ist. Eine nachfolgende Deformation des Oberflächenmodelles ist daher notwendig. Allerdings kann die Deformationsvorschrift stark eingeschränkt werden, da das Segmentierungsergebnis bereits nah am zu segmentierenden Objekt ist. Dies ist von großem Vorteil gegenüber "frei" deformierbaren Oberflächenmodellen und erhöht wesentlich die Robustheit des Verfahrens. Die Implementierung eines solchen Verfahrens stellt den nächsten Schritt in dieser Studie dar. Auch die Integration von parametrisch beschreibbaren Oberflächen zur Modellbeschreibung wird zur Zeit evaluiert.

Die Segmentierung medizinischer Bilddaten ist allerdings nur eine Anwendung, bei der die Kenntnisse über die Form- und Positionsvariation des Kniegelenkes angewendet werden können. Eine Verbesserung von Operationsplanungsstrategien, z.B. für Tibiakopfosteotomien, den Kreuzbandersatz oder dem unikondylären Kniegelenksersatz sind Gegenstand momentaner Untersuchungen. Die Integration von Grauwertinformation vieler Patienten in das hier vorgestellte Modell bietet neue Möglichkeiten für das Verständnis interner Strukturen des Kniegelenkes und kann so von großem Nutzen beim Design von Knieprothesen sein.

References

1. K.Siddiqi, S.Bouix, A.Tannenbaum, S.W.Zucker: The Hamilton-Jacobi Skeleton. International Conference on Computer Vision (Corfu, Greece), 1999.
2. P.J.Besl, N.D.McKay: A Method for Registration of 3-D Shapes. IEEE Trans PAMI 14(2): 239–256, 1992.
3. T.F.Cootes, C.J.Taylor: Statistical models of appearance for computer vision. Technical report, University of Manchester, Wolfson Image Analysis Unit, 2001.
4. W.H.Press: Numerical Recipes in C. Cambridge University Press, 1992.

Bildrekonstruktion

Automatische 3D-Rekonstruktion aus endoskopischen Bildfolgen

Thorsten Thormählen, Hellward Broszio, Peter N. Meier[1]

Universität Hannover, Laboratorium für Informationstechnologie,
Abteilung Systemtechnik, Schneiderberg 32, 30167 Hannover
[1]Medizinische Hochschule Hannover, Abteilung Gastroenterologie
und Hepatologie, Carl-Neuberg-Str.1, 30623 Hannover
Email: thormae@tnt.uni-hannover.de

Zusammenfassung. In diesem Beitrag wird ein automatisches Verfahren zur Erstellung eines 3D-Oberflächenmodells aus endoskopischen Bildfolgen vorgestellt. Die Aufnahme der Bildfolgen erfolgt mit handelsüblichen Video-Endoskopen. Zunächst schätzt das Verfahren die Bewegung der Endoskopkamera aus korrespondierenden Bildmerkmalen, die in der Bildfolge detektiert werden. Anschließend werden die Raumkoordinaten dieser korrespondierenden Merkmalspunkte bestimmt. Die Auswertung der Information aus vielen Bildern der Sequenz erhöht die Genauigkeit der Raumkoordinaten. Durch die Raumkoordinaten wird ein Dreiecksnetz gelegt, das die Oberfläche der aufgenommenen Szene approximiert. Mit der Texturierung des Dreiecksnetzes aus Bildern der Sequenz entsteht ein realistisches 3D-Oberflächenmodell.

1 Einleitung

Bei der Endoskopie erfolgt die Diagnose und Intervention durch die Auswertung der Bildfolge einer Videokamera. Die Bildfolge der Kamera bietet keine Tiefeninformationen. Daher fehlt das gewohnte stereoskopische Sehen, wodurch die Navigation von Instrumenten erschwert wird. Das Erkennen und Bewerten pathologischer Strukturen und die Beurteilung ihrer räumlichen Ausdehnung ist daher nur durch große Erfahrung des Untersuchers möglich und beruht auf subjektiver Einschätzung. Mit Hilfe von 3D-Oberflächenmodellen der umliegenden Magen- bzw. Darmwand können endoskopische Befunde objektiver und reproduzierbarer gestaltet werden. In diesem Beitrag wird daher ein automatisches Verfahren zur Erstellung eines 3D-Oberflächenmodells aus endoskopischen Bildfolgen vorgestellt.

Das Verfahren schätzt die Bewegung der Endoskopkamera und verwendet die geschätzte Kamerabewegung zur Rekonstruktion der beobachteten Szene. Da die Bewegung der Kamera nicht kontrolliert gesteuert oder zuverlässig gemessen werden kann, muss sie aus der Bildfolge geschätzt werden. Verfahren, die 3D-Modelle auf diese Weise aus Bildfolgen generieren, werden in der Computer Vision Structure-from-Motion genannt. Der Vorteil des Einsatzes eines

Structure-from-Motion-Verfahrens in der Endoskopie liegt darin, dass ausschließlich Bildfolgen handelsüblicher Video-Endoskope verwendet werden. Die meisten anderen Ansätze zur 3D-Rekonstruktion in der Endoskopie benötigen ein spezielles Endoskop oder verwenden ein zusätzliches Messgerät, das in den Arbeitskanal des Endoskops geschoben wird [1].

Das hier vorgestellte Verfahren besteht aus zwei Teilen. Der erste Teil, eine sehr robuste Schätzung der Kamerabewegung, wird im nächsten Abschnitt beschrieben. Der zweite Teil besteht aus der Rekonstruktion der 3D-Oberfläche bei bekannter Kamerabewegung. Diese wird in Abschnitt 3 beschrieben. In Abschnitt 4 werden Ergebnisse des Verfahrens präsentiert. Der Beitrag endet mit Schlussfolgerungen und einem Ausblick.

2 Robuste Schätzung der Kamerabewegung

Die Schätzung der Kameraparameter aus endoskopischen Bildfolgen erfolgt in drei Schritten: Detektion von Merkmalspunkten, Korrespondenzanalyse und die robuste Schätzung der Kamerabewegung. In Abbildung 1 ist das Ablaufdiagramm des Schätzverfahrens dargestellt.

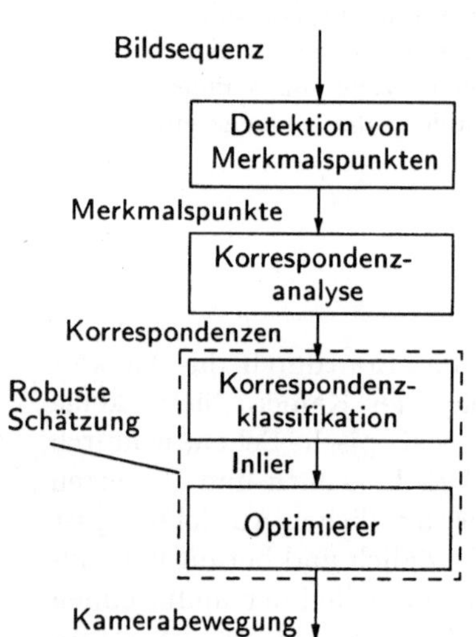

Abb. 1. Schritte zur Schätzung der Kamerabewegung aus Bildfolgen.

Die Detektion von Merkmalspunkten erfolgt mit Subpelgenauigkeit durch den Algorithmus von Harris [2], der zuverlässige Ergebnisse liefert. In der anschließenden Korrespondenzanalyse werden die gleichen Merkmalspunkte in aufeinanderfolgenden Bildern bestimmt. In jeweils zwei aufeinanderfolgenden Bildern werden Merkmalspunkte mit der höchsten normierten Kreuzkorrelation zu einem Paar zusammengefasst. Die normierte Kreuzkorrelation wird über ein 15×15 pel großes Fenster berechnet, das die Merkmalspunkte umgibt. Ein Paar von Merkmalspunkten wird im Folgenden Korrespondenz genannt. Die Korrespondenz beschreibt die Verschiebung der Projektion der zugehörigen 3D-Koordinate in aufeinanderfolgenden Bildern in Abhängigkeit von der Kamerabewegung. Daher kann die gesuchte Kamerabewegung aus den Korrespondenzen geschätzt werden. Bei der Detektion von Merkmalspunkten und bei der Korrespondenzanalyse treten in der praktischen medizinischen Anwendung immer Fehler auf. Um eine robuste Schätzung zu erhalten, wird daher zunächst eine Korrespondenzklassifikation durchgeführt. Mit Hilfe der Korrespondenzklassifikation werden Fehlzuordnungen, genannt Outlier, gefunden und eliminiert. Hierzu wird ein „Random Sampling" Algorithmus verwendet. Die verbleibenden guten Korrespondenzen, genannt Inlier, werden vom Optimierer ausgewertet, um die Kamerabewegung durch Maximierung einer Gütefunktion zu bestimmen. Mathematische Details zu diesem Verfahren sind in den Veröffentlichungen [3] und [4] beschrieben.

3 3D-Rekonstruktion

Die Kenntnis der Kamerabewegung bzw. -position ermöglicht eine Rekonstruktion der 3D-Oberfläche der umliegenden Magen- bzw. Darmwand. Dazu werden Sichtlinien durch alle Merkmalspunkte konstruiert, die bei der Schätzung der Kamerabewegung als Inlier klassifiziert wurden. Die Berechnung des Schnittpunktes von Sichtlinien korrespondierender Merkmalspunkte bestimmt die Raumkoordinate der Merkmalspunkte. In Abbildung 2 ist dieses Verfahren veranschaulicht. Das Ergebnis ist eine 3D-Punktwolke, deren Raumkoordinaten alle auf der zu rekonstruierenden Oberfläche liegen. Um eine geschlossene Oberfläche zu erhalten, werden die Raumkoordinaten durch Dreiecke verknüpft. Die Verknüpfung von 3D-Punkte einer Punktwolke zu einem Dreiecksnetz ist mehrdeutig. Daher wird die Triangulation der Merkmalspunkte in der Bildebene durchgeführt und auf die zugehörigen Raumkoordinaten übertragen. Für die gewonnenen Dreiecke des Netzes wird aus der endoskopischen Bildfolge eine Textur berechnet. Unter Verwendung der bekannten Kamerapositionen werden dazu die Dreiecke der Oberfläche in jedes Bild der Folge projiziert. Die projizierten Dreiecke beranden den Bildausschnitt, der ihre Textur beinhaltet. Die Textur wird aus demjenigen Bild der Sequenz gewonnen, in dem der Bildausschnitt die größte Fläche besitzt. Details zur Texturierung eines 3D-Modells aus Bildfolgen sind in [5] veröffentlicht.

4 Ergebnisse

Das Verfahren wurde auf eine Bildfolge angewendet, die bei einer echten endoskopischen Untersuchung aufgezeichnet wurde. In der Bildfolge ist ein Polyp im Dickdarm zu sehen. Mit Hilfe des erläuterten Verfahrens konnte ein texturiertes 3D-Oberflächenmodell des Polypen erzeugt werden (siehe Abbildung 3). Durch Mittelung der Raumkoordinaten über eine größere Anzahl von Bildern und Eliminierung von Merkmalspunkten auf Reflexionen konnte im Vergleich zu früheren Ergebnissen in [4] ein exakteres Oberflächenmodell generiert werden.

5 Schlussfolgerung und Ausblick

Das vorgestellte automatisches Schätzverfahren kann zur Erzeugung eines 3D-Oberflächenmodells aus endoskopischen Bildfolgen verwendet werden. Computerprogramme, die das gewonnene 3D-Oberflächenmodell visualisieren, bieten neue Möglichkeiten zur Diagnose, Operationsplanung und Dokumentation. In zukünftigen Arbeiten soll durch Vergleich mit CT- oder MRT-Daten eine Analyse des Schätzfehlers durchgeführt werden.

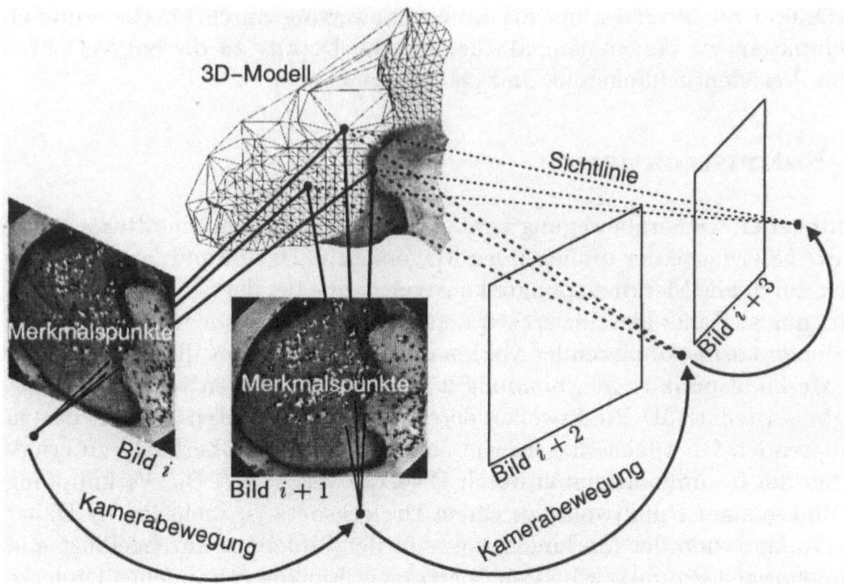

Abb. 2. Erzeugung eines 3D-Modells bei bekannter Kamerabewegung.

Abb. 3. Rekonstruiertes 3D-Oberflächenmodell eines Polypen im Dickdarm

Literatur

1. Schubert M, Müller A: Evaluation of endoscopic images for 3-dimensional measurement of hollow organs. Biomedical Engineering. 43(1); p 32-3; 1998.
2. Harris C, Stephens M: A combined corner and edge detector. Proceedings of the 4th Alvey Vision Conference. p 147-51; 1988.
3. Broszio H, Grau O: Robust Estimation of Camera Parameters Pan, Tilt and Zoom for Integration of Virtual Objects into Video Sequences. International Workshop on Synthetic-Natural Hybrid Coding and Three-Dimensional (3D) Imaging. Santorini, Greece; September 15-17; 1999.
4. Thormählen T, Broszio H, Meier PN: 3D Endoscopy. Falk Symposium No 124. Medical Imaging in Gastroenterology and Hepatology. September 28-29; 2001. Kluwer 2002.
5. Niem W, Broszio H: Mapping texture from multiple camera views onto 3D-object models for computer animation. International Workshop on Stereoscopic and Three-Dimensional Imaging. Santorini, Greece; September 6-8; 1995.

Rekonstruktion eines 3D-Modells aus endoskopischen Bildfolgen

Carsten Kübler, Jörg Raczkowsky, Heinz Wörn

Institut für Prozessrechentechnik, Automation und Robotik
Universität Karlsruhe (TH), 76128 Karlsruhe
Email: kuebler@ira.uka.de

Zusammenfassung. Die Endoskopie ist ein weit verbreitetes Mittel für gering traumatisierende diagnostische Untersuchungen und therapeutische Eingriffe. Neue Entwicklungen waren in den vergangenen Jahren unter anderem die virtuelle Endoskopie, die Entwicklung von Antriebsmechanismen für flexible Endoskope und die Verbindung klassischer starrer Endoskope mit optischen Lokalisationssystemen. Eine intraoperative virtuelle Rekonstruktion des Organs aus Bildfolgen wurde bisher nicht realisiert.

1 Einleitung

Der Einsatz stereoskopischer Videoendoskope wird bisher nicht durchgehend eingesetzt, da eine zweite Kamera den Durchmesser des Endoskops deutlich vergrößern würde, obwohl ein deutlicher Vorteil der Handhabbarkeit stereoskopischer Endoskope nachgewiesen werden konnte [1].

Stereoskopische Bilder können bei der virtuellen Endoskopie zur Diagnostik generiert werden, bei der aus einem präoperativ aufgenommenen CT- oder MRT-Datensatz ein virtuelles 3D-Modell des zu untersuchenden Organs erzeugt wurde. Die Nachteile dieses diagnostischen Verfahrens sind, dass ausschließlich größere geometrische Veränderungen des Organs festgestellt werden können, aber niemals farbliche, und dass sich die exakte Lage und Orientierung der meisten Organe intraoperativ im Vergleich zum präoperativen Aufnahmezeitpunkt verändert haben.

Durch die Kombination eines starren Endoskops mit einem Lokalisationssystems wird zur unterstützenden Navigation ebenfalls ein präoperativ aufgenommener CT- oder MRT-Datensatz herangezogen. Der untersuchende Arzt erhält die Position der Endoskopspitze in einer triplanaren Darstellung der präoperativen Bilddaten eingezeichnet und kann dadurch das Endoskop exakt navigieren. Der Einsatzbereich liegt bei starren Organstrukturen. Ein weiteres Einsatzgebiet für ein Lokalisationsgerät in der Endoskopie ist, dass bei Sichtverlust dem Arzt ein während der Untersuchung zuvor aufgenommenes entsprechendes Bild eingeblendet werden kann, das an der gleichen Position und mit dem selben Blickwinkel aufgenommen wurde. Das System kann nur eine geringe rotatorische und translatorische Abweichung der Kamera tolerieren und ist nur für starre Strukturen geeignet.

Bisher gibt es noch kein System, das ein 3D-Modell des zu untersuchenden Organs mit einem patientenindividuellen Aussehen erzeugen kann. Das liegt daran, dass seither das 3D-Modell aus einem präoperativ aufgenommenen Volumendatensatz erzeugt wird. Das Endoskop ist zur Durchführung therapeutischer Eingriffe das Mittel der Wahl und kann nicht ersetzt werden. Bei einem positiven Befund muss immer zu einem klassischen Endoskop gegriffen, oder eine größere Operation durchgeführt werden. Es gibt bisher kein System, dass das intraoperativ aufgenommene Bildmaterial zur Erzeugung eines patientenindividuellen 3D-Modells heranzieht. Im Folgenden wird das Verfahren beschrieben und erste Ergebnisse präsentiert.

2 Erzeugung eines 3D-Modells

Die Erzeugung eines 3D-Modells setzt zur Rekonstruktion eines Organbereichs die Sicht aus mindestens zwei unterschiedlichen Richtungen voraus. Um ein Modell erzeugen zu können, werden korrespondierende Punkte in zeitlich nah aufgenommenen 2D-Bildern lokalisiert und ein lokales 3D-Modell des gemeinsamen Ausschnittes rekonstruiert. Da die Größe der lokalen 3D-Modelle von der Länge der Translation der Kamera zwischen den Aufnahmezeitpunkten abhängt, ist ein Lokalisationssystem für die exakte Bewegung der Kamera unabdingbar. Für flexible Endoskope bieten sich bereits kommerzielle elektromagnetische Lokalisationssysteme an, deren Sensoren einen Durchmesser kleiner 1 mm sind.

Zur schnellen Verfolgung korrespondierender Punkte und folglich einer schnellen Rekonstruktion des aktuellen 3D-Modells, wird ein neu aufgenommenes Bild in vier Schritten analysiert.

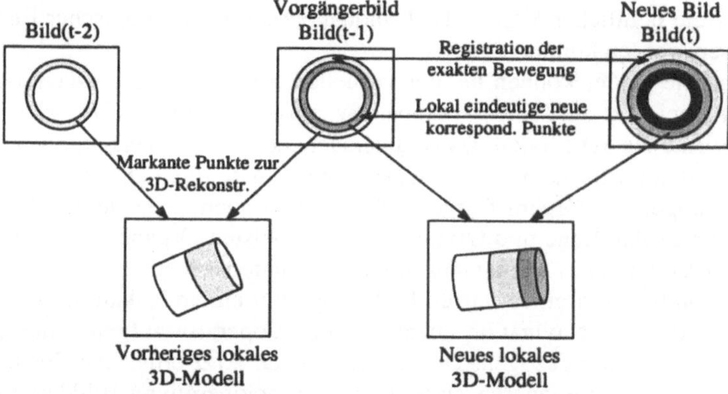

Abb. 1 Analyse eines neu aufgenommenen Bildes

Im ersten Schritt wird die exakte Bewegung der Kamera zwischen den Aufnahmezeitpunkten bestimmt. Markante Punkte aus dem vorherigen lokalen 3D-Modell werden gesucht und mit der relative Bewegung, die das Lokalisationssystem gemessen hat, transformiert. Dieses Startkriterium schränkt die Suche dieser markanten Punkte in dem neu aufgenommenen Bild ein. Anschließend kann die Rotation und Translation zwischen den Aufnahmezeitpunkten beider Bilder exakt bestimmt werden.

Der zweite direkt anschließende Bildbereich enthält markante Punkte aus dem vorherigen Bild, deren Geometrie nicht bekannt ist. Durch die exakte Registrierung beider Bilder, der Eigenschaft, dass Punkte auf Epipolarlinien liegen und den bekannten geometrischen Positionen benachbarter Punkte, wird der Bereich, in dem die korrespondierenden Punkte vorkommen können, stark eingeschränkt. Anschließend können die geometrischen Positionen aller Punkte berechnet werden und ein neues lokales Modell erzeugt werden.

Der übrige Bildbereich des neuen Bildes wird in zwei weitere Bereiche unterteilt. Ein benachbarter Bereich zum zweiten, in dem neue markante Punkte für das nächste Bild gesucht werden, und dem letzten Bereich der sich entlang der Translationsrichtung der Kamera befindet und deshalb wegen einer zu großen Messungenauigkeit verworfen wird.

Zur Rekonstruktion eines patientenindividuellen 3D-Modells wird jedes lokale 3D-Modell zusätzlich mit einer Textur überzogen, die aus den aufgenommenen Bildern an dieser Stelle berechnet wurde. Ein relationales Modell beschreibt die örtlichen zusammenhänge der einzelnen lokalen 3D-Modelle und ist für eine relationale Beschreibung aller lokalen 3D-Modelle entwickelt worden.

3 Ergebnis

Um ein patientenabhängiges Modell rekonstruieren zu können, wurden mehrere Probleme gelöst. Parallel zum hohen Datenaufkommen der Videokamera, musste die Position und Orientierung der Kamera synchron aufgezeichnet werden. Die optischen Eigenschaften der Kamera wurden mit einem verbesserten Verfahren, basierend auf dem Algorithmus von Tsai [2], kalibriert. Es wurde gezeigt, dass die radiale Linsenverzerrung von Weitwinkelkameras, die in der Endoskopie gebräuchlich sind, nur durch Polynome mindestens fünften Grades exakt genug beschrieben werden konnten. Die durchschnittliche Abweichung der Kalibrierung konnte auf 0,2 Pixel reduziert werden. Bei einer Kalibrierung nach Tsai ergab sich zum Vergleich eine durchschnittliche Abweichung von 0,74 Pixel. Vor allem die Kalibrierung der Randbereiche, die für die Rekonstruktion maßgeblich sind, wurde verbessert.

Abbildung 2 zeigt einen Ausschnitt einer Kalibrierungsebene im Vergleich beider Kalibrierungsverfahren.

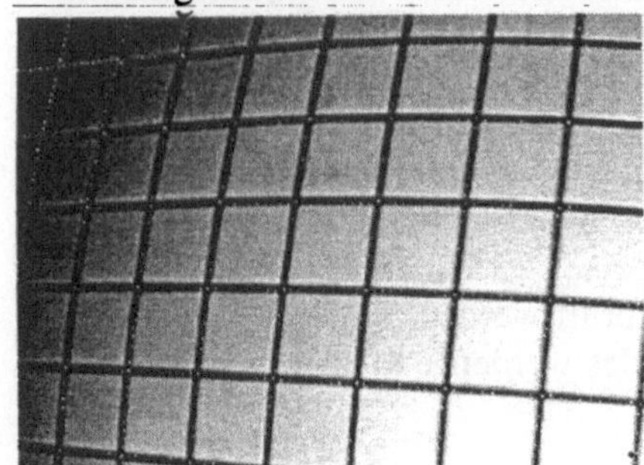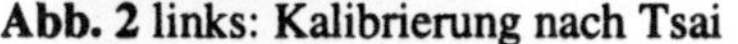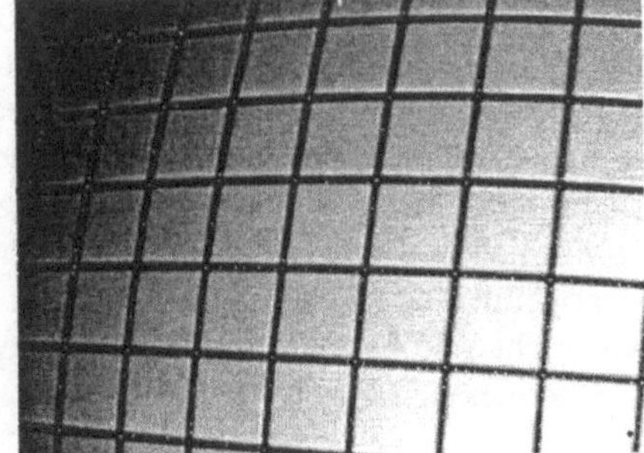

Abb. 2 links: Kalibrierung nach Tsai   rechts: Verbessert durch Polynom 5. Grades

Um eine akzeptable Geschwindigkeit des virtuellen 3D-Modells zu bekommen, wurden unterschiedliche Untersuchungen durchgeführt. Für diesen Zweck musste das am IPR verwendete Visualisation Toolkit (VTK) um den Einsatz vieler Texturen in einem 3D-Modell erweitert werden. Es hat sich gezeigt, dass ein handelsüblicher PC mit einer gehobenen 3D-Grafikkarte diese Aufgabe schneller visualisieren kann als eine 5 bis 10 Mal teurere SGI-Grafikworkstation. Die besten visuellen Ergebnisse wurden beim Einsatz von Mipmapping in Kombination mit einer entfernungsabhängigen bzw. nicht sichtbaren Ausblendung von Texturen erreicht. In der Praxis werden etwa 60 Texturen mit einer Größe von jeweils 1024x256x3 gleichzeitig dargestellt. Da während einer Untersuchung kontinuierlich 21Mbyte pro Sekunde an Texturdaten anfallen, musste ebenfalls ein Texturproxy realisiert werden um die Texturen dynamisch verwalten zu können. Mit einer Geschwindigkeit von 10 Bilder pro Sekunde kann in dem virtuellen Modell navigiert werden.

Abbildung 3 zeigt eine Rekonstruktion eines in einem Darmsimulator aufgenommenen Modells und die alternative Darstellung dieses Bereichs als 2D-Modell

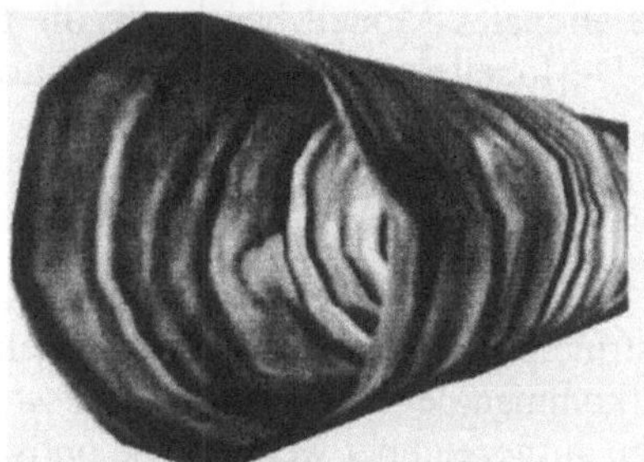 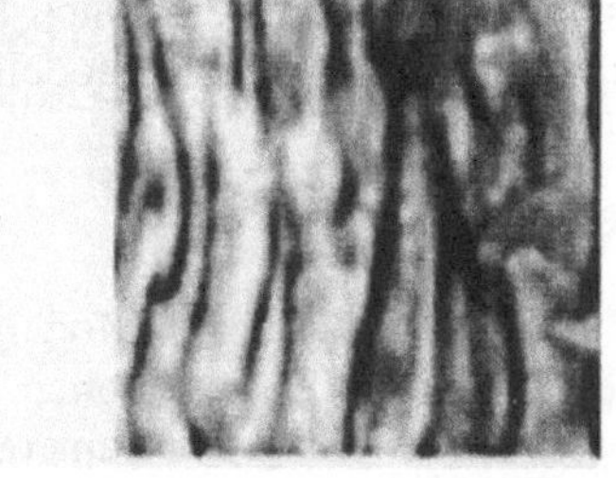

Abb. 3 links: Rekonstruktion eines Darmabschnitts   rechts: alternative 2D-Darstellung

4 Neue Möglichkeiten dieser Technik

Durch das vorgestellte Verfahren kann erstmals eine 3D-Rekonstruktion in der Endoskopie erreicht werden, ohne präoperativ eine virtuelle Endoskopie mit sämtlichen Belastungen des Patienten durchführen zu müssen. Dieses virtuelle 3D-Modell kann für unterschiedliche Bereiche eingesetzt werden. Hierzu zählen die Durchführung einer Operation nach Sichtverlust; Erzeugung eines nichtredundanten, mit maximalem Detail erzeugten 3D-Modell; schnelle Begutachtung des zu untersuchenden Organs aus beliebigen Kameraperspektiven; alternative Darstellung des 3D-Modells zur schnellen übersichtlichen Darstellung des zu untersuchenden Organs; zur schnellen Navigation oder zur postoperativen Dokumentation; Durchführung der Operation in Stereosicht, indem im virtuellen 3D-Modell zwei Kameras eingesetzt werden.

Die Möglichkeit einer exakten Registrierung eines virtuellen 3D-Modells mit einem intraoperativ erzeugten 3D-Modell soll überprüft werden. Mit diesen Daten soll der noch nicht rekonstruierte Verlauf eingeblendet werden und lokale 3D-Modelle einfacher berechnet werden.

5 Literatur

1. Schlussbericht des BMBF-Verbundprojekt: Sichtsysteme für die Minimalinvasive Chirurgie, Chirurgische Klinik Eberhard-Karls-Universität Tübingen, 1999.
2. R.Y. Tsai: A Versatile Camera Calibration Technique for High-Accuracy 3D Machine Vision Metrology Using Off-the-Shelf TV and Lenses, IEEE Journal of Robotics and Automation, vol. RA-3, no.4 1987.

Ein Softwarephantom
zur Erzeugung multimodaler Bilddaten
als Werkzeug für die objektive quantitative Bewertung
dreidimensionaler Bildverarbeitungsalgorithmen

Falk Uhlemann, Ute Morgenstern, Richard Freyer

Institut für Biomedizinische Technik
Technische Universität Dresden, 01062 Dresden
Email: uhlemann@ifwt.et.tu-dresden.de

Zusammenfassung. Die hier vorgestellte Software erlaubt die Generierung dreidimensionaler medizinischer Datensätze. Dabei kann der Benutzer durch die Zuweisung zahlreicher geometrischer und physikalischer Parameter die Eigenschaften der berechneten Bilddaten genau und reproduzierbar festlegen. Ausgehend von einer idealen Ausgangsgeometrie physiologischer oder auch technischer Strukturen können gezielt parametrisierte Serien von simulierten Volumendaten erzeugt werden. Damit steht ein leistungsfähiges Werkzeug für die objektive quantitative Untersuchung verschiedenster Bildverarbeitungsalgorithmen zur Verfügung.

1 Einleitung

In der medizinischen Bildverarbeitung wurde in den letzten Jahren eine große Zahl von neuen Algorithmen zur Verbesserung und Auswertung dreidimensionalen Bildgutes entwickelt. Für viele Aufgaben (z.B. Rauschminderung, Kantendetektion, Koregistrierung, Segmentierung) existieren somit oft verschiedene Lösungsansätze und Methoden, die es gilt, möglichst objektiv zu bewerten, zu vergleichen und das jeweils geeignetste Verfahren auszuwählen. Aber genau diese Auswahl des „optimalen" Algorithmus bzw. eine objektive Bewertung verschiedener Verfahren stellt ein sehr komplexes Problem dar.

Die große Vielfalt medizinischen Bildgutes (z.B. verschiedene Modalitäten, inter- und intraindividuelle Schwankungen) erschweren die systematische Untersuchung der Qualität dieser Algorithmen erheblich. Hinzu kommt, dass im allgemeinen kein Referenzverfahren (Gold Standard) vorhanden ist, was eine echte quantitative Bewertung und einen objektiven Vergleich unmöglich macht. Bei der Verwendung realer physikalischer Phantome ist zwar die Ausgangsgeometrie bekannt, eine Kontrolle aller Aufnahmeparameter und Bildstörungen ist jedoch nicht möglich.

An diesem Punkt setzt das in [1] entwickelte Softwarephantom an. Dieses erlaubt die Erzeugung von Phantomdatensätzen mit vordefinierter Geometrie, die gezielte Festlegung von Aufnahmeparametern und das kontrollierte Hinzufügen von Bildstörungen.

2 Methode

Bei der medizinischen Bildgebung durchlaufen die Informationen über anatomische Strukturen oder funktionelle Vorgänge die sogenannte Bildgewinnungskette. In Abhängigkeit vom eingesetzten Verfahren steht als erster Schritt zum Beispiel eine Transmission (CT), Emission (SPECT) oder andere Energieübertragungsprozesse. Im Falle der dreidimensionalen Bilderzeugung erfolgt anschließend eine Rekonstruktion der aufgenommenen Schichtdaten zu einem 3D-Datensatz. Durch das begrenzte Auflösungsvermögen und Nichtlinearitäten der eingesetzten Bildaufnahmesensoren, Rauschen, Digitalisierungs- sowie Rekonstruktionsfehler enthalten die erzeugten Daten zahlreiche Störungen, die eine ideale Bildgewinnung verhindern. Je nach Aufnahmeverfahren spielen die obigen Faktoren eine unterschiedlich große Rolle. Um die realen Einflußgrößen zu modellieren, müssen einige Näherungen vorgenommen werden. So wurde in dieser Arbeit die begrenzte Auflösung durch einen Mittelwertfilter und das Rauschen – je nach Aufnahmeverfahren – durch Weißes Gaußsches bzw. Speckle- Rauschen simuliert.

Als Entwicklungsumgebung für das vorgestellte Softwarephantom kam MATLAB zum Einsatz. Durch die Vielzahl der verfügbaren Algorithmen für die Bildverarbeitung und die vorteilhafte Handhabung von Matrizen (3D-Bilddaten) ist MATLAB für diese Aufgabe besonders geeignet. Die einzelnen Verarbeitungsschritte des implementierten Programmes werden im folgenden näher erläutert. Im ersten Schritt wird die ideale Ausgangsgeometrie erzeugt. Standardmäßig wurden dafür sphärische Objekte unterschiedlichen Durchmessers und in verschiedenen Anordnungen vorgesehen (siehe Abbildung 1). Andere Objekte beliebigen Aussehens können als Matrix importiert werden. Im gleichen Schritt werden die Geometriekenngrößen wie Voxelgröße (in mm) und die Abmessungen des aufzunehmenden Volumens (in Voxeln) spezifiziert.

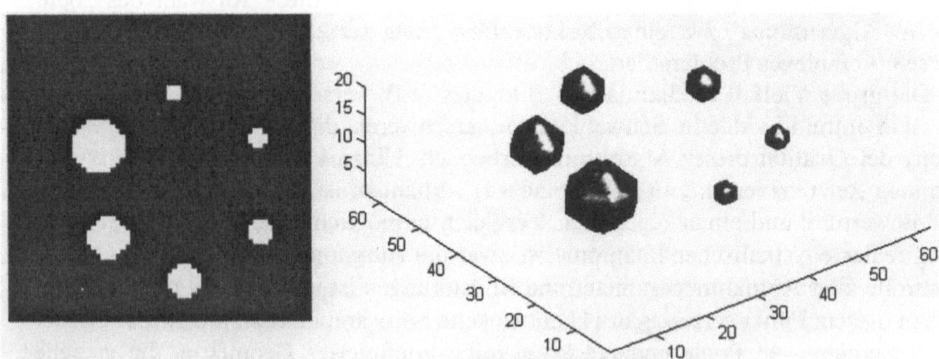

Schicht # 10 des Phantoms   Pseudo-3D-Darstellung des Phantoms

Abb. 1 Ideale Ausgangsgeometrie (Software-Phantom ohne Störungen)

Anschließend erfolgt die Festlegung der Helligkeit von Objekt- und Hintergrundvoxeln, falls der Kontrast nicht schon im Ausgangsdatensatz für die Geometrie berücksichtigt wurde. Da bei Aufnahmen von biologischem Gewebe oft keine scharfe Abgrenzung verschiedener Strukturen vorhanden ist (zum Beispiel durch Partialvolumeneffekte) wird dem Benutzer die Festlegung der „Objektunschärfe" ermöglicht. Im darauffolgenden Schritt wird die eigentliche Bildaufnahme einschließlich auftretender Störungen modelliert. Um das Rauschen im Bild zu simulieren kann dem Volumen zum Beispiel Weißes Gaußsches Rauschen mit einem definierten Mittelwert und einer Standardabweichung hinzugefügt werden. Die Gewinnung der Projektionen des Objektes mittels Transmission wird durch eine Radontransformation modelliert. Die Berücksichtigung der systembezogenen Halbwertsbreite (Breite der Abbildung einer Punktbildfunktion bei halbem Intensitätsmaximum) erfolgt durch eine entsprechende dreidimensionale Tiefpassfilterung. Anschließend erfolgt die Berechnung der dreidimensionalen Voxeldaten aus den Projektionen mittels Radon-Rücktransformation. Durch die Angabe des Interpolationsverfahrens, des Frequenzfilters und der Cut-Off-Frequenz wird dieser Schritt eindeutig parametrisiert.

Das Softwarephantom stellt neben den aufgeführten Rauscharten eine Funktion „Hintergrund" zur Verfügung. Diese ermöglicht es, aus realen Daten extrahierte Hintergrundbereiche zu der künstlich erzeugten Phantomgeometrie hinzuzufügen. Es wird standardmäßig eine Struktur für SPECT und eine für PET bereitgestellt. Andere Strukturen können jedoch problemlos eingebunden werden. Um eine regelmäßige Wiederholung dieser Struktur im Phantombild zu vermeiden, werden die Grauwerte mit Hilfe einer gleichverteilten Zufallsfunktion aus den übergebenen Daten ausgewählt und anschließend zur Phantomgeometrie addiert. Um realistische Werte für die Rauschparameter des Softwarephantoms einsetzen zu können, wurde die Rauschcharakteristik einiger SPECT- und PET-Datensätze ermittelt und in das Programm integriert. Eine Visualisierung der berechneten Daten schließt die Erzeugung der simulierten Daten (Abbildung 2) ab.

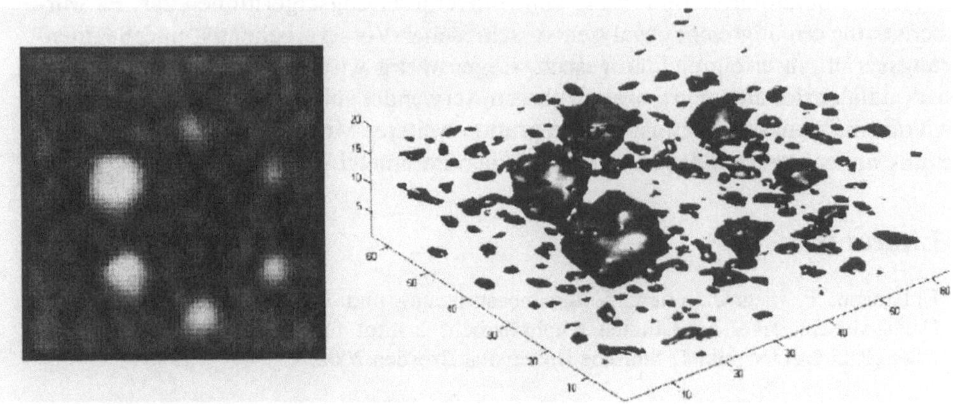

Schicht #10 des Phantoms   Pseudo-3D-Darstellung des Phantoms

Abb. 2 Software-Phantom mit Störungen

Die obigen Schritte wurden in eine Benutzeroberfläche integriert, welche neben der Phantomerzeugung auch die Vorverarbeitung, Segmentierung und Visualisierung (Pseudo- 3D und autostereoskopisch) mit verschiedenen Verfahren ermöglicht. Weitere Funktionen zur definierten Translation und Rotation wurden ebenfalls in MATLAB- Funktionen umgesetzt. Dies ermöglicht die genaue Untersuchung von dreidimensionalen Fusionsalgorithmen.

3 Ergebnisse

Das in dieser Arbeit vorgestellte Programm zur Erzeugung von Softwarephantomdatensätzen ist voll funktionsfähig und stellt für die objektive, quantitative Untersuchung von Bildverarbeitungsalgorithmen ein wichtiges Werkzeug dar. Durch visuellen Vergleich konnte festgestellt werden, dass die mit dem Softwarephantom erzeugten Bilddaten den realen sehr ähnlich sind.

Zusammenfassend ergeben sich bei Verwendung dieses Softwarephantoms gegenüber realen Aufnahmen zahlreiche Vorteile. So ist die Ausgangsgeometrie variabel und auf Voxelgröße genau festlegbar. Der Benutzer hat die volle Kontrolle über Parameter und Störgrößen in der Bildgewinnungskette. Eine einfache Erzeugung parametrisierter Aufnahmeserien mittels einer selektiven Parametereinstellung ist für systematische Untersuchungen verfügbar. Die exakte Übereinstimmung der Koordinatensysteme von Ausgangs- und Ergebnisdaten (ideale Koregistrierung) ermöglicht die einfache Anwendung quantitativer Gütemaße und dadurch einen objektiven, das heißt, nicht nur visuellen, Vergleich verschiedener Bildverarbeitungsalgorithmen.

4 Diskussion

Das vorliegende Programm stellt ein funktionsfähiges, sehr wichtiges Werkzeug für die objektive quantitative Bewertung von Bildverarbeitungsalgorithmen dar. Es wurde bereits für umfangreiche Analysen verschiedener Vorverarbeitungs- und Segmentierungsverfahren erfolgreich eingesetzt. Gegenwärtig wird es für die Untersuchung von dreidimensionalen Fusionsalgorithmen verwendet. Neben der Implementation von Transmissionsverfahren ist die Integration weiterer Modalitäten mit einer Untersuchung der entsprechenden charakteristischen Parameter geplant.

5 Literatur

1. Uhlemann, F.: Segmentierung, Volumenbestimmung und Visualisierung medizinischer Daten verschiedener Modalitäten. Diplomarbeit, Institut für Biomedizinische Technik, Fakultät Elektrotechnik, Technische Universität Dresden 2000.

Freie Themen

A New Approach to Fast Contour Interpolation

Min Wang, Grigorios Karangelis, Wei Chen

Department of Cognitive Computing & Medical Imaging (A7)
Fraunhofer Institute for Computer Graphics
Rundeturmstrasse 6, D-64283 Darmstadt, Germany.
Email: {mwang, karangel, wchen}@igd.fhg.de

Abstract. This paper presents a new contouring approach which comes from the idea of morphology-based interpolation algorithm.. Three main steps are carried out for the recovering of the missing contours: firstly, a so-called difference image is formed from original two slice contours; secondly, shape deformation vectors of the contour points on the upper slice are calculated; thirdly, instead of the image based dilation and erosion operation, we directly calculate the points along the shape deformation vectors to generate the intermediate contour points. Compared to known interpolating methods, our approach utilizes the simplicity and robustness of morphology-based algorithm but overcomes its disadvantage of low speed.

1 Motivation

In medical application, contours are usually extracted from serial slices of 2D images to represent objects such as medical anatomy, tumor and ROI etc. While it is not practical to densely sample the object of interesting slice by slice manually, contours are usually extracted from several unconsecutive image slices, and the interpolation schemes are necessary to recover the missing contours in those intermediate slices.

Generally , for each pair of the key slices; one by one contour interpolation, i.e. there is only one contour in one slice, can be solved by first making triangular connection between the key points drawing ,manually, then according to the slice position to be interpolated, forming a cutting plane to cut the generated triangular connection lines in order , these intersection points forming the intermediate contour points. There are some problems when dealing with concave contours ,as well as branching contours. For concave contour interpolation, the "making triangular connection step" sometimes leads to unreasonable connection; for branching contour interpolation, there is not a reasonable "triangular connection" rule to decide when and where contours in a slice should be intersected or not.

Recently, Guo and col[1]. proposed a morphology-based approach to intermediate image interpolation. Here, the interpolation is implemented by means of a combined operation of morphological dilation and erosion for each of the target object boundary points, the size of the structure element is a weighted factor, it is calculated according to the contour shapes. Since the morphology operation avoids the geometry shape complexity by using a simple structure element, this approach has advantages compared with other interpolation methods, it works well when dealing with concave contour and branching contour interpolation.

Base on this method, We have made further development to meet our special need: contour interpolation by handling only the contour points to obtain the intermediate contour points , since the amounts of contour points dealing with are much smaller than the number of the pixels in a fame of image , interpolation speed is much faster using our new approach. In the following sections, in section 2 the original weighted morphology interpolation method is introduced, in section 3 our new approach is stated with a corresponding result.

2 Weighted morphology interpolation

Consider there are two object regions C1 is the source one, C2 is the target one, The method deforms the boundary of C1 to C2 by a weighted dilation and erosion operation using a structure element ,whose size is a weighted factor in order to get an accurate result.

1. A so called morphology difference image is generated by overlapping C1 an C2, see Fig.1 . I is specifies the area belong to C1; II specifies the area belong to C2; III is the overlapping region of C1 and C2.
2. Trace the boundary of C1.
3. Calculate out normal vector of each boundary point of C1, see Figure 1, vector x1x2 is the dilation normal vector for point x1.
4. Decide shape deformation vectors , i.e. the dilation and erosion trends of the contour points by searching the maxim dilation and erosion length according to the morphology difference image. In figure 1, suppose x1 is a point of contour C1, the green line is the normal vector of x1, and the maxim dilation length is the length between x1 and x2 along the normal vector direction.
5. Select a structure element , according to the maxim dilation and erosion length and the slice position to be interpolated . See Figure 1, d_E is the radius of the erosion structure element, d_D is the radius of the dilation structure element. Apply dilation and erosion operation .
6. In order to avoid the going out error, the whole process should be done iteratively, that is , C_{i+1} in slice i+1 should be conducted from C_i in slice i ,so repeat from step 1 to 5 ,till the target slice is reached.

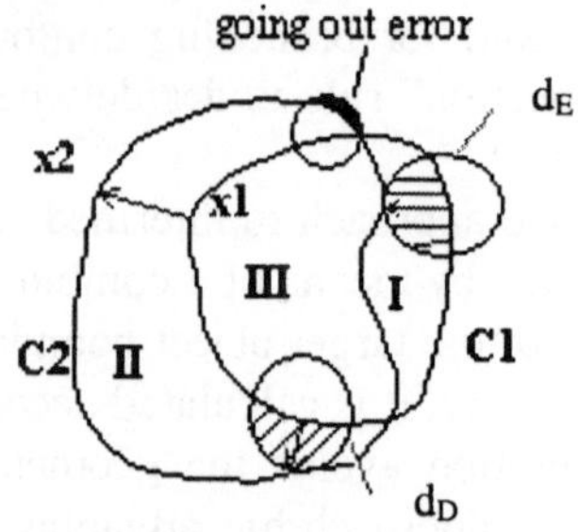

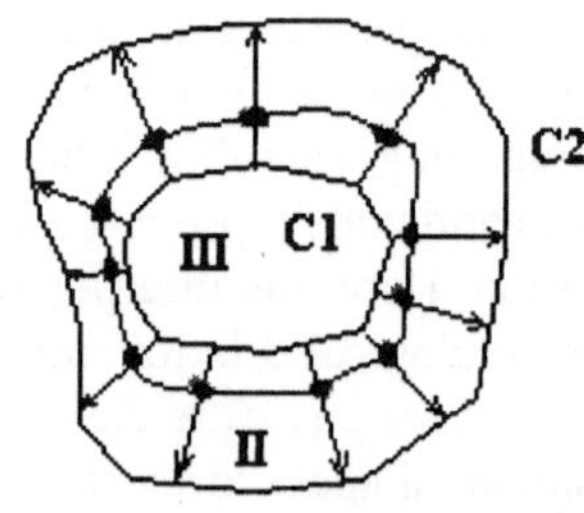

Fig. 1. Weighted morphology Interpolation

Fig. 2. Contour-based interpolation

We have noticed that , since this is a iterative process, the dilation and erosion operation, as well as boundary tracing are all rather time consuming

3 Contour based interpolation

We have made some improvements , use the contour points information as much as possible, in order to reach a fast intermediate contour interpolation.

3.1 One-by-One contour Interpolation

For one-by-one contour interpolation, the main pipeline is as the method stated before, but instead of implementing the structure element to do the image-based morphology dilation and erosion, we obtain the next successive contour points by calculating the next points positions along the shape deformation vectors. See Figure 2, the red points are calculated along the shape deformation vectors (blues lines Figure 2),   after that, all of these points are connected using a 2D DDA line connection algorithm. Now, the object boundary tracing step is not needed , hence the interpolation speed is improved. In order to keep a accurate shape, the whole process should also be done iteratively.

For the cases that the two contours in two key slices does not have a overlapping area, we first calculate the geometry center of each shape, than shift the source contour to the target contour so that their geometry centers are overlapped, then doing the interpolation as before. When a new contour is generated, consider again its shift and move it back to the correct position.

3.2 Branching contour Interpolation

Our method has apparently advantages when dealing with the branching contours . In the original approach, each time after image based morphology operation, a object boundary tracing process has to be done , if there are more than one objects in one slice, than multi object searching is not easy to implement. Using our method, the contour points in the next slice can always be obtained by the former contours directly hence can get all of the contours in a intermediate slice immediately.

4 Conclusion

This work presents a new method for interpolating intermediate contours from sparse sampled key contours . Our interpolation technique is morphology-based but use only the contour points to perform the shape deformation. This method works especially well for the branching contour interpolation since it avoids the contour detecting process which is not easy and time consuming as well. Through this approach,, we improved the interpolation speed, we reached a robust and accurate contour interpolation.

5 Literature

1. Jun-Feng G, Yuan-Long C, Yu-Ping W: Morphology-based interpolation for 3D medical image reconstruction . Computerized Medical Imaging And Graphics, Vol. 19, No. 3, May 1995.
2. Barrett W, Mortensen E, Taylor D: An Image Space Algorithm for Morphological Contour Interpolation. Graphics Interface '94, pp. 16-24, 1994.
3. Raya SP, Udupa JK: Shape-Based Interpolation of Multidimensional Objects,.IEEE Transactions on Medical Imaging, Vol. 9, No. 1, March 1990.
4. Migeon B, Charreyron R, Deforge P, et al.: Improvement of morphology-based interpolation. Proceedings of the 20th Annual International Conference of the IEEE Engineering in Medicine and Biology Society, Vol. 20, No. 2, 1998.
5. Schutte, Klamer: An Edge Labeling Approach to Concave Polygon Clipping .. ACM Transactions on Graphics, July 1995.

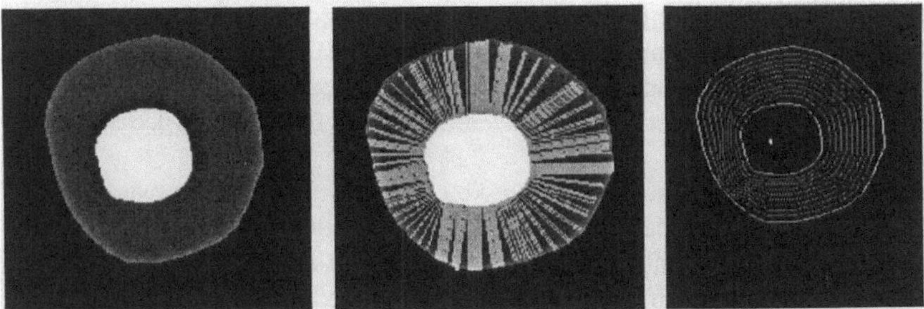

Fig. 3. a. Difference image   **b.** shape deformation vectors   **c.** Interpolation result

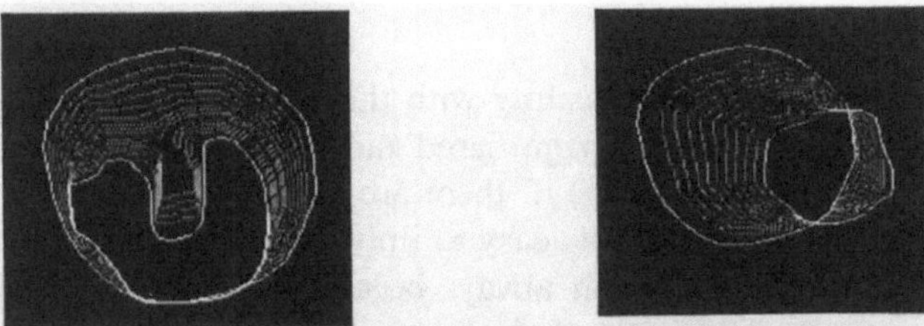

Fig. 4. a. Concave contour Interpolation   **b.** Inersecting contours interpolation

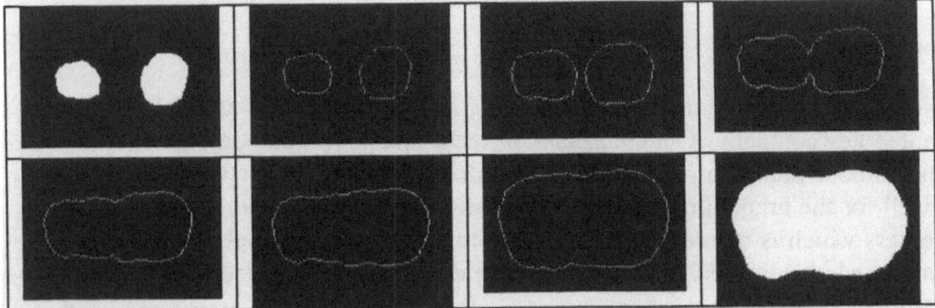

Fig. 5. Branching contour interpolation

Bildgestützte Telediagnostik und 3D-Teleimaging in Java

H. Schmidt, H. Handels, U. Knopp[1], G. Seidel und S.J. Pöppl[2]

Institut für Medizinische Informatik
[1]Klinik für Neurochirurgie
[2]Klinik für Neurologie
Medizinische Universität zu Lübeck, Ratzeburger Allee 160, 23538 Lübeck
Email: heike.schmidt@medinf.mu-luebeck.de

Zusammenfassung. Bei dem hier vorgestellten Programm Cypris handelt es sich um ein Telemedizinsystem, mit dem medizinische Bilddaten eingelesen, angezeigt, bearbeitet, verschlüsselt über ein Netzwerk verschickt und in kooperativen Sitzungen synchron analysiert werden können. Unter Nutzung kryptographischer Verfahren für die Datenverschlüsselung wurde dabei ein PGP-ähnliches hybrides System für den sicheren Transport der Bilder über ein Netzwerk integriert. Zusätzlich bietet das Programm die Möglichkeit zur Generierung von 3D-Modellen aus medizinischen Bildfolgen und deren synchronisierte Visualisierung während einer Telekonferenz. Durch die Verwendung der Java-Technologie gewährleistet das System die Unabhängigkeit von den zugrundeliegenden Plattformen und Betriebssystemen.

1 Einleitung

Das schnelle Voranschreiten in der Entwicklung digitaler Netzwerktechnologien – wie z.B. ISDN, Internet und Intranet – hat in den letzten Jahren auch die Möglichkeiten für den computerbasierten Bilddatenaustausch und die computergestützte Besprechung medizinischer Bilder erweitert. Für den klinischen Alltag sind telemedizinische Systeme entstanden, die hohen Anforderungen an Funktionalität, Bildauflösung und Bedienfreundlichkeit entsprechen und zur Übermittlung von radiologisch digitalen Bildern und deren telekonsiliarischer Besprechung und Bearbeitung eingesetzt werden. Teleradiologiesysteme wie KAMEDIN, MEDICUS oder CHILI [1-2] unterstützen den DICOM-Standard, zeigen die medizinischen Bilder in ihrer originären Qualität an und übertragen die Daten über auf dem TCP/IP-Protokoll basierende Netze wie ISDN, LAN und ATM. Des weiteren bieten sie die Möglichkeit zur Bildbearbeitung und zur Durchführung von Telekonferenzen, bei denen die Sprachkommunikation meistens über Telefon oder optional mittels eines Videokonferenzsystems erfolgt. Der Einsatz dieser Telemedizinsysteme erweist sich in der Praxis jedoch oft wegen inkompatibler Standards, Herstellerabhängigkeit und heterogener Rechensysteme als schwierig. Vor diesem Hintergrund wurde in neuerer Zeit im Rahmen verschiedener Projekte [3-5] die Java-Programmiertechnik zur Realisierung medizinischer Betrachtungs- und Bildbearbeitungssoftware eingesetzt.

Abb. 1: Cypris2D (links) und Cypris3D (rechts)

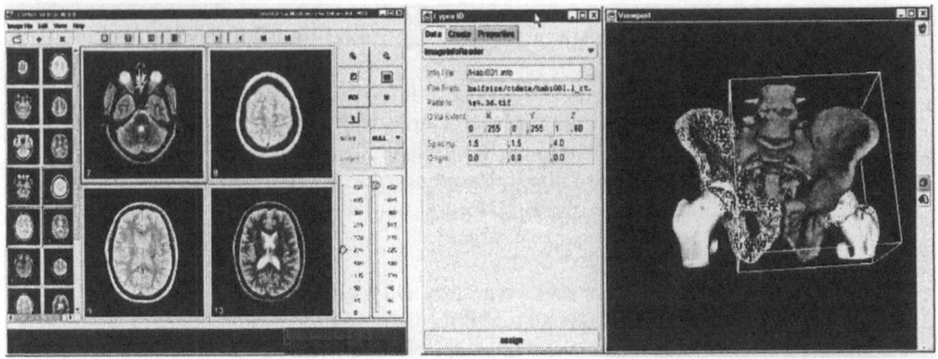

2 Bildgestütztes Telemedizinsystem Cypris

Das Telemedizinsystem Cypris ist ein Java-basiertes Programm, das sich aufgrund der Plattformunabhängigkeit der Programmiersprache auf jedem marktüblichen PC installieren lässt. Gleichzeitig sind alle Anforderungen an ein Teleradiologiesystem zum Austausch und zur Bearbeitung medizinischer Bilddaten unter Berücksichtigung des Datenschutzes und der Datensicherheit bei der Übertragung der Daten umgesetzt worden. Cypris beinhaltet neben der Anzeige der Daten Funktionen zur Bildbearbeitung und für den Versand medizinischer Bilddaten über ein Netzwerk sowie für deren Verschlüsselung mit kryptographischen Verfahren. Neben der lokalen Nutzung bietet Cypris die Möglichkeit zur telekooperativen Besprechung der Bilddaten während einer Telekonferenz. Zusätzlich gibt es Funktionen zur Generierung und kooperativen Visualisierung von 3D-Modellen aus medizinischen Bildfolgen. Nachfolgend werden die wichtigsten Funktionen und Eigenschaften von Cypris näher beschrieben.

2.1 Bildgestützte Telediagnostik mit Cypris2D

Cypris2D bildet das Grundgerüst des Telemedizinsystems Cypris, das für die zweidimensionale bildgestützte Telediagnostik verwendet wird. Es ist eine Java-Application bestehend aus einer leicht verständlichen und intuitiv handhabbaren Benutzeroberfläche (Abb. 1, links). Für die Bildanzeige wurde ein DICOM-Viewer realisiert, der zudem in der Lage ist, Bilddaten in den gängigen Formaten wie gif, jpg etc. darzustellen. Als Bildbearbeitungsfunktionen wurden neben den Standardoperationen für Teleradiologiesysteme wie Zoom, Invertieren, die Fensterung der Daten, das Hineinlegen eines Zentimetermaßes, das Ausmessen eines Abstandes und die Mittelwertermittlung in einer ROI auch Funktionen zur Filterung, Faltung, Histogrammerzeugung und zum Region Growing integriert.

2.2 Versand und Verschlüsselung

Der Transfer medizinischer Bilddaten zwischen zwei Rechnern wird in Cypris über die in der Java-Standardbibliothek enthaltene Remote Method Invocation (RMI) realisiert, die die Kommunikation mit entfernten Rechnern auf Methodenaufrufe abstrahiert. Die Daten müssen vor Beginn einer Telekonferenz versendet werden, um sie anschließend während einer Sitzung besprechen zu können. Für die Verschlüsselung der Daten während des Transports wurde in Cypris ein PGP-ähnliches hybrides System unter Nutzung asymmetrischer und symmetrischer Verfahren ohne Schlüsselaufbewahrung integriert [6]. Alle Schlüssel werden einmal pro Transaktion generiert und anschließend wieder gelöscht. Für die symmetrische Verschlüsselung stehen mit dem IDEA- und dem DES-Algorithmus zwei verschiedene Verfahren zur Auswahl. Als asymmetrisches Verschlüsselungsverfahren zur Chiffrierung des Session Keys wird das RSA-Verfahren benutzt.

2.3 Telekonferenz

Telekonferenzen werden in Cypris über die integrierte, Java-basierte CSCW-Toolbox Jermes [7] realisiert, mit der jede Java-Anwendung, sowohl Applet als auch Application, telekonferenzfähig gemacht werden kann. Zur Synchronisation der Benutzeraktionen werden dabei Java-Events übertragen. Für das Telepointing werden die Mauszeiger der jeweils anderen Teilnehmer zusätzlich zum eigenen in der Anwendung dargestellt. So kann jeder Benutzer die Anwendungen der anderen per Telekonferenz mit ihm verbundenen Teilnehmer fernsteuern. Für den grundlegenden Kommunikationsaufbau und die Datenübermittlung wird in der Jermes-API die Remote Method Invocation benutzt. Ausgetauscht werden dabei zwischen den verschiedenen Applikationsinstanzen bei einer Telekonferenz zum einen die Bewegungen der Mauszeiger der jeweils anderen Teilnehmer und zum anderen die Aktionen, die die Benutzer in ihren Programmen ausführen. Das dabei entstehende Datenvolumen ist sehr gering, so dass auch schmalbandige Netze benutzt werden können.

2.4 3D-Teleimaging

Cypris bietet durch die Integration eines 3D-Tools unter Nutzung des Visualization ToolKits (VTK) [8] auch die Möglichkeit zur Generierung von 3D-Modellen aus medizinischen Bildfolgen. Auch dieser Teil des Systems ist entweder im lokalen single-user-Modus oder während einer telekooperativen Sitzung ausführbar. Für eine Telekonferenz werden die in Kooperation zu bearbeitenden 3D-Modelle entweder vorab übertragen oder aber unter Verwendung identischer Parameter während der Sitzung auf allen teilnehmenden Rechnern aus den lokal vorliegenden Bildfolgen generiert. So können beispielsweise für die Prothesenkonstruktion oder die Operationsplanung aus zuvor übertragenen Bildfolgen in einer kooperativen Sitzung 3D-Modelle generiert und synchron analysiert werden. Abb. 1, rechts zeigt die Benutzeroberfläche der Cypris3D-Toolbox.

3 Einsatz von Cypris und Ausblick

Eingesetzt wird das System zur Zeit im Rahmen eines Modellprojekts in zwei Abteilungen der Medizinischen Universität zu Lübeck, der Klinik für Neurologie und der Klinik für Neurochirurgie. Das Programm wird dabei hinsichtlich der Anforderungen an die Bedienbarkeit und Funktionalität, die sich im praktischen Einsatz ergeben, optimiert. Des weiteren wird im Rahmen dieses Projekts die Tauglichkeit von eingescannten Röntgenbildern für die Diagnose evaluiert. Eine Weiterentwicklung des Systems wird am Institut für Medizinische Informatik vor allem im Hinblick auf eine Erweiterung der Bildbearbeitungsfunktionalität und eine optimierte Anpassung an die jeweiligen Einsatzbereiche betrieben. So werden beispielsweise für die Notfallbefundung oder die Teleradiologie unterschiedliche Programme aus dem Grundsystem heraus entwickelt. Des weiteren werden Elemente des Programms im Rahmen des Bmbf-geförderten Projekts „Multimediales Fernstudium Medizinische Informatik" als Plattform für ein virtuelles Bildverarbeitungslabor eingesetzt.

4 Literatur

1. Engelmann U, Schröter A, Baur U, et al.: Second Generation Teleradiology. Computer Assisted Radiology: 437—442, 1997
2. Handels H, Busch C, Encarnacao J, et al.: KAMEDIN: A Telemedicine system for Computer Supported Cooperative Work and Remote Image Analysis in Radiology. Computer Methods and Programs in Biomedicine: 175—183, 1997
3. Schmidt H, Handels H, Knopp U, et al.: Kryptographischer Versand und kooperative Befundung medizinischer Bilddaten in Java. Procs Telemed 2001: 111—117, 2001
4. Unglauben F, Hillen W, Kondring T, et al: Java DICOM Viewer für die Teleradiologie. Bildverarbeitung für die Medizin: 404—408, Springer, 2001
5. Kleber K, Schröter A, Holstein J, et al.: Jive – Ein Konzept zum Java-basierten Zugriff auf DICOM-Bidarchive. Telemedizin: 18—24, Shaker, 1999
6. TeleTrusT Deutschland e.V.: Kryptoreport – Kryptographische Verfahren im Gesundheits- und Sozialwesen in Deutschland. Telemedizinführer Deutschland: 95—118, 2000
7. Handels H, Schößler T, Ehrhardt J, et al.: Ein CSCW-Tool für die kooperative Bildbesprechung in Telekonferenzen unter Java. Telemedizinführer 2001:220—223, Medizin Forum, Bad Nauheim, 2000
8. Schroeder W, Martin K, Lorensen B: The Visualization Toolkit – An Object-Oriented Approach to 3D Graphics. Prentice Hall, New Jersey, 1998

Ein neues und leicht zu implementierendes Modell zur präzisen Kalibration von Kameras und Videoprojektoren

Harald Hoppe, Carsten Kübler, Jörg Raczkowsky, Heinz Wörn

Universität Karlsruhe (TH), Institut für Prozessrechentechnik, Automation und Robotik, Kaiserstraße 12, D-76128 Karlsruhe, Email: hoppe@ira.uka.de

Zusammenfassung. Am Institut für Prozessrechentechnik, Automation und Robotik der Universität Karlsruhe (TH) wurde in den letzten beiden Jahren ein System zur Erzeugung projektorbasierter Erweiterter Realitäten entwickelt. Dieses besteht aus einem PC, zwei CCD-Kameras und einem handelsüblichen Videoprojektor, der sowohl zur Registrierung des Patienten (kodiertes Licht), als auch zur Projektion chirurgischer Planungsdaten unmittelbar auf den Patienten dient. Wichtigste Voraussetzung für präzise Registrierung, Projektion und Nachverfolgung des Patienten ist ein exaktes Verfahren zur Kalibration von Videoprojektor und Kameras. Wir haben hierfür ein neues, flexibles und sehr leicht zu implementierendes Kalibrationsmodell entwickelt, das sowohl für Kameras, als auch für Videoprojektoren Anwendung findet und bessere Ergebnisse liefert, als das von Tsai vorgeschlagene.

1 Kalibrationsmodell

Grundsätzlich basiert das verwendete Kalibrationsmodell für Kamera und Videoprojektor auf dem einer Lochkamera, wobei Z deren optisches Zentrum sei. Im Gegensatz zu anderen Modellen verzichtet das hier vorgestellte jedoch auf die Verwendung verschiedener Koordinatensysteme, insbesondere wird auch keine Rotationsmatrix zur Transformation von Welt- in Kamerakoordinaten benötigt. Vielmehr wird die CCD- bzw. LCD-Ebene der Kamera bzw. des Videoprojektors auf eine zu dieser parallelen Ebene durch den Ursprung des verwendeten Koordinatensystems projiziert, wobei der Ursprung des Koordinatensystems nicht im optischen Zentrum liegen darf. Die Ebene wird beschrieben durch

$$\mathcal{C}: \quad \boldsymbol{x_d} = \boldsymbol{a}(n_d - n_0) + \boldsymbol{b}(m_d - m_0), \tag{1}$$

wobei es sich bei n_d, m_d um die durch die Linse verzerrten Pixelkoordinaten handelt, wie sie im Speicher des PCs liegen. In dieser Darstellung spannen die Vektoren $\boldsymbol{a}$ und $\boldsymbol{b}$ gerade ein Pixel auf, während n_0 und m_0 die Lage des Pixels $(0,0)$ relativ zum Ursprung des Koordinatensystems angeben (siehe Abb. 1). Geht man nun davon aus, dass die optische Achse senkrecht auf der CCD- bzw. LCD-Ebene steht, kann das Zentrum der Linsenverzerrung F (der Fokus) durch senkrechte Projektion des optischen Zentrum Z auf $\mathcal{C}$ gefunden werden und wird

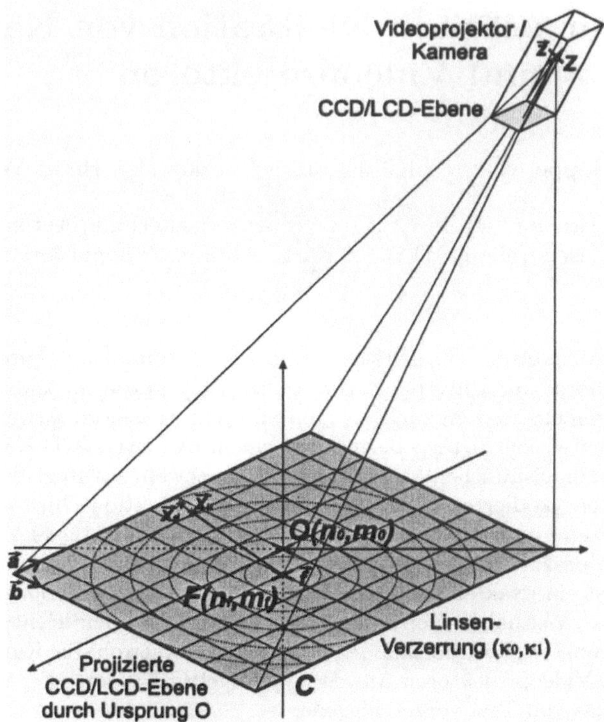

Abb. 1. Schematisches Kalibrationsmodell

beschrieben durch $f = a(n_f - n_0) + b(m_f - m_0)$. Wir werden uns im weiteren darauf beschränken, radiale Linsenverzerrung zu berücksichtigen, wobei sich die unverzerrten Koordinaten $x_u \in \mathcal{C}$ mittels

$$x_u = f + (1 + \kappa_0 r_d + \kappa_1 r_d^2 + \ldots) r_d \qquad \text{mit} \quad r_d = x_d - f, \; r_d = |r_d| \qquad (2)$$

aus den verzerrten Pixelkoordinaten ergeben. Dabei wurde angenommen, dass sich der Abstand des unverzerrten Bildpunktes vom Fokus $r_u = |x_u - f|$ wie folgt aus dem entsprechenden verzerrten Abstand r_d ergibt:

$$r_u / r_d = 1 + \kappa_0 r_d + \kappa_1 r_d^2 + \ldots. \qquad (3)$$

Tsai [1] berücksichtigt in der Entwicklung von r_u/r_d nur Terme mit geraden Exponenten und vernachlässigt daher insbesondere den Term proportional zu r_d. Wir werden im Abschnitt 2 zeigen, dass die Berücksichtigung dieses Terms bessere Resultate liefert.

Setzt man Gleichung (1) in (2) ein, lassen sich die unverzerrten Koordinaten analog zu (1) durch $x_u = a(n_u - n_0) + b(m_u - m_0)$ mit den folgenden unverzerrten Pixelkoordinaten beschreiben:

$$\begin{pmatrix} n_u \\ m_u \end{pmatrix} = \begin{pmatrix} n_d \\ m_d \end{pmatrix} + (\kappa_0 r_d + \kappa_1 r_d^2) \begin{pmatrix} n_d - n_f \\ m_d - m_f \end{pmatrix}. \tag{4}$$

Die unverzerrten Pixelkoordinaten eines beliebigen Weltpunktes x sind jedoch durch perspektivische Projektion von x auf $\mathcal{C}$ festgelegt und können durch Lösung der folgenden Gleichung bestimmt werden:

$$a(n_u - n_0) + b(m_u - m_0) = x + s(z - x). \tag{5}$$

Multipliziert man (5) mit $a \times (z - x)$ bzw. $b \times (z - x)$ und benutzt die Identität $a(b \times z) = b(z \times a) = z(a \times b)$, erhält man das gekoppelte Gleichungssystem

$$n_u x k - x u + n_0 = n_u \tag{6}$$

$$m_u x k - x v + m_0 = m_u, \tag{7}$$

wobei die Abkürzungen $\gamma := z(a \times b)$, $k := a \times b/\gamma$, $c := z \times a/\gamma$, $d := z \times b/\gamma$, $v := m_0 k - c$ und $u := n_0 k + d$ eingeführt wurden.

Ist durch das Kalibrationsverfahren nun ein Satz von mindestens sechs nicht planaren Weltkoordinaten x_i mit dazugehörenden Pixelkoordinaten n_i, m_i gegeben, können die Modellparameter durch Lösung des folgenden überbestimmten linearen Gleichungssystems berechnet werden:

$$\begin{pmatrix} n_1 x_1^T & -x_1^T & 0 & 1 & 0 \\ m_1 x_1^T & 0 & -x_1^T & 0 & 1 \\ n_2 x_2^T & -x_2^T & 0 & 1 & 0 \\ m_2 x_2^T & 0 & -x_2^T & 0 & 1 \\ \vdots & \vdots & \vdots & \vdots & \vdots \end{pmatrix} \begin{pmatrix} k \\ u \\ v \\ n_0 \\ m_0 \end{pmatrix} = \begin{pmatrix} n_1 \\ m_1 \\ n_2 \\ m_2 \\ \vdots \end{pmatrix}. \tag{8}$$

Nach Lösung dieses Gleichungssystems sind n_0 und m_0 unmittelbar bekannt. Die verbleibenden Parameter a, b, z können unter Verwendung von $c = m_0 k - v$, $d = -n_0 k + u$ und

$$z = \frac{1}{\gamma} z \left[z(a \times b) \right] = \frac{1}{\gamma} (z \times a)(z \times b) = \gamma c \times d, \tag{9}$$

bzw. $a = \gamma c \times k$ und $b = \gamma d \times k$ bestimmt werden. Die beiden Gleichungen für a und b ergeben sich dabei vollkommen analog zu Gleichung (9) und der noch unbekannte Faktor γ wird folgendermaßen bestimmt:

$$\gamma = z(a \times b) \;\Leftrightarrow\; \frac{1}{\gamma^2} = \frac{z}{\gamma}\left(\frac{a}{\gamma} \times \frac{b}{\gamma}\right) \;\Leftrightarrow\; \gamma = \pm 1/\sqrt{(c \times d)\left[(c \times k) \times (d \times k)\right]} \tag{10}$$

Liegt das mit $(0, 0)$ indizierte Pixel in der linken oberen oder rechten unteren Ecke des CCD- bzw. LCD-Feldes, muss γ negativ, ansonsten positiv sein.

Zu Beginn der Iteration wird $\kappa_0 = \kappa_1 = 0$ gesetzt. Jeder Iterationsschritt zur Bestimmung der 13 Modellparameter besteht nun aus Berechnung der unverzerrten Pixelkoordinaten mittels Gl. (4), lösen des Gleichungssystems (8),

Berechnung der Parameter a, b, z, n_0, m_0 und Bestimmung der sich daraus ergebenden neuen Verzerrungsparameter κ_0 und κ_1, die nun wiederum in Gl. (4) eingehen. Zur Berechnung der Verzerrungsparameter werden die gegebenen Weltkoordinaten x_i perspektivisch auf $\mathcal{C}$ projiziert (Gleichungen (5,6,7)) und liefern Abschätzungen für die unverzerrten Koordinaten x_{ui}'. κ_0 und κ_1 können nun durch Minimieren der Funktion $f(\kappa_0, \kappa_1) = \sum_i (x_{ui} - x_{ui}')^2$ berechnet werden, in die die unverzerrten Koordinaten aus Gleichung (2) eingehen. Dies ist äquivalent zur Lösung des Gleichungssystems

$$\sum_i \begin{pmatrix} r_{di}^4 & r_{di}^5 \\ r_{di}^5 & r_{di}^6 \end{pmatrix} \begin{pmatrix} \kappa_0 \\ \kappa_1 \end{pmatrix} = \sum_i \begin{pmatrix} (r_{di} r_{ui}') r_{ui}' - r_{ui}'^3 \\ (r_{di} r_{ui}') r_{ui}'^2 - r_{ui}'^4 \end{pmatrix} \tag{11}$$

mit $r_{ui}' = x_{ui}' - f$ und $r_{ui}' = |r_{ui}'|$.

An dieser Stelle möchten wir noch darauf hinweisen, dass nicht $a \perp b$ angenommen wurde. Vielmehr kann $a \cdot b \approx 0$ nach erfolgter Parameterbestimmung als Hinweis darauf angesehen werden, dass diese erfolgreich war.

2 Resultate und Zusammenfassung

Zum Vergleich des hier vorgestellten Modells mit dem von Tsai vorgeschlagenen wurden drei reale Kalibrationsdatensätze mit 438, 429 bzw. 1000 Weltkoordinaten mit zugehörigen Kamera- (Datensätze 1 und 2) bzw. Projektor- (Datensatz 3) Pixelkoordinaten verwendet. Die folgende Tabelle zeigt die mittlere Pixelabweichung der jeweils berechneten von den ursprünglichen Pixelkoordinaten:

Modell	mittlere Pixelabweichung (in Pixeln)		
	Satz 1	Satz 2	Satz 3
Tsai's Modell	0.351	0.361	0.096
Unser Modell	0.188	0.171	0.094

Aus der Tabelle wird ersichtlich, dass die Kalibrationsdatensätze mit dem hier vorgestellten Modell besser parametrisiert werden konnten, als mit dem von Tsai vorgeschlagenen Modell, das im übrigen auch einen sehr viel größeren Aufwand bei der Implementierung mit sich brachte. Außerdem erfordert unser Modell weder initiale Parameterabschätzungen noch die Angabe von Kameraparametern. Die Anstrengungen zur Systemkalibration werden somit auf ein Minimum reduziert, wobei dennoch beste Resultate erzielt werden.

Literatur

1. R. Y. Tsai: A Versatile Camera Calibration Technique for High-Accuracy 3D Machine Vision Metrology Using Off-the-Shelf TV and Lenses, IEEE Journal of Robotics and Automation, vol. RA-3, no. 4, 1987.

Posterpräsentationen

Ein Image-Equalizer für die Bearbeitung von histologischen Bilddaten

Alexander Roth[1], Hans-Gerd Lipinski[1], Martin Wiemann[2] und Dieter Bingmann[2]

[1]Bereich Med. Informatik, Fachhochschule Dortmund
Emil-Figge-Str. 42, 44227 Dortmund
[2]Institut für Physiologie, Universität Essen
Hufelandstr. 55, 45147 Essen
Email: alexander.roth@fh-dortmund.de

Zusammenfassung: Eine automatisierte Zellbildauswertung stellt hohe Ansprüchen an das eingehende Bildmaterial. Schon leichte Störungen können zu verfälschten Resultaten führen, die die Untersuchungsergebnisse unbrauchbar werden lassen. Im Rahmen dieses Projektes wurde nun ein Programm entwickelt, dass in einer Vorverarbeitungsstufe vor der eigentlichen Mustererkennung die Bilder von störenden Elementen befreit, indem auf die Fouriertransformierten eine Equalizerfunktion angewendet wird, die die für die weitere Verarbeitung wichtigen Bildelemente gegenüber den Störanteilen neu gewichtet. Für die richtige Einstellung der einzelnen Regler wurde ein genetischer Algorithmus entworfen.

1. Problemstellung

Die "in vitro"-Testung von metallischen Implantatmaterialien erfordert vielfach die Darstellung und Analyse von schwach fluoreszierenden Zellen auf nicht-transparenten Oberflächen. Formveränderungen und/oder Wachstumsprozesse von Zellen im direkten Materialkontakt sind ein Maß für die Biokompatibilität eines Implantatmaterials. Mit Hilfe einer Digitalkamera lassen sich digitale Bilder für weiterführende Analysen im Computer speichern. Geringe Helligkeiten, Bildrauschen und unvollkommene Oberflächen führen aber häufig zu Bildstörungen, die eine Analyse der Zellformen behindern. In der vorliegenden Arbeit wurde ein Bildverbesserungs-Programm entwickelt („Image Equalizer"), dass interaktiv Manipulationen im Ortsfrequenzbereich der Bilddaten vornimmt, so dass nachfolgende morphometrische Analysen leichter möglich sind.

2. Funktionsweise und Anwendungen des Image Equalizers

Die Basis des Image-Equalizers bildet die 2-dimensionale Fouriertransformation (FFT). Die Ausgangsbilddaten bestehen jeweils aus 3 Farbwerten (RGB) mit je 8 Bit Auflösung (True-Color Bilder). Für die Transformation wird je Farbwert mit einer 64-Bit Auflösung pro Pixel gearbeitet. Auf die Fouriertransformierte der Bilddaten wird eine frei definierbare „Equalizerfunktion" angewendet, die insgesamt 9 ausgewählte

Ortsfrequenzen beeinflussen kann. Dabei werden sowohl Real- als auch Imaginärteil der ausgewählten Spektralanteile neu gewichtet (Verstärkung oder Verringerung in insgesamt 12 Stufen). Die manipulierten Bilddaten werden anschließend in den Ortsbereich zurücktransformiert. Nach der Rücktransformation wird das Farbwertspektrum (RGB) wieder auf 24 Bit abgebildet. Das Programm ist als Windows 32-Bit Anwendung mit dem Borland C++ Builder entwickelt worden und ist unter Windows95, 98, NT, 2000 und XP lauffähig.

Um dem Anwender die Handhabung des Equalizers zu erleichtern, ist ein genetischer Algorithmus entwickelt worden, der jeweils drei alternative Einstellungen für jedes ausgewählte Ortsfrequenzband vorschlägt. Die subjektiv optimale Einstellung erfolgt dann vom Anwender, bis alle Ortsfrequenzen auf diese Weise neu gewichtet wurden.

Die vorhandenen neun Regler können jeweils die Position 0-12 annehmen, woraus sich insgesamt 13 hoch 9 Möglichkeiten für die Einstellung ergeben. In der Grundeinstellung stehen alle Regler auf der Mittelstellung, also immer auf Position 6. Das Programm öffnet ein neues Fenster, in dem der gewählte Bildausschnitt dreifach dargestellt wird. Die erste Darstellung ist die Muttergeneration, die zweite und dritte sind jeweils eine Tochtergeneration.

Alle Regler werden zuerst auf Position 6, also die Ausgangsposition gestellt. Benötigt werden drei Variablen. Dies sind die Reglernummer, die Position und die Variation. Die Reglernummer enthält die Nummer des Reglers, der gerade bearbeitet wird. Er kann die Werte 1-9 für die neun Regler annehmen. Die Position enthält den Wert, auf den der aktuell bearbeitete Regler gerade eingestellt ist. Damit kann die Position die Werte 0-12 für die möglichen Positionen des Reglers annehmen. Die Variation gibt an, um wie viele Schritte die Position des aktuelle Reglers für die Erzeugung der Tochtergenerationen variiert wird. Begonnen wird bei Regler 1 und Position 6, d.h. der erste Regler wird von der Ausgangsposition gestartet. Die Variation bekommt den Wert 3 zugewiesen. Im Mutterbild wird das Originalbild mit allen Reglern in der Ausgangsstellung angezeigt. Im ersten Tochterbild wird der aktuelle Regler, also der erste, um die vorhin genannte Variation nach unten bewegt. Er befindet sich damit also auf Position 6-3=3. Im zweiten Tochterbild wird der aktuelle Regler (der erste) um die Variation nach oben bewegt. Sie befindet sich dann also auf Position 6+3=9.

Nachdem die entsprechenden Gewichtungen der Ortsfrequenzen im Fourierraum durchgeführt wurden, hat der Benutzer drei Bilder zur Auswahl. Er kann nun das Bild anzuklicken, welches seiner Meinung nach einem optimalen Ergebnisses am nächsten kommt. Hat er gewählt, wird das ausgewählte Bild zum neuen Mutterbild. Die in diesem Bild verwendete Position wird für die aktuelle Position übernommen und die Variation wird um eins und somit von 3 auf 2 gesenkt. Auf diese Weise lassen sich in kurzer Zeit subjektiv optimale Einstellungen des Equalizers finden.

Abb. 1: Das Hauptfenster des genetischen Algorithmus

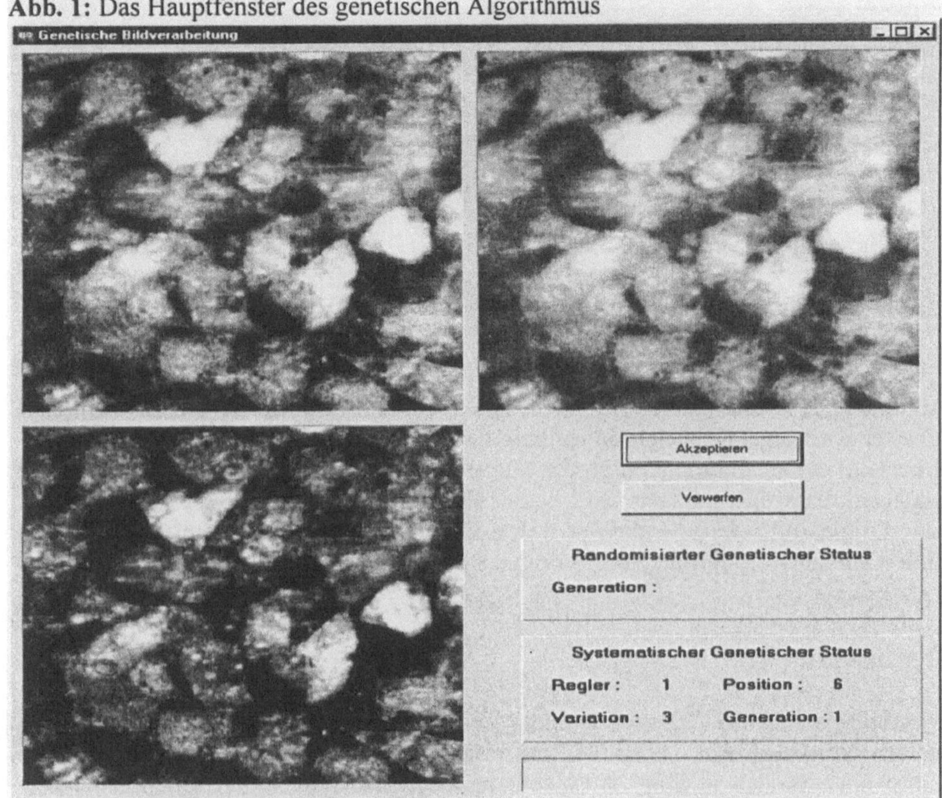

Der Image-Equalizer arbeitet immer auf einem frei wählbaren 512*512 großen Ausschnitt des Bildes. Die hohen Anforderungen an den Arbeitsspeicher und die Rechenleistung für die Fouriertransformation machen diese Einschränkung nötig. Um auch größere Bilder bearbeiten zu können, werden die Bilder vom Image-Equalizer in "transformationsgerechte" Teile zerlegt und nacheinander transformiert. Um Randeffekte bei der Fouriertransformation zu minimieren, werden standardmäßig jeweils nur die mittleren 400*400 Pixel des Ergebnisbildes verwendet.

Die Größe des genutzten Ausschnittes ist jedoch frei wählbar, so dass man zwischen Bildqualität und Verarbeitungsgeschwindigkeit variieren kann. Das Programm optimiert dann selbständig den Ausschnitt, so dass zum Beispiel bei einer Bildgröße von 600*600 Pixel und einem gewählten Ausschnitt von 350*350 Pixel automatisch die Größe des Ausschnittes auf 300*300 Pixel gesetzt wird. Die Verarbeitung dauert hierbei genauso lange (es sind 4 Durchgänge zu verarbeiten), liefert aber eine bessere Bildqualität durch die geringere Pattern-Auflösung von 300*300 Pixel anstelle von 350*350 Pixel. An den Rändern des Bildes wird der Bildinhalt beim Überschreiten der Bildgröße gespiegelt, um störende Artefakte durch Kanteneffekte zu vermeiden. Als Ergebnis erhält man ein Bild, in dem z.B. das Bildrauschen unterdrückt, die Konturen hervorgehoben und andere Störungen abgeschwächt wurden.

Abb. 2: Das Hauptfenster des „Image-Equalizers" mit Visualisierung des Ergebnisses

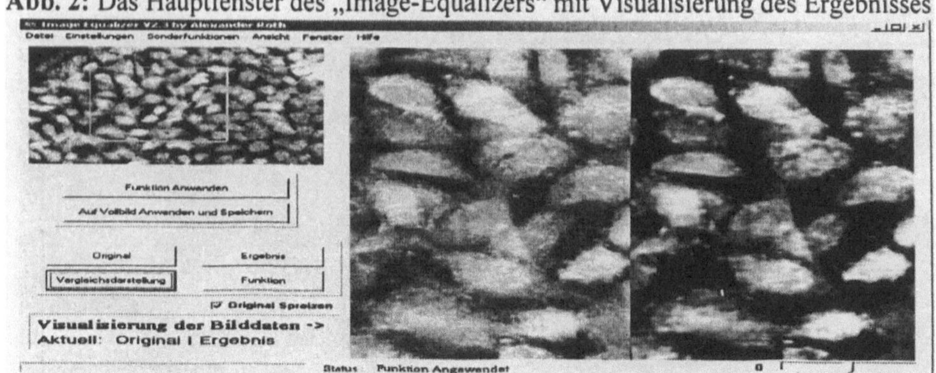

In Abbildung 2 ist das Hauptfenster des „Image-Equalizers" zu sehen. Im rechten Bildfenster wird eine Vergleichsdarstellung der Bilddaten vor (linker Teil) und nach (rechter Teil) der Bearbeitung durch den „Image-Equalizer" dargestellt. Es ist deutlich zu erkennen, dass das gefilterte Bild besser für die Weiterverarbeitung geeignet ist, als das Originalbild. Die Strukturen treten klarer hervor, das Bildrauschen wurde eliminiert und auch ein Großteil der Störungen konnte unterdrückt werden.

3. Diskussion

Mikroskopische Bilder fluoreszierender Zellen auf metallischen Materialien beinhalten typischerweise das Bildrauschen des CCD-Chips, kontrastarme Bereiche, eine bisweilen ungleichmäßige Ausleuchtung oder störende, Oberflächen-bedingte Artefakte. Sich überlappende Zellen, die nur der geübte Betrachter als solche interpretieren kann (indem er sich auf seine Erfahrung verlässt) erschweren zusätzlich eine digitale Weiterverarbeitung der Bilddaten. Sollen kommerzielle Systeme genutzt werden, die oft nur einfache Schwellwertbinarisierungen durchführen, so verhindern die genannten Umstände die verlässliche automatische Erkennung von Zellgrenzen und -formen, so dass der Untersucher Bilder mühsam von Hand nachbearbeiten muss.

Im Rahmen des Projektes wurde ein Programm entwickelt mit dem Ziel, im Anschluss an die Bilderfassung die Bildqualität so zu verbessern, dass Zellerkennungsalgorithmen effektiver arbeiten können. Dieses umfasst insbesondere die Homogenisierung der Bildhelligkeit, die Beseitigung von störenden Artefakten, das Entfernen von Bildrauschen und das Hervorheben von Konturen. Mit Hilfe des entwickelten Equalizers ist es möglich, nach der Bilderfassung (aber vor der Weiterverarbeitung), die Bildqualität der histologischen Knochenzellbilder entscheidend zu verbessern. Das hier vorgestellte Verfahren wurde an zahlreichen Bildern aus der Praxis getestet und führte in fast allen Fällen zu verbesserten Bilddaten.

Danksagung

Die Arbeit wurden mit Mitteln der Fachhochschule Dortmund finanziell gefördert.

Untersuchungen zur Rekonstruktion netzartiger Tumorinvasionsfronten anhand histologischer Serienschnitte

Ulf-Dietrich Braumann[1] und Jörg Galle[2]

[1]Institut für Informatik Universität Leipzig, 04109 Leipzig
Email: ulf@informatik.uni-leipzig.de
[2]Interdisziplinäres Zentrum für Bioinformatik, Universität Leipzig, 04103 Leipzig
Email: jgalle@imise.uni-leipzig.de

Zusammenfassung. Zu einer besseren Beschreibung und Typisierung der Ausbreitungsmuster von Tumoren sollen deren Invasionsfronten in das umliegende gesunde Gewebe basierend auf histologischen Serienschnitten dreidimensional rekonstruiert werden. Im Vordergrund dieser Arbeit steht daher die Registrierung von VOIs aus dem Bereich dieser Invasionsfronten. Angewendet und gegenübergestellt werden zwei ridige intrinsische Verfahren: voxelbasierte und kantenbasierte Registrierung. Die Gewebestücken werden im Bereich der Invasionsfront rekonstruiert und die darin enthaltene räumliche Struktur des Tumorgewebes dreidimensional visualisiert.

1 Einleitung

In der vorliegenden Arbeit werden Tumoren des Gebärmutterhalses (sog. Zervixkarzinome) untersucht. Für deren Prognose sind neben Metastasen auch histologische Faktoren entscheidend.

Mit Hilfe von eiweißabbauenden Enzymen eigener Produktion vermag sich das Karzinom im Gewebe auszubreiten. Diese Invasion kann in verschiedenen morphologisch abgrenzbaren Mustern erfolgen. Neben dem *geschlossenen* Ausbreitungsmuster mit einer kompakten Invasionsfront ohne Ausläufer treten bei Zervixkarzinomen auch deutlich weniger kompakte Typen mit schlechterer Prognose auf. Die Palette erstreckt sich von sog. *plumpen* bis hin zu *netzartig-diffusen* Formen. Diese Typisierung erfolgte bisher nur anhand von 2D-Einzelschnitten. Über die tatsächlichen morphologischen Details dieser Ausbreitungsmuster ist bisher wenig bekannt. Von ihrer genauen Untersuchung werden u. a. Schlußfolgerungen für die Bestimmung des erforderlichen Umfanges der operativen Tumorresektion erwartet. Eine konkrete Fragestellung ist dabei, ob die im 2D-Schnitt inselartig erscheinenden Tumorstrukturen tatsächlich isoliert oder angeschnittene Ausläufer eines räumlich zusammenhängenden Primärtumors sind.

Generell wird die Gewebsanalyse am bereits resezierten Zervixgewebe durchgeführt. Hierzu werden am Mikrotom routinemäßig histologische Schnitte gewonnen, diese einzeln präpariert und immunhistochemisch gefärbt, auf mikroskopische Objektträger aufgebracht und vom Pathologen lichtmikroskopisch ausgewertet. Während routinemäßige Untersuchungen auf Einzelschnitte beschränkt bleiben, ist für eine dreidimensionale Rekonstruktion zur Analyse der Grenzflächen des Tumors das Anlegen von Serienschnitten erforderlich. Die generell bei derartigen Schnitten (Schnittdicke: $5..10\mu m$) auftretenden Artefakte erschweren eine derartige Rekonstruktion des *Gesamtpräparates* jedoch erheblich.

Im besonderen erfordern nichtlineare Verzerrungen aufwendigere nichtlineare Registrierungen (siehe z. B. [1]). Der dafür notwendige Aufwand verringert sich wesentlich, wenn bereits auf eine gute Registrierung der Serienschnitte durch lineare Transformationen zurückgegriffen werden kann (globale Verschiebungen müssen nicht lokal korrigiert werden). Eine grundsätzliche Vereinfachung ergibt sich im vorliegenden Fall aus der pragmatischen *Beschränkung auf VOIs*, die sich zentral im Präparat befinden. Zugleich soll die Frage beantwortet werden, ob die (nicht)linearen Verzerrungen hier hinreichend klein bleiben, um eine akzeptable Rekonstruktion der Invasionfront basierend auf einer *rigiden* Registrierung durchführen zu können.

Vorliegende Arbeiten zur Registrierung histologischer Serienschnitte befassen sich häufig mit der Rekonstruktion von Gehirnen [1–3] oder des Herzens [4], jedoch nur punktuell mit den Besonderheiten von Tumorgeweben (Beispiel für einen gynäkologischen Tumor in [5]). Grundlage für die Registrierung histologischer Serienschnitte allgemein sollten Strukturen bilden, die sich deutlich über zwei adjazente Schnitte hinaus fortsetzen. Für das konkrete Bildmaterial wird zunächst vermutet, daß für Einzelzellen und kleinere Zellverbände jedoch häufig eine direkte Entsprechung im Folgeschnitt fehlt. A priori ist zu erkennen, daß auf den Einzelschnitten gute Kontraste vorliegen und sich das dunkel erscheinende Tumorgewebe gut abgrenzen läßt (Abb. 1 links und Mitte). Vor diesem Hintergrund soll die Frage beantwortet werden, ob eine kantenbasierte Registrierung (siehe z. B. [6]) für Serienschnitte von Tumorgeweben Vorteile gegenüber der voxelbasierten Registrierung besitzt und eine bessere Rekonstruktion erlaubt (Abb. 1 rechts: Kantenbild des geglätteten Ausgangsbildes).

2 Methodik

Die zugrundeliegenden Serienschnitte werden zunächst mit besonderer Sorgfalt präpariert (Schnitterstellung und immunhistochemische Färbung zur Kontrasterhöhung von Tumorgewebe vs. Parenchym) und auf mikroskopische Objektträger aufgebracht, bevor sie anschließend digitalisiert werden. Problematisch ist dabei, daß die Färbung einer zeitlichen Drift unterliegt und die Färbechemikalien häufig neu angesetzt werden müssen. Dennoch treten in adjazenten Schnitten stellenweise stark unterschiedliche Tumor-Parenchym-Kontraste auf. Durch Histogrammausgleich auf jedem Einzelschnitt konnten diese Diskontinuitäten gut kompensiert werden.

Da die Annahme getroffen wurde, daß am Bereich der VOIs nur geringe Verzerrungen auftreten, wird eine rigide Registrierung (nur Translationen und Rotationen) im Ortsraum verwendet. Kriterium ist die Minimierung der Summe der quadratischen Differenzen. Es wird eine hierarchische Technik in drei Stufen eingesetzt (Oktavabstand, zwei Oktaven Umfang) und die numerische Minimierung für die beiden unterabgetasteten Stufen des Luminanzbildes mittels Gauß-

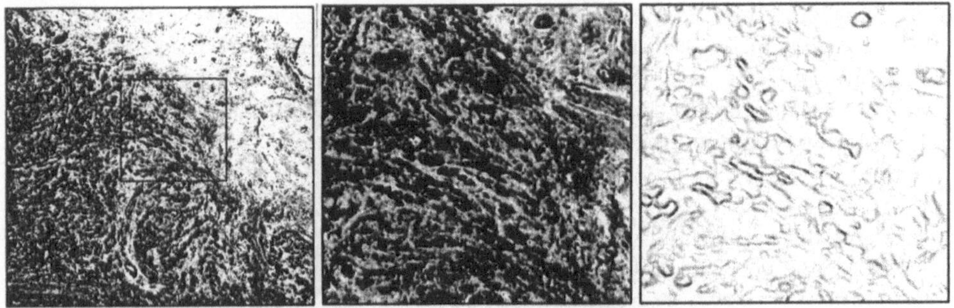

Abb. 1. Einzelschnitt durch das Zervixkarzinompräparat: Ausschnitt aus dem Verlauf der Invasionsfront des Tumors (links, Tumorzellen dunkelgrau bis schwarz) mit ROI (Mitte), in der das räumliche Ausbreitungsmusters rekonstruiert wird. Dargestellt ist bereits das durch Histogrammausgleich kontrastverstärkte Luminanzbild des originalen RGB-Farbbildes. Das Kantenbild der geglätteten ROI (rechts) wird alternativ als Registrierungsgrundlage (nur auf der Originalauflösungsstufe) herangezogen.

Newton-Verfahren vorgenommen. Auf der Stufe der Originalauflösung wurden gegenübergestellt:

1. direkte Verwendung der Luminanzbilder und
2. Verwendung kantengefilterter 3×3-mediangefilterter Luminanzbilder.

Die nichtlineare Glättung war zur Rauschunterdrückung für das empfindliche Sobel-Kantenfilter erforderlich.

3 Ergebnisse und Schlußfolgerungen

Es wurden für ca. 100 Schnitte in zwei VOIs sowohl Abweichungen der Translation als auch der Rotation sowie die erforderlichen Iterationsschritte für die beiden Verfahrensweisen gegenübergestellt. Die Unterschiede blieben unter folgenden Werten: Translation 3 Pixel, Rotation 1,0°, Verhältnis der Iterationsschritte 2 : 3 (Verfahren 1 : 2). Die größere Schrittzahl bei Verfahren 2 zeigt, daß kantenbasiert die rigide Registrierung etwas unsicherer ist. Als Ursache dafür werden vorrangig die vernachlässigten nicht-rigiden Verzerrungen angesehen.

Die Unterschiede wirkten sich anschaulich in der Visualisierung der Rekonstruktion der Invasionsfronten jedoch kaum aus. Um das Verfahren handhabbar zu halten, wurde sich auf die Rekonstruktion eines Ausschnittes von $0{,}22\text{mm} \times 3{,}25^2\text{mm}^2$ (in Voxeln: 31×256^2 bei einer Schnittdicke von $7\mu\text{m}$ und 2000dpi Bildauflösung) beschränkt. Die Visualisierung des rekonstruierten Tumorgewebes im Bereich der Invasionsfront mit nahezu 250 000 Polygonen (Abb. 2) erfolgte mittels Polypaint-Polygonisierung und Gouraud-Schattierungsinterpolation. Zu erkennen ist, daß das gewählte VOI der Invasionsfront von Tumorzellschichten durchzogen ist, die sich meist über das VOI hinaus fortsetzen. Auch eine Vielzahl kleiner, eng begrenzter Inseln ist vorhanden, neben zwei bis drei sich durch alle Schichten erstreckenden dickeren röhrenfömigen Strukturen (oben).

Vorläufig kann zusammengefaßt werden, daß mit der verwendeten rigiden Registrierung eine akzeptable Grundlage zur Rekonstruktion gelegt wurde. Genauere Interpretationen der rekonstruierten Invasionsfronten in Zusammenarbeit mit den medizinischen Kooperationspartnern werden folgen. Zur Verbesserung der Rekonstruktion ist (ähnlich zu [1]) geplant, ein hochaufgelöstes Bild (Auflichtmikroskopie) jeder äußeren Schnittfläche *vor* der Ausführung jeden Schnitts am Mikrotom als Referenz anzufertigen und dann zusätzlich elastische Registrierungsmethoden einzusetzen.

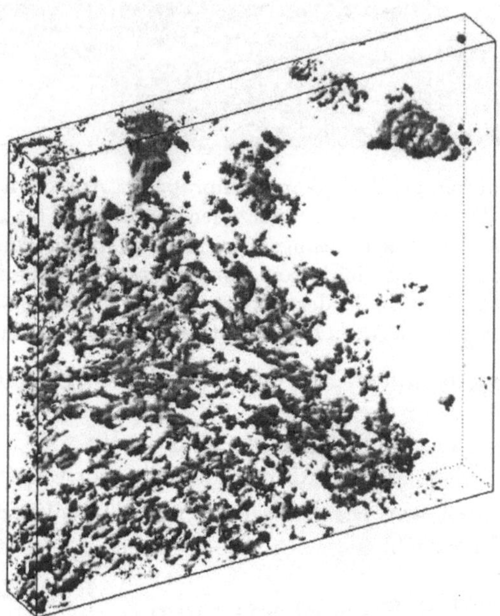

Abb. 2. Visualisierung der Rekonstruktion einer netzartigen Tumorinvasionsfront (korrespondierend zu Abb. 1).

Danksagung Die Autoren danken Dr. Jens Einenkel aus der Universitäts-Frauenklinik Leipzig für die Bereitstellung der zugrundeliegenden Gewebeproben.

Literatur

1. Schormann T, Zilles K: Three-Dimensional Linear and Nonlinear Transformations: An Integration of Light Microscopical and MRI Data. Hum Brain Mapp 6:339-347, 1998.
2. Modersitzki J, Schmitt O, Fischer B: Effiziente, nicht-lineare Registrierung eines histologischen Serienschnittes durch das menschliche Gehirn. Procs BVM 2001:179–183, 2001.
3. Schmitt O, Modersitzki J: Registrierung einer hochaufgelösten histologischen Schnittserie eines Rattenhirns. Procs BVM 2001:174–178, 2001.
4. Kahn N, Hektor J, Grebe R: Dreidimensionale Rekontruktion von Organene aus histologischen Serienschnitten. Procs BVM 1996:113–118, 1996.
5. Ourselin S, Roche A, Subsol G, Pennec X, Sattonnet, C: Automatic Alignment of Histological Sections for 3D Reconstruction and Analysis. TR INRIA Nr. 3595, 1998.
6. Maintz JBA, van den Elsen PA, Viergever MA: Using Geometrical Features to match CT and MR Brain Images. In: Studies in Health Technology and Informatics 19:43–52, 1995.

Strukturanalyse in Epilumineszenz-Mikroskopie-Aufnahmen pigmentierter Hautmale mittels Cooccurrence-Merkmalen

Susanne Winter

Institut für Neuroinformatik, Lehrstuhl für theoretische Biologie
Ruhr-Universität Bochum, 44870 Bochum
Email: Susanne.Winter@neuroinformatik.ruhr-uni-bochum.de

Zusammenfassung. Die Analyse von Pigmentmustern, welche in pigmentierten Hautmalen durch unregelmäßige Melaninverteilung in den Hautschichten entstehen, liefert einen Beitrag zur Diagnosesicherung maligner Melanome. Um die Beurteilung dieser Pigmentmuster in technische Diagnoseunterstützungssysteme zu integrieren, ist es notwendig die Pigmentmuster durch geeignete Parameter zu beschreiben. Im Folgenden wird gezeigt, dass Texturmerkmale, welche aus Cooccurrence-Matrizen gewonnen werden, geeignet sind, die in pigmentierten Hautmalen auftretenden Netzmuster zu beschreiben.

1 Einleitung

Das maligne Melanom ist einer der bösartigsten Tumoren der Haut. Es entsteht durch Entartung des melaninbildenden Pigmentsystems. Aufgrund seiner steigenden Inzidenz wird eine sichere Diagnostik zunehmend wichtiger. Wird das maligne Melanom rechtzeitig erkannt, so kann durch eine frühzeitige operative Entfernung eine hohe Heilungsrate erzielt werden. Kann andererseits eine Bösartigkeit sicher ausgeschlossen werden, so können unnötige, teure und den Patienten belastende Operationen vermieden werden. Die Diagnose wird von einem Dermatologen anhand visueller Beurteilung verschiedener Kriterien, die in der ABCD-Regel zusammengefasst sind, gestellt [1]. Bei kleineren Hautmalen ist jedoch die Unterscheidung zwischen gutartigen Nävuszellnävi und bösartigen Melanomen schwierig, daher werden Melanome häufig erst in einem fortgeschritteneren Stadium, bei größerer Tumorausdehnung, diagnostiziert. Um die Diagnosesicherheit in frühem Stadium zu erhöhen, wurden Systeme zur computergesteuerten Diagnoseunterstützung entwickelt [2]. Diese Systeme berechnen und beurteilen in erster Linie Merkmale, die eine Erweiterung der visuellen Kriterien darstellen.

Die Hinzunahme von Epilumineszenz-Mikroskopie-Aufnahmen (ELM) hat zu einer Erhöhung der Diagnosesicherheit maligner Melanome durch den Dermatologen geführt [3]. Bei dieser Aufnahmetechnik ist eine Einsicht in tiefere Hautschichten möglich. Dadurch werden Pigmentmuster sichtbar, welche durch unregelmäßige Verteilung von Melanin entstehen. Der Arzt beurteilt das Auftreten bzw. die Ausprägung dieser Muster zur Sicherung seiner Diagnose. Zu den häufigsten Pigmentmustern gehören Globuli und Netzstrukturen. Sie treten sowohl in gut- als auch in bösartigen

Abb. 1. Beispiele für die verschiedenen Strukturtypen, (a) reguläre Netze (RN), (b) irreguläre, grobe Netze (IRNg), (c) irreguläre, feine Netze (IRNf) und (d) Globuli (Glb).

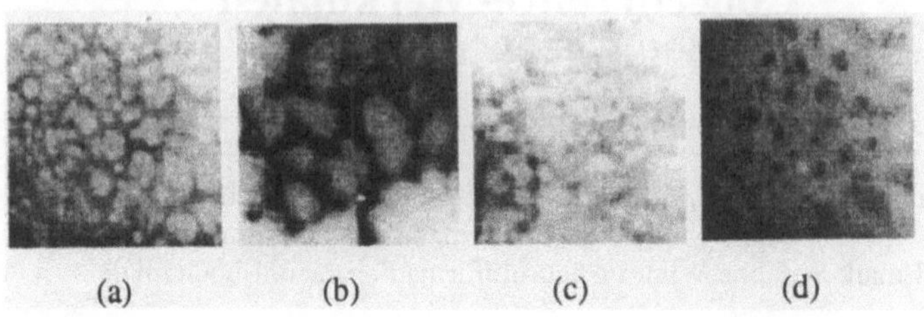

Hautmalen auf, unterscheiden sich aber in ihrem Verteilungsmuster und in ihrer Regelmäßigkeit [4]. So sind z.B. unregelmäßige Netzstrukturen häufiger in bösartigen als in gutartigen Hautmalen zu finden.

Um die Beurteilung der Pigmentmuster auch in technischen Systemen zu nutzen, müssen diese detektiert werden. Dazu ist es notwendig diese Muster durch geeignete Merkmale zu beschreiben. In dieser Arbeit wurden hierzu Cooccurrence-Merkmale verwendet und darauf basierend die Pigmentmuster mit einem künstlichen neuronalen Netz klassifiziert [5].

2 Methode

Aus digitalen ELM-Aufnahmen pigmentierter Hautmale, die in einer 30fachen Vergrößerung vorlagen, wurden Bildausschnitte extrahiert, welche Pigmentstrukturen vom Typ Netzstruktur oder Globuli enthalten. Diesen Bildausschnitten wurden die Strukturtypen reguläre Netze (RN), irreguläre, grobe Netze (IRNg), irreguläre, feine Netze (IRNf) und Globuli (Glb) zugeordnet. Abb. 1 zeigt ein Beispiel zu jedem Strukturtyp.

2.1 Vorverarbeitung und Merkmalsextraktion

Es werden eine Reihe von Vorverarbeitungsschritten durchgeführt, die der Hervorhebung der Pigmentmuster bzw. der Kantenverstärkung dienen. In Abb. 2 ist ein Schema der Verarbeitungsschritte dargestellt. Aus den so gewonnenen Bildern werden Cooccurrence-Matrizen erstellt. Um eine Rotationsinvarianz zu erreichen, werden acht Richtungen berücksichtigt.

Die Cooccurrence-Matrizen werden für die Distanzen 2, 4, 6, ..., 32 Pixel berechnet, aus diesen werden die Merkmale Energie der Homogenität (EH), Entropie (ENT), Maximale Wahrscheinlichkeit (MW), Kontrast (KON) [6] und die Diagonalsumme (DS) der Matrix berechnet. Für jeden Bildausschnitt ergeben sich somit 5 Vektoren verschiedener Merkmale aus den verstärkten Grauwertbildern und 5 Vektoren aus den Kantenbildern. Dabei besteht jeder Vektor aus den Merkmalswerten der 16 unterschiedlichen Distanzen. Abb. 3. zeigt als Beispiel den Merkmalsvektor Maximale Wahrscheinlichkeit für eine künstlich erzeugte Gitterstruktur und für einen Bildausschnitt mit einem regelmäßigen Netzmuster.

Abb. 2. Schematische Darstellung der Vorverarbeitungsschritte, zu jedem Schritt ist das Ergebnis der Verarbeitung anhand eines Beispiels gezeigt.

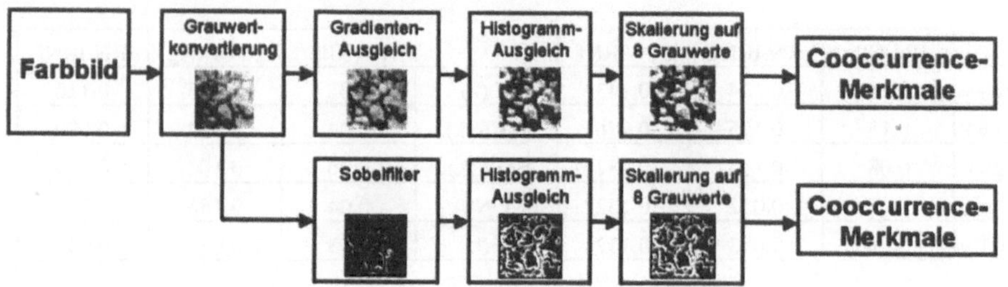

Abb. 3. Das Merkmal Maximale Wahrscheinlichkeit (MW) berechnet aus den Kantenbildern, für die Distanzen 2 bis 32. In (a) für eine künstlich erzeugte Gitterstruktur und (b) für einen Bildausschnitt mit einem regelmäßigen Netzmuster (RN). Abhängig von der Skalierung des Musters ergibt sich ein charakteristischer Verlauf.

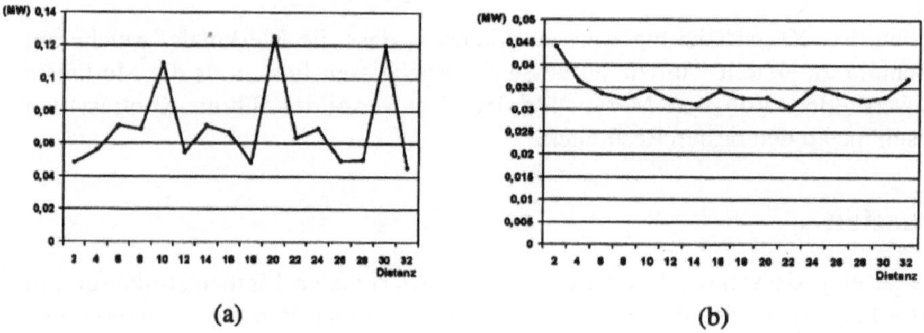

2.2 Klassifikation

Die Beurteilung der Merkmale erfolgt durch Klassifikationsraten, die durch ein künstliches neuronales Netz vom Typ Multi Layer Perzeptron (MLP) gewonnen werden. Als Eingangsvektoren dient jeweils ein Merkmalsvektor, eines Merkmalstyps für 16 verschiedenen Distanzen. Das MLP hat eine versteckte Schicht mit 5 Neuronen und einem Ausgangsneuron. Als Lernverfahren wurde Backpropagation verwandt.

Die Klassifizierung wurde einerseits zur Unterscheidung zwischen RN und Glb durchgeführt, andererseits zwischen RN und IRNg bzw. RN und IRNf. Der Datensatz wurde für jede Trainingsphase in einen Trainings- und einen Testdatensatz unterteilt. Das Training wurde beendet, wenn der Fehler auf dem Testdatensatz zugenommen hat, d.h. wenn eine Überanpassung des MLP an die Trainingsdaten eingesetzt hat.

3 Ergebnisse

Die Ergebnisse wurden auf Basis der Datenbank der DANAOS-Studie [2] erstellt. Eine Klassifizierung der Strukturtypen ist bei der Unterscheidung zwischen den RN und den Glb am besten. Bei Nutzung der Energie der Homogenität kann eine Fehlerrate von 2% auf dem Testdatensatz erreicht werden. Für die anderen Merkmalstypen

Tabelle 1. Fehlerraten, des Trainingsdatensatzes, links für die Merkmalsvektoren der Grauwertbilder (gw), rechts für die Kantenbilder (k).

	RN-Glb	RN-IRNg	RN-IRNf
EH (gw)	0,10	0,104	0,143
ENT (gw)	0,13	0,125	0,176
MW (gw)	0,08	0,135	0,132
KON (gw)	0,05	0,052	0,132
DS (gw)	0,08	0,083	0,132

	RN-Glb	RN-IRNg	RN-IRNf
EH (k)	0,02	0,135	0,110
ENT (k)	0,04	0,094	0,099
MW (k)	0,06	0,104	0,209
KON (k)	0,04	0,156	0,099
DS (k)	0,03	0,073	0,044

liegen die Fehlerraten zwischen 3% und 13%. Bei der Unterscheidung von RN und IRNgr liegen die Fehlerraten zwischen 6% und 13%. Und bei RN und IRNf zwischen 4% und 18%. Tabelle 1. zeigt die Fehlerraten des MLP beim Training mit den verschiedenen Merkmalsvektoren jeweils für die Unterscheidung RN-Glb, RN-IRNg und RN-IRNf.

Bei allen drei Klassifizierungen ist zu erkennen, dass die Merkmale, welche auf den Kantenbildern erstellt wurden, zu besseren Ergebnissen führen als die Merkmale der Grauwertbilder. Von den Merkmalen der Grauwertbilder führen Kontrast und Diagonalsumme zu den besten Resultaten.

4 Diskussion

Es wurde gezeigt, dass anhand von Cooccurrence-Merkmalen Pigmentstrukturen mit einem MLP klassifiziert werden können. Die Unterscheidung von Netzstrukturen und globulären Strukturen ergibt sehr gute Ergebnisse, aber auch reguläre Netze und irreguläre Netze können klassifiziert werden.

Da diese Strukturen sehr häufig in pigmentierten Hautmalen zu finden sind und die Bewertung der Pigmentstrukturen eine Verbesserung der visuellen Diagnostik erbringt, könnte eine Kombination der Cooccurrence-Merkmale mit Merkmalen aus anderen Verfahren, die z.B. Randunregelmäßigkeiten oder Symmetrieeigenschaften bewerten, die Sicherheit technischer Diagnoseunterstützungsverfahren erhöhen.

5 Literatur

1. Friedman RJ, et al.: Early detection of malignant melanoma. The role of physician examination and self-examination of the skin. CA Cancer J Clin, 35:130-151, 1985
2. Pott G, Husemann R, Eckert L, Grünendick T, Lux S, Altmeyer P. Danaos - Automated skin cancer diagnosis with neural networks. In Proc 7th EADV, 1998.
3. Pehamberger H, Binder M, Steiner A, Wolff K: In Vivo Epiluminescence Microscopy: Improvement of Early Diagnosis of Melanoma. J Invest Dermatol 100:356-362, 1993.
4. Steiner A, Binder M, et al.: Statistical evaluation of epiluminescence microscopy criteria for melanocytic pigmented skin lesions. J Am Acad Dermatol 29:581-8, 1993.
5. Winter S: Strukturanalyse in Epilumineszenzaufnahmen pigmentierter Hautmale. Studienarbeit, Institut für Neuroinformatik, Bochum, 2001.
6. Haralick RM, Shapiro LG: Computer and Robot Vision. Addison-Wesley, 1992.

Analyse von dermatologischen Farben in der computergestützten Hautkrebsdiagnose

Thomas Erkes, Thorsten Grünendick, Maik Anschütz, Andreas Rick, Martin Kreutz

ZN Vision Technologies AG, Bochum
Email: erkes@zn-ag.de

Zusammenfassung. Unter den malignen Neoplasien der Haut stellt insbesondere das maligne Melanom, einerseits aufgrund seiner weltweit steigenden Inzidenz und seiner hohen Mortalität, andererseits aufgrund der guten Heilungsaussichten bei dessen frühzeitiger operativer Entfernung, eine Herausforderung an die Medizin hinsichtlich einer optimalen Früherkennung dar. Um die Diagnosegüte computergestützter Systeme zu verbessern, werden klassische Kohonenkarten zur Klassifikation von Farbverteilungen untersucht.

1 Einleitung

Die konventionelle klinische Diagnose von Melanomen basiert häufig auf der ABCD-Regel, die die **A**symmetrie, **B**egrenzungslinie, Farbe (engl. **C**olour) und die **D**imension einer Hautläsion bewertet. Zur Erhöhung der Diagnosegüte sowie der Standardisierung und Reproduzierbarkeit von Diagnosen existieren verschiedene Ansätze, die Kriterien der ABCD-Regel in einem computergestützten System mit Hilfe von Methoden aus der Kameratechnik, Bildverarbeitung, Statistik u.a. in quantifizierbare, automatisch berechenbare Größen übertragen. Für die automatisierte Diagnose basierend auf den ermittelten Merkmalen haben künstliche neuronale Netze in den letzten Jahren stark an Interesse gewonnen [1, 3, 4]. Bei den diagnostischen Merkmalen kommt insbesondere der Farbe eine große Bedeutung zu [3]. Die Variation der Farbgebung innerhalb einer Hautläsion ist ein wichtiges Indiz für dessen Malignität. Außerdem ist die Farbe eines der Kriterien für die Segmentierung von Läsion und umgebender Haut. Für die Analyse von Farbe ist allerdings die Wahl eines geeigneten Farbraums entscheidend.

Der vorliegende Beitrag behandelt eingehend die Problematik der Farbanalyse in Hautläsionen und diskutiert die Einsatzfähigkeit der Verfahren im Rahmen eines Klassifikationssystems basierend auf einer speziellen Architektur von künstlichen neuronalen Netzen — Mixture-of-Experts [4].

2 Material und Methoden

Zum einen werden verschiedene Farbräume, z.B. das Lab-System, hinsichtlich ihrer Diskriminierungsfähigkeit der relevanten dermatologischen Farben untersucht. Diese bestehen aus einer sphärischen Transformation in eine Farbebene, die auf die Intensität normalisierte Farbkomponenten enthält, zu der senkrecht die Helligkeit aufgetragen wird [3]. Dazu wird ebenfalls die relative Chromatizität in Hinsicht auf ihre Robustheit gegen ethnische und individuelle Hautfarbenunterschiede untersucht.

Zum anderen werden Verfahren der topologieerhaltenden Karten auf ihre Eignung untersucht, Cluster von dermatologischen Farben zu detektieren und zu klassifizieren. In der Literatur werden 12 Hautfarben unterschieden, die Aufschluss über die Läsion geben [6]. Ziel ist es, diese Farben im gewählten Farbraum zu identifizieren und Bilder von Hautläsionen auf das Auftreten dieser Farben zu prüfen. Das Training der topologieerhaltenden Karten sowie die Auswertung der entwickelten Verfahren basiert auf einer umfangreichen Datensammlung von sowohl klinischen Aufnahmen als auch ELM-Aufnahmen [2] von Hautläsionen (DANAOS-Studie [5]).

3 Topologieerhaltende Vektorkarten - Das Modell von Kohonen

Kohonens Modell beschreibt ein n-dimensionales Netz von Vektoren (Kohonenkarte), welches einen Ereignisraum ausfüllt [7]. Kohonenkarten zeichnen sich durch ihre Fähigkeit aus, komplexe Strukturen in mehrdimensionalen Ereignisräumen abzubilden. Diese Eigenschaft wird benutzt um die Signifikanz der Farbwerte bezüglich der Malignität pigmentierter Läsionen zu bewerten. Im vorliegenden Fall wird ein vierdimensionaler Ereignisraum definiert, der als Eingangsgröße drei Farbwerte und als Ergebnisgröße die Diagnose, basierend auf einer histologischen Untersuchung, darstellt. Dabei wird die Histologie der Male als Goldstandard angenommen. In Abhängigkeit von der stochastischen Verteilung verschieben sich die in der Lernphase diskreten Diagnosen derart, dass sie bei der Bewertung einen Skalar ergeben, der eine Wahrscheinlichkeit der Malignität reflektiert.

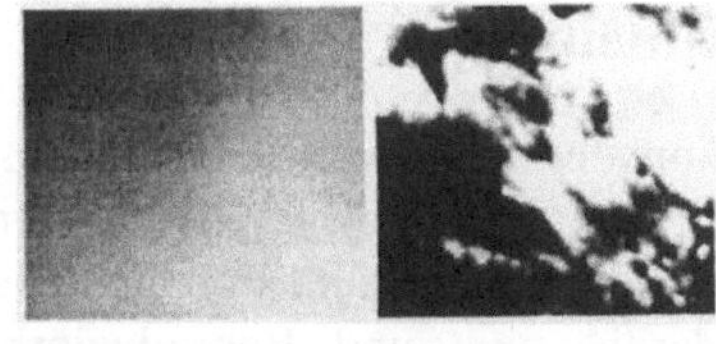

Abb.1: Karte - 90x90 Neuronen

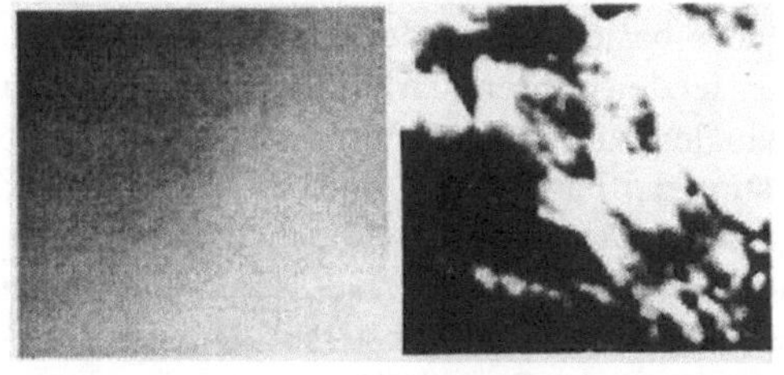

Abb.1 und 2 zeigen zwei Kohonenkarten verschiedener Größe nach vollendeter Lernphase. Die linke Abbildung stellt dabei jeweils die Farbwerte der einzelnen Neuronen dar, die rechte Abbildung die korrespondierenden Diagnosewerte. Es ist erkennbar, dass sich in der Diagnose-

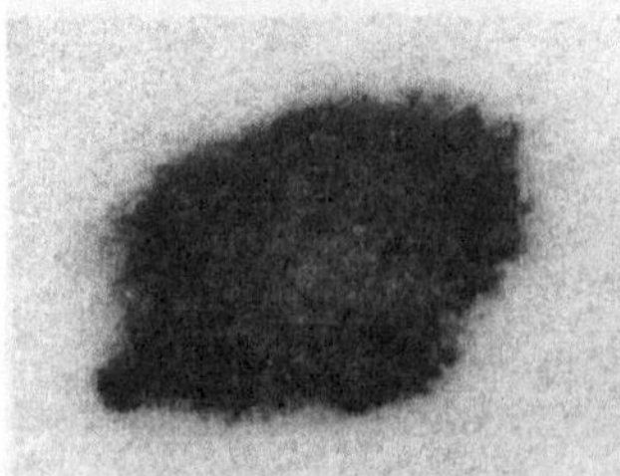
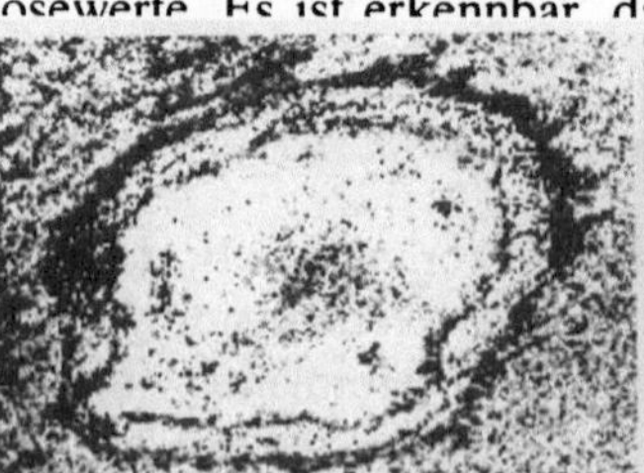
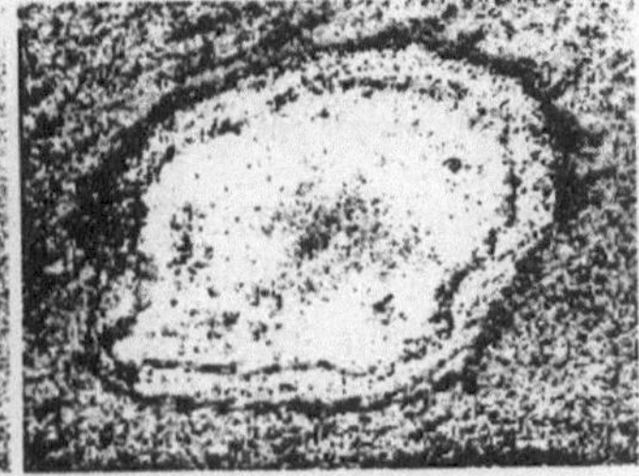

Abb.3: Benigne Läsion und korrespondierende Diagnosewerte (90x90 / 120x120 Neuronen).

ebene homogene Bereiche maligner wie benigner Diagnose ausgebildet haben. Es ist zu erwarten, dass in diesen Bereichen die Diagnose eindeutig ausfällt. In den Grenzbereichen hingegen gibt es Neuronen mit enger Nachbarschaft, die konträre Diagnosewerte liefern, so dass eine eindeutige Diagnose hier unwahrscheinlich erscheint.

Die Größe der Kohonenkarte hat starken Einfluss auf die Diagnosequalität. Wählt man eine zu geringe Zahl von Neuronen, so muss jedes Neuron einen großen Ereignisraum abdecken. Ein Ergebnisvektor wird somit auf einen großen Eingangswertebereich abgebildet, wodurch wichtige Details verloren gehen können.

4 Ergebnisse der Berechnung

Im vorliegenden RGB-Farbsystem können ca. 16,8 Mio. Farbwerte (24 Bit Farbtiefe) unterschieden werden. Von dem gesamten Farbraum werden jedoch nur ca. 25% von den Läsionsaufnahmen benutzt. Dies sind vor allem braune, schwarze und rote Farbtöne. Da die RGB-Farbwerte eindeutig einem RGB-Lab-Farbwert zugeordnet werden, liegt hier dieselbe Zahl an unterschiedlichen Farbwerten vor. In ersten Versuchsreihen wurden Kohonenkarten in vier verschiedenen Größen eingesetzt. Es handelt sich dabei um zweidimensionale, quadratische Karten mit einer Kantenlänge von 30, 60, 90 und 120 Neuronen und vier nächsten Nachbarn. Für die Trainings- und Verifikationsphase wurden die vorhandenen Daten im Verhältnis 1:2 geteilt. Zur Verifkation liefert die Kohonenkarte für

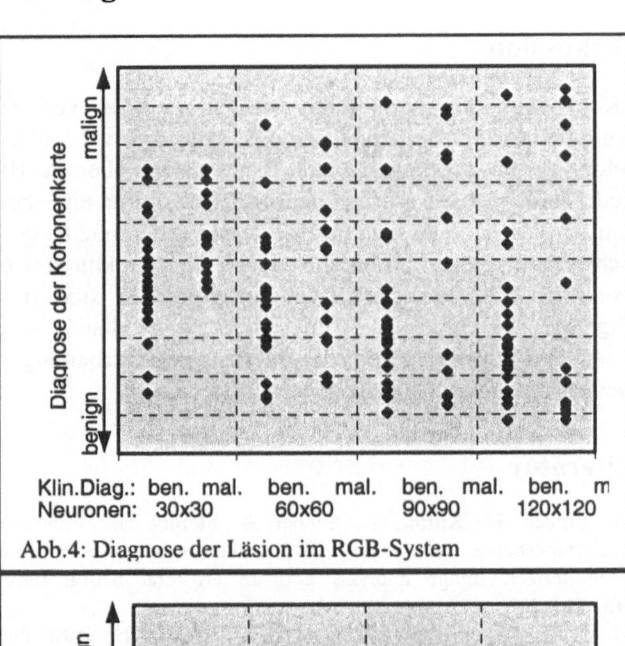

Abb.4: Diagnose der Läsion im RGB-System

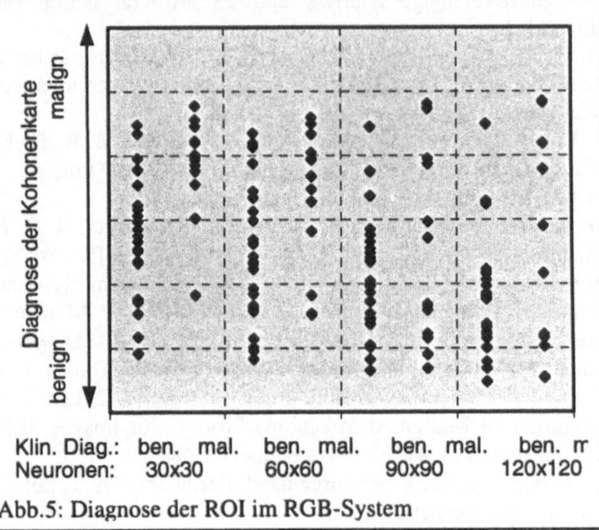

Abb.5: Diagnose der ROI im RGB-System

jeden Bildpunkt einen Diagnosewert. Diese Werte werden durch Mittelung zu einer Gesamtdiagnose für die Läsion zusammengefügt. Die einzelnen Klassifikationsergebnisse für Mittelung über die gesamte ELM-Aufnahme sind in Abb.4 und für eine ROI, die im wesentlichen nur die Läsion enthält, in Abb.5 dargestellt. Die Klassifikation wurde jeweils mit den vier Netzgrößen wiederholt. Die Trainings- und Validierungsphasen wurden sowohl für ELM- als auch für klinische Aufnahmen durchgeführt. Die Klassifikation anhand von ELM-Aufnahmen erzeugte eine deutlich niedrigere Fehlerrate. Der Einfluss des verwendeten Farbsystems scheint hingegen vernachlässigbar gering. Vor allem die erwartete Verbesserung der Diagnosequalität durch die Verwendung der relativen Chromatizität konnte nicht erfüllt werden.

5 Diskussion

Die Kohhonenkarten modellieren den Farbraum der verschiedenen Farbklassen und liefern damit Parameter die auf eine Bösartigkeit des Males hinweisen. Die einfache Mittelung der ausgegebenen Klassifikationswerte über das Bild führte alleine nicht zu zufriedenstellenden Klassifikationsergebnissen. Für eine komplettes Klassifikationssystem für Hautmale müssen Farbwerte mit anderen, z.B. geometrischen und morphologischen Parametern, kombiniert werden. Netzstrukturen wie etwa *Mixture of Experts* [4] sind dazu geeignet, da diese in der Lage sind unterschiedliche Parameter intelligent zu kombinieren. In diesem Zusammenhand verspricht auch eine weitere Anpassung der Netztopologie bzw. der Vorverarbeitung der Trainingsdaten eine Verbesserung der Klassifikationsergebnisse.

6 Literatur

1. M. Binder, H. Kittler, A. Seeber A. Steiner H. Pehamberger & K. Wolff (1998). Epiluminescence microscopy-based classification of pigmented skin lesions using computerized image analysis and an artificial neural network. Melanoma Research 8(3):261-266.
2. M. Binder, H. Kittler, A. Steiner, M. David, H. Pehamberger & K. Wolff (1999). Reevaluation of the ABCD rule for epiluminescence microscopy. Journal of the American Academy of Dermatology 40(2):171-176.
3. F. Ercal, A. Chawla, W. V. Stoecker, H.-C. Lee & R. H. Moss (1994). Neural Network Diagnosis of Malignant Melanoma From Color Images. IEEE Trans. Biomed. Eng. 41:837-845.
4. M. Kreutz, M. Anschütz, S. Gehlen, T. Grünendick & K. Hoffmann (2001). Automated Diagnosis of Skin Cancer Using Digital Image Processing and Mixture-of-Experts. In Bildverarbeitung für die Medizin -- Algorithmen, Systeme, Anwendungen, Informatik aktuell. H. Handels, A. Horsch, T. Lehmann & H.-P. Meinzer Eds. pp 357-361. Springer.
5. Commisson of the European Communities: "Danaos: Diagnostic and neural analysis of skin cancer", IN 104831, Zentrum für Neuroinformatik GmbH, Bochum, 1997-2000
6. F. Erkal, W. Stoecker, V. William, A. Chawla, H.-C. Lee, R. Moss (1994). Neural Network Diagnosis Of Malignant Melanoma From Color Images. IEEE Transaction In Biomedical Engineering, Vol. 41, No. 9, September 1994.
7. T. Kohonen (1982). Self-organized Formation Of Topologicaly Correct Feature Maps. Biological Cybernetics

Automatische Auswertung von Mikroarraybildern

Mathias Katzer, Franz Kummert und Gerhard Sagerer

Technische Fakultät, AG Angewandte Informatik
Graduiertenkolleg Bioinformatik
Universität Bielefeld, 33501 Bielefeld
Email: {mkatzer|franz|sagerer}@techfak.uni-bielefeld.de

Zusammenfassung. Wir beschreiben ein Verfahren, das die automatische Segmentierung von Mikroarraybildern in unkalibrierten Umgebungen ermöglicht. Insbesondere behandeln wir die als Adressierung oder in der englischsprachigen Literatur als „Gridding" bezeichnete Segmentierung der Messpunktgitter. Wir verwenden klassische Regionensegmentierung, Häufigkeitsverteilungen der Abstände zum nächsten Nachbarn, Achsenprojektionen und optimierte Segmentierung durch dynamische Programmierung. Das Verfahren ist für die automatisierte Segmentierung von Bildserien aus umfangreicheren Experimenten besonders geeignet.

1 Einleitung

Unsere Arbeit befasst sich mit der automatischen Auswertung von Mikroarraybildern, die in differentiellen Genexpressionsexperimenten gewonnen werden.

Genexpressionsanalyse durch Mikroarray-Hybridisierung ist eine Methode, die in der molekulargenetischen Grundlagenforschung für Experimente zur Genregulation entwickelt worden ist. Inzwischen gibt es auch viele Beispiele von Anwendungen in der Medizin, etwa das Cancer-Chip Projekt am DKFZ oder die Arbeit von Alizadeh et al. [1]. Neben Anwendungen in der Grundlagenforschung könnte die Mikroarraytechnologie in Zukunft für die Charakterisierung von Geweben zur Diagnose und allgemein zu Zwecken der Genotypisierung eingesetzt werden.

Mikroarrays sind Hybridisierungssubstrate (Glas) auf denen mit Hilfe eines Roboters DNA-Bibliotheken punktweise aufgedruckt werden. Gegen diese Bibliothek werden dann im eigentlichen Experiment mit zwei verschiedenen Fluoreszenzfarbstoffen markierte DNA-Proben konkurrierend hybridisiert. Eine der beiden Proben dient bei der Auswertung als Referenz, so dass die Verhältnisse der Fluoreszenzintensitäten der Farbstoffe als Veränderung einer DNA-Konzentration gegenüber der Referenzprobe interpretiert werden können (siehe [4]).

Zur Auswertung werden Fluoreszenzbilder aufgenommen, in denen zunächst die Messpunkte segmentiert werden müssen. Die Messpunkte werden per Roboter gedruckt und sind in der Regel in mehreren einfachen, wenn auch nicht unbedingt untereinander ausgerichteten Rechteckgittern angeordnet. Die Segmentierung ist wegen häufig auftretender Verunreinigungen, unspezifischer Hybridisierung (Hintergrund) und großer Signaldynamik eine sehr anspruchsvolle Aufgabe , wenn auf ein kalibriertes System verzichtet werden soll.

Deshalb werden heute in aller Regel halbautomatische, interaktive Programme zur Auswertung verwendet. Die weitergehende Automatisierung scheint jedoch erforderlich, weil die Methode häufig als Hochdurchsatzverfahren angewandt wird, weshalb durch automatische Bildauswertung viel monotone und fehlerträchtige Arbeit gespart werden kann. Auch sollte optimalerweise jeder einzelne Messpunkt auf Verunreinigungen kontrolliert werden, was bei Hunderttausenden von Punkten im Gesamtexperiment ohne Automatisierung kaum zu leisten ist. Die einzelnen Messpunkte zeigen sehr variable Formen ('Möndchen' und 'Krater' sind möglich), die durch die Eigenschaften der gedruckten DNA-Lösungen und mechanische Unzulänglichkeiten der auf Miniaturisierung optimierten Geräte verursacht sind. Es sind deshalb automatische Verfahren erforderlich, die gegen variable Bedingungen bei der Arrayherstellung und Bildaufnahme (farbstoffabhängige Scannerempfindlichkeit u.ä.), Verschmutzungen und die Deformation der Messpunkte robust sind.

2 Methoden

Zur Segmentierung der Gitter von Messpunkten haben wir ein mehrstufiges Verfahren entwickelt, das sich wegen der gegebenen Einschränkungen vorwiegend auf die lokal periodische Anordnung der Punkte stützt. Zunächst werden mit einem lokalen Schwellwertverfahren Regionen segmentiert, die vermuteten Messpunkten entsprechen. Die Schwellwertbestimmung kann mit gewichteten Histogrammen erfolgen, da die meisten Verunreinigungen nur einen oder wenige Pixel groß sind. Aus Häufigkeitsverteilungen der Abstände zur nächsten Nachbarregion können Spalten- und Zeilenabstände der Messpunktgitter geschätzt werden. Damit kann die periodische Gitteranordnung der Meßpunkte stückweise rekonstruiert werden, wodurch sich die oft gegen die Bildkoordinaten gedrehten Gitterachsen bestimmen lassen. Mit Hilfe von Achsenprojektionen und den vorgegebenen Spalten- und Zeilenanzahlen der Gitter werden Segmentierungshypothesen erzeugt, aus denen mit dynamischer Optimierung eine optimale Gesamtsegmentierung, d.h eine überlappungsfreie, möglichst gut die Regionen überdeckende Anordnung von Gittern im Bild, ausgewählt wird.

Insbesondere wenn Randbereiche von Gittern von Verunreinigungen überdeckt sind oder kein Hybridisierungssignal tragen, kann die Segmentierung kein eindeutiges Ergebnis liefern. Abhilfe kann hier die Benutzung von Segmentierungsergebnissen anderer Arraybilder aus der gleichen Herstellungsserie bringen, da die relativen Abstände der Messpunktgitter innerhalb einer Serie näherungsweise konstant sind.

Zur Berechnung der Intensitätsverhältnisse je Messpunkt benutzen wir das allgemein angenommene Modell der konkurrierenden Hybridisierung, nach dem die Farbstofffluoreszenzintensitäten der Bildpunkte in den beiden Kanälen abzüglich eines konstanten Hintergrundanteils, den es zu schätzen gilt, linear abhängig sind. Pixelweise Intensitätsverhältnisse lassen sich hier jedoch nicht immer zuverlässig berechnen, weil die direkte Korrespondenz der Kanäle durch lokal variable, von der Bildaufnahme herrührende Verschiebungen gestört ist. Aus dem Hybridisierungsmodell folgt, dass es ausreicht, nur die helleren Bereiche der Messpunkte mit gutem Signal-Rauschverhältnis für die Berechnung zu benutzen [5]. Deshalb wenden wir für die Bestimmung signaltragender Regionen die von Y. Chen beschriebene Mann-Whitney-Segmentierung an [3]. Mit den Ergebnissen der Gittersegmentierung läßt sich die Mann-Whitney-Methode automatisch initialisieren. Zusätzlich korrigieren wir die lokale Verschiebung entsprechend der Schwerpunktsverschiebungen zusammengehörender Regionen in beiden Kanälen, um die vom Modell geforderte Korrespondenz möglichst gut zu erhalten.

3 Ergebnisse

Wir haben die Gittersegmentierung mit einer Sammlung von Bildern aus 100 Mikroarrayexperimenten aus vier verschiedenen gemeinsam gedruckten Serien von Mikroarrays getestet (4 bis 32 Gitter pro Bild). Die Segmentierung der einzelnen Gitter verlief auf den Einzelbildern in 60 Prozent der Fälle erfolgreich. Bei 22 Bildern wurden alle Gitter korrekt segmentiert. Die häufigsten Fehlerursachen waren dunkle Randzeilen oder großflächige, Messpunktgitter überdeckende Kontaminationen. Bei Arrays aus einer Serie mit nur 24 Punkten je Gitter versagte mehrmals die Schätzung der Spaltenabstände wegen der zu kleinen Stichproben von Nächste-Nachbar-Abständen. Benutzt man die Zusammengehörigkeit der Serien, werden die Ergebnisse drastisch besser: Drei der vier Serien werden fehlerfrei verarbeitet, und 55 (statt vorher 2) der 62 Bilder mit 24 Punkten je Gitter werden richtig segmentiert, insgesamt also über 90 Prozent der Bilder.

Außerdem haben wir die Qualität der berechneten Einzelspotintensitätsverhältnisse durch Vergleich mit Ergebnissen aus manuellen Auswertungen untersucht, wobei wir die von Buhler et al. vorgeschlagene Methode verwendet haben [2]. Danach liefert unser automatisches Verfahren ähnlich gute bis geringfügig bessere Werte [5] als die manuelle Auswertung mit dem weitverbreiteten Programm Scanalyze (M. Eisen, http://www.microarrays.org/software.html), dem ersten und längere Zeit einzigen Programm seiner Art.

Die Verarbeitung dauert auf einer Compaq Alpha XP1000 Workstation (500 MHz, SPECint95 26.5, SPECfp95 52.2) etwa 15-25 Sekunden bei kleinen Bildern (288 Messpunkte) und 220-260 Sekunden bei den größten Bildern (24192 Punkte). Der Speicherbedarf liegt etwa bei der sechsfachen Größe der Fluoreszenzbilder, und damit bei unseren Testbeispielen zwischen 60 und 230 MByte.

4 Schlussfolgerungen und Ausblick

Die Ergebnisse zeigen, dass in dem praktisch relevanten Szenario der Auswertung von Arrayserien die Gittersegmentierung sehr gut automatisierbar ist. Insbesondere bei größeren Experimenten mit vielen Messpunkten lassen sich hervorragende Ergebnisse erzielen. Die beschriebenen Probleme mit zu kleinen Gittern lassen sich in der Experimentvorbereitung vermeiden, indem Messpunkte ausreichend oft mehrfach gedruckt werden, wovon auch die weitere Datenauswertung profitiert.

Durch unser Verfahren können mit immens verringertem Zeit- und Arbeitsaufwand Ergebnisse erreicht werden, deren Genauigkeit den interaktiv hergestellten Auswertungen mindestens äquivalent ist.

Mit der Rechenleistung von Standardhardware ist die Bildauswertung schneller als die Bildaufnahme, die etwa 5-10 Minuten dauert. Damit können große Mengen von Bildern ohne Zeitverzögerung verarbeitet werden.Weitere Information und Beispiele sind im World Wide Web unter der Adresse

http://www.techfak.uni-bielefeld.de/ags/ai/projects/microarray

zu finden. Unsere Implementation wird Interessierten auf Anfrage für wissenschaftliche Zwecke zur Verfügung gestellt. Einzelne Bilder können auf dem Bielefelder Bioinformatikserver ausgewertet werden (Zugang z.B. über o.g. Adresse).

Danksagung: Diese Arbeit ist in Teilen durch das Graduiertenkolleg Bioinformatik (GK 635) der Deutschen Forschungsgemeinschaft gefördert. Wir danken unseren Kooperationspartnern für die freundliche Bereitstellung der Bilddaten: Terry Gaasterland (The Rockefeller University, New York), Alfred Sporman und Mike Cherry (Stanford University), Shixia Huang und Agnes Viale (Memorial Sloan Kettering Cancer Center, New York), Anke Becker (Zentrum für Genomforschung, Universität Bielefeld)

References

1. A. Alizadeh et al.: Distinct types of diffuse large B-cell lymphoma identified by gene expression profiling. Nature, 403:503–511, 2000.
2. Buhler J, Ideker T, Haynor D: Dapple: Improved Techiques for Finding Spots on DNA Microarrays. Technischer Bericht der University of Washington , UWTR 2000-08-05, 2000.
3. Chen Y, Dougherty E, Bittner M: Ratio-Based Decisions and the Quantitative Analysis of cDNA Microarray Images. J Biomed Opt, 2:364–374, 1997.
4. Eisen M, Brown P: DNA arrays for analysis of gene expression. Methods Enzymol, 303:179–205, 1999.
5. Katzer M, Kummert F, Sagerer G: Robust microarray image analysis. Proceedings of the International Conference on Bioinformatics, Bangkok, 2002 (accepted).

Quantifying Neuronal Morphology
A Case Study of the Growth Model Approach

Andreas Schierwagen and Jaap van Pelt*

University of Leipzig, Institute of Computer Science , 04109 Leipzig
*Netherlands Institute for Brain Research, 1105 AZ Amsterdam
Email: schierwa@informatik.uni-leipzig.de

Abstract. Morphological data on two classes of superior colliculus (SC) neurons have quantitatively been analyzed for dendritic shape parameters. Their frequency distributions were used to optimize the parameters of a dendritic growth model which describes dendritic morphology by a stochastic growth process of segment branching and elongation. Model-generated trees have shape properties closely matching the observed ones. The dendritic trees of each of the two classes of SC neurons are represented by a specific set of growth model parameters, thus achieving morphological data compression.

1 Introduction

The morphology of nerve cells is assumed to play a decisive role in information processing in the brain. Recent simulation studies with a stochastic model for dendritic growth have shown that the shape properties of various neuron types naturally may arise from peculiarities in neurite growth and branching during dendritic development [1-3]. In this study, morphological data on two classes of neurons from cat superior colliculus (SC) previously published [4-6] have been used to quantify the dendritic anatomy in terms of the parameters of the dendritic growth model.

2 Material and Methods

2.1 Superior colliculus neurons

Detailed morphological reconstructions were used from neurons stained with HRP [4, 5]. The sample of cells selected for analysis comprised a triplet of neurons each from superficial (SLNs) and deep (DLNs) SC layers (Fig. 1). Their morphology was analyzed quantitatively for a set of shape parameters including degree, centrifugal order of segments and tree-asymmetry index (as a measure of topological tree type). Mean and SD values of the parameters are presented in Table 1. Their frequency distributions are shown in Fig. 2 (dashed histograms).

2.2 Growth model

The dendritic growth model has recently been presented in [1, 2]. It describes dendritic growth by a stochastic, nonstationary process of segment branching and elongation. In short, the branching probability of a terminal segment per time-bin is given by $p_i = C2^{-S\gamma} B / Nn_i^E$, with N the total number of time bins in the full period of development and n_i the actucal number of terminal segments in the tree at time bin i. Parameter B denotes the expected number of branching events at an isolated segment in the full period. Parameters E and S determine how strong the branching probability of a terminal segment depends on the actual number of segments and its proximal-distal location in the tree, respectively. Parameter γ denotes the centrifugal order of the terminal segment, and $C = n_i / \sum_1^{n_i} 2^{-S\gamma_i}$ is a normalization constant, with summation running over all n_i terminal segments.

The modular structure of the model facilitates determining optimal parameter values as explained in detail in [2]. Briefly, parameter S is estimated from topological structure via the asymmetry-index, and parameters B and E from the empirical distribution of segment numbers. The segment length parameters (not shown) are optimized following the steps described in [2].

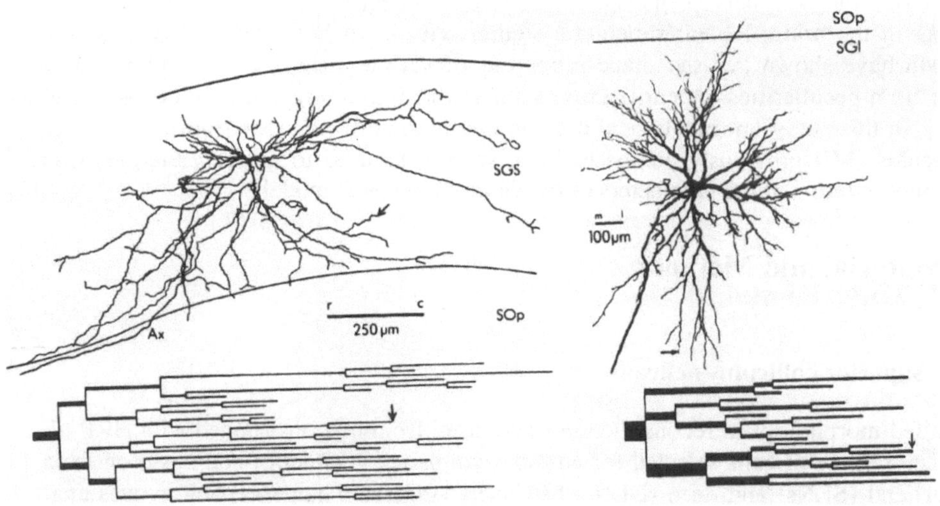

Fig. 1. Projected image of two SC neurons. Left: SLN, right: DLN, each with dendrogram of one dendrite indicated by arrow (below).

3 Results

The frequency distributions of the shape parameters were used to optimize the parameters of the growth model. The parameters of SLNs (B=4.94, E=0.2, S=0.25) clearly differ from those of DLNs (B=3.89, E=0.285, S=0.4).

The model trees generated with these parameter values have shape properties corresponding closely to the observed ones, as demonstrated in Table 1. In Fig. 2, observed (dashed histograms) and model generated (continuous lines) frequency distributions of shape properties are contrasted.

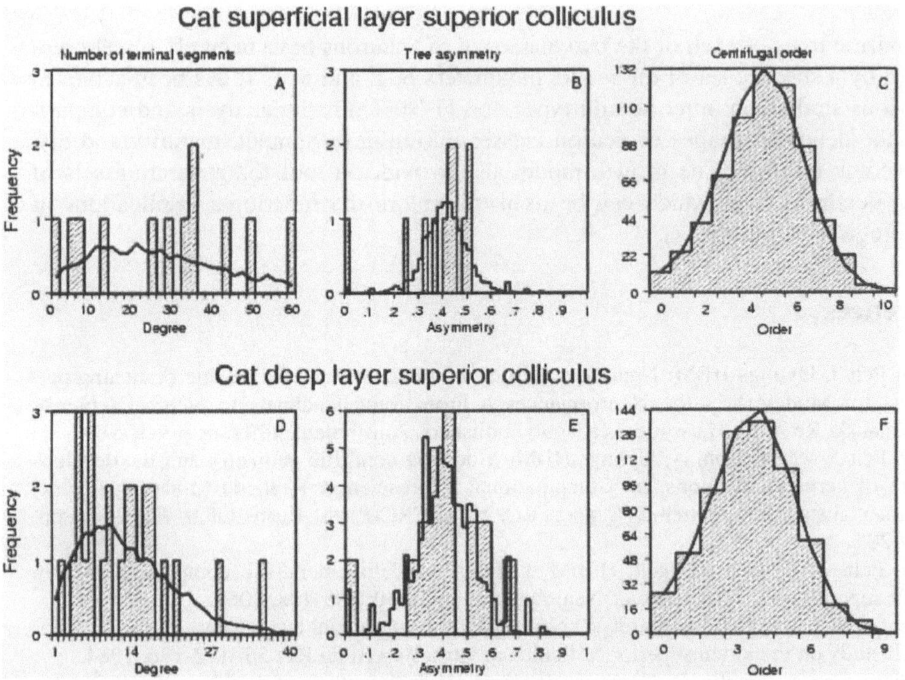

Fig. 2. Frequency distributions of shape parameters of SC neurons (dashed histograms) and model-generated trees (continuous lines) using the optimized parameter values.

4 Discussion

The correspondence between frequency distributions of shape parameters derived from reconstructed SC neuron dendrites and model-generated trees indicates that the stochasticity assumptions employed in building the dendritic growth model are successful in explaining the variability of neuronal dendrites.

Shape variables	Observations			Model outcomes	
SLNs	N_{obs}	Mean	SD	Mean	SD
Degree	26	12.58	7.46	12.49	7.39
Tree asymmetry	26	0.41	0.15	0.41	0.14
Centrifugal order	628	3.58	1.74	3.53	1.70
DLNs	N_{obs}	Mean	SD	Mean	SD
Degree	12	28.3	18.1	28.6	17.7
Tree asymmetry	12	0.39	0.14	0.42	0.1
Centrifugal order	659	5.03	2.06	4.92	2.04

Table 1. Shape properties of observed and modeled dendrites of SC neurons. N_{obs} denotes the number of experimental manifestations.

Dendritic trees of each of the two classes of SC neurons have been effectively represented by a specific set of the model parameters B, E and S, as it has been achieved in previous studies on other neuron types, too [1-3]. Thus, the analysis and comparison of the dendritic shapes of neuron classes during development, maturity and disease become feasible. The growth model also provides a tool for generating sets of random dendritic trees which can be used to explore the functional implications of morphological variations [7].

References

1. Van Pelt J, Uylings HBM: Natural variability in the geometry of dendritic branching patterns, in: Modeling in the Neurosciences – From Ionic Channels to Neural Networks (Poznanski RR, ed.), Harwood Academic Publishers, Amsterdam, 1999, pp. 79-108.
2. Van Pelt J, Van Ooyen, A, Uylings HBM: Modeling dendritic geometry and the development of nerve connections, in: Computational Neuroscience: Realistic Modeling for Experimentalists (De Schutter E, Cannon RC, eds.), CRC-Press, Boca Raton, FL, 2000, pp. 179-208.
3. Van Pelt, J., A. Schierwagen, H.B.M. Uylings: Modeling dendritic complexity of deep layer superior colliculus neurons. Neurocomputing 38-40: 403-408, 2001.
4. Grantyn R, Ludwig R, Eberhardt W: Neurons of the superficial tectal gray. An intracellular HRP-study on the kitten superior colliculus in vitro. Exp Brain Res 55: 172-176, 1984.
5. Schierwagen A, Grantyn R: Quantitative morphological analysis of deep superior colliculus neurons stained intracellularly with HRP in the cat. J. Hirnforsch., 27: 611-623, 1986.
6. Schierwagen A: Comparative analysis of dendritic geometry and electroanatomy of superior colliculus neurons in the cat. Verh Anat Ges 82 (Anat.Anz.Suppl. 164): 887-890, 1988.
7. Schierwagen A, Claus C: Dendritic morphology and signal delay in superior colliculus neurons. Neurocomputing 38-40: 343-350, 2001.

Dynamische Clusteranalyse von [¹¹C]-PK11195 PET Daten des Gehirns

A.Baune, G.Glatting*, J.Karitzky**, F.T.Sommer

Abteilung Neuroinformatik, Universität Ulm, *Abteilung Nuklearmedizin, Universität Ulm, **Abteilung Neurologie, Universität Ulm
Email: abaune@neuro.informatik.uni-ulm.de

Zusammenfassung. Diese Studie untersucht die Möglichkeit, Bereiche unterschiedlicher Biokinetik durch dynamische Clusteranalyse auf [¹¹C]-PK11195 PET Daten automatisch zu diskriminieren. Die dynamische Clusterung wird verglichen mit einer manuellen Segmentierung aufgrund visueller Inspektion. Außerdem wird das vorgeschlagene automatische Verfahren gegenüber dem klassischen k-means Verfahren abgegrenzt.

1 Einleitung

Explorative Analysemethoden spielen eine wichtige Rolle in vielen Bereichen der funktionellen Bildgebung. Ein funktioneller Datensatz eines Probanden oder Patienten enthält (nach Vorverarbeitung) für jeden Voxel des aufgenommenen Gehirnvolumens ein aus Messungen zu unterschiedlichen Zeitpunkten zusammengesetzten Signalverlauf. Für solche Datensätze wurden verschiedene explorative Analysemethoden, z.B. Hauptkomponentenanalyse, unabhängige Komponentenanalyse, Selbstorganisierende Karten und verschiedene Clusteralgorithmen schon in der Literatur vorgeschlagen. Eine Clusteranalyse berechnet dabei eine Menge repäsentativer Signalverläufe, welche die charakteristischen Eigenschaften der Daten wiederspiegeln. Eine der ersten Anwendungen von Clusteranalyse auf dynamische PET Daten wurde in [1] beschrieben. Im folgenden wird die Anwendung eines dynamischen Clusterverfahrens zur Bestimmung von Bereichen mit unterschiedlicher Biokinetik in [¹¹C]-PK11195 Positronen-Emissions-Tomograpie (PET) Daten beschrieben [2].

2 Methoden

Der Zeitaktivitätsverlauf für 6 Patienten mit unterschiedlichen Krankheitsbildern (Cerebraler Insult, Myotone Dystrophie, Kennedy Syndrom, amyotrophe laterale Sklerose) wurde dynamisch mit einem Vollring-PET (ECAT EXACT HR+ Scanner, CTI/Siemens Erlangen) im 3D-Modus (FWHM $\approx$ 5 mm, FOV = 155 mm × 155 mm, 128 × 128 Voxel, 63 Schichten a 2.46 mm Dicke) gemessen und mittels PROMIS (cutoff 0.5) rekonstruiert. Gemessen wurde zu 18 (ein Patient), 20 (2 Patienten) bzw. 21 Zeitintervallen (3 Patienten) die Bindung des radioaktiven Tracers [¹¹C]-PK11195 in den verschiedenen Gewebesorten des Gehirns

[3]. Die Messung begann direkt nach der intravenösen Bolusinjektion des Tracers, wobei die Meßzeitintervalle folgend gewählt waren: 1×30 sec, 6×20 sec, 8×60 sec, 3×300 sec und 3×600 sec. Die Voxel innerhalb des Gehirns wurden mittels eines Schwellenwertverfahrenes auf den mittleren Voxelaktivitäten selektiert und die einzelnen Zeitintervalle der Aktivitätsverläufe entsprechend ihrer statistischen Güte Poisson-gewichtet. Um repräsentative Zeitverläufe unterschiedlicher Biokinetik und deren Bereiche im Gehirn zu identifizieren, wurde auf den ausgewählten Aktivitätsverläufen eine dynamische Clusteranalyse (DCA) durchgeführt. DCA stellt eine Erweiterung des Standard-k-means Algorithmus dar, welcher einen Datensatz durch eine feste Anzahl k Cluster approximiert [4]. Die Optimierungsfunktion des k-means Verfahrens ist der mittlere quadratische Abstand der Datenpunkte zu den ihnen zugeordneten Clusterzentren, in der Literatur auch häufig als mittlerer quadratischer Quantisierungsfehler (MQQF) bezeichnet. Bei DCA wird die Anzahl der Cluster k nicht fest vorgegeben, sondern dynamisch während der Laufzeit bestimmt. Hierbei regeln zwei vorgegebene Schwellen die Generierung und Fusion von Clustern: Liegt während der Datenapproximation ein Datenpunkt weiter entfernt von allen bisherigen Clusterzenten als die Generierungsschwelle, so wird dieser Datenpunkt als neues Clusterzentrum eingeführt. Kommen sich während des Approximationsvorgangs zwei Clusterzentren näher als die Fusionsschwelle, so werden sie zu einem gemeinsamen Cluster zusammengefaßt. Die Fusions- und Generierungschwelle wurde heuristisch bestimmt. Die Anzahl Clusterzentren bei DCA schwankt in der anfänglichen Analysephase stark, erreicht aber in den meisten Fällen nach

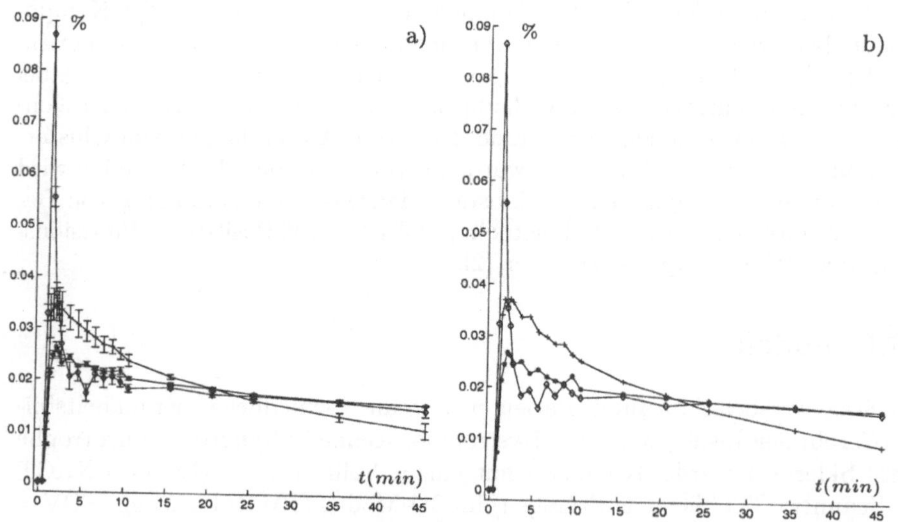

Abb. 1. Typische Zeitverläufe der Cluster mit dem Insult ($*$), gesundes bzw. Referenzgewebe ($+$) und venöser Sinus ($\Diamond$) für einen Patienten. a) mittlerer Zeitverlauf und Standardabweichung, b) Ergebnis eines Analyselaufs (Anzahl Datenpunkte: $*$: 66011, $+$: 32515, $\Diamond$: 14328).

mehreren Durchgängen durch einen Datensatz ein stabiles Plateau. In einigen Fällen jedoch berechnet die DCA infolge zyklischer Generierungs- und Fusionsprozesse keine stabile Anzahl Clusterzentren. Daher werden die DCA-Schwellen in der Plateauphase sukzessive so angepasst, daß Generierungs- und Fusionsprozesse immer unwahrscheinlicher werden. Der Approximationsvorgang ist abgeschlossen, wenn sich beim vollständigen Durchgang durch den Datensatz keine Änderungen mehr ergeben, weder bezüglich der Zuordnung von Datenpunkten zu Clustern, noch bezüglich der Anzahl der Clusterzentren. Auf jedem der 6 Datensätze wurden 10 unabhängige DCA-Analyseläufe durchgeführt. Die berechneten Zeitverläufe der Clusterzentren und die Lokalisation der zugehörigen Voxel wurden am Bildschirm dargestellt und sowohl untereinander als auch mit der bekannten Morphologie verglichen. Für den Vergleich der DCA Ergebnisse der 10 unabhängigen Analyseläufe jedes Datensatzes wurde der MQQF berechnet. Weiterhin wurden auf einigen der Datensätze die Ergebnisse der DCA mit Referenzbereichen verglichen, die durch visuelle Inspektion von Ärzten bestimmt wurden. Aus den Aktivitätsverläufen von Voxeln in diesen Bereichen wurden repräsentative Zeitverläufe berechnet und mit den Ergebnissen der DCA verglichen.

2.1 Ergebnis

Bei den 10 unabhängigen Analyseläufen für jeden Datensatz hat sich gezeigt, daß die Detektion von Hirnbereichen mit unterschiedlichem Zeitaktivitätsverlauf nicht in allen Läufen gleich gut verlief. In einigen der Fälle wurden die Bereiche unterschiedlicher Zeitaktivitätsverläufe nicht genügend separiert. Die Läufe mit ungenügender Separation konnten jedoch leicht durch einen erhöhten Quantisierungsfehler identifiziert werden. Indem die jeweils 5 besten Analyseläufe von jedem Datensatz ausgewählt wurden, ließen sich in der weiteren Untersuchung die Läufe mit einem hohem Quantisierungsfehler eleminieren. Bei der Auswahl der Analyseläufe wurde auch beachtet, daß der Quantisierungsfehler ebenfalls von der Anzahl der generierten Clusterzentren abhängt [2], indem der Zusammenhang durch eine Regression approximiert wurde. Die von DCA berechneten repräsentativen Zeitverläufe über die ausgewählten Analyseläufe zeigten eine geringe Variabilität (siehe Abb.1), und waren hinsichtlich ihrer Qualität mit den visuell bestimmten Zeitverläufen vergleichbar. Teilweise besaßen die DCA Ergebnisse sogar eine geringere Variabilität, als die von den Ärzten bestimmten Zeitverläufe. Die räumliche Verteilung der Voxel, welche den einzelnen Cluster zugeordnet wurden, gibt Aufschluß über die Lokalisation von Bereichen mit unterschiedlicher Biokinetik im Gehirn (siehe Abb.2). Die DCA erlaubte somit die automatische Berechnung und Darstellung struktureller Läsionen als auch die Trennung verschiedener anatomischer Strukturen.

2.2 Diskussion

DCA ermöglicht die automatische Identifikation von Bereichen mit unterschiedlicher Biokinetik. Repräsentative Zeitaktivitätsverläufe können durch die Cluster-

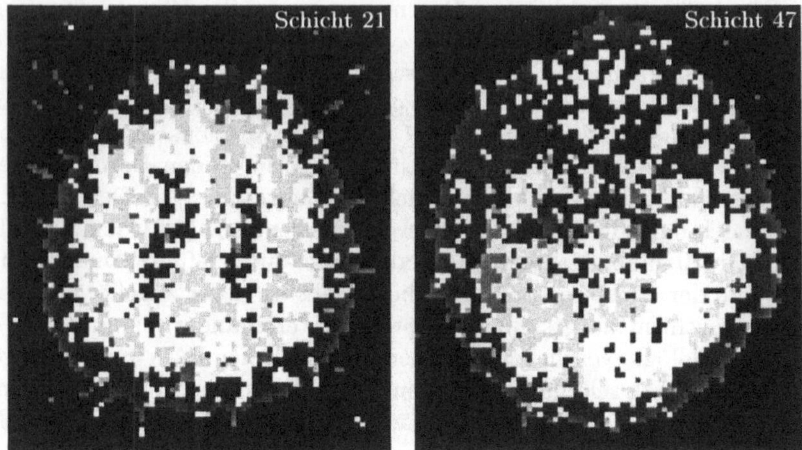

Abb. 2. Räumliche Verteilung der Cluster mit dem Insult (weiß), gesundes bzw. Referenzgewebe (hellgrau) und venöser Sinus (grau) in zwei Schichten des Patienten aus Abb.1. Alle anderen Cluster sind in dunkelgrau dargestellt und zeigen den Umriß der Gehirnschichten.

analyse rauscharm bestimmt werden. Dies ermöglicht die Festlegung einer optimalen Referenzregion und -funktion für Rezeptor-Bindungsstudien. Anstelle der initialen Vorgabe der zu verwendenen Clusterzentrenanzahl beim Standard-k-means Verfahren, setzt DCA die Angabe einer Fusions- und Generierungsschwelle voraus. Ein Vergleich zwischen diesen beiden Verfahren auf fMRI-Daten hat gezeigt, daß die initialen Vorgaben beim DCA-Verfahren eine bessere Anpassung an die einzelnen Datensätze erlauben und zu einer höheren Reproduzierbarkeit der Ergebnisse führen [5]. Allgemein bietet die DCA einen Vorteil bei der Charakterisierung verstreuter, schwer räumlich eingrenzbarer Läsionen und auf PET Datensätzen, in welchen die Anzahl zu erwartender, unterschiedlicher Bereiche unterschiedlicher Biokinetik schwer vorhersagbar sind.

Literatur

1. J.Ashburner, J.Haslam, C.Taylor et al. A cluster analysis approach for the characterization of dynamic PET data. In: R.Myers, Quantification of Brain Function Using PET, pp. 301–306. Academic Press, New York, 1996.
2. A.Baune, A.Wichert, G.Glatting et al. Dynamical cluster analysis for the detection of microglia activation. In: V.Kurkova, Artificial neural nets and genetic algorithms, pp. 442-445. Springer, WienNewYork, 2001.
3. R.B.Banati, G.W.Goerres, R.Myers et al. $[^{11}C](R)$-PK11195 positron emission tomography imaging of activated microglia. Neurology, 53(9):2199-2203, 1999.
4. R.Duda, P.Hart. Pattern Recognition and Scene Analysis. Wiley&Sons, 1973.
5. A.Baune, F.T.Sommer, M.Erb et al. Dynamical cluster analysis of cortical fMRI activation. NeuroImage, 6(5):477-489, 1999.

Optic Disc Segmentation in Retinal Images

Radim Chrástek, Matthias Wolf, Klaus Donath, Georg Michelson[1], Heinrich
Niemann

Bavarian Research Center for Knowledge-based Systems (Forwiss Erlangen)
Knowledge Processing Research Group
Haberstrasse 2, D-91058 Erlangen, Germany
[1]Department of Opthalmology, Friedrich-Alexander-University Erlangen-Nürnberg
Schwabachanlage 6, D-91054 Erlangen, Germany
Email: chrastek@forwiss.de

Abstract Retinal images give unique diagnostic information not only
about eye disease but about other organs as well [1]. To give the physicians a tool for objective quantitative assessment of the retina, automated methods have been developed. In this paper an automated method
for the optic disc segmentation is presented. The method consists of 4
steps: localization of the optic disc, nonlinear filtering, Canny edge detector and Hough transform. The results have shown that the algorithm
is very robust. The localization was 97% successful and the segmentation
82%.

1   Introduction

Retinal images give us unique information not only about retinal or ophthalmic
diseases but also about cerebrovascular and other diseases [1]. To support oph-
thalmologists in often time-consuming and hardly reproduceable evaluation of
the retina and to give them tools for the quantitative assessment, automated
methods for a retinal analysis and assessment have been developed. One of the
important steps in the retina analysis is the optic disc segmentation. We present
an automated method for the optic disc segmentation. The method is a part
of our project for automated retinal arterio-venous (A/V) ratio calculation for
detection and monitoring of vascular disease. The A/V ratio calculation is based
on the propositions described in [2] and consists of establishing the measurement zone based on optic disc segmentation, vessel segmentation, classification
of vessels as arteries and veins and vessel diameter measurement.

There are methods for detecting the optic disc based on segmented vessel
network [3]. There are also a large number of tracking-based methods for vessel
segmentation usually starting from the optic disc [4]. The proposed method
does not depend on segmented vessel network and can be used for initialization
of starting points of some tracking-based methods as well.

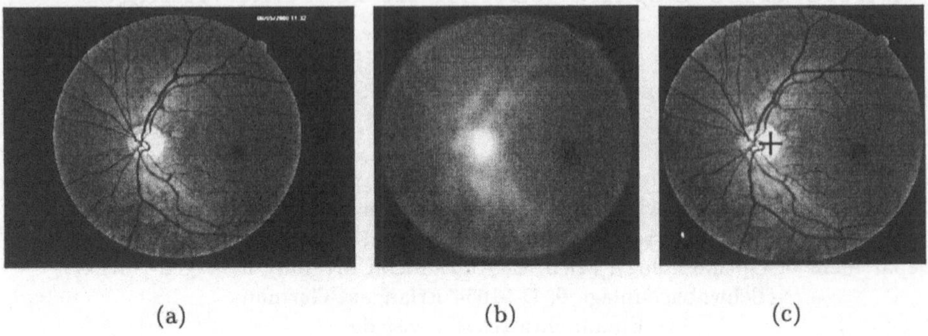

Fig. 1. Localization of the optic disc: (a) green channel of the original retinal image; (b) averaging with the mask 31×31; (c) result of the localization (black cross).

2 Method

The method has been developed for images of a non-mydriatic retinal camera. The size of the images is of 760×570 pixels, 24 bits per pixel (standard RGB). The green channel (Fig. 1(a)) was only used for calculations described in the following.

2.1 Optic disc localization

The first step of the algorithm is a rough localization of the optic disc and defining region of interest (ROI) (Fig. 2(a)). The purpose is to reduce the computational complexity in further steps. The optic disc is characterized by gray values, which are brighter than the background values. Therefore the optic disc can be localized (Fig. 1(c)) by detecting maximum gray values in an image preprocessed by averaging with a mask of size 31×31 (Fig. 1(b)). The image is preprocessed because background artifacts (either caused by an imperfection of the camera or physiological properties of the retina) can cause false localization. The size of the ROI was set to 130×130.

2.2 Nonlinear filtering

Because images contain noise making edge detection of the optic disc difficult, a method for noise reduction has to be applied. Classical methods such as averaging or median filtering did not give satisfying results. An algorithm from the family of nonlinear filtering techniques [5] was tested and it gave excellent results (Fig. 2(b)). The algorithm reduced noise and at the same time preserved edges. The problem was described by the weak membrane model. The model is analogous to the behavior of a rigid membrane. Suppose a membrane is fitted to the

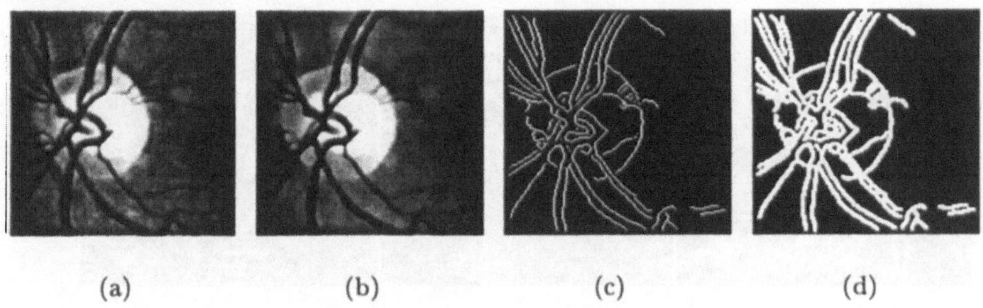

Fig. 2. Filtering and edge detection: (a) defining ROI; (b) nonlinear filtering; (c) result of Canny edge detector; (d) dilatation of the image (c).

gray values of the image: If the local difference in gray values is sufficiently large, the membrane is torn and an edge is introduced. At the same time, small noisy discontinuities do not tear the membrane therefore smoothness of the regions is preserved. The model leads to a set of generally nonlinear equations solved in our case with the mean field annealing method.

2.3 Canny edge detector and Hough transform

Filtering is followed by edge detection. The best results were achieved with Canny edge detector (thresholded responses of the Canny operator) (Fig. 2(c)). The detected edges correspond not only to optic disc margins but also to blood vessel borders. Since the optic disc is a circular structure, an algorithm for a circle detection was expected to solve the problem. The Hough transform for circle equation was applied. Because the optic disc margin does not exactly correspond to a circle, a dilatation was applied to the Canny edge image (Fig. 2(d)). The Hough accumulator is a 2-D matrix, which is filled (for a given fixed radius) with potential candidates of circle central points for each nonzero pixel of the Canny image after dilatation. The values in the Hough accumulator are equal to the number of border points of circles (with the given radius) in the image. For each radius, starting with a value greater than the expected radius of optic disk and stepwise decreasing until a minimum radius is reached, the Hough accumulator is (cleared and) filled. The algorithm is stopped when the maximum of the Hough accumulator for given radius is greater than 60% of border points of the ideal circle. The position of the maximum is supposed to be the center of optic disk. If the maximum is less than 60%, the Hough accumulator is erased and filled for the next radius. If no maximum is found and the minimal radius is reached, a message is issued and the calculation stopped. Hough transform gives the center and radius of a circle approximating the border of the optic disk (Fig. 3). The implementation of the method and all calculations were carried out in MATLAB.

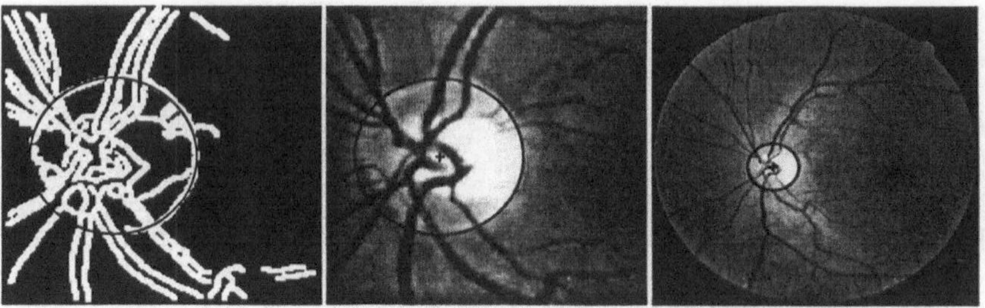

Fig. 3. Result of the optic disc segmentation.

3 Results

The method was tested on 263 different images with various image quality from the right and the left eye of about 130 patients. 6 images were automatically excluded from the calculation by the algorithm; 2 of them because they were over-exposed and 4 because of bad image quality disabling Hough transform to work properly. The optic disc localization was 97,3% (254 of 261 images) successful judged by visual inspection. Correct localization means that the coordinates of the detected position of the optic disc lies inside of the optic disc. The contour of the optic disc was 81,7% (210 of 257 images) correctly segmented where the criterion of correctness was the visual inspection by an ophthalmologist.

4 Conclusions

We have developed a robust method for optic disc segmentation. The results have shown that the method is robust and very suitable for our project by establishing measurement zone for A/V ratio calculation and also for some tracking-based methods by automatic initialization of starting points.

References

1. Wong TY, Klein R, Klein BE, et al.: Retinal microvascular abnormalities and their relationship with hypertension, cardiovascular disease, and mortality. Surv Ophthalmol 46(1):59–80, 2001.
2. Hubbard LD, Brothers RJ, King WN, et al.: Methods for evaluation of retinal microvascular abnormalities associated with hypertension/sclerosis in the ARIC study. Ophthalmology 106(12):2269–2280, 1999.
3. Kochner B, Schuhmann D, Michaelis M, et al.: Course tracking and contour extraction of retinal vessels from color fundus photographs: Most efficient use of steerable filters for model-based image analysis. Procs SPIE 3338:755–761, 1998.
4. Tolias YA, Panas SM: A fuzzy vessel tracking algorithm for retinal images based on fuzzy clustering. IEEE Trans Med Imaging 17(2):263–273, 1998.
5. Kucera, D: Segmentation of Multidimensional Image Data in Medicine. PhD Thesis, TU Brno, 1996.

Improvements on the Gray Level Co-occurrence Matrix Technique to Compute Ischemic Stroke Volume

Andrius Usinskas[1], Bernd Tomandl[2], Peter Hastreiter[2],
Klaus Spinnler[3] and Thomas Wittenberg[3]

[1]Vilnius Gediminas Technical University, Lithuania
[2]Neurocenter at the Clinics of the University Erlangen-Nuremberg
[3]Fraunhofer Institute for Integrated Circuits- Applied Electronics, Erlangen
au@el.vtu.lt, {wbg,spk}@iis.fhg.de

Abstract. The purpose of this work was to apply and test Haralick's gray level co-occurrence matrix (GLCM) technique for automatic calculation and segmentation of the ischemic stroke volume from CT images. For this task, the 3-nearest neighbors classifier was trained to perform stroke and non-stroke area classification. The segmentation and classification results were compared versus a manual segmentation. Approximately half of the automatically computed and segmented stroke volumes from CT images differed less than 15 % from the corresponding manually segmented stroke volumes.

1 Introduction

Today, computer tomography (CT) is the modality of first choice for the examination of patients with acute stroke. Within the first hours after onset of the stroke appearance, the detection of ischemic regions in the brain using CT images is at the same time a very critical and a very difficult task. Later ischemic edema can be recognized as a hypodense area that is clearly visible. For scientific and medical studies dealing with ischemic stroke it is necessary and useful to calculate the volume of the stroke, since the patient status depends on the size and localization of the ischemic stroke. The manual calculation of the location and the volume of the stroke is very tedious and time consuming. In order to speed up possible early detection and diagnosis, Haralick's gray level co-occurrence matrix (GLCM) technique was applied and tested for automatic calculating and segmentation of the volume of an ischemic stroke from CT images.

2 Research

There exist several methods to describe image texture. They are based on application of artificial neural networks, or 2D Fourier transformation, or histogram, or gray level co-occurrence matrix (GLCM), etc. All these methods have their advantages and disadvantages. The Fourier transform of an image reveals the periodicity and directionality of the texture [1]. Artificial neural networks are complicated to train [2]. One of the most popular and powerful ways to describe texture is using of GLCM [3]. It represents an estimate of the probability that a pixel has a gray level intensity g_i and a neighboring pixel has an intensity g_j, where $g_i, g_j \in [0; Ng-1]$, and Ng is the number of available gray levels in the image. Using Haralick features, 14 parameters can be extracted from the above-mentioned probability distribution [4]. It is presumed that these parameters can characterize image texture.

2.1 Material

For a comparison of the automatic and the manual approach, the ischemic stroke volumes of 50 patients were both hand and automatically segmented from CT scans. All CT-scans were made on a SOMATOM Volume Zoom (SIEMENS) at the Department of Neuroradiology at the University Hospital of the University of Erlangen. All recordings were made in a time span of ten months. The data subset containing the stroke volume consisted of approximately twenty slices per CT-scan. All images were archived using DICOM standard, where each image header contained information about slice thickness and pixel spacing for computing stroke volume

2.2 Parameter Extraction

The goal of this research was compute the volume of ischemic stroke automatically in each head from CT-slices. Fig. 1 shows nine slices with automatically detected stroke area (light gray).

The first step, before applying the GLCM technique to calculate the stroke volume from the 50 CT scans, is to decrease the number of available gray level values and therefore the bins in the co-occurrence-matrix as well as the amount of data to be processed. Experiments showed that 100 gray levels were enough to describe textural information of the human brain instead of 4096 gray levels (12-bit) supported in DICOM standard (Fig.2a). We accepted gray levels in the range from 1024 to 1123 only. Thus gray levels below 1024 were set equal to zero and values of above 1123 were set to 99 (Fig. 2 b). All values between 1024 and 1123 were transformed to levels between 0 and 99:

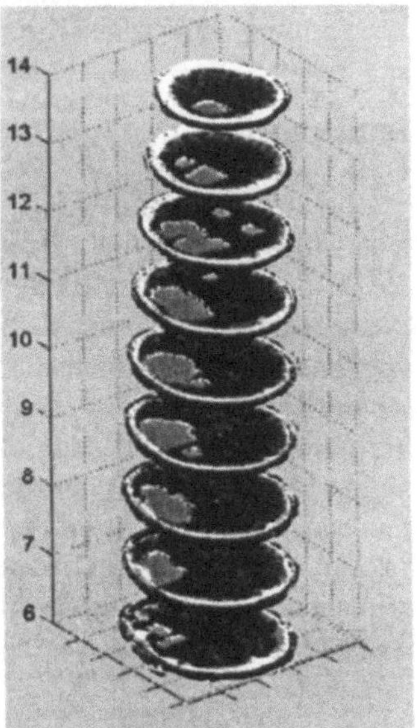

Fig. 1. Automatically detected stroke area (middle gray)

$$g_{100} = \begin{cases} 0, & g_{4096} < 1024 \\ g_{4096} - 1024, & 1024 < g_{4096} < 1123 \\ 99, & g_{4096} > 1123 \end{cases} \qquad (1)$$

Using this mapping function we decreased the size of GLC-Matrix from 4096^2 to 100^2 entries.

To reduce the computing time further each of the 14 Haralick features were calculated to understand which of these parameters is able to separate the stroke area in

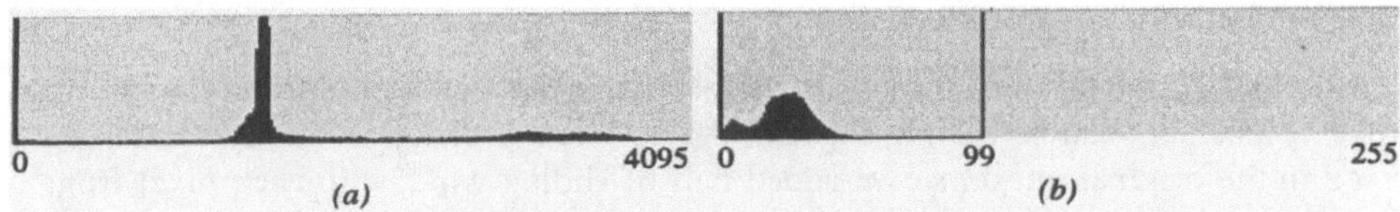

Fig. 2. Histogram of 12-bit DICOM image (a) and of preprocessed image converted to 8-bit (b)

each CT-slice from the remaining brain texture, bone and air. Combining one feature with another, we discovered that six Haralick features (f_2:Contrast; f_4:variance; f_6:Sum average; f_7:Sum variance; f_8: Sum entropy; and f_{10}:Difference variance) are sufficient to separate stroke and brain texture in the best way.

2.3 Classification

To classify the micro texture of the brain, a sliding window approach was utilized. Experiments with different sliding window sizes showed an optimum classification result with a window size of 31^2 pixel. Therefore each CT-slice with a spatial resolution of 512^2 pixels was subdivided into (232324 sliding-window positions per slice where the GLCM and the corresponding 6 Haralick features were calculated.

As classifier a 3-nearest neighbor rule [5] was applied, which classified a vector x to the class C_n, where x_n is the nearest neighbor to x and x_n belongs to class C_n. A classification mistake is made if C_n is not the same category. If the number of pre-classified points is large it makes sense to use n nearest neighbors, instead of one single neighbor. Thus we chose the nearest 3 neighbors. The classifier must be trained with known data (training pattern). For this purpose we randomly selected a CT slice and defined two classes on it: C_1 describing the part of non-stroke brain, and C_2 describing the part of the brain with the stroke (Fig. 3a). Thus 35000 samples for class C_1 and 6000 samples for class C_2 were calculated.

2.4 Feature optimization

For each sliding window, feature extraction for the training pattern set was performed, yielding 35000 and 6000 feature vectors for classes C_1 and C_2, respectively. To increase the classification speed, the training pattern set was optimized to eliminate similar features. The criterion of elimination was the absolute difference between quadratic lengths of feature vectors: $d = \left| \sum_{i=1}^{N} F_1(i)^2 - \sum_{i=1}^{N} F_2(i)^2 \right|$, where N denotes the total number of features in each vector, and $F_1(i)$, $F_2(i)$ the feature vectors to be compared. If the distance d between two feature vectors was equal or less than 0.0001, we presumed that these feature vectors were very similar or the same. As result of the optimization step we reached a reduced training data set with 12000 and 3000 vectors for classes C_1 and C_2 respectively.

After the learning process, we were able to classify unknown patterns using sliding window. For each sliding window, the feature vector was calculated and compared with each vector of classes C_1 and C_2 using the 3-nearest-neighbor and the Euclidean distance between feature vectors.

2.5 Segmentation post processing

Morphology dilation operation was performed as the last operation of computing stroke volume. As can be seen in Fig. 3b, the detected stroke area was less than observed in the original image, so we added half of sliding window to each pixel from class C_2. Finally the stroke volume V can be calculated using $V = Vol_{Voxel} \times \Sigma S_i$, where S_i denotes the number of pixels in the stroke region of i-th slice.

3 Results and Conclusions

We computed and classified 1204 CT slices (302 MB) in 56 hours with PIII 450 MHz computer. The classification of one slice took about 2-3 minutes, and the computation of stroke volume of one patient took approximately one hour. About half of automatically computed from CT images stroke volumes differed less than 15 % from manually calculated corresponding stroke volumes. Some of computed volumes differed from defined and calculated manually up to 100 % and even more.

Since the automatic computation and segmentation of ischemic stroke volume showed viability of utilization of GLCM technique, the next steps in searching of more precise and more reliable results of computing using textural features will be:

- Testing different features to classify unknown brain areas,
- Improve the classifier training set,
- Propagation of stroke location from slice to slice.

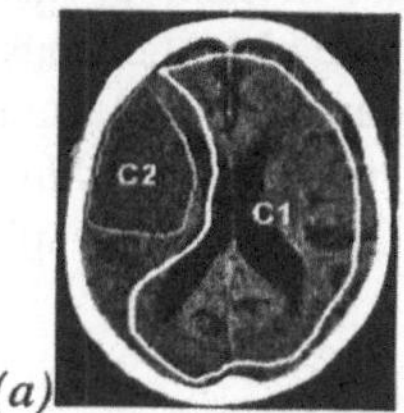
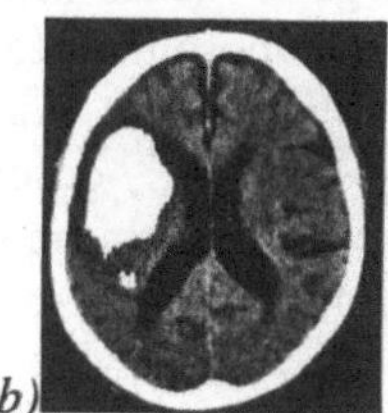

Fig. 3. CT slice with two classes ($C1$ – non-stroke, $C2$ – stroke) (a), and the same area after segmentation (b)

Literature

1. Chen YQ: *Novel Techniques For Image Texture Classification*. PhD-Thesis, Univ.Southampton, 1995.
2. Usinskas A, Dobrovolskis R.: *Diagnosis of Brain Ischemic Stroke With Personal Computer. Medicina*, 36 (10): 1144-1148, 2000 (*in Lithuanian*).
3. Sonka M, et al: *Image Processing*, Analysis, *and Machine Vision. Brooks and Cole Publishing*, 1998.
4. Haralick R; et al: *Textural Features For Image Classification. IEEE Trans Syst Man Cybern*,-3 (6): 610-621, 1973.
5. Schürmann J: *Pattern Classification: A Unified View Of Statistical And Neural Approaches*. John Wiley & Sons, Inc., 1996.

Computerbasierte Bewegungsanalyse von Stimmlippenschwingungen

Thomas Wittenberg[♠], Ingo Popp[♠], Monika Tigges[♣] und Robert Schmidt[♠]

[♠] Fraunhofer Institut für Intergrierte Schaltungen — Angewandte Elektronik
Am Weichselgarten 3, D-91058 Erlangen
[♣] Städtisches Krankenhaus Karlsruhe
Email: {wbg,poi,sch}@iis.fhg.de

Zusammenfassung. Ein System zur automatischen Bewegungsanalyse von Stimmlippenschwingungen wird vor dem Hintergrund der für die Bewegungsganalyse bekannten Korrespondenz–, Verdeckungs–, und Aperturprobleme vorgestellt und diskutiert. Um die genannten Probleme auszugleichen, ist der beschriebene Ansatz wissensbasiert und flächenorientiert.

1 Motivation

Funktionelle Stimmstörungen, also Fehlfunktionen der Stimmlippen (ugs. Stimmbänder) äussern sich in der Regel durch Heiserkeit und können damit im Extremfall durch die Beeinträchtigung der wichtigsten zwischenmenschlichen Kommunikationsform, des Sprechens, eine sog. Kommunikationsstörung auslösen. Solche funktionellen Stimmstörungen können einerseits durch Fehlanwendung der Stimme bei Viel- und Berufssprechern (Veräufern, Politikern, Lehrern, Pfarrern) entstehen und andereseits als direkte Operationsfolge bei der Beatmungs-Intubationen auftreten, bei denen der Intubationsschlauch auf die Nerven der Stimmbänder drückt.

Die Stimmlippen des Menschen schwingen im Normalfall des Sprechens mit einer Grundfrequenz von etwa 120 Hz bei Männern und 250 Hz bei Frauen. Da das visuelle Wahrnehmungssystem des Menschen jedoch nur Bildfolgen mit einer Bildrate von bis zu 25 Einzelbildern pro Sekunde verarbeiten kann, bedarf es zur klinischen Untersuchung von Stimmlippenschwingungen einer Methode, mit der die schnellen Bewegungsabläufe im Kehlkopf entsprechend hochfrequent aufgenommen und in Zeitlupe wiedergegeben werden können.

Die derzeit meistverbreitete konventionelle klinische Untersuchungsmethode für Stimmstörungen, die Video-Stroboskopie [1], liefert für den Arzt zwar räumlich hochaufgelöste (Farb-)Bilder, die jedoch aufgrund das Abtasttheorems nur zeitlich unterabgetastetet Bewegungen aufnehmen und darstellen kann. Abhilfe können an dieser Stelle Hochgeschwindigkeitskamerasysteme liefern, die Stimmlippenschwingungen mit einer Abtastrate von bis zu 10000 Hz aufnehmen können. Das in den vergangenen zehn Jahren entwicklte Diagnosesytem besteht zum einen aus einer miniaturisierten digitalen Hochgeschwindigkeitskamera mit Endoskop, und zum anderen aus einer Diagnosesoftware zur wissensbasierten semiautomatischen Analyse von Stimmlippenschwingungen. Dieses Diagnose System befindet sich zur Zeit in der Evaluierungsphase im Rahmen einer europäischen Multicenterstudie.

2   Material und Methode

Aufgrund des Korrespondenz-, des Verdeckungs und des Aperturproblems lassen sich die Standardansätze der Bewegungsanalyse nicht für diese Anwendung anwenden.

Unter dem *Korrespondenzproblem* versteht man die Zuordnung von Objektpositionen zwischen zwei zeitlich verschiedenen Abbildungen eines Objektes [3], d.h. das Ziel einer Bewegungsanalyse ist die Abschätzung der Bewegung (Translation und Rotation) eines Objektpunktes zwischen diesen Einzelbildern. Alle bekannten Verfahren der Bewegunsganalyse basieren auf eine Wiedererkennung, also einer Korrespondenz eines Objektes im Nachfolgebild. Daraus ergeben sich die beiden anderen Probleme[4]:

- Die Existenz einer Lösung wird durch das *Verdeckungsproblem* beschrieben,
- Die Eindeutigkeit einer Lösung durch das *Aperturproblem*

Unter dem Begriff der *Verdeckung* versteht man die komplette oder partielle Verdeckung eines zu verfolgenden Objektes durch ein anderes Objekt innerhalb der Bildfolge. Durch eine solche Verdeckung lässt sich kein Bewegungsvektor mehr für das verdeckte Objekt berechnen. Im vorliegenden Fall verschwinden die beiden zu untersuchenden Stimmlippenkanten beim glottalen Verschluss durch den gegenseitigen Kontakt.

Als *Aperturproblem* wird die Mehrdeutigkeit des Verschiebungsvektors eines Punktes an Kanten und homogenen Flächen bezeichnet, d.h. innerhalb einer kleinen Umgebung (der *Apertur*) um den Punkt des Interesses, lässt sich ein Verschiebungsvektor lediglich senkrecht zu der Kante in dieser Umgebung berechen, auch wenn an dieser Stelle zuätzlich eine Bewegung parallel zu dieser Kante stattfindet. Bei der Bewegungsanalyse von Stimmlippen tritt dieses Problem speziell im geöffneten Zustand auf an den freien Kanten der Stimmlippen auf, da deren Gradienten nicht immer den Bewegungsrichtungen der Stimmlippen entsprechen [3].

Entsprechend der beschriebenen Problematik wurde ein flächenbasiertes Verfahren implementiert [2]. Die computergestützte Bewegungsanalyse von Stimmlippenschwingungen basiert danach auf der Hypothese, dass die Glottis (die Stimmritze) in den geöffneten Zuständen der einzelnen Schwingungsperioden als mehr oder weniger zusammenhängende dunkle Fläche sichtbar ist, die von den zu verfolgenden Stimmlippen eingeschlossen ist. Auf der Hypothese lassen sich die nachfolgenden Schritte durchgeführen:

- Identifikation der derjenigen Bilder einer Periode mit geöffneter Glottis. Dies geschieht mit der Berechnung der Bildenergie in den ROI's aus den Einzelbildern aus einem Zeitfenster, das zeitlich symmetrisch um das aktuell betrachtete Bild liegt.
- Aus Bildern mit geöffneter Glottis werden die benötigten Parameter (Startkoordinaten, Zusammenhangskriterium, etc...) für die Segmentierung der Glottis geschätzt.
- Für jedes Bild mit geöffneter Glottis erfolgt eine Flächensegmentierung der Glottis durch ein adaptives Regionen-Wachstumsverfahren, anschliessend wird eine Verifikation und Korreketur der glottalen Fläche mit einem elliptischen Modell durchgeführt.
- Aus der glottalen Fläche wird die glottalen Hauptachse (die unabhängig von der Hauptträgheitschse des Fflächesegmentes verläuft) bestimmt, die von der vorderen zur hinteren Kommissur des Kehlkopfes reicht. Anschliessend Approximation der orthogonal dazu liegenden Bewegungsachsen der Stimmlippen an drei für den untersuchenden Phoniater wichtigen Stellen.
- Bei geschlossenen Stimmlippen Schätzung der Trajektorienpunkte mittels der glottalen Hauptachse.
- Extraktion der Trajektorienpunkte der Stimmlippen auf den Bewegungsachsen und Konkatenation der Einzelpunkte zu Bewegungskurven. Anschliessend Normierung der XY-Komponenten der Bewegung im Karthesischen auf den Abstand der Stimmlippen von der glottalen Hauptachse

Alle Schritte lassen sich in der Regel vollautomatisch durchführen, jedoch kann der Untersucher im Bedarfsfall die Berechnung jederzeit unterbrechen und mit manuell geänderten Parametern (ROI, Segmentierungsschwelle, etc..) reinitialisieren. Aus den berechneten, auf die glottale Hauptachse normierten Trajektorien lassen sich interaktiv weitere Parameter wie Einschwingzeit, Amplituden und Phasen, sowie Grundfrequenzverläufe extrahieren.

3 Ergebnisse und Ausblick

In den vergangenen zehn Jahren wurde das Aufnahme- und Auswerteverfahren zusammen mit der phonatrischen Abteilung der Erlanger HNO-Klinik routinemässig eingesetzt und in dieser Zeit auf Grund der aus über 6000 Aufnahmen und Auswertungen gesammelten Erfahrungen iterativ verfeinert und verbessert. Auf der Basis der extrahierten Bewegungskurven entstanden u.a. Studien zur Verträglichkeit von Anästhetikum, zur Klassifikation von funktionellen Stimmstörungen, und zur Evalierung von Stimmbandstörungen auf Grund von Stimmbandlähmungen.

Als repräsentatives Beispiel sei hier eine retrospektive Studie über 123 Patienten mit einseitiger Stimmlippenparese genannt. Alle Bildsequenzen wurden zunächst in Zeitlupenwiedergabe von zwei erfahrenen Phoniatern visuell beurteilt, wobei die aus der Video Stroboskopie bekannten und etablierten Kriterien zur Beurteilung verwendet wurden, namentlich die Berurteilung der Randkantenverschiebung sowie die Art bzw. das Vorhandensein einer supraglottische

Kompensation. Zusätzlich zur subjektiven Beurteilung wurden die Bildsequenzen quantitativ mittels des o.g. automatischen Bildverarbeitungssystems ausgewertet. Quantitativ wurden der Beginn der Stimmlippenschwingungen im Seitenvergleich, der Glottisschluß, die Amplitudenrelation von gesunder und gelähmter Seite, die Einschwingzeit, die Grundfrequenzen und die Öffnungsquotienten analysiert [5].

In den vergangenen zwei Jahren entstand auf der Basis der langjährigen Vorarbeiten ein CI-und MPG konformer, klinischer Prototyp einer miniaturisierten Hochgeschwindigkeitskamera inklusive der oben beschriebenen Auswerte-Software zur Datenreduktion und Parameterquantifizierung. Derzeit wird dieser Prototyp im Rahmen einer derzeit beginnenden europäschien Multicenterstudie mit 14 Teilnehmern (aus Deuschland, Holland, Schweden, Österreich und der Schweiz) evaluiert. Als Referenz für die Evaluierung der neuen Untersuchungsmethode wird der aktuelle weltweit etablierte 'Goldstandard' für die phoniatrische Untersuchung des Kehlkopfes — die Videostroboskopie — verwendet, um quantifizierbare Ergenisse zu erhalten.

Literatur

1. Böhme G, Gross M: *Stroboskopie und andere Verfahren zur Analyse der Stimmlippenschwingungen*, Median Verlag, Heidelberg, 2001.
2. Wittenberg Th: *Wissensbasierte Bewegungsanalyse von Stimmlippenschwingungen anhand digitaler Hochgeschwindigkeitsaufnahmen*, Shaker Verlag Aachen 1998.
3. Kirchner H: *Bewegungsanalyse in Bildfolgen: Ein mehrstufiger Ansatz*, Deutscher Universitäts-Verlag, Wiesbaden, 1993.
4. Tekalp AM: *Digital Video Processing*, Prentice Hall, 1995.
5. Tigges M, Rydell R et al : *Einseitige Stimmlippenparese - wie bewegt sich die gelähmte Stimmlippe?* In: Aktuelle Phoniatrisch Pädaudiologische Aspekte, 1999/2000, Band 7, E. Kruse (Hrsg.), Median Verlag Heidelberg, 2000.

Modellbasierte Bestimmung physiologischer Stimmparameter aus digitalen Hochgeschwindigkeitsaufnahmen

Michael Döllinger, Ulrich Hoppe, Jörg Lohscheller, Stefan Schuberth, Frank Hettlich[1] und Ulrich Eysholdt

Abteilung für Phoniatrie und Pädaudiologie
Friedrich-Alexander Universität Erlangen-Nürnberg, 91054 Erlangen
[1]Mathematisches Institut II, Universität Karlsruhe (TH), 76128 Karlsruhe
Email: boert-rdm@gmx.de

Zusammenfassung. Für die quantitative Bewertung pathologischer oder gesunder Stimmen ist die endoskopische Beobachtung der Stimmlippenbewegungen von zentraler Bedeutung. In dieser Arbeit wird ein Verfahren vorgestellt, das ermöglicht Asymmetrien zwischen rechter und linker Stimmlippe durch physiologische Parameter zu beschreiben. Ausgangspunkt ist ein Zwei-Massen-Modell in Verbindung mit digitalen Hochgeschwindigkeitsaufnahmen von Stimmlippen. Das vorhandene Problem wird als Optimierungsproblem mit nicht konvexer Zielfunktion betrachtet. Hierbei ist die Wahl geeigneter Startwerte von großer Bedeutung.

1 Einleitung

Eine heisere Stimme entsteht oft durch irreguläre, im Extremfall durch chaotische Stimmlippenschwingungen. In vielen Fällen entstehen diese irregulären Schwingungen durch Asymmetrien zwischen linker und rechter Stimmlippe. Bei einer Reihe von Stimmstörungen sind diese Asymmetrien nur während der Stimmgebung zu beobachten. Deshalb kann dieses Verhalten nur mit digitalen Hochgeschwindigkeitsaufnahmen beobachtet werden.

Ziel dieser Arbeit ist es, einen Algorithmus zur automatischen und objektiven Beurteilung von Stimmlippenbewegungen auf der Basis der Hochgeschwindigkeitsaufnahmen zu erstellen. Es sollen sowohl Art als auch Ausmaß möglicher Asymmetrien bestimmt werden.

2 Methode

Die Stimmlippenbewegungen werden mit einer digitalen Hochgeschwindigkeitskamera aufgezeichnet ($3704\,Hz$ und $128\,x\,64$ Pixel Auflösung). Die Bewegungskurven der Stimmlippen werden zunächst aus den erzeugten digitalen Hochgeschwindigkeitsaufnahmen extrahiert (*experimentelle Kurven*). Um Stimmlippenbewegungen quantifizieren zu können, wird ein biomechanisches Modell benutzt.

Ausgangsmodell ist das vereinfachte Zwei-Massen-Modell (2MM), welches aus zwei miteinander gekoppelten Oszillatoren besteht [1,2]. Durch aerodynamische Kräfte (subglottaler Druck) wird das Modell in Bewegung gesetzt. Das 2MM ist in der Lage viele Schwingungseigenschaften von Stimmlippen nachzubilden. In einer vorangehenden Arbeit wurde das 2MM bereits an Stimmlippenbewegungen manuell angepasst [3].

Der Fehler zwischen den experimentellen Kureven und den mit dem 2MM errechneten Kurven (*theoretische Kurven*) soll minimiert werden. Für die Minimierung werden zwei Faktoren Q_l und Q_r eingeführt, welche auf der linken/rechten Seite die Federkonstanten und Massen des 2MM beeinflussen. Somit können Asymmetrien der Muskelspannungen und der Stimmlippenmassen nachgebildet werden. Neben diesen Faktoren wird noch der subglottale Druck P_s variiert. Dieser kann als Maß für die Energie, die dem System zugeführt wird, gesehen werden kann. Die übrigen im 2MM enthaltenen Parameter werden aus einem Standardparametersatz bezogen [1].

Bei dem zu lösenden Problem handelt es sich um ein Optimierungsproblem, mit zu minimierender Zielfunktion über die Parameter (Q_l, Q_r, P_s). Die experimentellen Kurven und die theoretischen Kurven werden zunächst einer Fouriertransformation unterzogen. Da das Spektrum der experimentellen Kurven nur von wenigen Oberschwingungen dominiert wird, werden nur diese in der Zielfunktion berücksichtigt. Da pathologische Stimmlippenbewegungen keine vollständige Periodizität aufweisen, werden zusätzlich die Nachbarkoeffizienten der dominanten Oberschwingungen mit in die Zielfunktion einbezogen. Somit werden kleinere Frequenzänderungen der experimentellen Kurven, bedingt durch Pathologie oder kleinere Messfehler (Pixelrauschen, Fehler der Kantenerkennung) berücksichtigt. Die Fourierkoeffizienten werden in Absolut- und Phasenwerte getrennt. In der Zielfunktion werden Absolutwerte und Phasenwerte der Fourierkoeffizienten getrennt voneineander betrachtet. Die Absolutwerte der Fourierkoefizienten können in Abhängigkeit der Amplituden beliebig große oder kleine Werte annehmen. Da sich die Phasen maximal um 2π unterscheiden, werden die Kurven skaliert. Der Skalierungsfaktor ergibt sich aus dem Angleichen des maximal möglichen Fehlers der Absolutwerte der Fourierkoeffizienten und des maximalen Phasenfehlers der experimentellen Kurven.

Die aus den Absolutbeträgen der Fourierkoeffizienten und deren Phasen entstandene Zielfunktion ist nicht konvex. Deshalb muss vor der eigentlichen Optimierung eine wissensbasierte Startwertsuche gestellt werden. Für die erste Approximation von Q_l, Q_r wird die Bewegungsgleichung eines ungekoppelten Oszillators benutzt [3]. Da für P_s keinerlei Anhaltspunkte gegeben sind, wird hierfür ein definiertes, physiologisch sinnvolles Intervall durchlaufen. Hieraus resultieren die Startwerte (Q_l^i, Q_r^i, P_s^i), die dem Optimierungsalgorithmus übergeben werden.

Da die Zielfunktion eine 'schlechte' Struktur aufweist, werden Optimierungsalgorithmen verwendet, die keine Gradienten benutzen. 'Schlechte Struktur' heißt, dass sehr viele lokale Minima in der Zielfunktion enthalten sind. Bei 'schlechten' Startwerten würden Gradientenverfahren sehr schnell in lokalen Minima abbrechen. Besser geeignet für diese Art von Problemen sind gradientenunabhängige Verfahren wie z.B. der Nelder-Mead-Algorithmus oder der Algorithmus von Powell [4].

3 Ergebnis

Das entwickelte Verfahren wurde bereits bei gesunden Stimmlippen und spezifischen Störungsbildern [5] erfolgreich getestet. Exemplarisch wird die Funktionalität des Algorithmus und dessen Vorgehensweise an einer, aus digitalen Hochgeschwindigkeitaufnahmen extrahierten, gesunden Stimmlippenbewegung (Abb. 1) gezeigt. Der verwendete Nelder-Mead-Algorithmus bricht nach 15 Iterationen mit folgendem Ergebnis ab:

$$Q_l^* = 2.6801, \quad Q_r^* = 2.6429, \quad P_s^* = 12.8 \ cm \ H_2O.$$

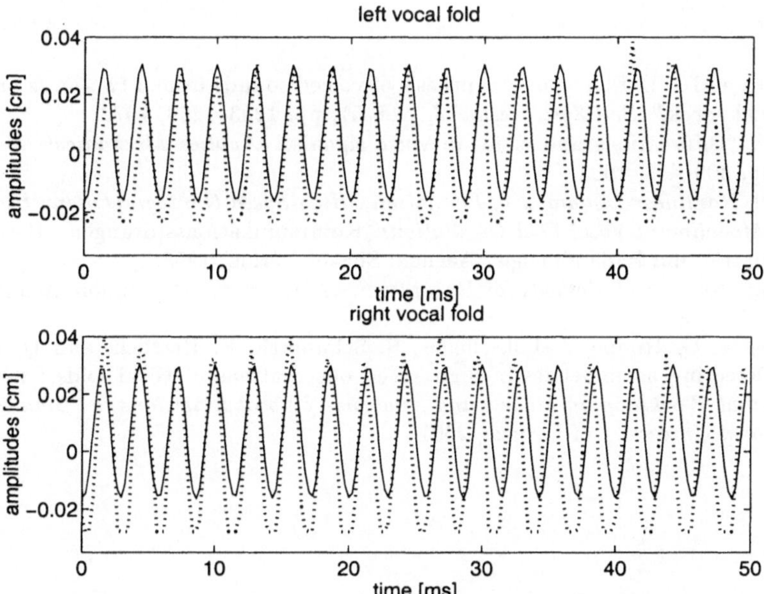

Abb. 1. Ergebnis der Approximation (durchgezogene Linien) an gesunde Stimmlippenbewegung (gestrichelt) in einem Zeitfenster von $50\,ms$. Das obere Bild entspricht der linken und das untere der rechten Seite der Stimmlippen.

Die Ähnlichkeit der gefundenen Asymmetrieparameter Q_l und Q_r bestätigt die als gesund diagnostizierte gesunde Stimmlippenbewegung. Der Druck nimmt in vielen Parameterbereichen keinen Einfluß auf das Symmetrieverhalten des 2MM und ist auch in diesem Beispiel nur für die Stärke der Auslenkungen der Bewegungskurven des 2MM verantwortlich.

4 Diskussion

Die bisherige Arbeit hat gezeigt, dass aus extrahierten Stimmlippenbewegungen prinzipiell physiologische Parameter [5] gewonnen werden können. Für die Erweiterung des Algorithmus auf komplexere Krankheitsbilder, wie z.B. einer Lähmung des N. laryngeus superior oder bei Stimmlippenpolypen sind allerdings noch Modifikationen einzubinden. Bisher gefundene Approximationen des Optimierungsalgorithmus stimmen mit den pathologischen Stimmlippenbewegungen dieser Krankheitsbilder nicht überein. Ein Grund hierfür ist wahrscheinlich die beschränkte Anzahl der zu optimierenden Parameter.

Der Schwerpunkt der Arbeit liegt in nächster Zeit deshalb vor allem darin, die Zahl der Optimierungsparameter so zu erweitern, dass weitere Krankheitsbilder nachgebildet werden können. Ein weiterer Punkt ist die korrekte physiologische Interpretation der erhaltenen Parametersätze.

Literatur

1. K. Ishizaka and J. L. Flanagan, "Synthesis of voiced sounds from a two-mass model of the vocal cords," *Bell Syst. Techn. J.*, vol. 51, pp. 1233–1268, 1972.
2. H. Herzel, "Bifurcations and chaos in voice signals," *Applied Mechanical Revues*, vol. 46, pp. 399–413, 1993.
3. P. Mergell, *Nonlinear Dynamics of Phonation - High-Speed Glottography and Biomechanical Modeling of Vocal Fold Oscillations.* Kommunikationsstörungen - Berichte aus Phoniatrie und Pädaudiologie, Aachen: Shaker Verlag, 1998.
4. W. Murray, *Numerical Methods for Unconstrained Optimization.* London: Academic Press, 1972.
5. M. Döllinger, U. Hoppe, J. Lohscheller, S. Schuberth, F. Hettlich, and U. Eysholdt, "Detecting asymmetries in high speed observations of vocal folds," in *2nd International Workshop on Models and Analysis of Vocal Emissions for Biomedical Applications*, University of Firenze, 2001.

Parameter Estimation for
Automatic Dose Control in Radioscopy

Daniel Keysers, Sami Celik, Henning Braess[1], Jörg Dahmen, and Hermann Ney

Lehrstuhl für Informatik VI, Computer Science Department
RWTH Aachen - University of Technology, D-52056 Aachen, Germany
Email: keysers@cs.rwth-aachen.de
[1]Philips GmbH Forschungslaboratorien
Weißhausstraße 2, D-52056 Aachen, Germany

Abstract During a medical radioscopic examination, the X-ray dose
needs to be adjusted continuously to the body region examined. In current systems, this adjustment is based on the mean grayvalue of the
central part of the current image. Basing the control of the X-ray dose
on this parameter alone leads to incorrect exposure, if direct radiation
enters the central part of the image. We present the application of different regression methods to estimate this parameter more robustly, based
on approaches from object classification. Robustness of the estimation is
especially important in order to achieve high image quality during the
dynamic examination.

1 Introduction

Radioscopy is a dynamic X-ray examination method which allows the visualization of processes inside the body that are changing with time. These examinations are often combined with the use of a contrast agent, for example in the
diagnosis of swallowing movements. In radioscopy, the parameters of the X-ray
system need to be adjusted continuously, because they need to match the properties of the regarded tissue, which vary in different regions of the human body.
In current systems this adjustment is made on the basis of the mean grayvalue
of the central part of the current image. The grayvalue parameter is then used
to control the X-ray dose automatically. This procedure leads to incorrect exposure, if direct radiation enters the central part of the image. This problem arises
e.g. during barium swall and some vascular examinations. Incorrect exposure is
naturally unwanted because it may make the diagnosis more difficult or lead to
additional X-ray exposure of the patient if the examination needs to be repeated.

In this work, we present the application of different regression methods for
the estimation of the grayvalue parameter using approaches from object classification [1]. The motivation for the use of these methods is that the optimal
grayvalue is based on the type of a region of interest. If the method can correctly assign the image to a specific class, the relationship between the grayvalue
parameter and the image brightness can be supposed to be approximately linear. Instead of using a two step approach of classification and then parameter

estimation, we propose to directly view the task as a regression problem. For an introduction to regression see e.g. [2]. Requirements for the estimation procedures are

- robustness, to guarantee a response within the time limits and with noise tolerance,
- proportional response with respect to global image brightness, to allow correct dose control and
- response times below 20ms, to allow dynamic adjustment of the X-ray dose.

The evaluation of the methods is based on example images from radioscopy which have been labeled with the ideal grayvalue parameter by an expert.

2   Methods

The conventional method for the estimation of the grayvalue parameter uses the average of the central 60% portion of the current image. We propose the use of nearest-neighbor regression, kernel density regression and neural network regression as alternatives. Based on a training set of images $x_n \in \mathbb{R}^D, n = 1, ..., N$ for which the optimal grayvalue parameter $y_n \in \mathbb{R}, n = 1, ..., N$ is known (being the mean grayvalue of the object of interest) the three methods estimate the parameter for a new image. That is, the methods can be viewed as functions $f : \mathbb{R}^D \to \mathbb{R}$ to determine the grayvalue, where the free parameters of the functions are determined based on the training set $\{(x_n, y_n)\}$. To reduce the dimensionality of the feature space the images are scaled down from 32×32 pixels to different sizes, typically 8×8 pixels, i.e. $D = 64$. We use appearance based methods, which means that the grayvalues are used directly as features.

The **k-nearest neighbor regression** is based on the computation of the k closest training images with respect to a distance function (Euclidean distance here) and returns the average of the optimal parameters of those images.

In **kernel density regression**, a weighted average of the optimal parameters of the training images is returned, where the weight depends on the value of a kernel function. Here Gaussian kernels were used with multiples of the identity matrix as covariance matrices, scaled with an empirical factor α. The resulting estimation function is:

$$f(x) := \left(\sum_{n=1}^{N} \exp\left(-\frac{||x - x_n||^2}{2\sigma^2 \alpha} \right) \right)^{-1} \sum_{n=1}^{N} y_n \exp\left(-\frac{||x - x_n||^2}{2\sigma^2 \alpha} \right)$$

Finally, in **neural network regression** the parameter is estimated by an artificial neural net trained on the training images and their optimal parameters. A multi layer perceptron with one hidden layer and sigmoid activation functions was trained using backpropagation in the experiments [3].

The requirement of scaling proportional to total image brightness is achieved by normalizing input and training images and by applying the inverse normalization of the input to the regression output in all three methods. For comparison

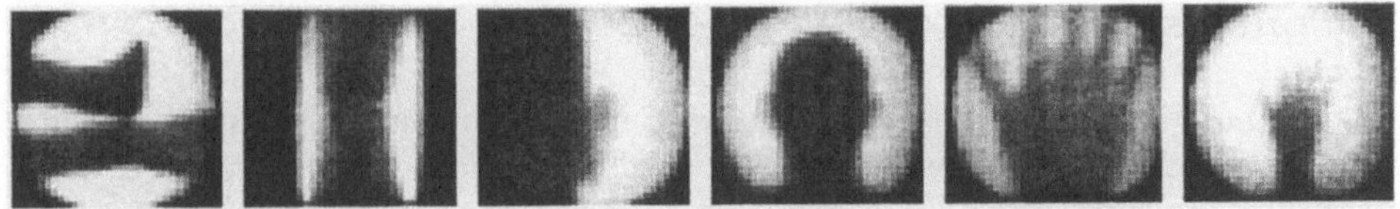

Figure 1. Example images from the database used in the experiments.

we include results obtained by the Philips Research Laboratory using a method based on clustering and segmentation, which performs very well in terms of parameter estimation but is slower and less robust than the regression methods proposed here, as segmentation may fail in some images [4].

3   Experimental results

We evaluated the approaches using a database of 82 images for which the optimal parameters were determined by an expert. Example images are shown in Figure 1. As the size of this database is quite small, we used leaving-one-out cross-validation to determine the performance, i.e. when estimating the parameter for one image we used the remaining 81 images for training, thus still strictly separating training and test set. The root mean squared error (RMSE) of the estimated parameter with respect to the optimal parameter was used as the performance measure of the algorithms.

$$\mathrm{RMSE}(f) = \sqrt{\frac{1}{N} \sum_{n=1}^{N} ||y_n - f(x_n)||^2}$$

Table 1 shows the results for the different methods including the runtime on a standard 800 MHz PC.

It should be noted that the neural net performs best here, but the performance depends strongly on the chosen parameters (number of nodes in the hidden layer and termination criterion for the training). It can be observed that all three methods perform far better than the conventional method (more than 75% reduction in RMSE) at very low time requirements.

Table 1. Regression results. RMSE over 82 leaving-one-out tests, runtime with respect to one image.

method	RMSE	runtime
clustering and segmentation [4]	1.9	-
mean of 60% central area	21.9	-
1-nearest neighbor	5.1	< 1ms
3-nearest neighbor	4.8	< 1ms
kernel densities	4.2	< 2ms
neural net	4.0	< 0.002ms

4 Conclusions

The presented regression approaches allow a fast and robust estimation of the grayvalue parameter for dose control in medical radioscopy and perform far better than the conventionally used method. They also allow efficient implementation in hardware. The known clustering/segmentation approaches perform still better in terms of RMSE but suffer from instabilities and varying runtimes.

For use in practice the presented methods would use a far larger training set which can be expected to further improve the results. This would increase the runtime for the prototype-based methods (nearest neighbor, kernel densities), but approaches exist to reduce the number of prototypes for these applications (editing and condensing, clustering).

Possible improvements include application of methods known from image object recognition to achieve invariance of the regression result with respect to rotation, scaling and translations of the objects of interest. To evaluate the methods more deeply, a much larger database is also necessary.

Acknowledgement

We would like to thank Sirko Molau (Lehrstuhl für Informatik VI, RWTH Aachen) for providing the basic neural network implementation.

References

1. J. Dahmen, D. Keysers, H. Ney, and M. O. Güld. Statistical Image Object Recognition using Mixture Densities. *Journal of Mathematical Imaging and Vision*, 14(3):285–296, May 2001.
2. V. Cherkassky and F. Mulier. *Learning from Data*. Wiley, New York, 1998.
3. C. M. Bishop. *Neural Networks for Pattern Recognition*. Oxford Univ. Press, 1996.
4. H. Braess and G. Schmitz. Philips Research. Personal communication, 2001.

Regionenbasierter Ansatz zur Blutgefäßsegmentierung

Klaus Donath, Matthias Wolf, Radim Chrástek, Ludwig Plasswilm[1], Heinrich Niemann

Bayerisches Forschungszentrum für Wissensbasierte Systeme
Forschungsgruppe Wissensverarbeitung, 91058 Erlangen
Email: donath@forwiss.de

[1]Klinik für Radioonkologie, Universitätsklinik Tübingen

Zusammenfassung. Diese Arbeit stellt ein interaktives System zur Analyse planarer Blutgefäßsysteme (Dottersackgefäßsystem des Hühnerembryos) vor, in dem nach einer Empfindlichkeitseinstellung des Anwenders Blutgefäße gefunden und daraus Daten über das Gefäßsystem berechnet werden. Das Bild wird in Wasserscheidenregionen zerlegt und diese gemäß ihrer lokalen Grauwerteigenschaften dem Hintergrund oder Gefäßen zugeordnet. Die Interaktionen erfolgen über eine grafische Oberfläche. Der Anwender legt den minimalen Kontrast zwischen Gefäßen und Hintergrund fest und kann gezielt bis auf Regionenebene Fehlsegmentierungen beseitigen. Im segmentierten Bild kann eine *Region of interest* festgelegt und darin Daten der Gefäße berechnet werden.

1 Einleitung

Die Untersuchung von Blutgefäßen hat hohe medizinische Relevanz, denn die häufigsten Todesursachen – Krebs und Herz-Kreislauf-Erkrankungen – sind eng mit Blutgefäßveränderungen verbunden.

Hier wird ein Ansatz zur interaktiven Blutgefäßanalyse planarer Gefäßsysteme (Dottersackgefäßsystem von Hühnerembryos, Augenhintergrund, subcutane Gefäße) vorgestellt, der sich an [1] und [2] anlehnt. Die Gefäßsegmentierung basiert auf der Zerlegung des Bildes in Wasserscheidenregionen, die dann den Klassen *Gefäß* und *Hintergrund* zugeordnet werden. Neu ist dabei, dass der Anwender diese Zuordnung durch die Vorgabe zweier Empfindlichkeitsregler beeinflussen kann, aus denen interne Parameter berechnet werden. Außerdem existieren verschiedene Korrekturmöglichkeiten für Fehlsegmentierungen. Das System ist dafür in eine grafische Oberfläche eingebettet.

2 Methode

Dieser Ansatz wurde für Bilder des Dottersackgefäßsystems embryonaler Haushühner (768 × 576 Bildpunkte, 24 Bit Farbtiefe, RGB) entwickelt und wird momentan an andere Arten von Gefäßsystemen angepasst.

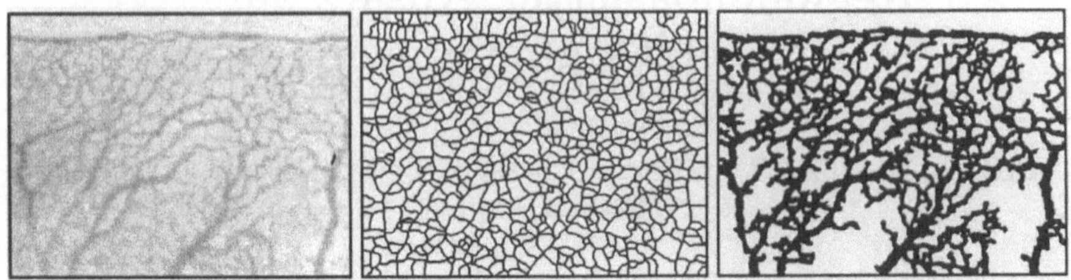

Abb. 1. Ausschnitt des Dottersackgefäßsystems (a), (b) Linienbild, (c) Segmentierungsergebnis

Für die Verarbeitung wird nur der Grünkanal verwendet, da hier der größte Kontrast zwischen roten Blutgefäßen und dem gelben Eidotter liegt. Die Gefäße sind noch sehr klein und kontrastarm und der Hintergrund ist inhomogen (Blutinseln), was die Genauigkeit der Segmentierung begrenzt.

2.1 Vorverarbeitung und Gefäßsegmentierung

Aufnahmebedingte Störungen werden durch ein 3×3 Medianfilter und anisotrope Diffusion [3] beseitigt. Die Gefäßsegmentierung setzt sich aus zwei regionenbasierten Ansätzen zusammen. Die Wasserscheidentransformation (WST) zerlegt ein Bild in Regionen, deren Mittelpunkte lokale Grauwertminima und deren Randpunkte lokale Maxima sind, wobei Anzahl und Größe der Regionen entscheidend von der Glattheit des Bildes abhängt. Lokale Maxima und damit Regionengrenzen liegen im (invertierten) Grauwertbild in der Mitte der Gefäße, im Kantenbild auf den Gefäßrändern. Zum einen wird das Bild (Abb. 1 (a)) tiefpassgefiltert (Gauss mit der Maske 25×25), invertiert und Wasserscheidenregionen (WSR) berechnet. Die Regionengrenzen ergeben ein Linienbild (Abb. 1 (b)), das neben anderen alle Gefäßmittellinien enthält.

Zum anderen wird mittels Canny ($\sigma = 2$, Maske 9×9) das Kantenstärkebild berechnet und in WSR zerlegt. Für jede Region wird der mittlere Grauwert sowie die Grauwertdifferenzen zu den Nachbarregionen bestimmt, außerdem alle Regionen markiert, die (im Linienbild) auf einer Linie liegen (*Linienregionen*).

Die Gefäßsegmentierung entspricht nun einer Klassifikation der Regionen in *Gefäßregion* oder *Hintergrundregion*. Diese erfolgt aufgrund lokaler Regioneneigenschaften (auf Grauwert- und Kontrastnormierungen zur automatischen Segmentierung wurde zugunsten der Möglichkeit zur Interaktion verzichtet). Liegt der mittlere Grauwert einer Region um mindestens s_1 Graustufen (über einen Regler einstellbar) unter dem einer Nachbarregion, wird sie als Gefäßregion markiert. Für kleine Gefäße (Unterklasse *kleines Gefäß*) wird analog ein Schwellwert s_{1_a} ($s_{1_a} = a \cdot s_1$, $0 < a < 1$) eingeführt; zusätzlich müssen die Regionen jedoch Linienregionen sein. Iterativ werden alle zu Gefäßregionen benachbarten Regionen, deren mittlerer Grauwert sich weniger als s_2 (durch einen zweiten Regler bestimmt) von jenen unterscheiden, ebenfalls als Gefäßregionen klassifiziert (bei kleinen Gefäßen wiederum nur Linienregionen). s_1, s_{1_a} und s_2 bestimmen somit Hystereseschwellwerte, die aus zwei Empfindlichkeitsreglern berechnet werden.

2.2 Korrekturmöglichkeiten

Die Gefäßsegmentierung beruht hauptsächlich auf lokalen Grauwertunterschieden, weshalb an Abzweigungen kleiner Gefäße Lücken entstehen. Außerdem haben nicht alle „sichtbaren" Gefäße eine Entsprechung in den Grauwerten oder liegen unterhalb der Schwellwerte, sollen aber trotzdem segmentiert werden. Deshalb sind die vorgestellten Nachbearbeitungsschritte von den Bilddaten nahezu unabhängig.

Lücken mit der Breite einer Region werden geschlossen, falls sowohl die Gefäßenden, als auch die Lücke Linienregionen sind. Zum Schließen breiterer Lücken müssen die Gefäßenden markiert werden, anschließend wird die kürzeste Verbindung von Linienregionen zwischen den Gefäßenden gesucht.

Des weiteren können Blutinseln oder Gefäße, die nicht mit dem Gefäßnetz verbunden sind, nach ihrer Fläche gelöscht werden. Dazu werden die Flächen aller zusammenhängenden Gefäßregionen berechnet und all jene, die unter einem Schwellwert liegen, wieder dem Hintergrund zugeordnet.

Außerdem können gezielt einzelne Regionen als Gefäß oder Hintergrund markiert werden.

2.3 Datenberechnung

Aus dem segmentierten Bild oder einem zuvor festgelegten Bereich (*Region of interest*) werden nun die Länge aller Blutgefäße, die Strecke zwischen zwei Verzweigungen, auf die Fläche bezogene Gefäßdichte, die von oben sichtbare Oberfläche und der mittlere Gefäßdurchmesser berechnet.

Mittels Skelettierung erhält man die Gefäßmittellinien, das Distanzbild (aus n-facher Erosion) ergibt die Gefäßradien. Nach [2] werden im Skelett alle Verzweigungspunkte gesucht und eine Liste von Gefäßstücken zwischen diesen Punkten angelegt. Jedes Listenelement enthält Anfangs- und Endpunkt des Gefäßstücks, den Verlauf in Kettencode, die Durchmesser in jedem Punkt, Gefäßstücklänge, mittlerer Gefäßdurchmesser, Gefäßstückoberfläche sowie die sich anschließenden Gefäßstücke. Damit können durch Addition oder Durchschnittbildung alle relevanten Daten berechnet werden.

3 Ergebnis

Die Methode wurde an 20 Bildern getestet, von denen 4 wegen zu geringer Kontraste aussortiert wurden. Nach Einstellung der Empfindlichkeitsregler mussten noch 20 bis 100 Regionen korrigiert werden (bei 7000 bis 10000 Regionen wurden damit über 98% richtig klassifiziert), wobei Gefäße mit einem Abstand von unter 5 Grauwertstufen zum Hintergrund nicht mehr erkannt werden sollen, da die Unterschiede innerhalb des Hintergrundes oder der Gefäße meist größer sind. Die Ergebnisse wurden von einem medizinischen Experten begutachtet.

Aus dem segmentierten Bild werden die in Abschnitt 2.3 beschriebenen Werte berechnet (Abb. 2). Hier zeigt sich, dass die Korrektur weniger Regionen in den Daten Schwankungen um 4%, vereinzelt auch mehr, bewirken kann.

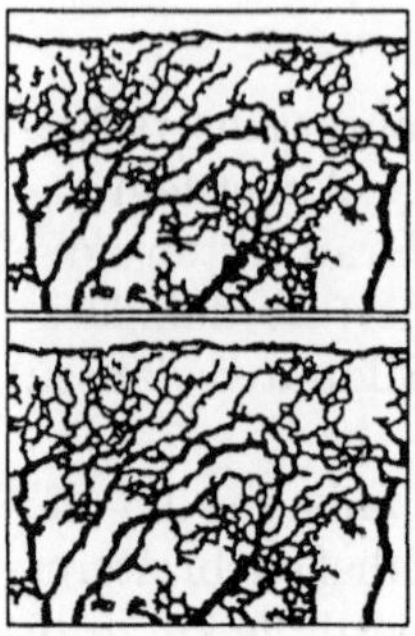

Gefäßlänge (gesamt)	14577	107.978 mm	
mittl. Gefäßlänge	22	0.165 mm	
Gefäßdichte		4.543 mm^{-1}	
Oberfläche	131743	7.23 mm^2	30.41 %
mittl. Durchmesser	9	0.067 mm	
Gefäßlänge (gesamt)	15117	111.978 mm	
mittl. Gefäßlänge	23	0.171 mm	
Gefäßdichte		4.711 mm^{-1}	
Oberfläche	135305	7.42 mm^2	31.24 %
mittl. Durchmesser	8	0.066 mm	

Abb. 2. Segmentiertes Bild mit Daten vor (oben) und nach (unten) Korrektur. Von 8401 Regionen wurden etwa 80 anders klassifiziert

Die Güte der Segmentierung und der Auswahl der zu berechnenden Daten kann nur an den berechneten Unterschieden zwischen verschiedenen Behandlungsgruppen gemessen werden. Pro Gruppe sind 100 oder mehr Probanden üblich, damit der Interklassenabstand die individualen Unterschiede übersteigt. Eine Pilotstudie deutet darauf hin, dass eine höhere Gefäßlänge mit einer kürzeren Strecke zwischen zwei Verzweigungen einhergeht, was für angiogenetisches Wachstum spricht. Eine Studie mit 500 bis 1000 Bildern, die Anfang des nächsten Jahres geplant ist, soll dies bestätigen.

4 Schlussfolgerung

Es wurde ein Ansatz zur Analyse des Dottersackgefäßsystems embryonaler Haushühner vorgestellt, der in Hinblick auf den Einsatz durch Mediziner in Labor und Diagnostik mit einer grafischen Oberfläche versehen wurde. Auch wenn der geringe Kontrast der Bilder Probleme bereitet, können durch die viele Eingriff- und Korrekturmöglichkeiten für den Anwender Fehlsegmentierungen vermieden oder beseitigt werden.

Literatur

1. Knüvener C, Wolf M, Weierich P: Hierarchische Regionenverschmelzung zur Gefäßsegmentierung beim Hühnerembryo, B. Jähne (Hrsg.): Mustererkennung 1996, 18. DAGM Symposium, S. 383-391, Springer, 1996.
2. Donath K, Wolf M, Höper J: Zeitliche Analyse der Angiogenese im extraembryonalen Gefäßsystem des Hühnerembryos, W. Förstner (Hrsg.): Mustererkennung 1999, 21. DAGM Symposium, S. 381-388, Springer, 1999.
3. Weickert J: Anisotropic Diffusion in Image Processing, ECMI Series, Teubner, Stuttgart, 1998, 170 pages. ISBN 3-519-02606-6.

Nichtlineare Reaktionsdiffusionssysteme und ihre Anwendung zur Bewertung von dreidimensionalen Gewebskulturen

Jens-Peer Kuska und Bernhard Frerich[1]

Institut für Informatik
Universität Leipzig, 04109 Leipzig
[1]Klinik für Mund-, Kiefer- und Plastische Gesichtschirurgie,
Universität Leipzig, Nürnberger Str. 57, 04103 Leipzig

Zusammenfassung. Ein Verfahren für die Auswertung der beim Tissue engineering von Weichgewebe aufgenommenen Volumendaten für Kapillaren und Muskeln wird vorgestellt. Die Volumendaten werden mit Hilfe eines konfokalen Laser Scanning Mikroskop gewonnen. Für die Quantifizierung und Optimierung der Wachstumsparameter ist es notwendig den Bedeckungsgrad des Kapillargewebes mit Muskelzellen zu bestimmen. Für die Glättung und Ausheilung der Daten werden zwei gekoppelte nichtlineare anisotrope Diffusionsgleichungen gelöst.

1 Einleitung

Zielsetzung unserer Arbeiten [1,2] ist das Tissue engineering von Weichgeweben (Fettgewebe) für die plastisch rekonstruktive Chirurgie. Dabei ist ein wesentlicher Punkt die Ausbildung eines Blutgefäßnetzes, das die Versorgung des Gewebes übernehmen kann. Wir arbeiten dazu mit einem dreidimensionalen Gewebemodell, in dem die Ausbildung eines kapillarartigen Netzwerkes im konfokalen Laser Scanning Mikroskop dargestellt wird. Wesentliche Gesichtspunkte sind zum einen die Stabilisierung kapillarartiger Strukturen in einem solchen Modell, zum anderen die Funktionalität im Sinne einer verbesserten Oxygenierungs- und Ernährungssituation. In bisherigen Arbeiten wurde die Länge kapillarartiger Strukturen pro Volumeneinheit ausgemessen und als Parameter für Angiogenese und vor allem Stabiliserung der Strukturen über den zeitlichen Verlauf der Kulturen gewählt. Indirekt waren über die Gesamtlänge zusammenhängender Einzelstrukturen auch Aussagen über den Vernetzungsgrad möglich. Diese Daten wurden interaktiv erhoben, die Erhebung ist somit zeitaufwendig und mit Ungenauigkeiten behaftet.

Beim künstlichen Wachstum von Fettgewebe kommt es darauf an, Gewebeproben zu erzeugen, deren Zellen durch ein Geflecht von Kapillaren optimal mit Nährstoffen versorgt werden. Für die Stabilität der Kapillaren ist es notwendig, das diese von Muskelgewebe umschlossen werden. Zur Optimierung der Wachstumsbedingungen ist es notwendig den Bedeckungsgrad der Kapillaroberfläche mit Muskelzellen quantitativ zu bestimmen.

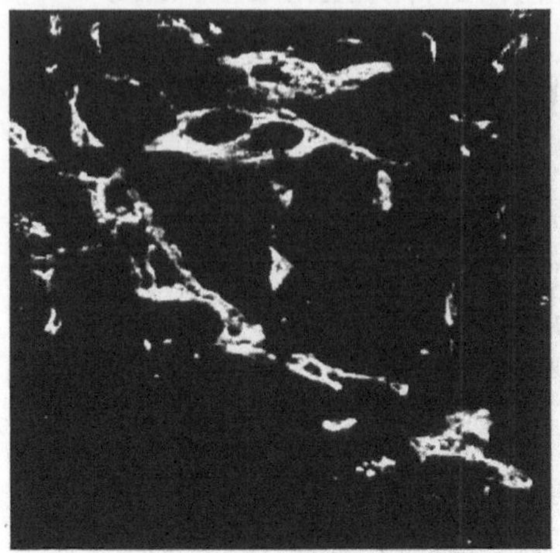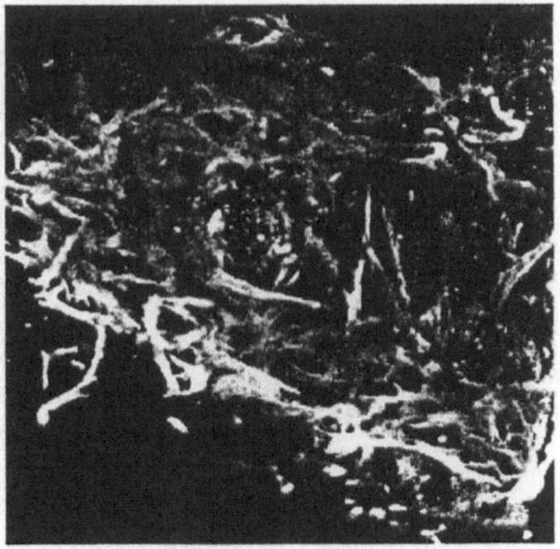

Abb. 1. Ein Schnitt durch die Volumedaten der Kapillaren (links) und Muskelzellen (rechts), die Datensätze haben jeweils eine Aufösung von $256 \times 256 \times 41$

2 Aufbereitung der Daten und Auswertemethoden

Die Volumendaten liegen in zwei Datensätzen für die Kapillaren und Muskeln vor (Abb. 1). Obwohl die Voxelmengen für der Kapillarvoxel und der Muskelvoxel disjunkt sein sollten, da eine Zelle nicht gleichzeitig Gefäß- *und* Muskelzelle sein kann, kommt es bei den Volumendatensätzen zu einer Überlappung der beiden Voxelmengen. Die Bestimmung des Bedeckungsgrades erfordert daher neben der Reduktion des Rauschens eine simultane Ausheilung der Kapillaren- und Muskelstrkukturen mit der Nebenbedingung, daß am Ende der Ausheilung die Voxelmengen der beiden Datensätze disjunkt sind. Es ist zu beachten, das nur die Bedeckung der Aussenfläche der Kapillaren mit Muskelzellen bestimmt wird und die Innenflächen keinen Beitrag liefern.

Für die Ausheilung und Reduktion des Rauschens wird eine anisotrope nichtlineare Diffusion verwendet [3], welche die Korrelation entlang der Kapillaren erhält und verstärkt. Die Kopplung der Volumendaten für Muskeln und Kapillaren erfolgt dadurch, das die Grauwerte der beiden Datenstätze als Konzentrationen u_m und u_c der Stoffe M und C aufgefasst werden. Beide Stoffe führen neben der Diffusion noch eine chemische Reaktion $C + M \rightarrow C$ mit der Reaktionslaufzahl k aus. Für die Bestimmung des Bedeckungsgrades wird das nichtlineare Reaktions-Diffusionsystem

$$\frac{\partial u_c}{\partial t}(r, t) = \overleftarrow{\nabla} \overleftrightarrow{\mathcal{D}}_{c,\rho}(u_{c,\sigma})\overrightarrow{\nabla}u_c(r, t)$$

$$\frac{\partial u_m}{\partial t}(r, t) = \overleftarrow{\nabla} \overleftrightarrow{\mathcal{D}}_{m,\rho}(u_{m,\sigma})\overrightarrow{\nabla}u_m(r, t) - k\,u_c\,u_m$$

$$u_c(r, 0) = u_{c,0}(r)$$

$$u_m(r, 0) = u_{m,0}(r)$$

$$\left.\frac{\partial u_c}{\partial n}\right|_{r\in\Gamma} = 0, \qquad \left.\frac{\partial u_m}{\partial n}\right|_{r\in\Gamma} = 0$$

$$r \in R^3, \quad t \in [0, T] \quad \{u_c, u_m : R \times R^3 \to R\}$$

über ein Zeitintervall $t \in [0, T]$ integriert. Die $u_{j,\sigma}$ sind dabei die mit einem Gauss-Kern der Breite σ gefalteten Konzentrationen u_j. Der Diffusionstensor wird so bestimmt, daß die Diffusion in Richtung des Gradienten $u_{j,\sigma}$ unterdrückt wird, eine komponentenweise Faltung des Diffusionstensors mit einem Gauss-Kern der Breite ρ garantiert dabei die Stetigkeit des Diffusionstensors als Funktion des Ortes.

Asymtotisch führt diese Reaktion zur Beseitigung der Muskelvoxel an den Orten, an denen sich Kapillarvoxel befinden. Da das Abfallen der Konzentration der Muskelvoxel während des Diffusionsprozesses erfolgt, wird bei der Rekonstruktion und Maskierung der Muskelvoxel die Umgebung der Voxel und die Kohärenz in den Datenätzen berücksichtigt. Der Diffusionsprozess hat so die Möglichkeit auch Muskelstrukturen zu verstärken, die bei einer direkten Maskierung der Muskeldaten mit den Kapillardaten verloren gehen würden. Da die Konzentration der Muskelzellen nur im Grenzwert $t \to \infty$ durch die Kapillarzellen verschwindet, muss für endliche Zeiten ein Schwellwert β gesetzt werden. Voxel mit $u_m < \beta$ und $u_c < \beta$ werden als Hintergrundvoxel betrachtet.

Für die Bestimmung des Bedeckungsgrades wird das nichtlineare Reaktions-Diffusionsystem über ein Zeitintervall $t \in [0, T]$ integriert. Das äussere Volumen wird durch das markieren der Verbundenen Komponenten des Hintergrundes in den Volumendaten mit der Kapillaren bestimmt, die größte verbundene Hintergrundkomponente wird dabei dem äusseren Volumen zugeordnet. Der Schwellwert β dient dazu, ein Voxel als Zelle eines bestimmten Typs identifizieren. Dieser Schwellwert hängt von den Messdaten und von den Parametern der Diffusion ab. Die günstigste Methode zur Festlegung des optimalen Schwellwertes besteht in der Bestimmung des Bedeckungsgrades für einen variierenden Schwellwert. Die maximale Bedeckung legt den optimalen Schwellwert fest (Abb. 3), da bei einem zu geringen oder zu grossen Schwellwert die sich die Aussenflächen der Strukturen nicht berühren und somit kein Beitrag zur Bedeckung liefern. Die Position des optimalen Schwellwertes erweist sich auch für grösse Zeiten stabil.

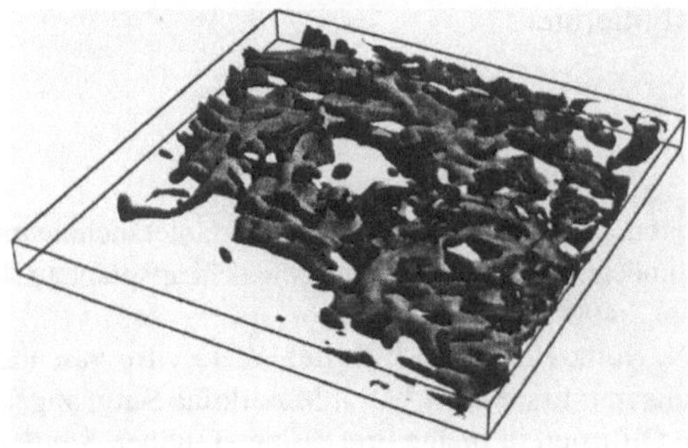

Abb. 2. Die Kapillaren (grün/hell) und die Muskeln (rot/dunkel) nach der Glättung und Ausheilung durch den Diffusionsprozess mit $\epsilon = 1 \cdot 10^{-4}$, $\sigma = 0.5$, $\rho = 5$, $k = 0.0003$, $t = 8$

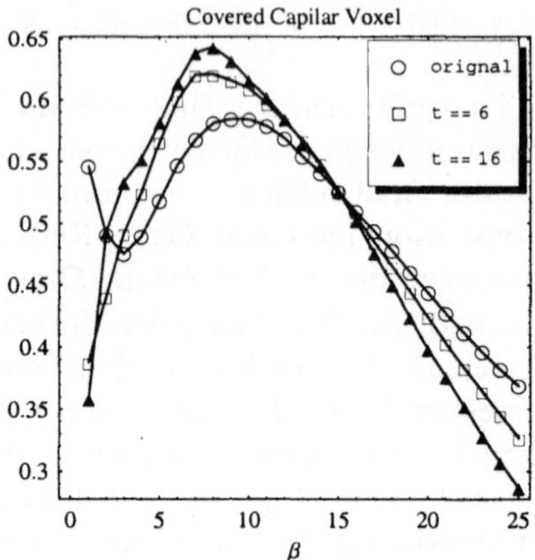

Abb. 3. Bedeckungsgrad der Kapillaroberfläche in Abhängingkeit vom Schwellwert β für die beiden Konzentrationen für die Diffusion bei $t = 0, 6\, t = 16$ und Zeiteinheiten

3 Schlussfolgerung

Der Diffusionsprozess reduziert das Rauschen in den Bildern ohne dabei die Struktur des Kapillargeflechtes zu zerstören. Die dreidimensionale Rekonstruktion der beiden Geflechte (Abb. 2) ermöglicht eine qualitative Bewertung des Wachstumsprozesses. Die Muskelvoxel werden im Verlaufe der Diffusion aus Regionen entfernt, in denen Kapillarvoxel vorhanden sind. Nach Ablauf der anisotropen Diffusion kann der Bedeckungsgrad der Kapillaroberfläche in den betrachteten Datensätzen ≈ 0.63 bestimmt werden.

Die entwickelte Methode der Kopplung zweiter anisotroper Diffusionsprozesse über ein Reaktionssystem ermöglicht eine Quantifizierung des Wachstums der Kapillaren aus den Volumendatensätzen und kann dazu benutzt werden, die Wachstumsbedingungen für das Gewebe zu optimieren.

References

1. Frerich B, Kurtz-Hoffmann J, Lindemann N, Müller S: Untersuchungen zum Tissue engineering vaskularisierter knöcherner und weichgewebiger Transplantate. Mund-, Kiefer- und Gesichtschirurgie 4 Suppl 2:490-2495, 2000
2. Frerich B, Lindemann N, Kurtz-Hoffmann J, Oertel, K: In vitro vascular stroma model for the engineering of vascularized tissues. Int J Oral Maxillofac Surg, angeommen, 2000
3. Weickert J: Anisotroptic Diffusion in Image Processing. Teubner, Stuttgart, 1998.

Automatic Construction of 3D Statistical Deformation Models: Application to Patients with Schizophrenia

D. Rueckert[1], A. F. Frangi[2] and J. A. Schnabel[3]

[1] Visual Information Processing, Department of Computing, Imperial College, London, UK (email: dr@doc.ic.ac.uk)
[2] Grupo de Tecnologia de las Comunicaciones, Departamento de Ingenieria Electronica y Comunicaciones, Universidad de Zaragoza, Spain
[3] Computational Imaging Science Group, Guy's Hospital, King's College London, UK

Abstract. In this paper we introduce the concept of statistical deformation models (SDM) which allow the construction of average models of the anatomy and their variability. SDMs are built by performing a statistical analysis of the deformations required to map anatomical features in one subject into the corresponding features of another subject. We demonstrate the applicability of this new framework to MR images of the brain and show results for the construction of anatomical models from 25 different subjects.

1 Introduction

The significant inter-subject variability of anatomy and function makes the interpretation of medical images a very challenging task. Atlas-based approaches address this problem by defining a common reference space to compare anatomy and function over time, between subjects, between groups of subjects and across sites. Consequently, a number of different elastic and fluid warping techniques have been developed for this purpose [1]. However, traditional medical atlases contain only information about anatomy and function from a single individual focusing primarily on the human brain. Even though the individuals selected for these atlases may be considered normal, they may represent an extremum of a normal distribution. One approach to overcome this problem is based on statistical models of shape variability [2]. In building those statistical models, a set of segmentations of the shape of interest is required as well as a set of landmarks that can be unambiguously defined in each sample shape. A fundamental problem when building these models is the fact that it requires the determination of point correspondences between the different shapes. The manual identification of such correspondences is a time consuming and tedious task. This is particularly true in 3D where the amount of landmarks required to describe the shape accurately increases dramatically compared to 2D applications.

In this paper we present an automated way in which correspondences between the surfaces of different shapes are established via a non-rigid registration algorithm [3]. In addition we perform a statistical analysis directly on the deformation fields required to match different anatomies. We use the term statistical deformation models (SDM) to describe this framework since it allows the construction of average models of the anatomy and their statistical variability across a population of subjects.

2 Method

Traditionally, landmarks are anatomically characteristic points which can be uniquely identified across a set of individuals. In our approach we are first using a non-rigid registration algorithm which has been previously successfully applied to a number of different registration tasks [3] to calculate a dense set of so-called *pseudo-landmarks* between subjects. This algorithm uses a free-form deformation (FFD) model based on B-splines. The basic idea of FFDs is to deform an object by manipulating an underlying mesh of control points. The resulting deformation controls the shape of the 3D object and can be written as the 3D tensor product of the familiar 1D cubic B-splines,

$$\mathbf{T}_{local}(\mathbf{x}) = \sum_{l=0}^{3} \sum_{m=0}^{3} \sum_{n=0}^{3} B_l(u) B_m(v) B_n(w) \mathbf{c}_{i+l,j+m,k+n} \tag{1}$$

where $\mathbf{c}$ denotes a $n_x \times n_y \times n_z$ lattice of control points which parameterise the free-form deformation, i, j, k denote the indices of the control points and u, v, w correspond to the relative positions of $\mathbf{x}$ in lattice coordinates. The optimal transformation is found by maximising the normalised mutual information between images [4].

After calculating the registration we apply a principal component analysis (PCA) to the deformation fields required to map one anatomy to another anatomy: Suppose that we have n deformation fields described as vectors $\mathbf{d}_i$. Each deformation field is the result of the non-rigid registration algorithm described in the previous section and maps the anatomy of the reference subject $\mathcal{S}_r$ into the anatomy of the other individuals $\mathcal{S}_i$ in the population class under investigation. Using the fact that each deformation field $\mathbf{d}_i$ is represented as a linear combination of the control points $\mathbf{c}_i$ of the FFD, we perform the PCA directly on the control points rather than the deformation field defined by the control points. Our goal to approximate the distribution of $\mathbf{c}$ using a parameterised linear model of the form

$$\mathbf{c} = \hat{\mathbf{c}} + \boldsymbol{\Phi}\mathbf{b} \tag{2}$$

where $\hat{\mathbf{c}}$ is the average control point vector (or average deformation field) for all n subjects and $\mathbf{b}$ is the model parameter vector. The columns of the matrix $\boldsymbol{\Phi}$ are formed by the principal components of the covariance matrix $\mathbf{S}$:

$$\mathbf{S} = \frac{1}{n-1} \sum_{i=1}^{n} (\mathbf{c}_i - \hat{\mathbf{c}})(\mathbf{c}_i - \hat{\mathbf{c}})^T \tag{3}$$

From this, we can calculate the principal modes of variation of the control points (or deformation fields) as the eigenvectors ϕ_i and corresponding eigenvalues λ_i of $\mathbf{S}$.

3 Results

To demonstrate our approach we have used 25 brain MR images from different subjects with schizophrenia to construct a statistical deformation model of the brain. All images were acquired at the Department of Psychiatry of the University Medical Center Utrecht using a 3D FFE sequence (TE = 4.6 ms, TR = 30 ms, flip angle = 30°) on a 1.5 T

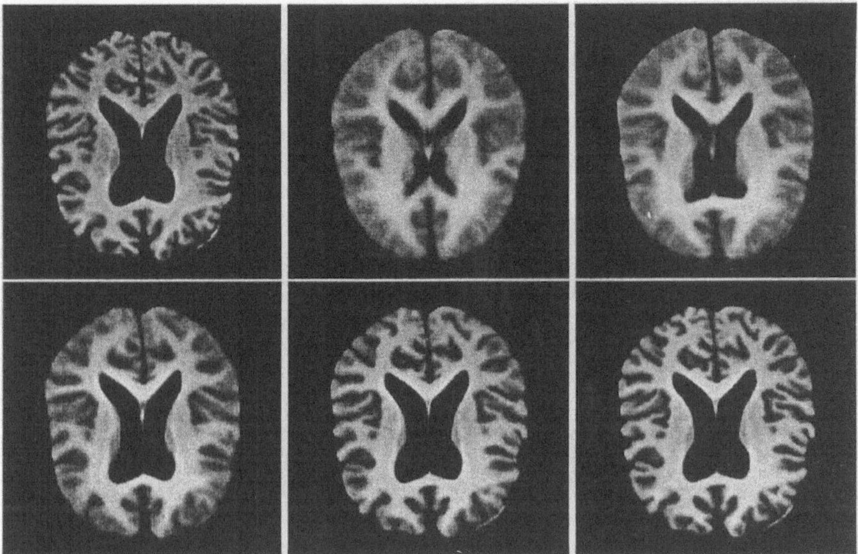

Fig. 1. Construction of an average intensity atlas: reference subject (top row, left), atlas after affine registration (top row, middle) and (c)-(f) the atlas after non-rigid registration using control point spacings of 20mm, 10mm, 5mm and finally 2.5mm (top row, right and bottom row).

MR imaging system (Philips Gyroscan ACS-NT). These images have a voxel size of $1 \times 1 \times 1.2\,\mathrm{mm}^3$ and $200 \times 200 \times 160$ voxels. For the inter-subject registration we have first performed a global registration using an affine transformation with nine degrees of freedom followed by a local registration at multiple resolutions of control point spacing of 20 mm, 10 mm, 5 mm and finally 2.5mm [3].

The first step of the construction of statistical deformation models is to build a model of the average anatomy of all subjects after non-rigid registration to a reference subject. The resulting *atlas* shown in form of an average intensity image calculated from all 25 subjects without any intensity normalisation is shown in Figure 1. The next step involves generating the principal modes of variation of the deformation field to give an indication of the anatomical variability across the population under investigation. An example of the first three modes of variation focusing on the corpus callosum is shown in Figure 2. In this example the first mode of variation corresponds to a horizontal expansion and contraction while the second and third modes of variation correspond to a lifting and sinking in the vertical direction. When interpreting the modes of variation it is important to bear in mind that the modes of variation are not only the result of the variability of a single anatomical structure but the result of the variability of a large number of different anatomical structures as well as their inter-relationship.

4 Discussion and Conclusions

In this paper we have presented a new method for the automatic construction of statistical deformation models (SDM). These models can be used to build an atlas of the

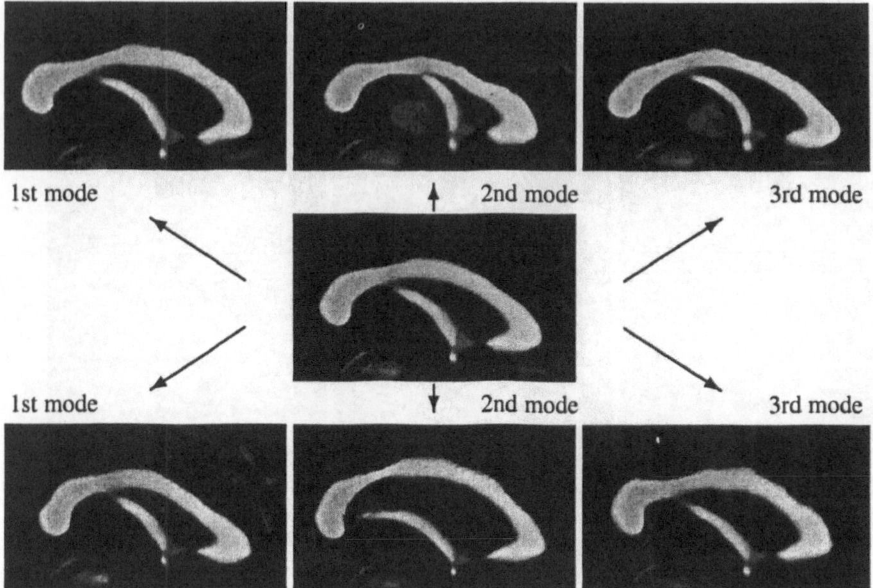

Fig. 2. Instances of the statistical deformation model showing the corpus callosum: Each image has been generated by varying the first three modes of variation between $-3\sqrt{\lambda_i}$ (top row) and $+3\sqrt{\lambda_i}$ (bottom row) and the average model (middle row).

average anatomy as well as its variability. This is achieved by performing a principal component analysis of the deformations required to map the anatomy of a reference subject to all other subjects in the population. In contrast to other approaches [5] we are exploiting the compact parameterisation of the deformation fields by the B-spline representation. In addition the proposed method can also be used for the construction of "stable" anatomical models which are not dependent on the choice of the reference subject. We are currently investigating whether statistical deformation models may be used as a morphometric tool to characterise shape differences between groups of normals and schizophrenic subjects.

References

1. D. Rueckert. Non-rigid registration: Techniques and applications. In J. V. Hajnal, D. L. G. Hill, and D. J. Hawkes, editors, *Medical Image Registration*. CRC Press, 2001.
2. T. F. Cootes, C. J. Taylor, D. H. Cooper, and J. Graham. Active Shape Models - their training and application. *Computer Vision and Image Understanding*, 61(1):38–59, 1995.
3. D. Rueckert, L. I. Sonoda, C. Hayes, D. L. G. Hill, M. O. Leach, and D. J. Hawkes. Non-rigid registration using free-form deformations: Application to breast MR images. *IEEE Transactions on Medical Imaging*, 18(8):712–721, 1999.
4. C. Studholme, D. L. G. Hill, and D. J. Hawkes. An overlap invariant entropy measure of 3D medical image alignment. *Pattern Recognition*, 32(1):71–86, 1998.
5. J. C. Gee and R. K. Bajcsy. Elastic matching: Continuum mechnanical and probabilistic analysis. In A. W. Toga, editor, *Brain Warping*, pages 183–197. Academic Press, 1999.

4D-Atlas der embryonalen Mausentwicklung

M. Plischke, K.-H. Wolf, S. Krofczik, S. Rinkwitz[1], C. Grothe[1], D.P. Pretschner und K. Seidl[2]

Institut für Medizinische Informatik, TU Braunschweig, 38106 Braunschweig,
[1] Abteilung Neuroanatomie, Medizinische Hochschule Hannover, 30625 Hannover
[2] AG Bioinformatik, Gesellschaft für Biotechnologische Forschung, 38124 Braunschweig
Email: M.Plischke@tu-bs.de

Zusammenfassung. Präsentiert wird ein Projekt zur Erstellung eines vierdimensionalen anatomischen und morphologischen Atlanten der embryonalen Entwicklung der Maus. Basierend auf der Klassifizierung nach Theiler werden 3D-Modelle einzelner Entwicklungsstadien realisiert. Hierzu werden aus histologischen 2D-Bilddaten digitale 3D-Modelle der embryonalen Maus erstellt. Im nächsten Schritt wird die embryonale Entwicklung zwischen je zwei Entwicklungsstadien simuliert. Es entsteht ein vierdimensionaler Atlas der embryonalen Mausentwicklung. Durch diesen Atlanten sollen die Effekte von Geninaktivierungen visualisiert sowie die molekularen Grundlagen der nativen und pathologischen Morphogenese dargestellt werden.

1 Einleitung

Die Entwicklung und Aufrechterhaltung eines funktionellen Organismus basiert auf einem komplexen Netzwerk von regulatorischen Systemen, deren enges Zusammenspiel die Balance des Lebens garantieren. Das gezielte An- und Abschalten von Genen bildet hierbei die molekulare Grundlage für ein fein abgestimmtes zeitliches und räumliches Ablaufmuster während der Embryonalentwicklung. Die Assoziation der Genexpression mit der sich formierenden morphologischen Struktur ist somit eine wichtige Voraussetzung für das Verständnis der Regulation morphogenetischer Prozesse. Viele erworbene oder angeborene Krankheiten können auf Fehlfunktionen von Genen zurückgeführt werden, die schon während der Embryonalentwicklung potentiell gestörte Regelkreise manifestieren und schließlich pathologische Auswirkungen auf die Gesamtfunktion eines Organismus zeigen. Natürliche oder ektopisch induzierte Störungen der räumlichen und zeitlichen Balance der Genexpression können dramatische Folgen für die Gesamtentwicklung eines Individuums haben. Deren Analyse stellt jedoch wertvolle Informationen über die Funktion eines Gens im Netzwerk regulatorischer Faktoren zur Verfügung.

Die Erforschung biologischer Systeme folgte bisher meist dem klassischen Paradigma einer Anhäufung von Informationen aus den verschiedensten wissenschaftlichen Disziplinen und überließ es der Abstraktionsfähigkeit des Einzelnen, die konzertierten Geschehnisse während der Embryonalentwicklung im Hinblick auf ihre räumliche und zeitliche Erfassbarkeit zu verstehen. Gerade in den letzten Jahren konnten an Mäusen durch gezielte Inaktivierung einzelner Gene (Knockout (KO)-

Mäuse) wertvolle Informationen über Genotyp/Phänotyp-Beziehungen gewonnen werden. Neue dynamische Systeme zur Speicherung, Analyse und Visualisierung großer Datenmengen, erleichtern durch Simulation und intuitive Visualisierung das Verständnis komplexer biologischer Prozesse.

Die aktuelle Generation interaktiver Atlanten verknüpft die Nomenklatur und anatomische Strukturen miteinander und ermöglicht die Visualisierung von komplexen dreidimensionalen Strukturen [1-3]. Unsere Intention ist die Erstellung eines Atlanten, der die Embryonalentwicklung der Maus simuliert und visualisiert. Darüber hinaus wird die Etablierung geeigneter morphometrischer Analyseverfahren sowie die Implementierung morphogenetischer Anomalien die Grundlage für die Verifizierung von phänotypischen Veränderungen bei Gen-Funktionsstörungen in Maus-Mutanten (KO-Mäusen) liefern.

2 Methode

Grundlage des vierdimensionalen Atlanten ist eine Datenbasis, die als Verknüpfung verschiedener Modalitäten mit den folgenden Schritten realisiert wird:
- 3D-Rekonstruktion von embryonalen Mäusen benachbarter Entwicklungsstadien
- Verknüpfung mit einer anatomischen Datenbank bezüglich der Embryonalentwicklung der Maus (nach [4])
- Einbringen ausgewählter Gen- und Genprodukt-Expressionsmuster
- Entwicklung einer Simulationsmethode zur Darstellung von Gen-Expressionsänderungen

Zur dreidimensionalen Rekonstruktion der embryonalen Maus, wurden für jedes Entwicklungsstadium C56BL/6-Maus-Embryonen präpariert, mit Bouin fixiert, in Paraffin eingebettet und histologische Serienschnitte angefertigt. Die transversalen Schnitte wurden einer Hämatoxylin/Eosin- (HE-) Färbung (H: 3 min / E: 1 sec) unterzogen und anschließend mikroskopiert. Mit Hilfe der zweidimensionalen Querschnitte erfolgte die dreidimensionale Rekonstruktion. Als erstes Modell wurde ein Maus-Embryo im Theiler-Stadium 19 (E11.5) gewählt. Die zweite Datenbasis ist ein Embryo im Theiler-Stadium 21 (E12.5). Pro Maus werden zwischen 600 und 1000 Schnitte von je 7μm erstellt, mikroskopiert und digitalisiert. Je Schnitt wurden mehrere Digitalaufnahmen mit einem Auflösungsvermögen auf zellulärer Ebene erzeugt, diese wieder zu einem zweidimensionalen Bild zusammengefügt und präparationsbedingte Artefakte manuell korrigiert. Die zu einem dreidimensionalen Volumen zusammengefügten Schnittbilder ermöglichen die 3D-Rekonstruktion des Maus-Embryos.

Der nächste Schritt ist die semiautomatische Segmentierung und Identifizierung der jeweiligen Strukturen und Organsysteme in den virtuellen Embryonen. Hierzu wird das dreidimensionale Modell mit einer terminologischen Datenbasis verbunden, die speziell für dieses Projekt nach [4] geschaffen wurde.

Neben den rein anatomisch-morphologischen Informationen sollen ausgewählte Gen- und Genprodukt-Expressionsmuster in den virtuellen Embryo integriert werden. Die Visualisierung der Expressionsmuster zu verschiedenen Zeitpunkten kann das Verständnis der räumlichen und zeitlichen Mechanismen erleichtern und dient als ein Beispiel für die Integration zusätzlicher Informationen in das Modell.

Es wird eine Methode zur zeitlichen Simulation der Embryonalentwicklung implementiert, die auf Methoden des Morphings beruht. So wird zwischen den durch mikroskopische Schnitte gewonnenen Stadien der Mausentwicklung interpoliert. Damit ist eine kontinuierliche Visualisierung der Embryonalentwicklung möglich. In diese Visualisierung können weitere Informationen eingebunden werden. Besonders interessant wäre die Integration von Genotyp/Phänotyp-Beziehungen.

Der Atlas wird modular konzipiert und bildet somit eine Plattform und Datenbasis für zukünftige Entwicklungen.

3 Ergebnis

Als Ergebnis des Projektes entsteht ein neuartiger, vierdimensionaler Atlas der embryonalen Mausentwicklung. Bei der Erstellung der dreidimensionalen Modelle erwies es sich als schwierig, räumliche Verzerrungen im dreidimensionalen Modell zu vermeiden. Der Atlas visualisiert nicht nur die embryonale Entwicklung, sondern bildet auch die Basis für die Implementierungen weiterer Module, welche die visuelle Darstellung von Genotyp/Phänotyp-Beziehungen und den zugrunde liegenden Wirkungsmechanismen ermöglichen. Darüber hinaus können Ergebnisse von KO-Experimenten in den Atlas integriert werden und so die Auswirkungen von Gen-Funktionsstörungen auf morphogenetische Prozesse in dreidimensionalen Ansichten über die Zeit beobachtet werden. Damit kann eine Datenbasis für die weitere Erforschung der Wirkungsweise von Genen geschaffen werden.

4 Diskussion und Ausblick

Die Verwendung dreidimensionaler Computermodelle zur Simulation dynamischer Systeme kann neue, innovative Impulse bei der Aufbereitung, Darstellung und Simulation komplexer biologischer Vorgänge geben. Die Morphogenese der Organentwicklung ist ein Beispiel für mehrdimensionale Ereignisse, bei denen Funktion und Struktur durch eine Kaskade von regulatorischen Sequenzen in einem zeitlichen Fenster aufgebaut werden. Die Visualisierung dieser biologischen Abläufe ist eine Herausforderung für die Informatik. Dhenain et.al. beschreiben in [3] einen dreidimensionalen digitalen Maus-Atlas, der auf der Basis des hochauflösenden Magnetresonanz-Imageverfahrens (MRI) die einzelnen Stadien der Mausentwicklung zwischen E6 und E15.5 darstellt. Der Vorteil der MRI-Technik gegenüber der wesentlich aufwendigeren optischen Methode, bei der die Proben geschnitten, gefärbt, fotografiert, digitalisiert und abschließend dreidimensional rekonstruiert werden müssen, ist die enorme Geschwindigkeit der Datengewinnung. Allerdings bietet das optische Verfahren alle Vorteile der Bildauflösung, die weit in den subzellulären Raum hineinreichen kann. Ein wesentlicher Aspekt unseres 3D-Projektes umfasst die morphometrische Vermessung von embryonalen Strukturen, um pathologische und atypische Veränderungen (z.B. in Maus-Mutanten) zu analysieren. Hierzu muss die Zahl der Zellen innerhalb der jeweiligen embryonalen Struktur kalkulierbar sein, so dass die Auswirkungen beeinträchtigter Genfunktionen (z.B. Apoptose; Wachstumsinduktion) auf Subpopulationen von Zellen verschiedenen Ursprungs erkennbar werden. Es ist klar ersichtlich, dass unser Vorhaben ein Auflösungsvermögen auf zellulärem Niveau voraussetzt, das nur mit dem aufwendigeren optischen Verfahren erreichbar ist. Zur Identifikation der Zellen wurden die histologischen Serienschnitte einer HE-Färbung unterzogen, wobei die Anfärbung der Zellkerne mittels Hämatoxylin erfolgte.

Bisherige 3D-Rekonstruktionen von Embryonen aus histologischen Serienschnitten umfassten Entwicklungsstadien bis E9 (Theiler-Stadium 14) [3]. In unserem neuen, hochauflösenden Atlanten kann die Entwicklung der embryonalen Maus erstmalig zwischen E11.5 und 12.5 (Theiler-Stadium 19-21) vierdimensional dargestellt werden. Darüber hinaus bietet der Atlas die Möglichkeit der zusätzlichen Implementierung von Regelkreisen, die an morphogenetischen und Signal-Transduktionsprozessen beteiligt sind. Hierbei werden Systeme benötigt, die Signalkaskaden beschreiben und sie in das Raum-Zeitgefüge solcher Atlanten integrieren. Kürzlich wurde ein Prototyp vorgestellt, der das Problem der digitalen Erfassung von zellübergreifenden Signalwegen und zellulärer Differenzierung während morphogenetischer Prozesse aufgreift [5]. Mit der Implementierung dieser Systeme in das 3D-Embryo-Modell rückt die Vision der virtuellen Maus in greifbare Nähe. Differenzierungsphänomene morphogenetischer Prozesse laufen vor den Augen des Betrachters ab und können auf molekulare Grundlage gestellt werden. Pathologische Veränderungen werden nicht nur nachvollziehbar, sondern sogar artifiziell generierbar, und Gen-Funktionsstörungen können auf der Basis ihrer morphologischen Korrelate aufgespürt werden. Ohne Frage wird der konsequente Ausbau des virtuellen Mausembryos über alle Entwicklungsstadien nicht nur eine neue Ära für die Entwicklungsbiologen einleiten, sondern auch einen bedeutenden Fortschritt für die medizinische Grundlagenforschung und Diagnostik sein.

Danksagung. Für die Herstellung der aufwendigen histologischen Serienschnitte danken wir H. Streich.

5 Literatur

1. Höhne KH, Pflesser B, Pommert A, et al.: A new representation of knowledge concerning human anatomy and function. Nat Med 1(6): 506-511, 1995.
2. Brune RM, Bard JB, Dubreuil C, et al.: A three-dimensional model of the mouse at embryonic day 9. Dev Biol 216(2): 457-468, 1999.
3. Dhenain M, Ruffins SW, Jacobs RE: Three-dimensional digital mouse atlas using high-resolution MRI. Dev Biol 232(2): 458-470, 2001.
4. Kaufman MH: The Atlas of Mouse Development. Academic Press, London, 2001.
5. Seidl, K, Wingender, E: PheGe, a novel concept for in-silico analyses of genotype/phenotype relations. Proceedings of the German Conference on Bioinformatics – GCB 2001: 226-227, 2001.

Konzept für die integrative, funktionelle Visualisierung des Bronchialbaums der menschlichen Lunge

Andreas Schmidt, Andres Kriete

Institut für Anatomie und Zellbiologie
Bildverarbeitungslabor, Uni-Klinikum, Aulweg 123, 35385 Giessen
Email: andreas.h.schmidt@anatomie.med.uni-giessen.de

Zusammenfassung. Computergestützte Repräsentation biologischer Organe, Gewebe und Zellen können zum besseren strukturellen und funktionellen Verständnis beitragen. Zur Strukturierung des Arbeitsablaufs von funktionellen Simulationen wird ein Konzept vorgestellt, welches am Beispiel des Organs der Lunge erläutert wird. Dabei wird aus computertomografischen Bilddaten ein strukturelles System auf der Basis finiter Elemente gewonnen. Zur Beschreibung von Gastransportprozessen werden Massentransport-Gleichungen gelöst und visualisiert.

1 Einleitung

Die anatomisch korrekte Modellierung des respiratorischen Systems der menschlichen Lunge und die funktionelle Modellierung und numerische Simulation der Gastransport- und Austauschprozesse ist ein wichtiger Schlüssel zur Verbesserung des Verständnisses der Physiologie der Atmung und bringt wichtige Fortschritte im Bereich der Lungenfunktionsdiagnostik mit sich.

Neben rein mathematischen Modellbildungen, die primär auf die Repräsentation des strukturellen Aufbaus zielen, gewinnen diejenigen Simulationen an Bedeutung, die versuchen, dynamisch-funktionelle Eigenschaften biologische Strukturen auf der Basis der Physik zu beschreiben [1]. Dazu gehören unter anderem elektrophysiologische, kinematische, elektromechanische oder thermische Prozesse. Zu berücksichtigen ist, dass gerade bei funktionellen Aspekten die strukturelle Hierarchie biologischer Strukturen Einfluss auf die Funktion hat. Gerade dieser Zusammenhang kann mit dem hier entwickelten Modell deutlich gemacht werden.

Es ist in der Regel nicht ausreichend mit nur einem Abbildungsmaßstab oder festen Bildelementen (Pixel, Voxel) zu arbeiten. Vielmehr muss das System auflösungsabhängig in Elemente zerlegt werden, die eine physikalische Berechnung zulassen. Im gleichen Moment macht jedoch die Berücksichtigung mehrerer Ebenen ein Modell zunehmend komplexer. Es ist daher vorher genau zu definieren, welche strukturellen Ebenen und funktionellen Eigenschaften der Strukturen in Kauf genommen werden müssen, um ein bestimmtes Ziel zu erreichen. Um den Arbeitsablauf und Datenfluss zu beschreiben, wird ein Konzept zur strukturellen und funktionellen Repräsentation biologischer Strukturen vorgestellt und diese exemplarisch auf den Bronchialbaum der Lunge angewandt.

2 Modellbildung und Simulation des Bronchialbaumes

Das Konzept, welches den Arbeitsablauf und Datenfluss zur funktionellen Simulation beschreibt, beinhaltet im wesentlichen eine strukturell-dynamische Modellierung (linienhafte Struktur) mit einer Finite-Elemente-Methode, die hierarchisch und auflösungsunabhängig ist und eine funktionelle Simulation durch computergestützte Physik mit nachgeschalteter Visualisierung.

Aufbauend auf einer Programmentwicklungen zur Visualisierung der linienhaften Topologie von Nervenzellen [2] wurde eine Weiterentwicklungen vorgenommen, welche es erlaubt, computertomografische Bilddaten des Bronchialbaums einzulesen und in ein dreidimensionales computergrafisches Modell des Bronchialbaums umzusetzen [3,4]. Darüber hinaus können höhere Verzweigungsgenerationen mit Hilfe eines asymmetrischen Verteilungs-Algorithmus modelliert werden. Die computergrafische Darstellung erlaubt einen flüssigen Übergang zwischen den einzelnen Elementen des Bronchialbaums und die Hervorhebung der Räumlichkeit durch Beleuchtungs- und Shading-Algorithmen. Die numerische Lösung von Massentransportgleichungen zur Berechnung des Gastransportes in der Lunge wird zunächst in einem eigenen Programm berechnet. Die Lösung wird dann direkt in das Modell implementiert und mit den Daten des Modells durchgerechnet. Die Ergebnisse der Simulation können farbkodiert im Modell visualisiert oder numerisch ausgegeben werden. Es werden parametrisierte Darstellungsmodi implementiert, zwischen denen der Benutzer wählen und konfigurieren kann. Mit dem Programm können unterschiedliche CT-Datensätze von Lungen eingelesen und hinsichtlich ihrer Funktion miteinander verglichen werden.

Damit wird das Studium des Einflusses der verschiedenen physikalischen Komponenten in Abhängigkeit von der Geometrie ermöglicht. Die Visualisierung kann interaktiv vom Benutzer auf individuelle Betrachtungs- und Darstellungswünsche eingestellt werden. Dies erlaubt auch einen direkten Vergleich unterschiedlicher CT-Datensätze von verschieden Lungen, z.B. krankhaft veränderte zu gesunden Lungen bezüglich deren Funktionalität.

3 Diskussion

Es wurde ein Konzept für computergestützte Repräsentation biologischer Systeme bezüglich ihrer Struktur und Funktion vorgestellt. Am Beispiel des Organs der Lunge wurde exemplarisch gezeigt, wie durch das Auswerten von CT-Bilddaten ein strukturelles Modell gewonnen werden kann. Bisherige Modelle gehen von einem idealisiertem, regelmäßig-dichotomischen Verzweigungsmuster des Bronchialbaumes aus [5,6]. Aus solchen Modellen lassen sich daher nur in beschränkten Umfang Aussagen zur Funktionalität ableiten. Das entwickelte Programm integriert das Einlesen von strukturellen CT-Daten des Bronchialbaums, die Modellbildung, Simulation und computergrafische Darstellung. Diese Lösung kommt ohne umfangreiche Zwischenspeicherungsschritte aus, bedarf aber einer leistungsfähigen Rechenleistung. Der Gewinn an Interaktivität bezieht sich auf die Veränderung der Objekte in der gewählten Darstellungsart, wie dem Arrangieren im Raum, um das Objekt aus jedem beliebigen Blickwinkel aus zu betrachten.. Die Veränderung der Objekte ist in jeder gewählten Darstellungsart flexibel gehalten. So können zum Beispiel die Simulationsergebnisse des Gastransportes unter einzustellenden Anfangskonzentrationen getrennt voneinander oder in Kombination dargestellt werden. Das Programm erlaubt damit die Analyse des Einflusses verschiedener Geometrien von normalen und pathologisch veränderten Lungen auf die spezifischen physikalischen Anteile. Das vorgestellte Konzept ist ein flexibles Werkzeug für die Darstellung linienhafter Strukturen unterschiedlicher Herkunft und ihrer funktionellen Dynamik.

Literatur

1. Hersh JS: A survey of modeling representations and their application to biomedical visualization and   simulation. Conf. Proc. VBC 1990, IEEE Comp. Society Press, pp 432-441, 1990.
2. Domke C: Visualisierung der linienhaften Struktur der Nervenzelle. Diplomarbeit FB MNI, FH Giessen, 2001.
3. Kriete A: Hierarchical data representation of lung to model morphology and function. In: (Eds. Höhne,K.-H., Kikinis, R).: Visualization in Biomedical Computing. Springer, NY, pp 399-404, 1996.
4. Kriete A: Form and function of mammalian lung: analysis by scientific computing. Adv. In Anatomy, Embryology and Cell Biology, Springer-Verlag, Berlin, 1998.
5. Talhami H: L-Systems for three-dimensional anatomical modelling: towards a virtual laboratory in anatomy, in: (Eds.)Höhne, K.-H.,Kikinis,R: Visualization in Biomedical Computing, Springer, NY, pp 393-398, 1996.
6. Weibel ER: Morphometry of the human lung. Springer, Berlin, 1963.

Visualisierung und Attributierung von gefäßartigen Strukturen zur Diagnostik und Therapieplanung

Tobias Kunert, Matthias Thorn, Hans-Peter Meinzer

Deutsches Krebsforschungszentrum, Abt. MBI / H0100
Im Neuenheimer Feld 280, 69120 Heidelberg
Email: T.Kunert@dkfz.de

Zusammenfassung. Für viele medizinische Fragestellungen sind Untersuchungen am Gefäßsystem oder an ähnlichen Strukturen erforderlich. In der Regel gewinnt der Arzt dazu zweidimensionale Sichten auf das Untersuchungsgebiet. Die dreidimensionale Visualisierung erleichtert dabei die Interpretation der Bildaufnahmen. Die rechnergestützte Auswertung setzt oftmals eine Differenzierung der funktionellen oder der anatomischen Einheiten voraus. Um diese Einheiten interaktiv zu attributieren, stellen wir zwei Visualisierungsstrategien vor und vergleichen diese miteinander. Die erste verwendet ein Oberflächenmodell der Strukturen, das mittels OpenGL-Hardware sehr schnell dargestellt werden kann. Die zweite Strategie verfolgt die direkte Volumenvisualisierung, die zwar aufwendiger zu berechnen ist, aber auch realitätsgetreuere Bilder liefert. Die Bedeutung der Volumenvisualisierung wird somit weiter zunehmen.

1   Einleitung

Die Untersuchung von gefäßartigen Strukturen spielt eine zentrale Rolle in den medizinischen Gebieten der Neurologie, Kardiologie und Chirurgie. Mit Hilfe von Bildaufnahmetechniken wie der Angiographie (Röntgen, CT, MR) oder der Sonographie gewinnt der Arzt zweidimensionale Sichten auf das Untersuchungsgebiet. Die Interpretation der Schichtbildserien setzt ein hohes Maß an Erfahrung voraus. Eine dreidimensionale Visualisierung kann die Aufgabe wesentlich erleichtern und zu einer Verbesserung der Qualität für die Diagnostik und Therapieplanung führen (z.B. [1]). Sie vermittelt dem Arzt einen realistischen Eindruck und erleichtert zugleich die räumliche Orientierung, da der Blickwinkel frei gewählt werden kann. Für eine rechnergestützte Auswertung wird oftmals ein Mechanismus benötigt, um die funktionellen oder die anatomischen Einheiten interaktiv zu attributieren.

2   Stand der Forschung

Rechnergestützte Systeme wie beispielsweise [2,3] legen den Schwerpunkt vor allem auf die Darstellung der Gefäße. Dazu sind verschiedene Visualisierungsansätze möglich. Das *Surface Rendering* erlaubt die Nutzung leistungsfähiger

Graphik-Hardware, setzt aber eine geeignete Modellierung der Strukturen (z.B. [4]) voraus. Das *Volume Rendering* kommt zwar ohne diesen Verarbeitungsschritt aus, ist aber trotzdem sehr aufwendig, sofern spezielle Graphik-Hardware [5,6,7] nicht zur Verfügung steht. Eine Interaktion mit den individuellen Teilstrukturen ist nach unserem Kenntnisstand in den existierenden Systemen nicht möglich.

Für die Resektionsplanung in der Leberchirurgie [8] wird in unserer Abteilung ein Softwaremodul eingesetzt, das dem Chirurgen eine interaktive Nachbearbeitung des portalvenösen Gefäßbaums erlaubt [9]. Zur Zeit wird in dem Modul der erste von den beiden Visualisierungsansätzen verwendet, die im folgenden vorgestellt und miteinander verglichen werden sollen.

3 Material und Methoden

Für die Untersuchung von gefäßartigen Strukturen werden im allgemeinen kontrastmittelverstärkte Bildaufnahmen erstellt. Je nach Fragestellung können die Strukturen bereits anhand eines Schwellwertes vom umliegenden Gewebe getrennt werden. Darauf aufbauend lassen sich die Strukturen skelettieren und als gerichteter Graph symbolisch beschreiben [10]. Ein solcher Graph wird von beiden Visualisierungsstrategien als Datenstruktur verwendet, um die Attribute (z.B. für eine Zuordnung zu venösem oder arteriellen Gefäßsystem) der einzelnen Äste des Skeletts festzuhalten.

3.1 Modellbasierte Visualisierung

Die erste Strategie baut auf Informationen über Länge und Durchmesser der einzelnen Kanten auf, die während der Skelettierung gewonnen werden. Indem die Kanten als Zylinder verschiedener Größe modelliert werden, gelangen wir zu einem einfachen Modell der interessierenden Strukturen, welches mit der Graphikbibliothek *OpenGL* auf einfache Weise dargestellt werden kann. Für die Interaktion (z.B. Selektion, Attributierung) ist es wichtig, möglichst schnell auf die zugehörige Kante des Graphen zurückschließen zu können. Um dies zu erreichen, wird auf die Konzepte von OpenGL (Picking, Display Lists) zurückgegriffen. Die einzelnen Zylinder sind durch die ID ihrer Display List direkt mit der jeweiligen Kante des Graphen verknüpft.

3.2 Voxelbasierte Visualisierung

Die zweite Strategie verwendet mit dem *Heidelberg Raytracing Model* (HRM) [11] einen Ansatz für die direkte Volumenvisualisierung. Die segmentierten Daten werden dabei in zwei Schritten dargestellt: Zunächst werden mit dem HRM ein Graustufen- und ein ID-Bild generiert. Das Graustufen-Bild stellt das Ergebnis der Volumenvisualisierung dar, das ID-Bild hingegen verknüpft jedes Pixel mit einer Kante des Graphen. Das Graustufen-Bild wird nun Pixel für Pixel entsprechend den zugehörigen Kanten und deren Attributen eingefärbt. Nach einer Änderung der Attribute ist es ausreichend, die Pixel der betroffenen Kanten neu einzufärben.

4 Ergebnisse

Die beiden Visualisierungsstrategien werden anhand des portalvenösen Gefäß-
systems der Leber demonstriert (Abb. 1). Der Vergleich der Ergebnisbilder zeigt,
daß dieselben Gefäße sich in Länge und Durchmesser voneinander unterscheiden.
Dies ist darauf zurückzuführen, daß diese Maße für die Modellerstellung nur approximiert werden. Die Volumenvisualisierung liefert erwartungsgemäß ein de-
tailgetreues Abbild der Gefäße. Durch den realistischeren Eindruck gewinnt der
Arzt ein größeres Vertrauen in die Visualisierung. Beide Strategien erlauben auf
einfache Weise eine Interaktion mit den abgebildeten Strukturen. Auch die anschließende Aktualisierung der Ansicht ist bei beiden verzögerungsfrei möglich.
Die freie Navigation ist allerdings nur mit der ersten Strategie zufriedenstellend, da die Berechnung eines Bildes mit dem HRM-Modell mehrere Sekunden
benötigt. Es muß allerdings hinzugefügt werden, daß verschiedene Optimierungs-
techniken (z.B. [12]) noch nicht berücksichtigt sind. Ein wichtiger Vorteil der
Volumenvisualisierung ist aber, daß auch Teilstrukturen, die beim Aufbau des
Graphen nicht erfaßt wurden, trotzdem dargestellt werden können. Damit ist es
möglich, den Graphen zu validieren und gegebenenfalls manuell zu korrigieren.

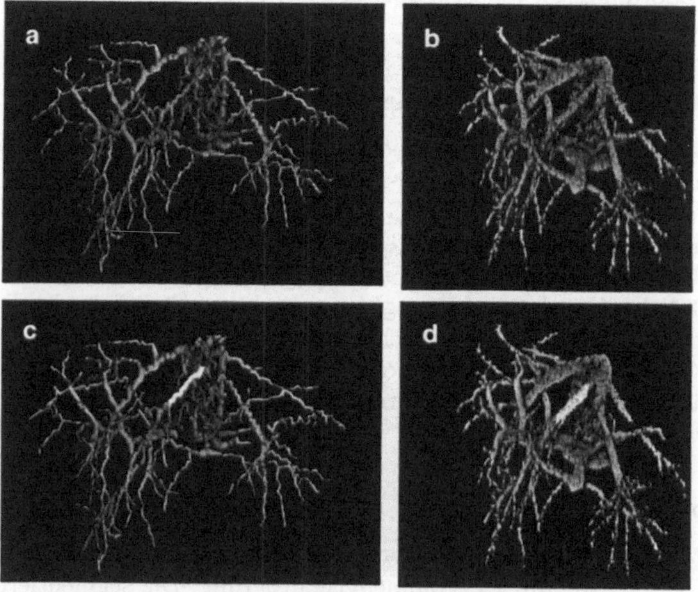

Abb. 1. Gefäßsystem der Leber. Die Gefäße sind basierend auf der symbolischen Beschreibung (a) und den Volumendaten (b) dargestellt. Nach Auswahl eines Gefäßastes
wird die Darstellung bei beiden Strategien unverzüglich aktualisiert (c–d), so daß der
ausgewählte Ast hervorgehoben erscheint.

5 Zusammenfassung

Anwendungen in der Diagnostik und der Therapieplanung benötigen einen zufriedenstellenden Kompromiß zwischen einer genauen Visualisierung und einer interaktiven Handhabbarkeit. Weder die vorgestellte Oberflächen- noch die Volumenvisualisierung erfüllen zur Zeit beide Anforderungen. Mit dem technischen Fortschritt wird wird die Volumenvisualisierung jedoch weiter an Bedeutung gewinnen.

6 Danksagung

Diese Arbeit wird von der Deutschen Forschungsgemeinschaft im Rahmen des Sonderforschungsbereichs 414 „Informationstechnik in der Medizin – Rechner- und sensorgestützte Chirurgie" und weiterhin von dem Tumorzentrum Heidelberg/Mannheim innerhalb des Projektes „Navigation in der Leberchirurgie" gefördert.

Literatur

1. Lamadé W, Glombitza G, Fischer L, et al.: The Impact of 3-Dimensional Reconstructions on Operation Planning in Liver Surgery. Arch Surg 135(11):1256-1261, 2000.
2. Blankensteijn JD: Imaging Techniques for Endovascular Repair of Abdominal Aortic Aneurysms. Medica Mundi 44(2):18-26, 2000.
3. Hastreiter P, Rezk-Salama C, Tomandl B, et al.: Fast Analysis of Intracranial Aneurysms based on Interactive Direct Volume Rendering and CT-Angiography,. Procs MICCAI 98:660-669, 1998.
4. Puig A: Cerebral Blood Vessels Modelling. Technical Report LSI-98-21-R, Polytechnical University of Catalunya, Spain, 1998.
5. Rezk-Salama C, Engel K, Bauer M, et al.: Interactive Volume Rendering on Standard PC Graphics Hardware Using Multi-Textures and Multi-Stage Rasterization. Proc. SIGGRAPH/Eurographics Graphics Hardware Workshop 00:135-141, 2000.
6. Pfister H, Hardenbergh J, Knittel J, et al.: VolumePro Real-Time Ray-Casting System, Procs SIGGRAPH 99:251-260, 1999.
7. Zuiderveld KJ, van Ooijen PMA, Chin-A-Woeng JWC, et al.: Interactive Rendering of Medical Volumetric Data Using Texture Mapping Hardware. Procs 2nd Annual Conf of the Advanced School for Computing and Imaging 96:319-324, 1996.
8. Glombitza G, Cardenas S. CE, Thorn M, et al.: Ein radiologisches Softwaremodul für die computergestützte Operationsplanung in der onkologischen Leberchirurgie. Procs BVM 00:244-248, 2000.
9. Thorn M, Vetter M, Cardenas C, et al.: Interaktives Trennen von Gefäßbäumen am Beispiel der Leber. Procs BVM 01:147-151, 2001.
10. Zahlten C, Jürgens H, Peitgen HO: Reconstruction of Branching Blood Vessels from CT-Data. Visualization in Scientific Computing 95:41-52, 1995.
11. Meinzer HP, Meetz K, Scheppelmann D, et al.: The Heidelberg Raytracing Model. IEEE Computer Graphics & Applications 11(6):34-43, 1991.
12. Yagel R, Shi Z: Accelerating Volume Animation by Space-Leaping. Procs Visualization 93:62-69, 1993.

Ein neuer Visualisierungsansatz zur überlagerten Darstellung registrierter Bildserien

Norbert Rahn, Hendrik Ditt und Siegfried Wach

Siemens AG, Medical Solutions
Grundlagenentwicklung, 91050 Erlangen
{Norbert.Rahn, Hendrik.Ditt, Siegfried.Wach}@siemens.com

Zusammenfassung. Dieser Beitrag stellt einen neuen Visualisierungsansatz zur überlagerten Darstellung registrierter Bildserien vor. Mit dem neuen Ansatz können Probleme des herkömmlichen α-Blendings vermieden werden, indem beliebig viele Grauwert-Teilbereiche beider registrierter Bildserien mit unterschiedlichen Gewichtungen geblendet werden. Die Identifikation von zu blendenden Grauwert-Teilbereichen beider Original-Bildserien erfolgt dabei mit Hilfe einer intuitiven graphischen Benutzeroberfläche. Die Vorteile des Visualisierungsansatzes werden anhand von fusionierten funktionellen und morphologischen klinischen 3D-Bildserien aufgezeigt.

1   Einleitung

Die Fusion unterschiedlicher medizinischer Bildserien liefert zusätzliche Information für Diagnose, Therapieplanung und Therapie. Die derzeit gebräuchlichste Methode, registrierte Bildserien visuell zu überlagern, ist das sogenannte α-Blending [1,2]. Beim α-Blending wird jeweils für zwei korrespondierende Voxel der beiden Original-Bildserien der mit einem α-Wert gewichtete mittlere Grauwert – eventuell farbcodiert – dargestellt.

Durch die beim α-Blending durchgeführte Grauwert-Mittelung werden die ursprünglich hochkontrastigen Original-Bildserien in der Überlagerung deutlich kontrastärmer dargestellt. Weiterhin fehlt dem Anwender in der Überlagerung durch α-Blending die Möglichkeit, ein Voxel der fusionierten Visualisierung eindeutig einer der beiden Original-Bildserien zuzuordnen. Insbesondere bei der Fusion von Bildserien der gleichen Modalität (Abb. 1), die beispielsweise zum Zweck von Verlaufsstudien zur Beobachtung pathologischer Prozesse oder zur Kontrolle des Ansprechens einer Medikation Verwendung findet, ist die durch α-Blending generierte Visualisierung durch den schwachen Kontrast und die fehlende Zuordnungsmöglichkeit in der Praxis oft nicht mehr aussagefähig interpretierbar.

In diesem Beitrag wird ein neuer Visualisierungsansatz zur überlagerten Darstellung registrierter Bildserien vorgestellt, der die Problematik des α-Blendings deutlich entschärft.

Abb. 1. 1) SPECT-Serie 1, 2) SPECT-Serie 2, 3) a-Blending, 4) flexibles Blending, geblendete Darstellungen bewusst nicht registriert

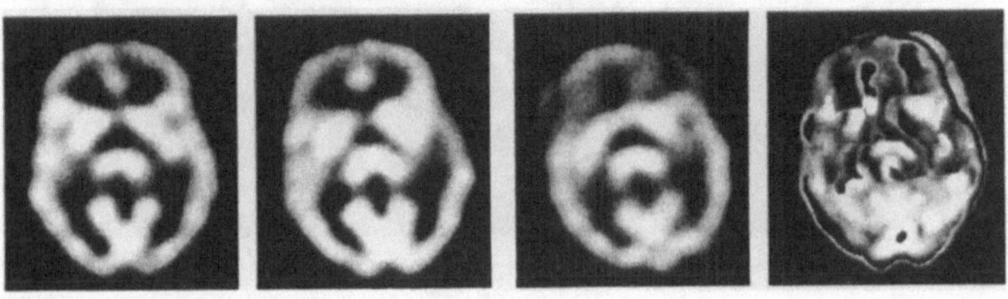

2 Methode zur überlagerten Darstellung registrierter Bildserien durch flexibles Blending

Der hier beschriebene Ansatz stellt Funktionalität zur Verfügung, verschiedene Grauwert-Teilbereiche in den Histogrammen der Original-Bildserien mit Trapezen interaktiv zu identifizieren und zu gewichten. Mit einer intuitiven graphischen Benutzeroberfläche können beliebig viele Trapeze erzeugt und in ihrer Form und Amplitude verändert werden. In Abb. 3 ist jeweils ein Histogramm zu der CT- und der MR-Bildserie aus Abb. 2 dargestellt. Während in der CT-Bildserie ausschließlich der Grauwert-Teilbereich der Knochen identifiziert wurde, wurden in der MR-Bildserie die Teilbereiche des Haut- und Fettgewebes sowie des Liquors und des Gehirngewebes identifiziert. Dabei gibt die Höhe der Trapeze die Gewichtung des Teilbereiches an, mit der dieser in der Überblendung dargestellt wird. Für die Berechnung eines Bildpunktes der fusionierten Darstellung werden die Grauwerte der entsprechenden Bildpunkte der Original-Bildserien sowie die entsprechenden Trapeze in ihrem jeweiligen Histogramm betrachtet. Man definiert diese Trapeze als diskrete Funktionen $f_{CT}(g)$ und $f_{MR}(g)$ über den gesamten Grauwertbereich der jeweiligen Original-Bildserie, wobei $f(g) = 0$, falls zu dem Grauwert g kein Trapez definiert ist. Mit Hilfe dieser diskreten Funktion lässt sich der Grauwert der fusionierten Darstellung wie folgt berechnen: Sei g_{FUS} der Grauwert eines Voxel der zu berechnenden fusionierten Darstellung. g_{CT} und g_{MR} sind jeweils die zugehörigen Grauwerte der korrespondierenden Voxel der Original-Bildserien des CT- und MR-Datensatzes. Mit α_{CT} und α_{MR} werden die jeweiligen Funktionswerte der diskret definierten Funktionen über den jeweiligen Grauwert $f(g)$ bezeichnet. Der Bildpunkt der fusionierten Darstellung berechnet sich wie in (1) beschrieben.

$$g = \begin{cases} \frac{\alpha_{CT} g_{CT} + \alpha_{MR} g_{MR}}{\alpha_{CT} + \alpha_{MR}} & \text{für} \quad \alpha_{CT} + \alpha_{MR} \neq 0 \\ 0 & \text{sonst} \end{cases} \tag{1}$$

In Abb. 2 ist das Ergebnis der Fusion mit Hilfe der hier dargestellten Methode visualisiert. In dieser Visualisierung werden die in Abb. 3 selektierten Grauwerte ohne Konstrastverlust dargestellt.

Abb. 2. 1) CT-Bildserie, 2) MR-Bildserie, 3) flexibles Blending

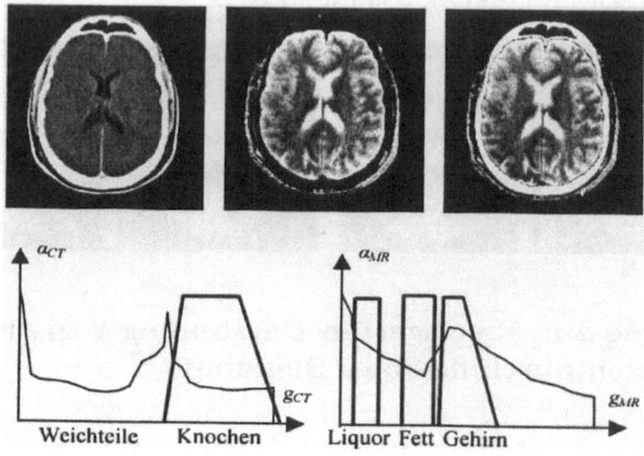

Abb. 3. Selektion von Grauwert-Bereichen mit graphischer Benutzerschnittstelle

3 Ergebnis

Der Visualisierungsansatz konnte zur unimodalen Fusion von SPECT-Bildserien und von CT-Bildserien sowie zur multimodalen Fusion erfolgreich eingesetzt werden. Die Abb. 2/3, 4/3 und 5/3 zeigen Visualisierungen fusionierter Bildserien ohne unerwünschten Kontrastverlust, wobei die Voxel der fusionierten Darstellung eindeutig einer der beiden Original-Bildserien zugeordnet werden können.

3.1 SPECT-SPECT-Fusion

Die Fusion von neurologischen SPECT-Bildserien konnte in mehreren Fällen, bei denen mit Hilfe des herkömmlichen α-Blendings keine interpretierbare Visualisierung möglich war, ohne Kontrastverlust dargestellt werden. Durch den neuen Visualisierungsansatz konnten einzelne Konturen und Strukturen einer SPECT-Bildserie dem Bild der anderen SPECT-Serie überlagert werden (Abb. 1/4). Dadurch ist z.B. die Kontrolle der Güte der Überlagerung sehr einfach möglich.

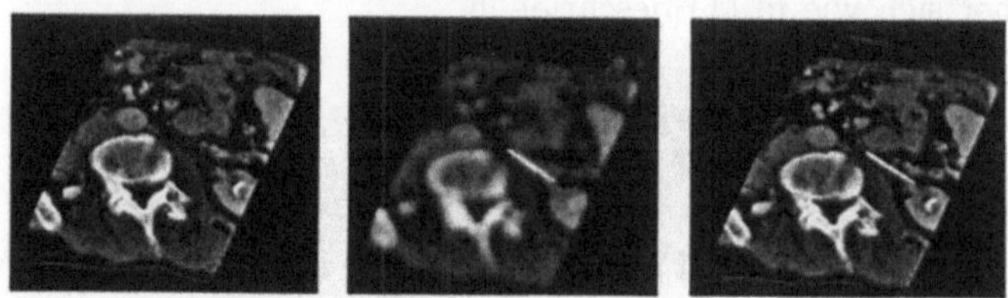

Abb. 4. 1) CT-Serie, 2) Niedrigdosis-CT-Serie mit Instrument, 3) flexibles Blending

Abb. 5. 1) CT-Serie, 2) PET-Serie, 3) flexibles Blending

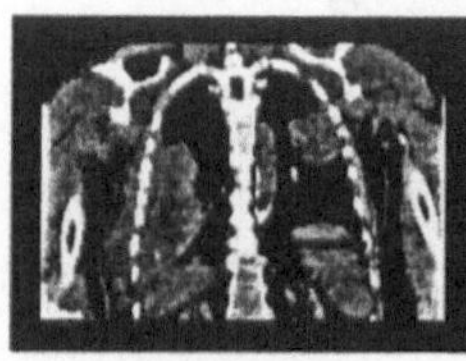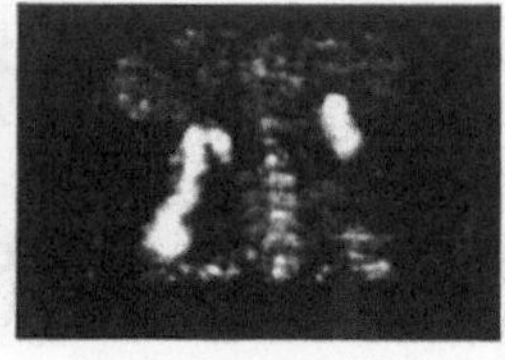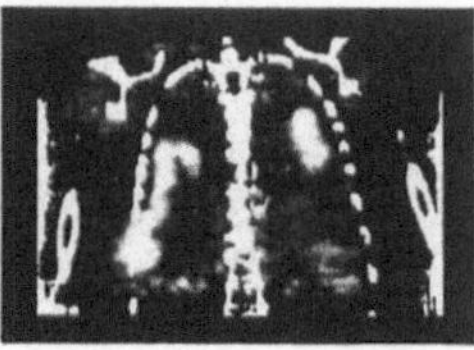

3.2 CT-CT-Fusion

Ebenso konnte mit dem neuen Visualisierungsansatz die Fusion von CT-Bildserien aus dem Abdomen-Bereich durchgeführt werden (Abb. 4). Der Grauwert-Teilbereich eines chirurgischen Instruments, das nur in einer Niedrigdosis-CT-Bildserie abgebildet war, konnte mit Hilfe der graphischen Benutzerschnittstelle selektiert werden. So war es möglich, das Instrument den Voxeln der korrespondierenden hochaufgelösten CT-Bildserie zu überlagern, ohne den Kontrast dieser Bildserie zu beeinträchtigen.

3.3 Visualisierung multimodaler Fusionsergebnisse

Darüberhinaus wurde der Ansatz zur Fusion von morphologischen (CT, MR) mit funktionellen (PET, SPECT) Bildserien mit guten Ergebnissen eingesetzt. In Abb. 5 ist eine Fusion von CT- und PET-Bildserien dargestellt. Durch eine geeignete Auswahl der Trapeze wird nur die in der jeweiligen Bildserie relevante Information dargestellt. Beispielsweise ist es möglich, zur räumlichen Orientierung lediglich die Knochen der CT-Serie sowie die Foki der PET-Serie darzustellen. Durch diese Darstellung kann entschieden werden, ob eine exakte Abgrenzung zwischen dem Knochen und den im PET dargetellten Tumoren möglich ist.

4 Ausblick

Die nächsten Schritte werden darin bestehen, den neuen Visualisierungsansatz systematisch in der klinischen Routine zu validieren und dessen Vorteile zu verifizieren.

Durch eine anschließende Produkt-Integration wird dieser Ansatz als Bestandteil einer – auf der medizinischen Bildverarbeitungsplattform *syngo*® basierenden – Multimodalitäts-Workstation zur Verfügung stehen.

Literatur

1. Viergever MA, van den Elsen PA, Stokking R: Integrated Presentation of Multimodal Brain Images. Brain Topography 5(2):135-145, 1992.
2. Foley JD, van Dam A, Feiner S., et al: Computer Graphics. Addison Wesley, Reading, 1997: 835-840.

Multimodale nicht-rigide Registrierung von Ultraschall und MR Bilddaten unter Verwendung eines biomechanischen Modells

J.F.Verhey[1], A. Ludwig[2], J. Rexilius[4], S.K. Warfield[4], C. Mamisch[3], R. Kikinis[4], C.F. Westin[4], R. Seibel[3], O. Rienhoff[1]

[1]Abt. für Medizinische Informatik
[2]Abt. für Mund-, Kiefer- und Gesichtschirurgie
Universität Göttingen, 37075 Göttingen
[3]Abt. für Minimal Invasive Therapie
Universität Witten-Herdecke, 44799 Bochum
[4]Surgical Planning Laboratory
Brigham & Women's Hospital, Harvard Medical School, Boston, MA, USA
Email: verhey@med.uni-goettingen.de

Zusammenfassung. Um neuartige minimalinvasive Behandlungsmethoden im Bereich der Computerunterstützung in der Chirurgie zu entwickeln, werden Magnetresonanztomographie und 3D Ultraschall Bilddaten miteinander kombiniert. Damit soll die hohe mögliche Auflösung von Ultraschall Bilddaten speziell für Strukturen im Weichgewebe verbunden werden mit Vorteilen von MR Bilddaten in den Bereichen Positionierungsgenauigkeit und der Möglichkeit, die knöcherne Basis darzustellen. Bisherige Ansätze verwenden in diesem Bereich noch keine Registrierungsmethoden, die auf biomechanischen Modellen beruhen. Im vorliegenden Bericht wird über erste Ergebnisse einer Methode berichtet, die ein biomechanisches Modell basierend auf einem linear elastischen Modell zur Bildfusion von MR und Ultraschall Bilddaten verwendet.

1 Einleitung

Visualisierungssysteme zu vervollständigen ist Ziel vieler medizinischer Anwendungen im Bereich der Computerunterstützung in der Chirurgie (Computer Assisted Surgery = CAS). Um neuartige minimalinvasive Behandlungsmethoden im Bereich der CAS zu entwickeln, kombinieren wir MR und 3D-Ultraschall (3D-US) Bilddaten miteinander. Speziell für Strukturen im Weichgewebe ist die mögliche Auflösung des Ultraschalls dem MR überlegen [5]. Im Vergleich zum Ultraschall besitzen MR Bilddaten eine höhere Positionierungsgenauigkeit und eine bessere Darstellbarkeit im Bereich der knöchernen Strukturen. Die Vorteile beider Verfahren sollen zusammengeführt werden.

Derzeit gibt es nur wenige Veröffentlichungen, die sich mit dem Problem rigider oder nicht-rigider Registrierung von MR und Ultraschalldaten befassen. Eine Zusammenschau findet sich z.B. in [2] und neueste Entwicklungen z.B. in [4].

Da die anatomischen Strukturen im Weichgewebe besonders des Kopf-Hals-Bereichs sehr komplex sind, besteht dort ein erhöhter Bedarf an präzisen bildgebenden Verfahren. Zusätzlich gibt es speziell im Gesichtsbereich auch ästhetische Gründe, möglichst minimalinvasive Verfahren zu entwickeln, um mittels bildgebender Verfahren Veränderungen im Weichgewebe schonend zu therapieren.

2 Methode

MR und Ultraschall Bilddaten aus dem Kopf-Hals-Bereich werden konventionell unabhängig voneinander aufgenommen. Der Registrierungsprozeß kann als Optimierungsproblem definiert werden, das zur Aufgabe hat, die Deformationsenergie zwischen zwei Bildern, Referenzbild und Vorlage, zu minimieren. Ausschließlich affine Transformationen werden verwendet, um die Effekte von Verschiebung, Drehung und unterschiedlicher Skalierung zu minimieren. Dies geschieht manuell unter Verwendung der Software 3D Slicer [1]. Die anatomischen Strukturen werden bis auf wenige Millimeter lokaler Verschiebung zur Deckung gebracht. Mit adaptiven Filtertechniken [6] wird dann das Signal-Rausch-Verhältnis der Ultraschall Bilddaten optimiert.

Das Verschiebungsfeld, das die anatomischen Strukturen beider Bilder zur Deckung bringt, kann dann unter diesen Voraussetzungen beschrieben werden durch das Theorem der minimalen potentiellen Energie E. Wir suchen dann im Volumen Ω die Deformation u, die die folgende Gleichung [7] minimiert:

$$E(u) = \frac{1}{2} \int_\Omega \sigma^T \varepsilon \, d\Omega - \int_\Omega u^T F \, d\Omega \tag{1}$$

Dabei ist F die für die Deformation u verantwortliche externe Kraft. σ ist die Spannung, die die (lokale) Streckung ε verursacht. Die Beziehung zwischen σ und ε kann elastomechanisch beschrieben werden durch $\sigma = D\varepsilon$. D ist dabei die Elastizitätsmatrix. Weil es sich bei den ausgewählten anatomischen Regionen fast ausschließlich um Muskelgewebe handelt, sind die Gewebeparameter in D für das biomechanische Modell homogen vorgegeben. Die Minimierung der potentiellen Energie E ist der eigentliche Registrierungsprozeß. Er gliedert sich in zwei Schritte, die im folgenden skizziert werden und in [3] ausführliche beschrieben sind.

Suche nach Strukturen in den Bilddaten: Unter der Verwendung eines kantenerhaltenden Glättungsfilters werden Bildpunkte aus dem Referenzbild ausgewählt. Das Verschiebungsfeld wird dann an diesen wenigen (= sparse) Bildpunkten geschätzt.

Interpolation mittels eines linear elastischen Modells (LEM): Unter Verwendung der Verschiebungsfelder aus dem Sparse-Tensor des Referenzbildes wird die Ähnlichkeit zum Vorlagenbild ermittelt durch eine lokale normalisierte Kreuzkorrelation. Die resultierende Schätzung des Verschiebungsfeldes wird als Randbedingung für die Lösung eines LEM verwendet, um die Interpolation zu berechnen.

Die oben beschriebene Methode ist an Daten aus den Halsbereich getestet worden.

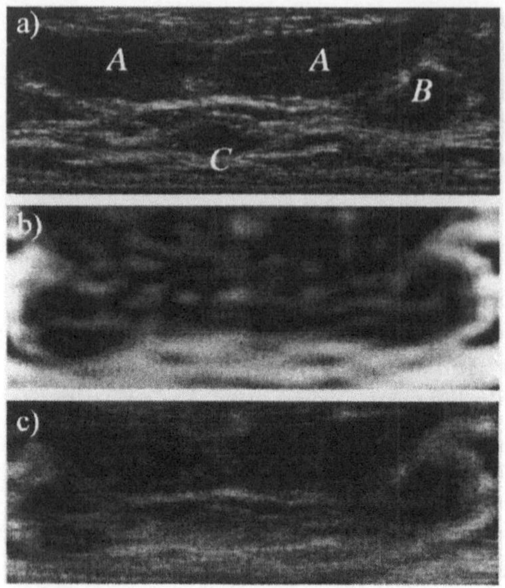

Abb. 1:

a) Frontalschnitt durch den Mundhöhlen-
boden in Höhe der vorderen Molarenregion, Ultraschallaufnahme A: M. geniohyoi-
deus, B: M. digastricus; C: Panniculus
adiposus

b) MR Schnittbild der selben Region wie
in a). Die unscharfe Darstellung kommt
zustande durch die Filterung sagittaler
Schichtaufnahmen.

c) registrierte Aufnahme aus Ultraschall-
Schnittbild a) und MR-Schnittbild b)

3 Ergebnisse

In Abb. 1 a) und b) sind zwei ausgewählte Frontalschnittbilder durch den Mund-
höhlenboden in Höhe der vorderen Molarenregion gezeigt. In Abb. 1 a) ist deutlich
die Deformation der Weichgewebsstrukturen des M. gastricus am linken Bildrand zu
sehen. Der M. gastricus am rechten Bildrand ist demgegenüber nur gering deformiert. Die unscharfe Darstellung in Abb. 1 b) kommt zustande durch die Filterung
sagittaler Schichtaufnahmen einer Schichtdicke von 2mm.

In Abb. 1 c) ist die nach dem oben beschriebenen Verfahren entstandene registrierte Schichtbildaufnahme gezeigt. Sie weist Elemente sowohl des Ultraschall-, als
auch der MR-Frontalschnittbildes auf. Besonders deutlich ist dies zu sehen im M.
gastricus am rechten Bildrand und im Bereich der Panniculus adiposus. Im ersteren
Fall zeigt die Darstellung in Abb 1 c) im Vergleich zum Ultraschallbild Informationen aus dem MR-Frontalschnittbildes. Demgegenüber ist die Darstellung im Bereich
des Panniculus adiposus in der Ultraschallaufnahme detaillierter, was im registrierten Bild deutlich zu sehen ist.

4 Resumée

MR ist eine Aufnahmetechnik für alle anatomischen Regionen, die nahezu de-
formationsfreie 3D Bilddatensätze liefert. Die Ultraschall Technik liefert Bilddaten-

sätze, die speziell im Weichgewebe eine höhere Auflösung zeigen. Im Weichgewebe ermöglicht der Ultraschall daher häufig eine bessere Diagnose. Ultraschall Bilddatensätze zeigen aber im Gegensatz zu MR Bilddatensätzen verzerrte und verschobene anatomische Strukturen, weil durch die Aufnahmetechnik das zu untersuchende Gewebe deformiert wird.

Das resultierende Bild in Abb. 1 c) zeigt, daß die verwendete Methode mit lokal leicht deformierten Gewebestrukturen verwendet werden kann. Für Bereiche mit stark deformierten Gewebestrukturen in der Ultraschalldarstellung ist diese Methode hingegen nicht geeignet wie am M. gastricus am linken Bildrand der Abb. 1 zu sehen.

Zusammenfassend läßt sich folgendes sagen:

1.) Bei der Aufnahme der Ultraschalldaten wird das Weichgewebe in der Regel stark deformiert. Zukünftige Aufnahmetechniken ermöglichen es unter Umständen, deformationsfrei Daten zu akquirieren oder aber Verzerrungen mittels externer Marker zurückzurechnen.

2.) Die Anwendung adaptiver Filtertechniken ist nothwendig, weil das Signal-Rausch-Verhältnis der Ultraschalldaten die Qualität von MR Bilddaten bei weitem nicht erreicht. Es ist bisher schwierig, in den Ultraschalldaten anatomische Strukturen zu finden, die sich mit korrespondierenden Strukturen in den MR Bilddaten zur Deckung bringen lassen. Da das Deformationsfeld nur an sehr wenigen Punkten berechnet wird, werden viele Bildpunkte daher falsch zugeordnet.

Bisher ist das Modell daher auf Ultraschalldaten mit niedrigem Deformationsgrad und hoher Bildqualitaet beschraenkt. Mit dem vorliegenden ersten Test des Verfahrens mit wenigen Datensätzen, lassen sich noch keine Aussagen über die Genauigkeit treffen. Dies ist sicherlich Aufgabe weiterer Untersuchungen mit dem vorgestellten Verfahren.

5 Literatur

1. Gering D, Nabavi A, Kikinis R, et al.: An Integrated Visualization System for Surgical Planning and Guidance using Image Fusion and Interventional Imaging. Proc. of 2nd Int. Conf On Med. Image Computing and Computer-Assisted Intervention (MICCAI) 1999, 809-819, 1999.
2. Maintz JBA, Viergever M: A survey of medical image registration. Med. Image Anal. 2(1), 1-36, 1998
3. Rexilius J, Warfield SK, Guttmann CRG, et al.: A Novel Nonrigid Registration Algorithm and Applications. Proc. of 4th Int. Conf. On Med. Image Computing an Computer Assisted Intervention (MICCAI) 2001:923-931, 2001.
4. Roche A, Pennec X, Malandain G, et al: Rigid Regsitration of 3-D Ultrasound With MR Images: A new Approach Combining Intensitz and Gradient Information. IEEE Trans Med. Imaging 30(10): 1038-1049, 2001
5. Sader R, Norer B, Horch HH: Lehrbuch der Ultraschalldiagnostik im Kopf-Hals-Bereich, Einhorn-Presse, Reinbeck, 2001
6. Westin CF et al.: Affine Adaptive Filtering of CT data. Medical Image Analysis; 4:161-177, 2001.
7. Zienkewickz O, Taylor R: The finite Element Method, John Wiley & Sons, 2000

Hybrid Optimization for 3D Landmark Extraction:Genetic Algorithms and Conjugate Gradient Method

Manfred Alker[1], Sönke Frantz[1], Karl Rohr[2], and H. Siegfried Stiehl[1]

[1] Universität Hamburg, FB Informatik, AB Kognitive Systeme, Vogt-Kölln-Str. 30, D-22527 Hamburg, Email: {alker,frantz,stiehl}@kogs.informatik.uni-hamburg.de
[2] International University in Germany, D-76646 Bruchsal, Email: rohr@i-u.de

Zusammenfassung. Model fitting algorithms for the extraction of 3D point landmarks tend to run into local suboptima if the model parameters are poorly initialized. We therefore propose a generally applicable *novel hybrid optimization algorithm* that combines the time efficiency of conjugate gradient (cg-)optimization and the robustness of genetic algorithms against local suboptima. We apply our algorithm to 3D MR and CT images depicting tip-like and saddle-like anatomical structures in order to demonstrate that the robustness of model fitting is significantly improved in comparison to purely local cg-optimization.

1   Introduction

The extraction of 3D point landmarks is a prerequisite for point landmark-based 3D image registration. While earlier approaches are based on differential operators ([4]), an approach based on fitting deformable models to the image data by minimizing a fitting measure has recently been proposed in [3]. However, since local optimization is used in [3], a good model initialization is needed. To overcome this drawback, we propose a hybrid optimization algorithm which is a combination of a purely local conjugate gradient method and a genetic algorithm. Exemplarily, we apply our fitting algorithm to the extraction of salient surface loci (curvature extrema) of *tip-* and *saddle-like structures* such as the tips of the ventricular horns or the saddle points at the zygomatic bones (see Fig. 1(a),(b)).

2   Model Fitting with Quadrics for Landmark Extraction

Quadrics for Surface Modeling To represent 3D tip-like structures, we utilize bended and tapered half-ellipsoids, while for saddle-like structures we employ hyperboloids of one sheet (see Fig. 1(c),(d) for illustration and [1],[3] for details). Hence, our model is described by the parameter vector $p = (a_1, a_2, a_3$ (half-axes of the quadric), δ, υ (bending strength and - angle), ρ_X, ρ_Y (tapering parameters), X, Y, Z (translation parameters), α, β, γ (Eulerian angles)).

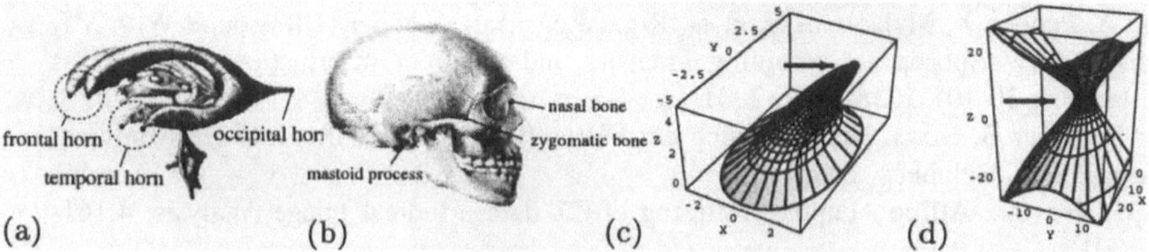

Abb. 1. (a),(b): Ventricular horns of the human brain and the skull. (c),(d): Quadrics for modeling tips and saddle structures. Landmark positions are indicated by dots.

Edge-Based Fitting Measures for Model Fitting As an edge strength-based fitting measure, the gradient magnitude of the intensity function is integrated over the model surface, while for an edge distance-based fitting measure, the sum of first-order shortest distance approximations to the model surface is calculated over the image data (see [1] for details).

Hybrid Optimization Local optimization algorithms such as the conjugate gradient (cg-)algorithm (e.g., [3]) tend to run into local suboptima unless a good model initialization is provided. Therefore, global algorithms such as genetic algorithms (GAs) are frequently proposed (e.g., [2]), but often have inacceptably slow convergence rates. As a combination of both, we propose a novel hybrid optimization strategy. Similar to GAs, we consider a whole population of parameter vectors. However, our mutation strategy is more problem-specific: At the end of each cg-step, a line search has to be performed. Instead of taking only one local minimum, we here consider several of such local minima. This is motivated by experiments - not reported here - where local suboptima resulting from a line search procedure lead to the global optimum of the whole optimization problem for model fitting. Depending on the optimization problem at hand, either an in-depth-search with few population members or an in-breadth-search with many population members is more successful. We therefore dynamically adapt the population size to the problem complexity by increasing the population size each time a population member converges to a local minimum. Several parameters can be adapted to the specific optimization problem at hand as, e.g., the minimum and maximum population size and the criteria, when to discard population members with too bad objective function values. We tried to experimentally determine parameter values that are applicable to a broad class of optimization problems (see [1] for details).

3 Experimental Results for 3D Tomographic Images

Scope of Experiments Our hybrid optimization algorithm has been compared to purely local cg-optimization w.r.t. poorly initialized model parameters using

- different *types of image data*: 3D MR and CT images of the human head,
- different *types of landmarks*: frontal/occipital horns of the lateral ventricles, zygomatic bones as part of the skull, and
- different *fitting measures*: edge distance-based and edge strength-based.

Experimental Strategy For obtaining poor initial values for model fitting, the parameter values of an initial good fit are varied by adding Gaussian distributed random numbers. In order to determine the landmark localization error e, the landmark positions calculated from the fitted deformable models are compared to ground truth positions that were manually specified in the 3D images. In addition, we consider the root-mean-squared distance between edge points of the image and the model surface, e_{RMS}. This procedure is iterated sufficiently often (here: 100 times) with different, randomized model initializations.

General Results Common to all experiments is that the final value of the fitting measure is better by about 10-50% for hybrid optimization than for purely local cg-optimization. In most cases, the landmark localization and the model fitting accuracy also improve significantly. Thus, hybrid optimization turns out to be superior to purely local cg-optimization at the expense of an increase in computational costs by a factor of 5-10 (30s–90s for local cg-optimization and 150s–900s for hybrid optimization on a SUN SPARC Ultra 2 with 300MHz CPU).

Results for the Ventricular Horns The tips of the frontal and occipital horns of the lateral ventricles are considered here. Typical examples of successful model fitting are shown in Fig. 2. As can be seen from the averaged quantitative results in Table 1, hybrid optimization is superior to purely local cg-optimization and yields in most cases better model fitting (e_{RMS}) and landmark localization (e) results (cf. also Figs. 2(a),(b)). Note that rather coarsely initialized model parameters have been used ($\bar{e}_{initial} \approx 7 \ldots 9 \, vox$), and thus some unsuccessful fitting results – particularly in the case of the less pronounced occipital horns – deteriorate the average accuracy of model fitting as shown in Table 1.

Results for the Zygomatic Bones All results for the zygomatic bones were obtained with our edge strength-based fitting measure. Model fitting for the saddle points at the zygomatic bones (e.g., Fig. 2(c)) in general is not as successful as it is for the tips of the ventricular horns. However, the mean landmark localization error $\bar{e}$ can be reduced from initially $\bar{e}_{initial} = 6.4 \ldots 6.9 \, vox$ to $\bar{e} = 2.5 \ldots 3.2 \, vox$ and the accuracy of model fitting is $\bar{e}_{RMS} = 1.5 \ldots 1.8 \, vox$ (voxel size $= 1.0 \text{mm}^3$).

4 Conclusion

Experimental results demonstrate the applicability of our hybrid algorithm as well as its increased robustness for the case of poorly initialized model parameters as compared to a purely local cg-method.

References

1. Alker M, Frantz S, Rohr K, et al.: Improving the Robustness in Extracting 3D Point Landmarks from 3D Medical Images Using Parametric Deformable Models. Procs MICCAI 2001:582–590, 2001.
2. Delibasis K, Undrill PE: Anatomical object recognition using deformable geometric models. Image and Vision Computing 12(7):423–433, 1994.
3. Frantz S, Rohr K, Stiehl HS: Localization of 3D Anatomical Point Landmarks in 3D Tomographic Images Using Deformable Models. Procs MICCAI:492–501, 2000.
4. Rohr K: On 3D differential operators for detecting point landmarks. Image and Vision Computing 15(3):219–233, 1997.

		Model initialization	Edge dist.-b. fitt. meas.		Edge strength-b. fitt. meas.	
			local cg-opt.	hybrid opt.	local cg-opt.	hybrid opt.
Frontal horn (left)	$\bar{e}$	7.71 ± 3.16	3.28 ± 2.99	1.40 ± 1.18	3.54 ± 2.18	2.49 ± 2.21
	$\bar{e}_{RMS}$	2.22 ± 1.10	1.00 ± 0.63	0.65 ± 0.22	1.04 ± 0.31	0.87 ± 0.35
Frontal horn (right)	$\bar{e}$	6.57 ± 3.18	3.87 ± 2.16	3.15 ± 2.18	6.55 ± 3.53	5.19 ± 3.70
	$\bar{e}_{RMS}$	2.12 ± 1.11	1.05 ± 0.60	0.78 ± 0.25	1.56 ± 1.26	1.28 ± 0.79
Occipital horn (right)	$\bar{e}$	9.08 ± 4.42	6.90 ± 3.89	6.68 ± 3.93	4.74 ± 4.33	4.61 ± 4.31
	$\bar{e}_{RMS}$	3.00 ± 1.40	2.06 ± 0.93	2.04 ± 0.87	1.34 ± 0.87	1.29 ± 0.78

Tabelle 1. Fitting results averaged over 100 model fittings with randomized poor model initializations for 3D MR images of the *frontal/occipital* ventricular horns using *13 model parameters* ($\bar{e}$: mean landmark localization error (in *vox*), $\bar{e}_{RMS}$: RMS distance between deformable model and image data (in *vox*), voxel size $= 0.86 \times 0.86 \times 1.2 \text{mm}^3$).

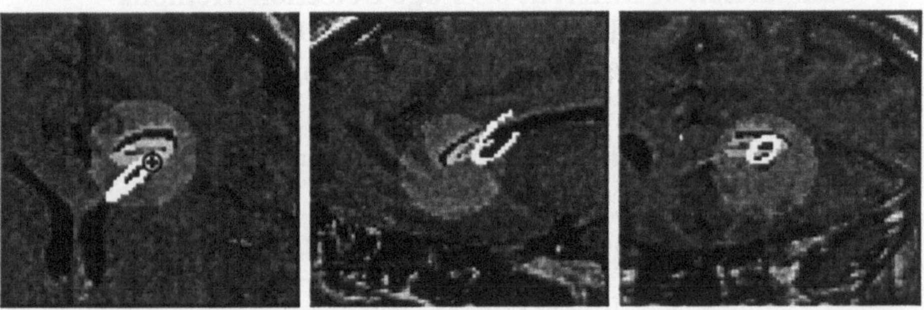

(a) 3D MR image of the *frontal* horn of the *left* lateral ventricle, edge *distance*-based fitting measure, ROI size 15.0 *vox*

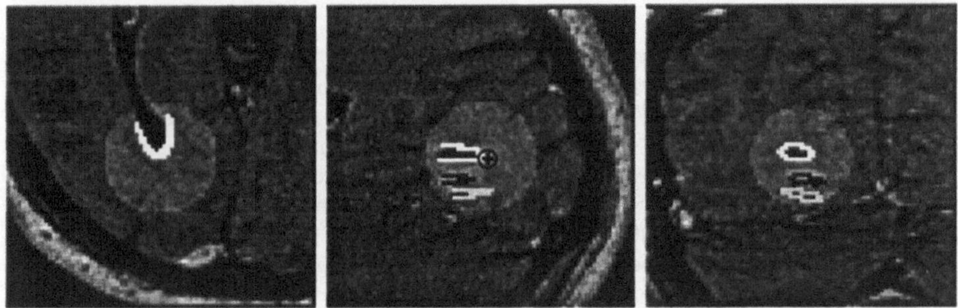

(b) 3D MR image of the *occipital* horn of the *right* lateral ventricle, edge *strength*-based fitting measure, ROI size 15.0 *vox*

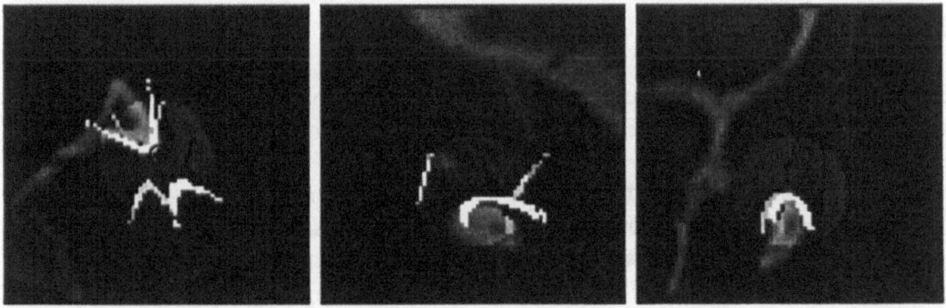

(c) 3D CT image of the *left* zygomatic bone, edge *strength*-based fitting measure, ROI size 15.0 *vox*

Abb. 2. Examples of successfully fitting tapered and bended half-ellipsoids to 3D MR images of the frontal and occipital horns of the lateral ventricles (Fig. 2(a-b)) as well as of fitting a half-hyperboloid with no further deformations to a 3D CT image of the zygomatic bone (Fig. 2(c)). Contours of the model surfaces in axial, sagittal, and coronal planes are depicted here (from left to right). *Black*: model initialization, *grey*: fitting result for local cg-optimization, and *white*: fitting result for our hybrid optimization algorithm. The ground truth landmark positions are indicated by a ⊕-sign.

Comparison of Different 3D Edge Detection Methods
to Define Landmarks for Point-Based Warping
in Autoradiographic Brain Imaging

Rainer Pielot[1], Michael Scholz[2], Klaus Obermayer[2], Eckart D. Gundelfinger[1] and
Andreas Hess[1,3]

1 Leibniz Institute for Neurobiology, Brenneckestr. 6, D-39118 Magdeburg, Germany
2 TU Berlin, Department of Computer Science, Sekr. FR 2-1, Franklinstr. 28/29,
D-10587 Berlin, Germany
3 Institute for Pharmacology and Toxicology, Fahrstrasse 17, D-91054 Erlangen, Germany
email: {pielot, gundelfinger, hess}@ifn-magdeburg.de, {idefix, oby}@cs.tu-berlin.de

Abstract. Warping can be used to reduce interindividual structural variations
of 3D image datasets of brains by generating a standard brain and subsequent
matching of individual datasets to this reference system. Point-based warping
uses structural information (landmarks) to construct the spatial correspondence
between the datasets. For this we compare the performance of three landmark
detection algorithms. The first two approaches use a threshold-based definition
of landmarks, the third spatial derivations of voxels. The warping is based on
a distance-weighted method with an exponential weighting function. All
methods tested are able to reduce structural variations, best results are obtained by the derivation approach.

1 Introduction

The analysis of image datasets obtained from different animals requires the reduction
of interindividual variations. Nonlinear geometric transformations, so called warping
[1], can be used to reduce these variations by transforming the individual datasets to
a reference system, e.g. a "standard brain". The warping process consists of two main
steps: First, the spatial correspondence between the datasets and the reference system
has to be determined. Second, using this correspondence information the individual
datasets are transformed to the reference system. According to the determination of
the spatial correspondence, warping algorithms can be divided in two classes: Inten-
sity-based warping methods maximize local gray value distribution to match the
source dataset to the target [2]. Model-based warping approaches use high-level
information such as surfaces of anatomical structures [3] or single points [4] on
prominent morphological sites. In datasets, which are obtained by functional imaging techniques, the different spatial gray value distribution is of biological or medical
interest. Therefore, the spatial gray value distribution cannot be used to construct the
spatial correspondence between these datasets. In this study, the datasets were obtained by functional labeling of gerbil brains, so that we investigate model-based
warping strategies, i.e. point-based warping. For point-based warping methods at

first corresponding points (=landmarks) between all the datasets have to be defined. Setting of a small number of landmarks between 2D images can be done by hand, but definition of a greater number of landmarks between large 3D image datasets by a human expert is highly time-consuming and subjective. Consequently, we developed automatic procedures for landmark definition. Furthermore, we try to adjust already published landmark detection methods to our datasets.

2 Image Preprocessing

Six gerbils (*Meriones unguiculatus*) were acoustically stimulated after injecting the radioactive 2-fluoro-deoxyglucose (2FDG). This method visualizes brain activity by accumulation of the non-metabolisable sugar 2FDG in certain brain areas proportional to their electrical activity. After 45 min exposure time the animals were scarified and the brains were removed. The brains were sectioned and the single slices were exposed on an X-ray film. After exposure, the films were developed and the autoradiographed slices were digitized with a camera (768 * 512 * 49 slices, 256 gray values).

In order to reconstruct the original 3D object, each slice is aligned by means of translating and rotating. We used a fully automatic computational method of principal axes alignment followed by a cross-correlation method. The last step is to align the 3D datasets to each other.

3 Landmark Detection

The first 3D landmark detection method uses Monte-Carlo techniques to realize the search of edges within the dataset. Initially a multiscale 3D grid is placed on each dataset to define non-overlapping subvolumes. Next edges are searched with random movements of a single point within each of subvolume. An edge is defined if the search point detects a gray value difference between two neighboring voxel, which exceeds a constant threshold. If an edge is detected, the procedure stops within this subvolume and the position of the search point is stored. This procedure is iterated for all subvolumes and for all grid-scaling levels in all datasets. To get a reliable spatial definition the whole process is repeated 10 times. The final position of each selected point (1 per subvolume) is the average across these repetitions. Only if an edge in a given subvolume is found in all datasets, this individual point is taken as a landmark [5].

In the second approach the searching points move along rays, which have the origins at the centers of gravity of substructures. These origins are defined in one brain for the whole group. To ensure correspondence, the origins have identical locations in all datasets and the angles between the rays are similar in all datasets. The points move along the rays and stop if an edge is found. As in the first approach, an edge is defined as a gray value transition, which is greater than a given threshold. If on the corresponding ray of all datasets an edge is found the position of the searching point for each dataset defines the landmark.

The third approach uses 3D differential operators e.g. the quotient of the determinant and the trace of a matrix of first partial derivatives of image values around a given position [6]. The 3D reference points are defined by searching for local maxima of operator values, which are greater than a preset threshold value. To ensure correct correspondence of the reference points again a 3D grid approach is used, as in the case of the Monte-Carlo method. Only if a sub-volume contains a reference point in all datasets, these reference points are determined as landmarks [7].

The correct correspondence of the found landmarks has not been verified, since our approach was to compare the different landmark generators regarding the quality of the subsequent warping. Anatomical verifications of the found landmarks were not taken into account.

4 Warping

The standard brain, i.e. the reference template for warping, is generated by averaging the positions of the corresponding individual landmarks across the datasets. The warping method used here is based on a distance-weighted method [8]. The displacement is determined by the weighted sum of all displacement vectors. The exponential weighting function consists of a global weighting factor and the distance of a given voxel to a certain landmark.

5 Results

The Monte-Carlo method found 360 landmarks in approx. 39,000 s (SGI Origin 200). The ray-based method found 1,285 landmarks in 120 s and the 3D-operator approach found 180 landmarks in approx. 10,800 s. Fig. 1 illustrates as an example a surface view of a manually segmented gerbil brain dataset together with the landmarks found with each method. The left figure shows the landmarks, which are determined by the Monte-Carlo method, in the middle the landmarks obtained by the ray method and the right figure the landmarks obtained by the 3D operator method.

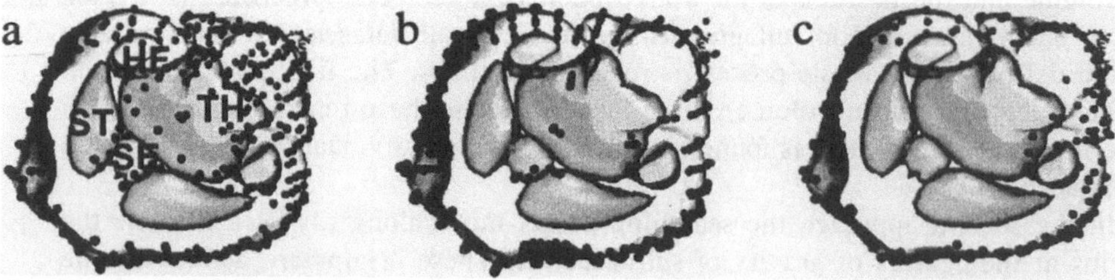

Fig.1 Surface views of a 3D brain dataset together with the generated landmarks. The outer surface of the brain and four structures were segmented manually and then surface rendered by the visualization software Amira (Indeed GmbH). a) Landmarks after application of Monte-Carlo method, b) after application of the ray method and c) after application of the 3D operator approach. SE septum, ST striatum, TH thalamus, HF hippocampal formation.

The quality of warping is quantified by applying 2 similarity functions before and after warping (linear cross-correlation coefficient, cc; volume overlap index, oi). Following average values were obtained (increase after warping): Monte-Carlo method: cc: +1.29 %, oi: +1.67 %; ray-based method: cc: +1.79 %, oi: +3.00 %; and 3D operator approach: cc: +2.25 %, oi: +2.27 %.

6 Discussion

In this study, we investigated 3 different, fully automatic procedures to detect landmarks for distance-weighted warping. The landmarks are successfully used for generating a reference template and the similarity of the individual datasets increases after warping in all cases tested. The quality of warping, as indicated by the similarity functions used, varies between the different landmark generators. The best cross-correlation coefficient is achieved by the 3D operator approach, whereas application of the ray-based method results in the best volume overlap index. The reason for this is that the ray-based method generates relatively more landmarks at the outer brain contour as compared to the other methods. Consequently, the outer edges are registered with a higher precision. For biological questions demanding quantitative evaluation of gray values, the cross-correlation coefficient gives more information about the quality of the warping procedure than pure geometric overlap indices. Therefore, the 3D operator method proved to be the most suitable tool in this study to make complex biological structures inter-individually better comparable and therefore facilitate a quantitative group comparison in functional autoradiographic brain imaging studies.

7 References

1. Toga, A.W., Brain Warping. 1999, San Diego London: Academic Press
2. Christensen, G.E., Rabbitt, R.D. and Miller, M.I. 1996. Deformable templates using large deformation kinematics. IEEE Transactions on Image Processing. 5(10):1435-1447
3. Thompson, P.M. and Toga, A.W. 1996. A surface-based technique for warping three-dimensional of the brain. IEEE Transactions on Medical Imaging. 15(4): 1-16.
4. Bookstein, F.L. 1989. Principal warps: Thin-plate splines and the decomposition of deformations. IEEE Transactions on pattern analysis and machine intelligence. 11: 567-585
5. Pielot, R., Scholz, M., Obermayer, K., Gundelfinger, E.D. and Hess, A. 2000. A new approach to define landmarks for point-based warping in brain imaging. Bildverarbeitung für die Medizin 2000, München, pp. 28-32
6. Rohr, K. 1997. On 3D differential operators for detecting point landmarks. Image and Vision Computing, 1997, 15(3): pp. 219-233
7. Pielot, R., Scholz, M., Obermayer, K., Gundelfinger, E.D. and Hess, A. 2001. 3D edge detection to define landmarks for point-based warping in brain imaging. International Conference on Image Processing 2001. IEEE Computer Society, Thessaloniki, pp. 343-346
8. Shepard, D. 1968. A two-dimensional interpolation function for irregularly-spaced data. In: 1968 ACM National Conference. pp. 517-524

Analyse longitudinaler hirnstruktureller Veränderungen mit deformationsbasierter Morphometrie

Christian Gaser, Igor Nenadic und Heinrich Sauer

Klinik für Psychiatrie
Friedrich-Schiller-Universität Jena
Philosophenweg 3, 07743 Jena
Email: christian.gaser@uni-jena.de

Zusammenfassung. Die Deformationsbasierte Morphometrie (DBM) wurde auf longitudinale Bilddaten angewendet, um sequentielle Volumenänderungen zu quantifizieren. Bei der Analyse von Longitudinaldaten eines schizophrenen Patienten konnte bereits nach 7 Monaten eine deutliche lokale Vergrößerung der Seitenventrikel detektiert werden. Eine Vergleichsmessung eines Kontrollprobanden wies dagegen auch nach 24 Monaten keine wesentlichen Volumenänderungen auf. Weiterhin konnten scanner-spezifische Inhomogenitäten in Bilddaten nachgewiesen werden, die gegen eine voxelweise Analyse von Daten unterschiedlicher Tomographen sprechen.

1   Einleitung

Das Prinzip der Deformationsbasierten Morphometrie (DBM) beruht auf der Minimierung anatomischer Unterschiede zwischen zwei Bildern durch die Anwendung nichtlinearer Deformationen [1,2]. Nach dieser nichtlinearen Normalisierung sind die regionalen Unterschiede zwischen den Bildern minimiert und die Deformationen beinhalten jetzt die Information über die vorherigen strukturellen Unterschiede und lassen sich statistisch analysieren. Eine Validierung dieser Methode anhand semi-automatisch segmentierter Seitenventrikel-Daten demonstrierte, daß die Ergebnisse nicht nur mit konventionellen Volumetrieverfahren vergleichbar sind, sondern aufgrund der voxelweisen Analyse eine Reihe methodischer Vorteile aufweisen [3]. Die Methode arbeitet vollautomatisch und ist damit benutzerunabhängig und es werden keine *a priori* definierte Regionen benötigt. Die Minimierung von Partialvolumeneffekten resultiert in einer höheren Sensitivität bei der Detektion subtiler Veränderungen. Deshalb eignet sich diese Methode besonders für die Analyse kleinster Volumenänderungen in longitudinalen Daten [4,5,6,7].

Ziel dieser Studie war die Anwendung der DBM auf die Analyse longitudinaler Daten, um (I) die Quantifizierbarkeit longitudinaler Volumenänderungen zu demonstrieren, (II) Scanner-spezifische B_0-Inhomogenitäten zu detektieren und (III) die Ergebnisse der DBM mit der Subtraktionsmethode zu vergleichen, die den jetzigen "Goldstandard" bei longitudinalen Analysen darstellt.

2 Material und Methode

Es wurden hochauflösende T_1-gewichtete Magnetresonanz-Tomographie (MRT) Aufnahmen eines männlichen Kontrollprobanden aufgenommen (Alter bei der ersten Messung 28 Jahre). Die Bilder wurden auf 3 verschiedenen Tomographen erstellt, wobei der Abstand zwischen der ersten und letzten Messung 3-37 Monate betrug und bis zu 5 Messungen eines Tomographen vorlagen. Weiterhin wurden Bilder eines 24-jährigen schizophrenen Patienten analysiert, von dem 4 Messungen auf einem Tomographen aufgenommen wurden. Der zeitliche Abstand zwischen diesen Bildern betrug 7, 11 bzw. 19 Monate.

Nach einer Korrektur für mögliche Bildinhomogenitäten wurde das erste aufgenommene Bild als Referenzbild festgelegt und die Position aller darauffolgender Bilder auf dieses Bild angepasst. Die verbleibenden regionalen Unterschiede können durch Subtraktion der entsprechenden Bildpaare visualisiert werden. Ein hochauflösender Normalisierungsalgorithmus [8] wurde eingesetzt, um durch Deformationen aller Bilder auf das Referenzbild die regionalen Unterschiede zu minimieren. Dieser Algorithmus arbeitet intensitätsbasiert und benötigt keine zusätzlichen Punkte (Landmarks) zur Normalisierung. Aus den zur Anpassung notwendigen Deformationen wurde mit der Jacobischen Determinante die Volumenänderung in jedem Voxel zwischen den Bildern berechnet und dieses Bild anschließend mit einem Gauss-Filter (FWHM=4mm) geglättet.

Für die Messungen des schizophrenen Patienten wurden die Volumenänderungen vom letzten auf das erste Bild (Vol_{31}) und sequentiell von Bild 4 auf 3 (Vol_{43}), Bild 3 auf 2 (Vol_{32}) bzw. von Bild 2 auf 1 (Vol_{21}) bestimmt. Die Summe der sequentiellen Volumenänderungen ($Vol_{21}+Vol_{32}+Vol_{43}$) sollte dabei der Volumenänderung zwischen letzten und ersten Bild (Vol_{41}) entsprechen. Um diese Annahme zu überprüfen, wurde der Korrelationskoeffizient zwischen dem Summationsbild und den einzelnen Volumenänderungen bestimmt.

3 Ergebnis

Die mit der Subtraktionsmethode lokalisierten Unterschiede konnten mit der DBM bestätigt werden, ermöglichen aber eine direkte Quantifizierbarkeit der Volumenänderungen (Abb. 1). Zwischen den sequentiell aufgenommenen Bildern des Kontrollprobanden traten nur unwesentliche Volumenänderungen auf,

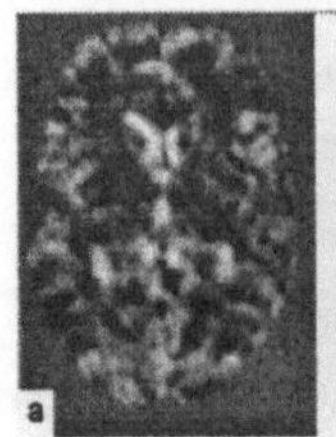
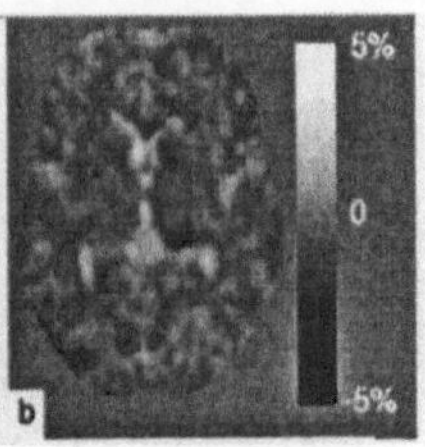

Abb. 1. Die Subtraktion sequentieller Bilder (a) ermöglicht lediglich eine Information über die Lokalisation struktureller Veränderungen, während die Volumenbestimmung mittels DBM (b) eine direkte Quantifizierung der Volumenänderungen erlaubt.

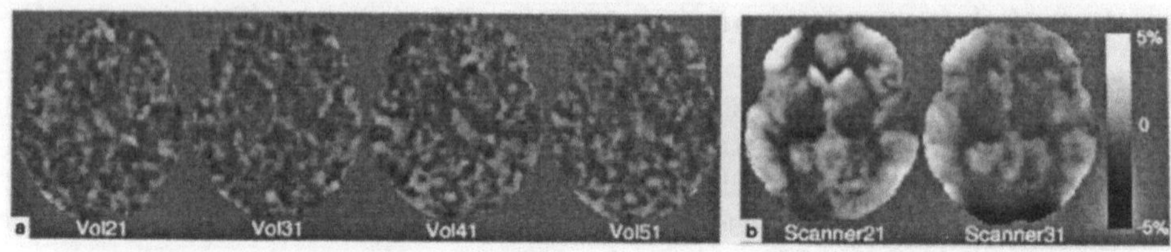

Abb. 2. Sequentielle Messungen einer Kontrollperson über einen Zeitraum von 24 Monaten weisen nur unwesentliche Volumenänderungen auf, wenn die Messungen auf einem Tomographen aufgenommen wurden (a). Werden dagegen Messungen der gleichen Person zwischen verschiedenen Tomographen verglichen, sind deutliche Unterschiede zwischen den Bildern sichtbar (b). Dargestellt ist wie in allen anderen Abbildungen jeweils eine ausgewählte axiale Schicht.

wenn die Bilder eines Tomographen verglichen wurden. Dagegen sind deutliche Volumenunterschiede zwischen den Bildern unterschiedlicher Tomographen sichtbar (Abb. 2). Die Messungen des schizophrenen Patienten zeigten bereits

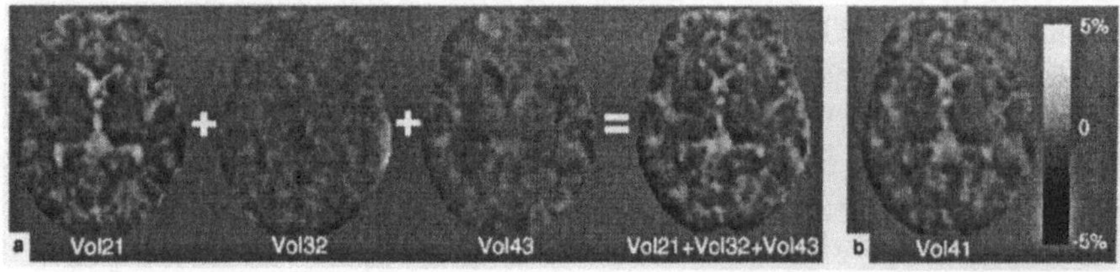

Abb. 3. Die Summe der einzelnen Volumenunterschiede (a) zwischen aufeinanderfolgenden Messungen (Zeitpunkt 2 zu 1, 3 zu 2 und 4 zu 3) ergibt im wesentlichen das gleiche Ergebnis wie die direkte Bestimmung der Volumenunterschiede zwischen Zeitpunkt 4 und 1 (b).

nach 7 Monaten deutliche Volumenvergrößerungen in den Seitenventrikeln, die zum letzten Zeitpunkt leicht zurückgingen (Abb. 3). Die Summe der einzelnen Volumenänderungen zwischen den Zeitpunkten 2-1, 3-2 und 4-3 (Vol_{21}, Vol_{32} und Vol_{43}) entspricht weitestgehend dem Ergebnis der direkt bestimmten Volumenänderung Vol_{41} (Korrelationskoeffizient=0.754).

4 Schlussfolgerung

Die mit Hilfe der DBM berechneten Volumenänderungen konnten die in den Subtraktionsbildern sichtbaren Unterschiede bestätigten. Ein wesentlicher Vorteil der DBM ist jedoch, daß diese longitudinalen Unterschiede direkt quantifiziert und damit analysiert werden können. Während die berechneten Volumenänderung einen direkten Bezug zur Volumetrie aufweisen, ist die Interpretation der Differenzen im Subtraktionsbild schwierig.

An einem schizophrenen Patienten konnten bereits nach 7 Monaten deutliche Vergrößerungen im Seitenventrikel nachgewiesen werden, während die Messungen eines Kontrollprobanden auch über eine Zeitraum von 24 Monaten keine wesentlichen Volumenänderungen aufwiesen.

Der Vergleich zwischen Daten, die auf verschiedenen Tomographen aufgenommen wurden, zeigt, daß scanner-spezifische B_0-Inhomogenitäten auftreten, die in systematischen räumlichen Verzerrungen resultieren. Das bedeutet, daß besonders bei der voxelbasierten Morphometrieverfahren nur Daten verwendet werden dürfen, die vom selben Tomographen stammen.

Zusammenfassend kann festgestellt werden, daß die DBM eine sensitive Methode darstellt, mit der im gesamten Gehirn subtile Alterationen nachgewiesen und quantifiziert werden können. Dieses Verfahren kann sowohl zur Analyse von pathologischen Veränderungen und Wachstums- bzw. Altersprozessen im Gehirn eingesetzt werden, als auch zur Bestimmung scanner-spezifischer Einflüsse.

Literatur

1. Thompson PM, MacDonald D, Mega MS, et al.: Detection and mapping of abnormal brain structure with a probabilistic atlas of cortical surfaces. *J Comput Assist Tomogr* **21**:567-581, 1997.
2. Gaser C, Volz H-P, Kiebel S, et al.: Detecting Structural Changes in Whole Brain Based on Nonlinear Deformations – Application to Schizophrenia Research. *Neuroimage* **10**:107-113, 1999.
3. Gaser C., Nenadic I., Buchsbaum B, et al.: Deformation-based morphometry and its relation to conventional volumetry of brain lateral ventricles in MRI. *Neuroimage* **13**:1140-1145, 2001.
4. Freeborough PA, Fox NC: Modeling Brain Deformations in Alzheimer Disease by Fluid Registration of Serial 3D MR Images. *J Comput Assist Tomogr* **22**:838-843, 1998.
5. Gaser C, Nenadic I, Volz H-P, et al.: High-Resolution Morphometry of Longitudinal Data. *Neuroimage (Proc. HBM'00 Conf., San Antonio, June, 2000)* **11**:475, 2000.
6. Thompson PM, Giedd JN, Woods RP, et al.: Growth patterns in the developing brain detected by using continuum mechanical tensor maps. *Nature* **404**:190-193, 2000.
7. Fox NC, Crum WR, Scahill RJ, et al.: Imaging of onset and progression of Alzheimer's diesease with voxel-compression mapping of serial magnetic resonance images. *Lancet* **358**:201-205,2001.
8. Ashburner J, Andersson JRL, Friston KJ : Image Registration Using a Symmetric Prior – in Three Dimensions. *Hum Brain Mapp* **9**:212-225, 2000.

Hochdimensionale Transformationen zur Bestimmung morphologischer Veränderungen bei Hirninfarkt

Thorsten Schormann, Matthias Kraemer*

Heinrich-Heine Universität Düsseldorf, 40001 Düsseldorf, Germany
*Neurologische Klinik der Universität Düsseldorf, 40001 Düsseldorf, Germany
Email: thorsten@hirn.uni-duesseldorf.de

Zusammenfassung. Quantifizierung morphologischer Veränderungen, die durch Hirninfarkte verursacht werden, erfordern neue Bildverarbeitungs-Techniken, um die z.T. auch sehr weit vom initialen Infarkt lokalisierten sekundären Volumenänderungen detektieren zu können. Es wird ein System von linearen und nicht-linearen Anpassungs-Verfahren vorgestellt, mit dem eine nicht-invasive, kontinuierliche in-vivo Bestimmung von Raumunterschieden ermöglicht wird. Das Verfahren verwendet - ohne Interpolation - die Grauwert-Information sämtlicher Volumenelemente, womit die größtmögliche Ausnutzung an Information zur Bestimmung hochdimensionaler Transformationen erreicht wird. Die Ergebnisse zeigen vom initial kleinen Infarktfokus ausgehende, weit ausgedehnte, betroffene Gebiete.

1 Problemstellung und medizinischer Hintergrund

Der medizinische Hintergrund dieser Studie ist die Bestimmung dreidimensionaler morphologischer Veränderungen bei menschlichen Gehirnen, die von Hirninfarkten betroffen sind. Ansätze sind für interindividuelle Untersuchungen entwickelt worden (Voxel-Based Morphometry (VBM), [1] [2]). Die intraindividuelle, lokale Reduktion oder das Wachstum des Gehirnvolumens wird in der vorliegenden Studie durch hochdimensionale Transformationen mit bis zu 24 Millionen Freiheitsgraden bestimmt, womit es möglich wird, beliebige Deformationen (Formen) zwischen zwei Datensätzen mit vorgegebener numerischer Genauigkeit zu berechnen. Diese longitudinale, intraindividuelle Volumetrie erfüllt außerdem die Voraussetzung kleiner Raumunterschiede, so daß eine eindeutige und vollständige Zuordnung entsprechender Voxel gewährleistet ist.

2 Methoden

Zur Bestimmung der krankheitsbedingten, morphologischen Änderungen, werden zwei T1 gewichtete MR-Datensätze zu zwei verschiedenen Zeitpunkten aufgenommen: der erste Datensatz unmittelbar nach dem Schlaganfall, der zweite 3-16 Monate später. Hiermit werden die eigentlichen, krankheitsbedingten Änderungen (z.B. Atrophien) im Verlauf der Zeit erfaßt, womit eine Analyse dieser

Raumunterschieden möglich wird. Die Berechnung der Volumenänderung für jeden Voxel erfolgt in einem 4-stufigen Prozeß . Zunächst werden die beiden Datensätze in ein gemeinsames Koordinatensystem mit einem 2-stufigen, linearen Verfahren transformiert. In der ersten Stufe wird die auf affine Bewegungen erweiterte Momenten-Hauptachsen-Theorie (eMHT, [3]) zur "groben" Voranpassung verwendet. Dadurch, daß ein Datensatz sich nicht-linear (krankheitsbedingt) von dem zweiten Datensatz unterscheidet, wird zur Feinanpassung eine Matrix-Norm zur Berechnung einer affinen Least-Square Matrix bestimmt [4], um trotz vorhandener räumlicher Störungen in einem Datensatz zu identischer Orientierung beider Volumina zu kommen (Feinanpassung). Hiermit werden verbleibende globale Transformationen (Skalierung, Rotation etc.) nach der "groben" Voranpassung vollständig unterdrückt [5]. Daran anschließend werden die nicht-linearen Transformationen mit Hilfe von störungsunempfindlichen, Grauwert-basierenden Kräften und dem Multi-Grid Verfahren (MFMG, von engl.: Multiresolution Full Multi-Grid) numerisch mit vorgegebener Genauigkeit bestimmt [6]. Das nicht-lineare Verfahren arbeitet auch zusätzlich auf mehreren Auflösungsstufen bezüglich der Volumina, womit prinzipiell auch größere Raumdifferenzen berechnet werden können.

Aus der resultierenden nicht-linearen Transformation (Deformationsfeld), die für jeden Voxel im Referenzvolumen (1. Datensatz) den entsprechenden Ort des zugehörigen Voxel im 2. Datensatz angibt, wird die Volumenverkleinerung bzw. -vergrößerung für jeden Voxel aus den drei Komponenten des zugehörigen Verschiebungsvektors berechnet. Hierbei zeigt sich, daß die Näherungslösung, Divergenz der Deformationsvektoren, nicht ausreicht, um die Volumenänderungen hinreichend genau zu beschreiben. Dies ist auf die hohe Deformationsmöglichkeit des MFMG Bewegungsmodells mit den o.a. modifizierten Grauwert-basierenden Kräften zurückzuführen, womit die Berechnung sehr komplexer, lokaler Änderungen möglich wird. Die exakte Lösung berücksichtigt quadratische und kubische Terme der 1. Ableitung des Deformationsfeldes. Die Berechnung der Volumenänderung überführt das vektorielle Deformationsfeld in ein skalares Volumenfeld, das zur Beurteilung Grauwert-kodiert dargestellt wird (Abbildung 1). Die gesamte Grauwertinformation beider Volumina trägt zur Berechnung der Deformationsfelder bei, wobei die Bewegung von jedem Voxel durch jeden Grauwert beider Volumina bestimmt bzw. kontrolliert ist.

3   Ergebnisse

Die Bestimmung morphologischer Veränderungen nach Hirninfarkt zeigt erstmalig bei den untersuchten Gehirnen eine deutliche Volumenreduktion in ausgedehnten kortikalen Arealen und überraschenderweise sogar in Arealen die entfernt vom eigentlichen Infarktzentrum liegen (Abbildung 1). Atrophie wird auf der ipsilateralen Seite des Thalamus und des Nucleus Caudatus detektiert, die nicht initial von dem Hirninfarkt betroffen waren. Diese weit entfernt liegenden atrophischen Gehirnareale zeigen, daß sich eine sekundäre Atrophie über einen längeren Zeitraum nach dem akuten Hirninfarkt entwickelt. Die z.T. sehr feinen,

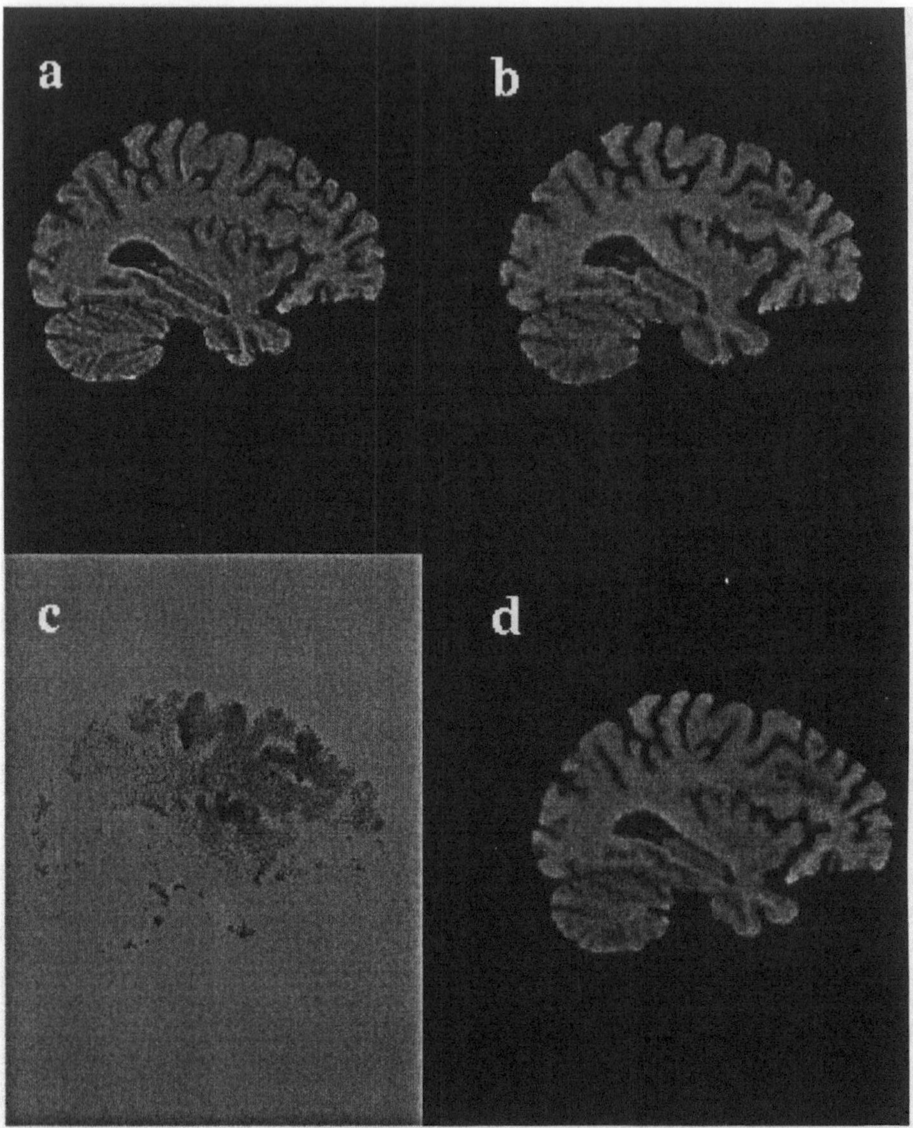

Abb. 1. Verfahren zur Quantifizierung von Raumunterschieden. Vergleich zwischen der ersten (a) und der zweiten (b) MR-Aufnahme. In (a,b) werden vergleichbare 2-dimensionale Schnitte durch die entsprechenden Volumina im Bereich des Infarktes gezeigt. Beide Volumina wurden mit dem linearen "grob-fein" Verfahren ausgerichtet, so daß es möglich wurde, trotz vorhandener Verzerrungen zu vergleichbaren Schnittebenen zu gelangen. Abbildung (c) zeigt die vergleichbare Schnittebene, in der die (3D) berechneten Änderungen dargestellt sind: der Grauwert der Umgebung kodiert keine Verschiebung, dunkler (heller) entspricht einer Volumenverkleinerung (-vergrößerung), wobei die Intensität proportional zur Stärke der Deformation kodiert ist. Abbildung (d) zeigt das Anpassungsergebnis von dem Ausgangsbild (b) auf die Referenz (a).

aber komplexen Raumunterschiede können durch hochdimensionale Transformationen beschrieben werden. Die Bestimmung der Volumenänderung wird mit Hilfe einer Kombination von störungsunempfindlichen Kräften bei der Bestimmung der nicht-linearen Transformation, der erweiterten Momenten-Hauptachsen-Transformation, einem Verfahren zur linearen Feinanpassung und der exakten Bestimmung der Volumenänderung aus der nicht-linearen Transformation erreicht.

4 Schlußfolgerungen

Die medizinischen Ergebnisse zeigen, daß es erforderlich ist, hochdimensionale Transformationen zu bestimmen, um die räumlichen Unterschiede krankheitsbedingter Morphologien berechnen zu können. Nach der Transformation wird eine perfekte Anpassung beider Volumina erreicht, so daß die daran anschließende Auswertung der Deformationsfelder von eventuellen Fehlanpassungen nicht beeinflußt wird. Allerdings erfordert diese sehr aufwendige numerische Bestimmung eine exakte mathematische Behandlung der Volumenänderung aus der nicht-linearen Transformation.

Literatur

1. Ashburner J, Friston KJ: Why Voxel-Based Morphometry Should Be Used, NeuroImage, Vol. 14(6), pp. 1238-1243, 2001.
2. Friston KJ, Ashburner J, Frith CD, Poline JB, Heather JD, Frackowiak RSJ: Spatial registration and normalization of images. Hum Brain Map 2, 199, 165-189, 1995.
3. Schormann T, Zilles K: Limitations of the Principle Axes Theory. IEEE Transactions on Medical Imaging, 16, 942-947, 1997.
4. Schormann T, v. Matthey M, Dabringhaus A, Zilles K: Alignment of 3-D brain data sets originating from MR and histology. Bioimaging 1, 119-128. 1993 and Bioimaging 1, 185, 1993 (Erratum).
5. Schormann T, Dabringhaus A: Statistics of Nonlinear Spatial Distortions in Histological Images Proceedings of the CRM (Centre Recherche de Mathematique, Montreal), 247-262, 2001.
6. Schormann T: Method for computing and displaying 2D- and 3D-spatial differences of structures. International Patent, PCT/EP99/04442 1998.

Elastisches Matching eines 3D Hirnatlas mit radialen Basisfunktionen

K. A. Ganser[1], H. Dickhaus[1], R. Metzner[2], C. R. Wirtz[2]

[1]Institut für Medizinische Informatik
Universität Heidelberg, Fachhochschule Heilbronn
Max-Planck-Str. 39, 74081 Heilbronn
[2]Neurochirurgische Klinik der Universität Heidelberg
Email: ganser@fh-heilbronn.de

Zusammenfassung. Der Hirnatlas von Talairach und Tournoux wird häufig bei der neurochirurgischen Operationsplanung verwendet. Wir haben dieses Standardwerk in ein computerbasiertes Hirnatlassystem umgesetzt, das den Arzt bei der Interpretation von MR-Aufnahmen unterstützt. Da sich das im Originalatlas vorgesehene stückweise lineare Verfahren zur Abbildung des Atlas auf Patientengehirne in vielen Fällen als zu einfach erwiesen hat, haben wir ein elastisches Matching auf Grundlage von Radialen Basisfunktionen implementiert. Unser Verfahren benötigt ca. 1 Minute Rechenzeit und liefert sehr zufriedenstellende Abbildungsergebnisse.

1 Problemstellung

Für die Interpretation von Tomogrammen aus dem Schädelbereich sind Hirnatlanten ein wertvolles Werkzeug. Insbesondere in Regionen, in denen das Bildmaterial aufgrund technischer Unzulänglichkeiten der bildgebenden Verfahren wenig Details enthält, stellen Hirnatlanten zusätzliche Informationen bereit. Ein in der klinischen Praxis häufig benutzter Hirnatlas ist der Stereotaxieatlas von Talairach und Tournoux [1], der aus drei orthogonalen Serien von Hirnkarten besteht, die neuroanatomische Strukturen sowie die Cortexunterteilung nach Brodmann in Form von Schnittbildern enthalten. In früheren Arbeiten [2] haben wir auf Grundlage dieses etablierten Standardwerks ein computerbasiertes Atlassystem entwickelt, das die Anwendung des Talairach-Atlas bei der radiologischen Diagnose und der neurochirurgischen Operationsplanung wesentlich erleichtert. Unter anderem besteht die Möglichkeit, den Atlas auf Patientenbilder gemäß einem stückweise linearen Verfahren (proportional grid) abzubilden und Atlas- und Patientenanatomie in einer gemeinsamen Ansicht überlagert darzustellen. Dieses affine Abbildungsverfahren arbeitet zufriedenstellend, wenn die Geometrie des untersuchten Gehirns nicht durch z.B. Tumore stark verändert ist [2]. Die pathologischen Verhältnisse aufgrund raumfordernder Prozesse können aber notwendigerweise nicht durch das relativ einfache Verfahren abgedeckt werden. Aus diesem Grund haben wir ein elastisches Matchingverfahren basierend auf Radialen Basisfunktionen entwickelt.

2 Methode

2.1 Berechnung der elastischen Deformation

Ein elastisches Matchingverfahren zur Abbildung zweier Datensätze aufeinander hat die Aufgabe, jedem Punkt im Ausgangsdatensatz einen Punkt im Zieldatensatz zuzuordnen. In unserem Anwendungsfall ist der Ausgangsdatensatz der computerisierte Talairach-Atlas, und der Zieldatensatz ist eine (segmentierte) MR-Hirnaufnahme. Wir verwenden einen punktbasierten Ansatz, d.h. es wird eine Anzahl N von Korrespondenzen zwischen markanten Atlaspunkten $\vec{a}_i$ und entsprechenden Patientenpunkten $\vec{p}_i$ vorgegeben ($i = 1, \ldots, N; \vec{a}, \vec{p} = (x, y, z)^T$), und für alle anderen Atlaspunkte $\vec{a}$ werden die Zielpunkte $\vec{p}$ durch Interpolation der gegebenen Verschiebungsvektoren ($\vec{p}_i - \vec{a}_i$) ermittelt. Zur Interpolation verwenden wir Radiale Basisfunktionen, mit deren Hilfe das Problem auf die Lösung (großer) linearer Gleichungssysteme reduziert wird. Die Interpolationsfunktion $\mathcal{T}(\vec{a})$ besteht aus einem affinen Anteil $\mathcal{A}$ und einer radialen Transformation $\mathcal{R}$:

$$\vec{p} = \mathcal{T}(\vec{a}) = \mathcal{A}(\vec{a}) + \mathcal{R}(\vec{a}), \tag{1}$$

wobei $\mathcal{A}$ und $\mathcal{R}$ definiert sind als

$$\mathcal{A}(\vec{a}) = (\mathcal{A}_x(\vec{a}), \mathcal{A}_y(\vec{a}), \mathcal{A}_z(\vec{a})) \quad \text{mit} \quad \mathcal{A}_k = \alpha_{k,1} + \alpha_{k,2}x + \alpha_{k,3}y + \alpha_{k,4}z,$$

$$\mathcal{R}(\vec{a}) = (\mathcal{R}_x(\vec{a}), \mathcal{R}_y(\vec{a}), \mathcal{R}_z(\vec{a})) \quad \text{mit} \quad \mathcal{R}_k = \sum_{i=1}^{N} \beta_{k,i} r(|\vec{a} - \vec{a}_i|);$$

r, die radiale Basisfunktion, ist eine Funktion, die nur vom Abstand des Punktes $\vec{a}$ von den vorgegebenen Atlaspunkten $\vec{a}_i$ abhängt. Insgesamt wird die Transformation $\mathcal{T}$ also durch $3(N + 4)$ Koeffizienten bestimmt, $N + 4$ Koeffizienten für jede Raumdimension. Die Koeffizienten in jeder Dimension können durch Lösen eines Linearen Gleichungssystems der Größe $N + 4$ bestimmt werden. Die N Koeffizienten $\beta_{k,i}$ aus $\mathcal{R}_k$ werden durch die Punktkorrespondenzen festgelegt, die 4 Koeffizienten $\alpha_{k,i}$ aus $\mathcal{A}_k$ durch eine zusätzliche Normierung der $\beta_{k,i}$:

$$\begin{pmatrix} \mathbf{R} & \mathbf{A} \\ \mathbf{A}^T & \mathbf{0} \end{pmatrix} \begin{pmatrix} \vec{\beta}_k \\ \vec{\alpha}_k \end{pmatrix} = \begin{pmatrix} \vec{P}_k \\ \vec{0} \end{pmatrix}, \quad k \in \{x, y, z\}. \tag{2}$$

Die Elemente der $N \times N$ Submatrix $\mathbf{R}_k$ sind $R_{ij} = r(|\vec{a}_i - \vec{a}_j|)$, die der $N \times 4$ Submatrix $\mathbf{A}_k$ sind $A_{i1} = 1$, $A_{i2} = a_{x,i}$, $A_{i3} = a_{y,i}$, $A_{i4} = a_{z,i}$. Der N-Vektor $\vec{P}_k$ enthält die k-te Dimension der Zielpunkte $\vec{p}$: $P_{k,i} = p_{k,i}$. Offensichtlich ist die Gesamtmatrix aus Gleichung 2 unabhängig von der Raumdimension k, d.h. die Matrix ist für alle drei Fälle k identisch und muß nur einmal aufgestellt werden. Sind nach Lösung der Gleichungen 2 die Koeffizienten α_i und β_i bekannt, können für beliebige Atlaspunkte $\vec{a}$ die Zielpunkte $\vec{p}$ im Patientendatensatz durch Einsetzen in Gleichung 1 berechnet werden.

In der Literatur sind eine Reihe von Radialen Basisfunktionen r beschrieben (z.B. [3,4]). Wir haben mehrere davon in unserer Implementation getestet und haben mit der linearen Basisfunktion $r(|\vec{x}_i - \vec{x}_j|) = |\vec{x}_i - \vec{x}_j|$ die besten Ergebnisse hinsichtlich Laufzeitverhalten und Abbildungsqualität erzielt.

2.2   Vorgeben der Punktkorrespondenzen

In unserem Atlassystem werden Punktkorrespondenzen zwischen dem (stückweise linear gematchten) Atlas und dem Patientendatensatz automatisch bestimmt, wobei der Anwender die Möglichkeit hat, Verschiebungsvektoren zu löschen und auch selbst neue festzulegen. Punkte, die gleichmäßig auf dem Atlas-Cortex verteilt sind, werden in radialer Richtung auf das (segmentierte) Patientengehirn abgebildet. Auf den Atlas-Ventrikeln verteilte Punkte werden auf die jeweils nächstgelegenen Punkte der (segmentierten) Patienten-Ventrikel abgebildet. Da das elastische Matching ein stückweise lineares Matching voraussetzt, stimmen die zugrundeliegenden Landmarken (vordere und hintere Commissur) im Atlas und im Patientendatensatz überein; somit können diese ebenfalls als Punktkorrespondenz berücksichtigt werden.

Im Falle eines nicht-pathologischen Gehirns reichen die genannten Punkte zum Matching des Atlas aus. Wenn sich ein Gehirn allerdings durch Verformungen aufgrund von Tumoren vom Normalfall unterscheidet, müssen zur Kompensation derartiger Deformationen zusätzliche Punktepaare berücksichtigt werden. Unser System reduziert (segmentierte) Tumore virtuell auf einen einstellbaren Prozentsatz ihrer Größe; diese verkleinerten Tumore werden dann als Ausgangsstruktur betrachtet und durch die Verschiebungsvektoren wieder auf ihre tatsächliche Größe gebracht. Dieser Vorgang simuliert die Raumforderung im Atlas.

3   Ergebnis

Das Auffinden von Punktkorrespondenzen zwischen dem Talairach-Atlas und dem Patientendatensatz erfolgt automatisch, wobei dem Anwender die Möglichkeit zur manuellen Korrektur bleibt. Finden von Korrespondenzen – in unseren Versuchen war N in der Größenordnung 800 – sowie Lösen der resultierenden linearen Gleichungssysteme zur Interpolation der Verschiebungen dauert auf einem handelsüblichen PC etwa eine Minute und liegt damit in einer durchaus tolerierbaren Größenordnung. Sämtliche anatomischen Inhalte unseres Atlassystems (dreidimensional rekonstruierte Hirnstrukturen sowie alle 2D-Atlaskarten)

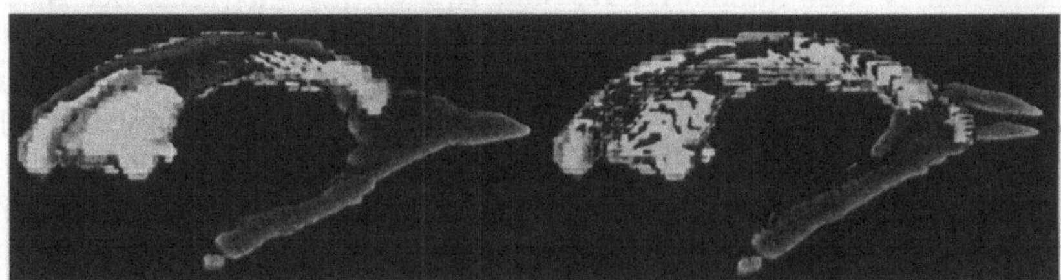

Abb. 1. Gleichzeitige Darstellung der Seitenventrikel des Atlas (dunkel) und des Ventrikelsegments des Patienten (hell), links nach stückweise linearem Matching, rechts nach elastischem Matching. Die gute Qualität des elastischen Verfahrens ist an der gleichmäßigen Verteilung der Farben ersichtlich.

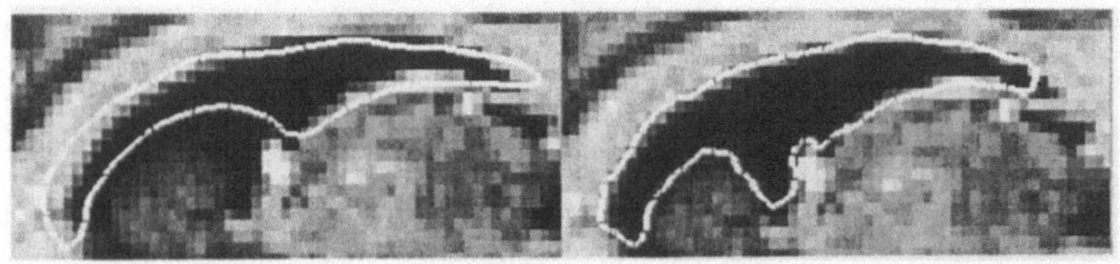

Abb. 2. Die Kontur des stückweise linear (links) bzw. elastisch (rechts) gematchten Atlasventrikels ist auf eine sagittale Schnittebene des Patientendatensatzes eingeblendet. Die Verbesserung durch das elastische Matching ist offensichtlich.

können aufgrund der berechneten Matchingfunktion verformt und entsprechend angezeigt werden. Da das Warping (d.h. die Anwendung der bestimmten Matchingfunktion auf einzelne Objekte) stets nur für die aktuell vom Benutzer betrachteten Objekte neu berechnet wird und zudem die verformten Koordinaten gespeichert werden, wird der hierfür nötige Zeitaufwand gering gehalten und vom Anwender praktisch nicht wahrgenommen. Das Ergebnis des elastischen Matching ist visuell sehr vielversprechend und verbessert in jedem Fall die Qualität gegenüber dem stückweise linearen Ansatz. – siehe Abb. 1 und Abb. 2.

Obwohl der Talairach-Atlas in der Vergangenheit mehrfach in computerbasierten Atlassystemen eingesetzt wurde (z.B. [5]), ist uns kein weiteres System bekannt, das ein elastisches Matching des gesamten Atlasvolumens in 3D berechnen kann.

4 Schlußfolgerung

Ein elastischer Matchingalgorithmus ist für ein computerbasiertes Atlassystem zur neurochirurgischen OP-Planung ein notwendiges Werkzeug. Der von uns gewählte Ansatz mit radialen Basisfunktionen ist sehr schnell und bringt sehr gute Ergebnisse. Eine objektive quantitative Evaluation der Matchingqualität soll in den nächsten Wochen erfolgen. Es ist weiterhin beabsichtigt, für die Bestimmung der Punktkorrespondenzen noch mehr Aufwand zu investieren, um beispielsweise am Cortex markante Landmarken (etwa den zentralen Sulcus oder die Sylvische Fissur) gezielt berücksichtigen zu können.

Literatur

1. Talairach J, Tournoux P: Co-Planar Stereotaxic Atlas of the Human Brain. Thieme, Stuttgart, 1988
2. Ganser KA, Dickhaus H, et al.: Ein digitaler Gehirnatlas – Evaluation mit funktioneller MRT. Procs BVM 2000:180–184. Springer, Berlin, 2000.
3. Carr JC, Fright WR, Beatson RK: Surface interpolation with radial basis functions for medical imaging. IEEE Transactions on Medical Imaging 16(1):96–107, 1997.
4. Fornefett M, Rohr K, Stiehl HS: Radial basis functions with compact support for elastic registration of medical images. Image and Vision Computing 19:87–96, 2001.
5. Nowinski WL, Thirunavuukarasuu A: Atlas-assisted localization analysis of functinal images. Medical Image Analysis 5(3):207-220, 2001.

Intraoperative Registration
on Standard PC Graphics Hardware

G. Soza[1], P. Hastreiter[2], M.Bauer[1], Ch. Rezk-Salama[1],
C. Nimsky[3], G.Greiner[1]

[1]Computer Graphics Group, University of Erlangen-Nuremberg
[2]Neurocenter, Department of Neurosurgery, University of Erlangen-Nuremberg
[3]Department of Neurosurgery, University of Erlangen-Nuremberg
Email: soza@informatik.uni-erlangen.de

Abstract. Movements of brain tissue limit the accuracy of preoperative medical images in the intraoperative situation. In this work we address non-rigid registration of MR images of the brain, compensating for *brain shift* effect and thus improving surgical procedures. We approximate 3D non-linear deformations with a piecewise linear model in order to align the pre- and intraoperative data. Significant acceleration is achieved by making substantial use of the features of modern graphics cards on standard PCs. The method has been validated in 21 clinical cases and has shown numerous advantages. No extraction of anatomical landmarks is needed for this registration algorithm. Another advantage is universality, since no expensive specialized hardware is required. The algorithm can be executed on a standard PC equipped with one of the graphics cards providing 3D texture mapping.

1 Problem and Medical Background

One of the fundamental problems in computer assisted neurosurgery is the intraoperative deformation of the brain, referred to as the brain shift phenomenon. This deformation is related to the resection of tissue and leakage of cerebrospinal fluid. As the preoperative functional data loses its validity during proceeding surgery, an intraoperative update of this data must be performed. Thus the non-linear transformation between pre- and intraoperative MR data needs to be determined and subsequently applied to the preoperative fMRI data, which provides the surgeon with the exact anatomical information.

In the literature there exist several registration approaches based on the identification of different anatomical or fiducial features [1,2]. A practical application, however, necessitates a more automatic and flexible strategy. Hence, our main interest is focused on voxel-based methods, as already investigated in [3,4]. Registration of medical data is a complex and time consuming process. For this purpose a strategy based on expensive and specialized hardware can be used, as introduced in [5,6]. With regard to the application in clinical routine, a universal, fast and reliable method is desirable. Due to this, an approach is suggested that uses standard PC graphics hardware in order to perform voxel-based hardware accelerated alignment of pre- and intraoperative MR data. The thus obtained alignment can then be used to accomplish an intraoperative update of fMRI data within the operating room.

2   Methods

In order to compensate for tissue deformations during brain surgery a non-linear registration of medical image data is needed. In the presented approach two datasets are considered, one of them remains unchanged (fixed dataset) during the whole optimization procedure. The other dataset (floating dataset) is transformed until an optimal alignment of both image data has been found. The procedure ends when a chosen similarity measure between these two datasets reaches its maximum. For this purpose mutual information was applied. As an optimization method, Powell's direction set algorithm was chosen.

To make use of modern PC graphics hardware we model the distortion of soft brain tissue with a hierarchical, piecewise linear transformation with extensive use of hardware accelerated 3D texture mapping. In order to accelerate all trilinear interpolation operations the floating dataset is loaded into 3D texture memory. For the calculation of the similarity measure, the transformed floating dataset has to be interpolated in the grid of the fixed dataset in each optimization step. This is a very time consuming procedure if performed in software exclusively. In contrast to that, the presented method uses trilinear interpolation capabilities of standard PC graphics hardware for the purpose of considerable acceleration. This is achieved by slicing the floating dataset into planar polygons, which consist of several linear patches. The image information corresponding to these polygons is then efficiently interpolated in 3D texture memory.

Another acceleration was to be obtained by using OpenGL functions enabling to compute 1D histograms in graphics hardware. This hardware feature is used in a special manner, suggested in [6], in order to obtain the 2D histogram. The related joint probability distribution is a prerequisite for the computation of mutual information between the reference and the floating dataset. However, the flexibility of our approach allows applying any histogram-based similarity measure.

At the beginning of the registration a regular grid is associated with the floating dataset which is adaptively refined during the registration procedure. Thereby the image volume is subdivided into a certain number of patches. The boundary vertices of this piecewise linear grid are fixed. During the optimization process the best alignment is determined by finding the optimal positions of the free inner grid vertices. There is a unique correspondence between the grid and the 3D texture image. A change in the grid structure changes the shape of the corresponding inner linear patches, which simultaneously changes the mapping of the associated 3D texture. Intuitively this refers to the deformation of the respective dataset.

There are regions, like in the vicinity of the resected tumor, where the occurring deformation is more significant than in other parts of the brain. Considering this fact, adaptive subdivision is applied in order to improve the precision of the registration algorithm. For this purpose additional inner vertices are added if a patch is marked for further refinement. At the same time the adaptive approach accelerates the optimization procedure, since only parts of the whole volume have to be subdivided.

3   Results

We have validated our method in 21 surgical cases, where a brain tumor was removed during a surgery and brain shift had occurred. In 16 out of 21 cases a rigid registration was performed. In the remaining 5 cases non-linear registration was additionaly applied in order to make a time comparison between these two fusion strategies. Throughout our experiments we used pre- and intraoperative T1-weighted MR data with an image matrix of 256 × 256 pixels and 112 - 128 slices. The registration was performed on a PC (AMD Athlon, 1.2 GHz) equipped with a GeForce3 graphics card providing 64 MB of 3D texture memory. The evaluation showed that the developed approach can be used in the operating theater, as the times that we achieved are very close to real time. For a rigid transformation the average computation time was 30 seconds. By the non-linear registration for a volume initially subdivided into 4 × 4 × 4 piecewise linear patches, the time required for the total registration was about 11 minutes on average, which was possible due to the effective exploitation of trilinear interpolation capabilities of the GeForce3 graphics card. Moreover, a visual inspection using methods of direct volume rendering confirmed the very good accuracy of the non-linear registration results. A comparison between the rigid and the non-linear registration is shown in Figure 1.

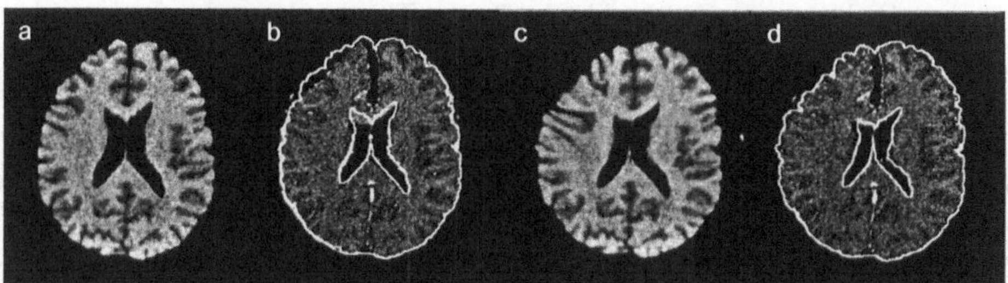

Fig. 1. Rigid and non-linear registration applied to MR images of the brain. a) Slice image at the beginning of the surgery. b) The corresponding rigidly registered slice of intraoperative scan overlayed with the contours of initial scan. c) Non-linearly deformed image a). d) Slice of intraoperative image overlayed with the contours of deformed image

In addition, we have recently experimented with the registration of downsampled data. This can be efficiently computed in hardware by applying rendering in a reduced viewport. This technique improved the overall computation time to about 4 minutes for the non-linear case. We also observed that the quality of the registration was not affected by the smaller render viewport. Moreover, there were cases, where the accuracy of the achieved registration was higher with downscaled data. It seems that this can be explained with a lower sensitivity to artifacts included in the MR scans after resampling. It decreases the probability of stucking in a local maximum during the optimization procedure. However, there is a need to analyze this modification more intensively.

4 Discussion and Conclusion

In this paper we propose an approach for non-linear voxel-based registration of pre- and intraoperative medical image data. We compensate for brain shift, applying adaptive subdivision of the MR image volume into piecewise linear patches, which enables the description of complex, non-linear deformations of the soft tissue. The method showed very good accuracy and at the same time high performance. It is also generally applicable, since standard PC graphics hardware was used. Both low computation times and high precision enable this method to be applied in the intraoperative field.

We concentrated on the intraoperative use of our method, so registration of monomodal data was considered. This approach can also be applied in order to fuse data of different modalities, such as CT and MR, due to the robustness of the histogram-based similarity measures.

Our future research is concentrating on better and faster optimization methods because optimization appears to be one of the most significant time limiting factors in the registration process. The influence of a reduced viewport on the precision of the computed transformation is going to be the subject of further investigations as well.

This work was partially funded by Deutsche Forschungsgemeinschaft as project Gr 796/2-1.

References

1. Pietrzyk U. et al. An Interactive Technique for Three–Dimensional Image Registration: Validation for PET, SPECT, MR and CT Brain Studies J. Nucl. Med., 35, 2011–2018, 1994
2. Peters T., Davey B., Munger P. et al. Three–Dimensional Multimodal Image–Guidance for Neurosurgery IEEE Trans. Med. Imaging, 15, 1996
3. Wells W. et al. Multi–Modal Volume Registration by Maximization of Mutual Information Med. Imag. Anal. 1(1):35-51, 1996
4. Hill D., Studholm C., Hawkes D. Voxel Similarity Measure for Automated Image Registration Procs Visualization in Biomedical Computing 94, 205–216, 1994
5. Rezk–Salama C., Hastreiter P., Greiner G. et al. Non–linear Registration of Pre- and Intraoperative Volume Data Based On Piecewise Linear Transformations Procs VMW 99, 365–372, 1999
6. Hastreiter P., Ertl T. Integrated Registration and Visualization of Medical Image Data Procs CGI 98, 78–85, 1998

Selektion von Farbtexturmerkmalen zur Tumorklassifikation dermatoskopischer Fotografien

Benedikt Fischer, Christoph Palm*, Thomas Lehmann, Klaus Spitzer

Institut für Medizinische Informatik
Rheinisch-Westfälische Technische Hochschule (RWTH), 52057 Aachen
*jetzt bei: Aixplain AG, 52062 Aachen
Email: bfischer@mi.rwth-aachen.de

Zusammenfassung. Bei der computerunterstützten Diagnostik melanozytärer Hautveränderungen werden Farbe und Textur der untersuchten Läsionen einbezogen, um objektive und quantitative Maße für eine Klassifikation zu erhalten. Aufgrund der Vielzahl der möglichen Merkmale entstehen hochdimensionale Merkmalsräume mit deutlich mehr als 100 Merkmalen. Um eine möglichst optimale Merkmalskombination durch Auswahl einiger weniger Merkmale zu bestimmen, werden die beiden Heuristiken *Floating Search* und *Genetische Algorithmen* miteinander verglichen.

1 Einleitung

In der dermatologischen Praxis erfolgt die Diagnostik melanozytärer Hautveränderungen anhand der semiquantitativen und subjektiven Merkmale der sogenannten ABCD-Regel. Ein dermatoskopischer Experte kann auf diese Weise ca. 90 Prozent der Läsionen korrekt klassifizieren, ein weniger geschulter Arzt erreicht jedoch lediglich eine Korrektheit von ca. 75 Prozent [1]. Die rechnerbasierte Klassifikation kann für den Diagnosesteller deshalb eine wertvolle Unterstützung darstellen, da anhand objektiver quantitativer Farbtexturmerkmale erneut Erkennungsraten von 90 Prozent und mehr erreicht werden.

Bei Verwendung integrativer Cooccurrence-Matrizen, die sowohl die Farb- als auch die Texturinformation der Läsionen beschreiben, können deutlich mehr als 100 solcher quantitativen Merkmale berechnet werden. Durch den als *Peaking Phenomenom* bezeichneten Effekt ist jedoch bekannt, dass sich die Klassifikationsrate nicht monoton mit der Anzahl der Merkmale verändert. Deshalb gilt es, eine möglichst optimale Auswahl an Merkmalen zu bestimmen. Für N Merkmale existieren 2^N mögliche Kombinationen, so dass für hochdimensionale Merkmalsräume wie im vorliegenden Fall ein Brute-Force-Algorithmus zur Bestimmung der optimalen Zusammensetzung ausscheidet.

Im Rahmen dieser Untersuchung werden deshalb zwei aktuelle Heuristiken zur Merkmalsselektion auf ihre Eignung im medizinischen Kontext untersucht und verglichen. Dabei kommt mit *Floating Search* [2] ein deterministischer und mit *Genetischen Algorithmen* [3] ein stochastischer Ansatz zur Anwendung.

2   Verfahren zur Merkmalsselektion

Zur Klassifikation wird bei beiden Methoden eine schnelle Variante des k-Nächster-Nachbar-Klassifikators (kNN) mit $k = 5$ verwendet. Die Güte einer Merkmalskombination M wird dann über die Gütefunktion $\mathcal{G}$ bestimmt:

$$\mathcal{G}(M) = \kappa + \beta \left(\frac{|M_{\mathrm{all}}| - |M|}{|M_{\mathrm{all}}|} \right) \quad \text{mit } \beta \in \mathbb{R} \text{ beliebig} \tag{1}$$

Hierbei bezeichnet κ die Korrektheit der Klassifikation, $|M_{\mathrm{all}}|$ die Anzahl aller verfügbaren Merkmale und $|M|$ die Anzahl der Merkmale des aktuell betrachteten Merkmalssatzes M. Durch den Skalierungsfaktor β wird dem Benutzer eine beliebige Gewichtung zwischen der Korrektheit der Klassifikation und der Größe der Merkmalssätze ermöglicht.

2.1   Floating Search

Floating Search verwendet zur Merkmalsselektion einen dynamischen Ansatz, bei dem Merkmale je nach Situation aufgenommen oder entfernt werden. Bei der hier eingesetzten Top-Down-Variante werden zunächst jeweils diejenigen Merkmale entfernt, die die schlechteste Einzelklassifikation aufweisen. Anschließend wird für bereits entfernte Merkmale überprüft, ob sie bei einer Wiederaufnahme die Klassifikationsleistung der Merkmalskombination verbessern. Auf diese Weise können eventuelle Abhängigkeiten zwischen den einzelnen Merkmalen berücksichtigt werden.

Im Unterschied zum Originalverfahren [2] wird bei der hier eingesetzten Variante die Güte der Merkmalskombinationen nicht über die Mahalanobis-Distanz bestimmt, sondern über den kNN und die Gütefunktion $\mathcal{G}$ (1). Durch Verwendung unterschiedlicher Werte für den Skalierungsfaktor β lässt sich die Suche für Floating Search beliebig gestalten. Bei einem kleinen Wert für β terminiert die Suche u.U. bereits nach Entfernen weniger Merkmale. Mit einem größeren Wert kann dagegen eine weiterführende Suche forciert werden, die unabhängig von der Klassifikationsrate erst bei einem letzten verbleibenden Merkmal terminiert. Da der Verlauf der Klassifikationsrate während der Suche protokolliert wird, kann der Anwender auf diese Weise auch im Nachhinein die für ihn optimale Gewichtung zwischen Klassifikationsrate und Anzahl der Merkmale wählen.

2.2   Genetische Algorithmen

Genetische Algorithmen orientieren sich an dem Vererbungsprinzip der Natur, bei dem sich bessere Individuen einer Population gegenüber schlechteren durchsetzen. Bei Anwendung dieses Prinzips auf die Merkmalsselektion besteht eine Population aus mehreren Individuen, die jeweils eine Merkmalskombination repräsentieren. Jedes Gen eines solchen Individuums kodiert dabei die Einbeziehung („1") bzw. den Ausschluss („0") aus der aktuellen Kombination. Eine Nachfolgegeneration wird aus der aktuellen Population über die drei Operatoren Selektion, Rekombination und Mutation gebildet.

Im Gegensatz zu einer zufälligen Auswahl der Indidviduen der ersten Population, setzt sich die *Anfangspopulation* bei den hier angewendeten Verfahren aus dem vollen Merkmalssatz, den Einzelmerkmalen sowie zwei zueinander komplementären Individuen zusammen, die jeweils 50% der Merkmale enthalten. Auf diese Weise werden parallel die Startpunkte eines Top-Down- und eines Bottom-Up-Ansatzes sowie zwei Punkte aus der „Mitte" des Suchraums für den Beginn der Suche nach der optimalen Merkmalskombination verwendet.

Die *Selektion* legt fest, welche Individuen und ggf. wie häufig diese zur Weitervererbung herangezogen werden. Dazu wird das allgemein als „fair" geltende Verfahren *Remainder Stochastic Universal Sampling* verwendet [3].

Die *Rekombination* bestimmt, wie die Gene zweier zufällig ausgewählter Individuen bei der Weitervererbung ausgetauscht werden. Dazu werden die bekannten Verfahren *Uniform Crossover* sowie *2-Point Crossover on Reduced Surrogates* [3] mit der Eigenentwicklung *Dominant Crossover* verglichen, die eine einfache dominant/rezessive Vererbung ohne den sonst üblichen hohen Protokollierungsaufwand modelliert [4].

Die hier dynamisch gesteuerte *Mutation* dient dazu, zufällige Veränderungen der Gene vorzunehmen. Zunächst ermöglicht eine geringe Mutationsrate eine Konvergenz zu einem (lokalen) Optimum. Anschließend wird durch eine Erhöhung der Rate eine Divergenz erreicht, durch die eine Suche in anderen Bereichen des Suchraums ermöglicht und damit die Wahrscheinlichkeit des Auffindens eines globalen Optimums verbessert wird. Die Anwendung eines *Elitenmodells* gewährleistet, dass das beste Individuum einer Population unverändert in die Nachfolgegeneration übernommen wird und somit nicht durch Rekombination oder Mutation verloren geht.

Da durch die variable Mutationsrate keine Konvergenz der Individuen zu erwarten ist, terminieren die Algorithmen nach einer festen Anzahl von 50 Generationen.

3 Experimente

Das verwendete Bildmaterial ist Eigentum von Prof. Stolz, Klinik und Poliklinik für Dermatologie, Regensburg, und freundlicherweise für die hier vorgestellten Untersuchungen zur Verfügung gestellt worden. Es umfasst 749 histologisch abgesicherte Aufnahmen der Größe 512×512 Pixel und zeigt 549 Naevi und 189 maligne Melanome. Die untersuchten Merkmale basieren auf Cooccurrence-Matrizen, wobei in getrennten Experimenten 136 RGB- und 120 HSL-Merkmale betrachtet werden [5]. Zur Merkmalsberechnung werden binäre Maskenbilder verwendet. Damit beziehen sich die Merkmale lediglich auf die Läsion und nicht auf Randbereiche mit unveränderter Haut.

Für Floating Search werden die drei Skalierungen $\beta \in \{\delta, 1, 2\}$ untersucht. Dabei bezeichnet δ den minimalen Unterschied der Klassifikationsrate zweier Merkmalskombinationen. Im vorliegenden Fall gilt $\delta = 1/749$, da 749 Bilder existieren. Für die Genetischen Algorithmen werden die drei Varianten der Rekombination mit fixem $\beta = \delta$ betrachtet.

Verfahren	Farbraum	β	Merkmale	Korrektheit	Genauigkeit	Sensitivität	Spezifität
-	RGB	–	136	0,900	0,713	0,688	0,971
-	HSL	–	120	0,880	0,654	0,640	0,961
FS	RGB	δ	133	0,904	0,726	0,704	0,971
FS	HSL	1	36	0,903	0,731	0,746	0,955
FS	RGB	2	24	0,912	0,754	0,746	0,968
GA$_{uni}$	RGB	δ	15	0,923	0,786	0,783	0,970
GA$_{2pt}$	RGB	δ	9	0,916	0,763	0,746	0,973
GA$_{dom}$	RGB	δ	13	0,927	0,799	0,804	0,968

Tabelle 1. Kenndaten der besten Merkmalskombination jedes Verfahrens.

4 Ergebnisse und Diskussion

In Tabelle 1 sind die Ergebnisse der besten Merkmalskombination der jeweiligen Verfahren aufgeführt. Zur Klassifikation ist das Leaving-One-Out-Prinzip verwendet worden. Die ersten beiden Zeilen geben dabei die Werte ohne Selektion, d.h. mit allen berechneten Merkmalen an.

Sowohl Floating Search als auch die Genetischen Algorithmen können Korrektheit und Genauigkeit der Klassifikation steigern. Die Genetischen Algorithmen erzielen dabei durchweg bessere Werte als die Floating Search-Varianten, sowohl in Bezug auf Korrektheit und Genauigkeit der Klassifikation als auch in Bezug auf die Anzahl der Merkmale. Vor allem Floating Search mit $\beta = \delta$ verringert die Merkmalsanzahl lediglich um drei Merkmale und erscheint deswegen als wenig sinnvoll.

Bei allen Verfahren fällt die im Vergleich zur Spezifität geringe Sensitivität auf. Hier liegt die Vermutung nahe, dass noch nicht genügend Bildmaterial zu malignen Melanomen vorliegt. An dieser Stelle besteht deswegen erhöhter Klärungsbedarf. Insgesamt zeigt sich jedoch, dass mit Hilfe der erzeugten Kombinationen von Farbtexturmerkmalen einem dermatoskopischen Experten entsprechende Klassifikationsleistungen zu erzielen sind und einem weniger geschulten Arzt somit eine wertvolle Unterstützung bei der Diagnostik melanozytärer Hautveränderungen geboten werden kann.

Literatur

1. Stolz W, Pompl R, Burgdorff T, et al.: Computerisierte Verlaufskontrolle und bildanalytische Auswertung pigmentierter Hautveränderungen. Zeitschrift für Dermatologie 184(4): 175-181, 1998.
2. Pudil P, Novovicova J, Kittler J: Floating Search Methods in Feature Selection. Pattern Recognition Letters 15(11): 1119-1125, 1994.
3. Whitley D: A Genetic Algorithm Tutorial. Statistics and Computing 4: 65-85, 1994.
4. Fischer B: Selektion und Bewertung von Farbtexturmerkmalen medizinischer Bilder – ein Methodenvergleich. Diplomarbeit am Institut für Medizinische Informatik, Universitätsklinikum der RWTH Aachen, 2001.
5. Palm C, Lehmann TM, Spitzer K: Color Texture Analysis of Moving Vocal Cords Using Approaches from Statistics and Signal Theory: Procs 4th Int Workshop. Advances in Quantitative Laryngoscopy, Voice and Speech Research. Friedrich-Schiller-University, Jena: 49-56, 2000.

Zur Objektivität explorativer Bildstrukturerkennung mittels Clustering. Fehlerquellen und deren Vermeidung

Ulrich Möller[1,2], Marc Ligges[2], Petra Georgiewa[2], Carolin Grünling[2], Bernhard Blanz[2] und Herbert Witte[1]

[1]Institut für Medizinische Statistik, Informatik und Dokumentation
[2]Klinik für Kinder- und Jugendpsychiatrie
Friedrich-Schiller-Universität Jena, 07740 Jena
Email: Ulrich.Moeller@med.uni-jena.de

Zusammenfassung. Ein wichtiger Bestandteil der (partitionierenden) Clusteranalyse ist die Validierung der in Frage kommenden Lösungen. Am Beispiel von drei Clusteralgorithmen und drei Validitätsfunktionen wurde u.a. für fMRI-Daten festgestellt, dass anhand der Validitätsfunktion die optimale Partition nur dann zuverlässig bestimmt werden kann, wenn zuvor die Zielfunktion der Clusteranalyse ausreichend optimiert wurde. Dazu wurde ein Konzept mit Versuchsserien und einer statistischen Evaluierung verwendet. Dies ermöglicht eine beliebig genaue Optimierung und liefert dem Anwender Hinweise, wann die Optimierung als ausreichend angesehen werden kann.

1 Einleitung

Bei der Interpretation medizinischer Bilddaten steht man oft vor dem Problem, dass a priori nicht genau bekannt ist, wie sich die gesuchten Merkmale in den Daten abbilden. Gründe dafür sind z.B. die Neuheit bzw. die technische oder/und methodische Komplexität des Verfahrens sowie die Variabilität des Untersuchungsgegenstands. Eine wichtige Rolle spielt daher die große Gruppe der explorativen Datenanalysemethoden, darunter die Clusteranalyse. Gemäß den Studien der letzten Jahre bieten sich besonders die partitionierenden Clusterverfahren an, um Strukturen anatomischer sowie funktioneller Bilder unüberwacht zu erkennen (vgl. [1] sowie zitierte Arbeiten in [2]). Dabei geht man nach einer zweistufigen Prozedur vor [3]. Zuerst wird mit einem Clusteralgorithmus die Partitionierung separat für festgelegte Clusteranzahlen entsprechend einer Zielfunktion optimiert. Danach gewinnt man aus einer Validitätsfunktion Hinweise darauf, bei welcher Clusteranzahl die Struktur der Daten am besten wiedergegeben wurde. Für eine adäquate Interpretation der Bilddaten ist es unverzichtbar, dass die Validitätsfunktion die tatsächliche bzw. optimale Clusteranzahl anzeigt, damit die ‚richtige' Partition zur Interpretation herangezogen wird.

Ein Scheitern der Prozedur bei der Erkennung vorgegebener Cluster wurde bislang auf Mängel der verwendeten Validitätsfunktion zurückgeführt und begründete die Suche nach neuen, geeigneteren Funktionen, z.B. [4, 5]. Im vorliegenden Beitrag wird demonstriert, dass insbesondere eine ungenügend optimierte Clusterbildung den Grund für falsche bzw. inkonsistente Validierungsergebnisse liefert, während man durch sorgfältige Optimierung ein korrektes Resultate erhält.

2 Methoden

Die erste Analysestufe wurde nacheinander mit drei Clusterverfahren realisiert: den bekannten Algorithmen c-means (CM) und fuzzy c-means (FCM) [1] sowie dem Algorithmus zur zufälligen Suche unter Clusterzentroiden (ZSZ, vgl. [2]). CM und FCM besitzen unterschiedliche Zielfunktionen. Beide sind Verfahren zur lokalen Optimierung. ZSZ besitzt dieselbe Zielfunktion wie CM, ist aber ein Verfahren zur globalen Optimierung. Für die zweite Analysestufe wurden drei Validitätsfunktionen verwendet [4-6], so dass die Ergebnisse jedes Clusterverfahrens mit mindestens zwei Funktionen validiert werden konnte. Eine geeignete Validitätsfunktion zeigt bei der wahren bzw. optimalen Clusteranzahl einen charakteristischen Peak (Extremum).

Die Ergebnisse der Verfahren CM und FCM sind abhängig von (zufällig gewählten) Startwerten; das Ergebnis des Verfahrens ZSZ kann vom zufälligen Verlauf des Suchprozesses abhängen. Es empfiehlt sich daher, jedes Verfahren mehrfach ablaufen zu lassen, das beste Ergebnis nach Möglichkeit zu reproduzieren und als Clusterlösung für die erste Stufe zu betrachten (vgl. [2, 6]). In der hier vorgestellten Untersuchung wurden die besten Partitionen aus $A = 1, 3, 5, 10, 20$ und 50 Algorithmusdurchläufen ermittelt, um die Abhängigkeit des Validierungsergebnisses vom Grad der Optimierung zu charakterisieren. Zur Untersuchung dieser Abhängigkeit wurde mit jedem Wert von A jede der 6 möglichen Analysevarianten (3 Clusterverfahren mit je zwei Validitätsfunktionen) 100 mal wiederholt, wobei die Startwerte, und bei ZSZ der Suchpfad, in jeder Analyse variierten.

3 Ergebnisse

Die Studie umfasste Analysen von über 40 Datenbeispielen, gegliedert in i) zweidimensionale Simulationsdaten, ii) multidimensionale simulierte Cluster mit typischen Merkmalen einer fMRI-Messung, und iii) Daten aus fMRI-Messungen. Die Studie ist an anderer Stelle ausführlicher dargestellt [7]. Die folgenden Ergebnisse (Abb. 1) besitzen exemplarischen Charakter. In Beispiel 1 wurden 9 zweidimensionale, normalverteilte Cluster simuliert (Abb. 2). In Beispiel 2 wurden 2618 80-dimensionale fMRI-Pixelzeitreihen analysiert, welche bei einer der möglichen Frequenzen einen herausragenden Leistungsanteil aufwiesen. Während der Aquisition der fMRI-Bilder 11-20, 31-40, 51-60 und 71-80 löste der Proband Aufgaben zur Sprachverarbeitung.

Abb. 1 (links) zeigt, dass bei geringem Optimierungsaufwand ($A = 1$) keine eindeutige Clustervalidierung möglich war. Mit wachsendem Optimierungsaufwand pro Analyse bildeten die Validitätsfunktionen aber eine eindeutige Kurvenstruktur aus (Abb. 1, rechts). Der kleinste Wert von A mit einem eindeutigen Validierungsergebnis kennzeichnet den Optimierungsaufwand, der mit dem jeweiligen Algorithmus im Mittel erforderlich war, um mit einer statistischen Sicherheit die optimale Clusteranzahl zu bestimmen. (Liefert eine von 100 Analysen eine Kurve, deren Extremum von dem der übrigen Kurven abweicht, dann beträgt die statistische Sicherheit 99%). Besitzen die Kurven ein klar hervortretendes Extremum bei der Clusteranzahl C^*, dann wird die Struktur der Daten durch eine Partition aus C^* Clustern am besten beschrieben. Dies trifft in drei Fällen zu (Abb. 1, rechts). Lediglich die Funktion VK im Beispiel 2 erreichte das globale Minimum für die Clusteranzahl 6 nur in ca. 60% der

Analysen, wobei der Optimierungsaufwand ($A = 5$) noch relativ gering war. Die Extrema der Kurven in Beispiel 1 weisen korrekt auf die Existenz von 9 Clustern hin (vgl. die Partition für $C^* = 9$ in Abb. 2 links). Die Extrema der Kurven in Beispiel 2 zeigen an, dass die Struktur der fMRI-Daten am besten durch 6 Cluster beschrieben wird (vgl. Teilergebnis in Abb. 3). Diese Cluster ließen sich gut in Zusammenhang mit den Hypothesen und dem Paradigma zum fMRI-Experiment interpretieren. Zudem wurden die Grundaussagen der Clusteranalyse mittels statistischer parameterischer Modellierung [8] bestätigt. Die Studie zeigte, dass die Funktion VK für gut strukturierte Daten eine eindeutige Validierung ermöglichen kann (vgl. Bsp. 1). Jedoch lieferte VK speziell mit fMRI-Daten weniger klare Ergebnisse als z.B. die Funktion VG. Simulationen zeigten, dass bei VG der Hinweis auf die optimale Clusteranzahl oft ein lokales Maximum ist, welches nach einem initialen Abfall der Kurve auftritt. (Die Analyse der Werte für die Zielfunktion in Abhängigkeit von der Clusteranzahl hilft, eine Fehlinterpretation des initialen Peaks zu vermeiden.)

Zwei Resultate belegen, welche Auswirkungen mangelnde Optimierung der Zielfunktion auf die Interpretation der Daten haben kann. Abb. 2 (rechts) zeigt, für Beispiel 1, die beste 4-Clusterpartition, welche – bei schlechter Optimierung für andere Clusterzahlen – als Ergebnis aus einer Validitätsfunktion abgeleitet wurde.

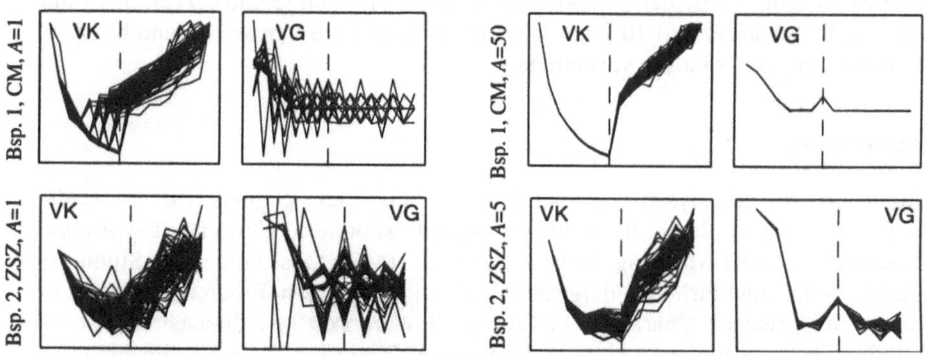

Abb. 1 Validitätsfunktionen VK nach [4] und VG nach [6] für 100 Clusteranalysen. Zur Algorithmuskonfiguration (CM, ZSZ und A) siehe den Abschnitt ‚Methoden'. VK und VG sind für die Clusterzahlen 2 bis 18 (Bsp. 1) bzw. 2 bis 10 (Bsp. 2) abgebildet. Die gestrichelten Linien markieren die Clusterzahlen 9 (Bsp. 1) bzw. 6 (Bsp. 2).

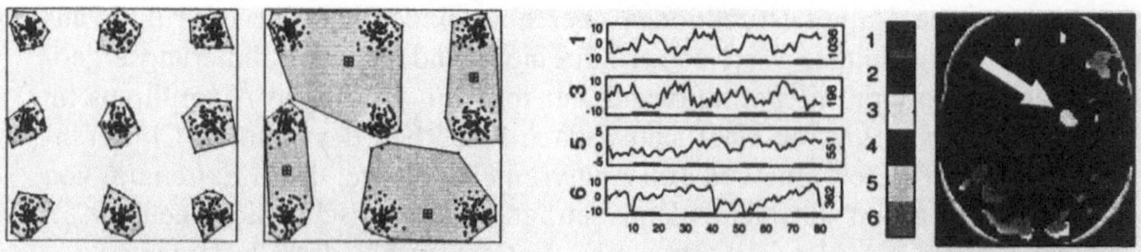

Abb. 2 Beispiel 1, 9-Clusterpartition, (tatsächliche Struktur) und 4-Clusterpartition

Abb. 3 Beispiel 2, Teil der 6-Clusterpartition mit einem von 46 anatomischen Schichtbildern

Abb. 3 enthält, für Beispiel 2, die Zentroide von 4 Clustern der besten 6-Cluster-lösung und einen Teil der anatomischen Repräsentation der Cluster. Die Region aus Cluster 5, auf die der Pfeil zeigt, wurde durch die Sprachverarbeitungsprozesse aktiviert. In mehreren 3- und 4-Clusterpartitionen, die – bei schlechter Optimierung – als Ergebnis aus einer Validitätsfunktion abgeleitet wurden, wurde diese Region einem Cluster zugeordnet, dessen zeitliche Dynamik der von Cluster 3 in Abb. 3 entsprach. Damit würde diese Region als ein Hirnareal fehlinterpretiert, welches während der Kontrollbedingung aktiver ist als während der stimulierten Sprachverarbeitung.

Ähnliche Ergebnisse wurden auch mit den hier nicht durch Beispiele vertretenen Verfahrensvarianten erzielt, darunter den Methoden zum sog. fuzzy clustering [1, 5].

4 Diskussion

Es wurde gezeigt, dass die notwendige Validierung von Clusterergebnissen (Bestimmung der optimalen Clusteranzahl) eine ausreichende Optimierung der Partitionen voraussetzt. Letztere hängt von den Daten und der gewählten Verfahrensvariante ab. Dieser Befund wurde für mehrere der derzeit aktuellen Verfahrensvarianten (Clusteralgorithmen, Zielfunktionen, Validitätsfunktionen) bestätigt. Erzielt wurde der Befund mittels eines allgemein formulierten Gerüsts für eine mehrstufige Clusteranalyse, welches eine statistischen Evaluierung einschließt. Dies ermöglicht eine beliebig genaue Optimierung und liefert dem Anwender Hinweise, wann die Optimierung als ausreichend angesehen werden kann (siehe [7] für detailliertere Informationen).

Die Ergebnisse der Studie haben Bedeutung für die Anwendbarkeit des Clusteransatzes. Ihre Relevanz ergibt sich daraus, dass Clusteranalysen mit Algorithmen zur lokalen Optimierung weit verbreitet sind, wobei üblicherweise nicht evaluiert wird, ob der erreichte Grad der Optimierung eine sichere Validierung erlaubt.

Danksagung: Die Studie wurde gefördert durch die DFG (Projekt BL 435-3-1).

5 Literatur

1. Bezdek JC, Hall LO, Clarke LP: Review of MR image segmentation techniques using pattern recognition. Med. Phys. 20(4): 1033—1048, 1993.
2. Möller U, Ligges M, Grünling C et al.: Pitfalls in the clustering of neuroimage data and improvements by global optimization strategies. NeuroImage 14: 206—218, 2001.
3. Rezaee MR, Lelieveldt BPF, Reiber JHC: A new cluster validity index for the fuzzy c-mean. Pattern Recognition Lett 19: 237—246, 1998.
4. Kim DJ, Park YW, Park DJ: A novel validity index for determination of the optimal number of clusters. IEICE Trans Inf & Syst 84-D: 281—285, 2001.
5. Fadili MJ, Ruan S, Bloyet D et al.: On the number of clusters and the fuzziness index for unsupervised FCA application to BOLD fMRI time series. Med Image Anal 5: 55—67, 2001.
6. Goutte C, Toft P, Rostrup E et al.: On clustering fMRI time series. Neuroimage 9: 298—310, 1999.
7. Möller U, Ligges M, Georgiewa P et al.: How to avoid spurious cluster validation? A methodological investigation on simulated and fMRI data. NeuroImage, in Revision
8. SPM: Statistical Parametric Mapping. http:// www.fil.ion.ucl.ac.uk/spm

Rekonstruktion der Koronaranatomie aus Echokardiogrammen

Uwe Graichen[1], Rainer Zotz[2], Philipp Wild[2] und Dietmar Saupe[1]

[1] Institut für Informatik, Universität Leipzig
04109 Leipzig, Augustusplatz 10 – 11
Email: {graichen,saupe}@informatik.uni-leipzig.de

[2] Kardiovaskuläre Forschungsgruppe am Klinikum Schwalmstadt
34613 Schwalmstadt, Krankenhausstr. 27
Email: rzo@schwalm-eder-kliniken.de

Zusammenfassung. Bei der Beurteilung des Gesundheitszustandes des menschlichen Herzens ist der Zustand der Koronargefäße mit Durchmessern größer als 2 mm besonders wichtig. Goldstandard für die Untersuchung der Koronarien ist die Röntgenangiographie, ein invasives Verfahren. Es wird ein nichtinvasives Verfahren vorgestellt, mit dem es möglich ist, Koronargefäße, deren Durchmesser in einem vorgegebenen Interval liegen, in 3D-Ultraschalldatensätzen zu detektieren und zu visualisieren.

1 Einleitung

In den westlichen Industrienationen ist koronare Herzerkrankung die Haupttodesursache. 1995 starben in Deutschland 178 495 Männer und 250 912 Frauen an Krankheiten des Kreislaufsystems. 87 739 Menschen starben am akuten Myokardinfarkt, der häufigsten Einzeltodesursache überhaupt [1].

Momentan ist die Röntgenangiographie Goldstandard bei der Beurteilung der Koronargefäße. Die Röntgenangiographie ist ein invasives, röntgenbasiertes Verfahren, das der Infrastruktur eines Herzkatheterlabors bedarf und mit Risiken für den Patienten verbunden ist.

Ultraschall gewinnt in der Kardiographie als bildgebendes Verfahren in zunehmenden Maße an Bedeutung. Ultraschallverfahren sind nicht-invasiv und ohne Strahlenbelastung für den Patienten. Aufgrund der vergleichsweise geringen Risiken wären sie auch als Screeninguntersuchungen geeignet. Echogeräte sind, verglichen mit anderen bildgebenden Geräten, preiswert und stark verbreitet.

Für die Beurteilung des Gesundheitszustandes des Herzens sind die Koronargefäße mit Durchmessern von 2 mm oder größer besonders interessant. Nachfolgend werden Verfahren vorgestellt, mit dem es möglich ist, gerichtete Strukturen mit vorgegebenen Durchmessern in Ultraschalldatensätzen zu detektieren. Für die Strukturanalyse werden Eigenwerte der Hessematrix verwendet. Die Elemente der Hessematrix werden durch Faltung mit partiell abgeleiteten Gaußkernen ermittelt. Es wird gezeigt wie die Standardabweichung der Gaußkerne zu wählen ist, um eine gerichtete Struktur mit vorgegebenen Durchmesser optimal zu finden.

2 Methoden

Gerichtete Strukturen können durch Filterverfahren, die auf zweifacher partieller Ableitung beruhen, gefunden werden. Im Raum $\mathbb{R}^1$ kann $\partial^2 f/\partial x^2$ einer gaußgeglätteten Funktion f durch Faltung von f mit einem zweifach partiell abgeleiteten Gaußkern g_{xx} ermittelt werden. Durch die Standardabweichung σ des Gaußkerns kann das Verfahren an Strukturen mit unterschiedlichen Durchmessern angepaßt werden. Nachfolgend wird das Verfahren für gerichtete Strukturen im Raum $\mathbb{R}^3$ erweitert.

Der Bildbereich des Datensatzes ist die Domäne $\Omega := (0, a_1) \times (0, a_2) \times (0, a_3)$. Das Bild wird durch eine Funktion $f : \Omega \to \mathbb{R}$ beschrieben. Für die Analyse der lokalen Bildstruktur werden die Eigenwerte und Eigenvektoren der Hessematrix $H = |\partial^2 f/\partial x_i \partial x_j|$ verwendet, die für jedes Voxel des Datensatzes berechnet wird [2,3]. Die Elemente der Hessematrix können durch Faltungen des Datensatzes mit entsprechend partiell abgeleiteten Gaußkernen ermittelt werden.

Als Referenzstruktur für eine gerichtete Struktur im dreidimensionalen Raum dient eine zentriert zur Achse der Struktur verlaufende zweidimensionale Gaußsche Dichtefunktion

$$f(x, y, z, d) = 4^{-\frac{2(x^2+y^2)}{d^2}} .$$ (I)

Die Strukturachse ist gleich der z-Achse. Die Funktion f ist in der Strukturmitte auf eins normiert $f(0, 0, z, d) = 1$ (helle Struktur auf dunklem Hintergrund). Der Durchmesser d der Struktur wird für das halbe Maximum der Funktion angenommen (full-width-at-half-maximum), für alle x, y mit $x^2 + y^2 = d^2/4$ ist $f(x, y, z, d) = 1/2$. Die Berechnung des Elements $\partial^2 f/\partial x^2$ der Hessematrix H erfolgt durch Faltung mit einem zweifach partiell nach x abgeleiteten dreidimensionalen Gaußkern g_{xx}

$$g_{xx}(x, y, z, \sigma) = \frac{e^{-\frac{x^2+y^2+z^2}{2\sigma^2}}(-\sigma^2 + x^2)}{2\sqrt{2}\pi^{\frac{3}{2}}\sigma^{\frac{11}{2}}} .$$ (2)

Die Faltung $f * g_{xx}$ liefert die Funktion

$$c(x, y, z, d, \sigma) = -\frac{2^{\frac{5}{2} - \frac{4\pi^2 x^2 + y^2}{\pi^2(d^2 + 8\sigma^2 \ln(2))}} d^2 \sigma^{\frac{3}{2}} \ln(2)(d^2 + 8(\sigma - x)(\sigma + x)\ln(2))}{\sqrt{\pi}(d^2 + 8\sigma^2 \ln(2))^3} .$$ (3)

Die restlichen Elemente der Hessematrix H werden entsprechend berechnet. Setzt man $x, y = 0$, so erhält man die Antwort der Faltungsfunktion $c(x, y, z, d, \sigma)$ in Abhängigkeit von d und σ für die Mitte der gerichteten Struktur.

$$c(0, 0, z, d, \sigma) = \tilde{c}(d, \sigma) = -\frac{4d^2\sqrt{\frac{2}{\pi}}\sigma^{\frac{3}{2}}\ln(2)}{(d^2 + 8\sigma^2 \ln(2))^2} .$$ (4)

Aus der Funktion $\tilde{c}(d, \sigma)$ wird der optimale Parameter σ für einen gegebenen Strukturdurchmesser d ermittelt (siehe Abbildung 2(a)). Aus $\frac{\partial \tilde{c}(d, \sigma)}{\partial \sigma} = 0$ folgt

$$\sigma_{\text{opt}}(d) = \frac{d}{2}\sqrt{\frac{3}{\ln(1024)}} .$$ (5)

Abb. I: (a) **Optimaler Parameter** σ_{opt} **in Abhängigkeit vom Strukturdurchmesser** d, (b) **Normierungsfunktion** $n(\sigma)$

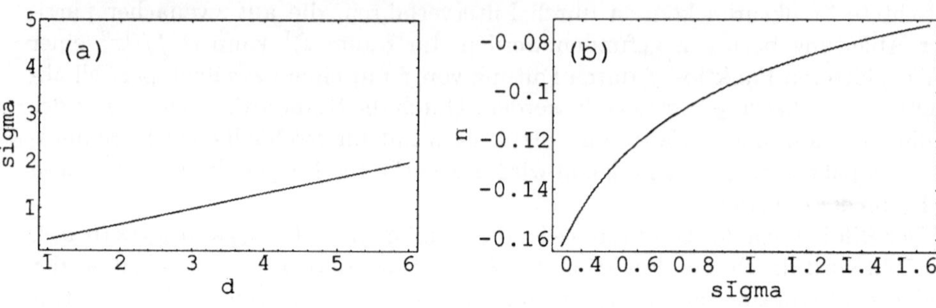

Die Faltungsfunktion $\tilde{c}(d, \sigma)$ liefert für kleinere Parameter σ stärkere Antworten. Sollen mit verschieden Parametern σ ermittelten Kohärenzmaße κ verglichen oder zusammengefaßt werden, so müssen die Elemente der Hessematrix H, aus dessen Eigenwerten κ ermittelt wird, normiert werden. Setzt man in Gleichung (4) $d = 2\sigma\sqrt{\frac{\ln(1024)}{3}}$, dann erhält man die Normierungsfunktion $n(\sigma)$ (siehe Abbildung 2(b))

$$n(\sigma) = -\frac{15}{64\sqrt{2\pi}\sqrt{\sigma}} \, . \tag{6}$$

Aus den Eigenwerten $\lambda_1, \lambda_2, \lambda_3$ mit $|\lambda_1| > |\lambda_2| > |\lambda_3|$ der Hessematrix H wird für jedes Voxel ein Kohärenzmaß κ für gerichtete Strukturen ermittelt [4]. Es kann dabei vorgegeben werden, ob dunkle oder helle Strukturen gefunden werden sollen

$$\kappa_{\mathrm{bright}} = \begin{cases} \frac{1}{2}(|\lambda_2| - |\lambda_3|)^2 & \text{für } \lambda_1, \lambda_2 < 0 \\ 0 & \text{sonst} \end{cases} \tag{7}$$

$$\kappa_{\mathrm{dark}} = \begin{cases} \frac{1}{2}(|\lambda_2| - |\lambda_3|)^2 & \text{für } \lambda_1, \lambda_2 > 0 \\ 0 & \text{sonst} \end{cases} \, .$$

Das so ermittelte Kohärenzmaß κ wird für die Segmentierung und Visualisierung der Koronargefäße verwendet.

3 Ergebnisse

Das vorgestellte Verfahren wurde an Ultraschalldatensätzen, die mit einem HP SONOS 5500 in Kombination mit einer multiplanen und einer TEE-Sonde (Omniplane II) aquiriert wurden, angewendet.

Für die vorgewählten Gefäßdurchmesser werden die normierten Kohärenzmaße ermittelt. Anschließend wird ermittelt für welchen Gefäßdurchmesser das

Abb. 2: (a) Schnitt durch Ultraschallvolumendatensatz, (b) Detektiertes Koronargefäß mit Durchmesser von 3 – 6 mm

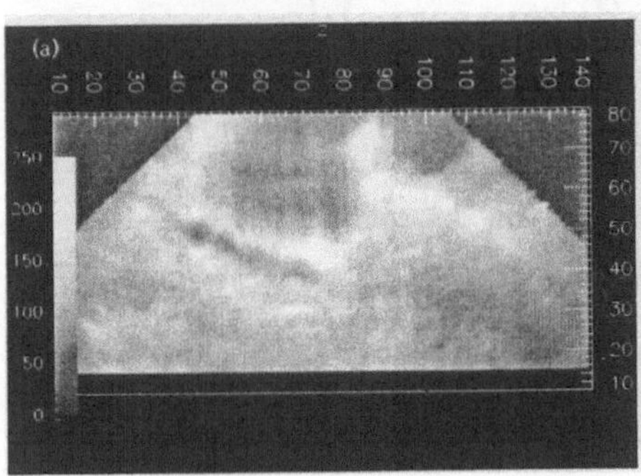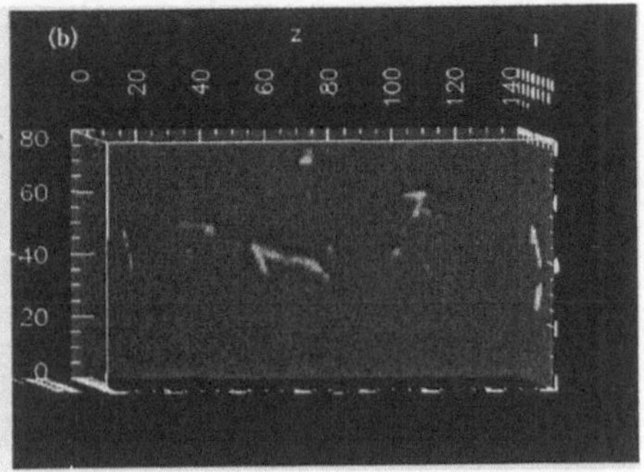

Kohärenzmaß maximal ist. Die so gewonnen Informationen werden mit Hilfe eines Volumerenderingverfahrens farbkodiert dargestellt. So gelingt es, Koronargefäße über längere Abschnitte darzustellen.

4 Diskussion und Ausblick

Mit Hilfe des vorgestellten Verfahrens ist es möglich, Koronargefäße abschnittsweise in Ultraschalldatensätzen zu detektieren. Es kann dabei das Intervall vorgegeben werden, in dem die Durchmesser der zu untersuchenden Gefäße liegen sollen. Für die Analyse der lokalen Struktur der Datensätze werden Hessematrizen verwendet. Die Elemente der Hessematrizen werden durch Faltung mit partiell abgeleiteten Gaußkernen ermittelt. Dadurch wird das Strukturanalyseverfahren robust gegen das in den Ultraschalldatensätzen enthaltene Speckle-Rauschen.

Die durch das vorgestellte Verfahren ermittelten Größen, können außerdem verwendet werden, um den Verlauf der Koronargefäße oder radiale Schnitte durch die Gefäße automatisch zu ermitteln.

Literatur

1. Statistisches Bundesamt, Herausgeber. *Gesundheitsbericht für Deutschland: Gesundheitsberichterstattung des Bundes.* Metzler-Poeschel, Stuttgart, 1998.
2. K. Krissian, G. Malandain, and N. Ayache. Model Based Multiscale Detection and Reconstruction of 3D Vessels. Technical Report RR-3442, Inria, Institut National de Recherche en Informatique et en Automatique, 1998.
3. C. Lorenz et al. A multi-scale Line Filter with Automatic Scale Selection Based on the Hessian Matrix for Medical Image Segmentation. In B. Haar Romeny et al, Herausg., *Scale-Space Theory in Computer Vision*, S. 152–163. Springer, 1997.
4. U. Graichen, R. Zotz, P. Wild, and D. Saupe. Ermittlung von Koronargefäßverläufen in 3D-Kontrastechokardiogrammen. Procs BVM, S. 227–231. Springer, 2001.

Optimierung eines Projektionsalgorithmus für die iterative Bildrekonstruktion in der Positronen Emissions Tomographie

Dominik Paul, Michael Hentschel, Olaf Dössel[1] und Michael Mix

Radiologische Universitätsklinik Freiburg,
Abtl. Nuklearmedizin, PET
Hugstetter Strasse 55, 79106 Freiburg
Email: dpaul@ukl.uni-freiburg.de
[1] Institut für Biomedizinische Technik,
Universität Karlsruhe, 76131 Karlsruhe

Zusammenfassung. Bei der iterativen Rekonstruktion der Rohdaten einer PET-Aufnahme kann Rechenzeit durch einen verbesserten Projektionsalgorithmus eingespart werden. Dies wurde in einem Algorithmus realisiert, der nur Pixel innerhalb eines definierten, kreisförmigen Ausschnittes der Bildmatrix beachtet. Es wird weiterhin gezeigt, wie die Bildqualität durch Reduzierung der Diskretisierungsfehler im Projektionsalgorithmus weiter erhöht werden kann. Eine Senkung der Anschaffungskosten für die benötigte Hardware wurde durch die Portierung der Rekonstruktionssoftware auf die i386-Plattform erreicht.

1 Einleitung

Die Positronen Emissions Tomographie (PET) ist ein nicht-invasives funktionelles Diagnoseverfahren zur bildlichen Darstellung der räumlichen und zeitlichen Verteilung eines applizierten radioaktiv-markierten Pharmazeutikum im Körper eines Patienten. Die bei der Aufnahme gewonnenen Messdaten können dann auf zweierlei Weise zu einem Bild rekonstruiert werden.

Während bis vor einigen Jahren aufgrund kürzerer Rechenzeit vorwiegend die gefilterte Rückprojektion verwendet wurde, stehen heute weitaus bessere, iterative Bildrekonstruktionsalgorithmen zur Verfügung. Diese iterativen Maximum-Likelihood-Methoden berücksichtigen die Zählstatistik der PET-Aufnahmen und liefern bessere Schätzer für die zu rekonstruierende Aktivitätsverteilung. Die Nachteile für die Anwendung in der klinischen Routine sind jedoch die langen Rechenzeiten und die Anschaffungskosten für die Rekonstruktionsworkstations.

Ziel der Weiterentwicklung war es, den Zeitbedarf der Rekonstruktion zu reduzieren. Weitere Optimierungen des Projektionsalgorithmus und der Rekonstruktionsformel sollten die Qualität der rekonstruierten Aktivitätsverteilungen verbessern, um damit eine höhere diagnostische Sicherheit zu gewährleisten. Die Portierung auf die i386-Plattform senkte die Kosten für die benötigte Hardware deutlich.

2   Methoden

2.1   Reduzierung des Gesichtsfeldes

Das Gesichtsfeld (FOV) eines Vollring-PET-Scanners ist bauartbedingt kreisförmig. Somit gibt es in einer quadratischen Bildmatrix Pixel, die nicht innerhalb des Gesichtsfeldes liegen, keine Aktivität enthalten und nicht zur Berechnung der Bilder beitragen. Befinden sich während der Aufnahme kleinere Objekte im Tomographen, die das Gesichtsfeld nicht vollständig ausfüllen (z.B. Kopf oder Extremitäten), so ist der Bereich ohne Aktivität noch größer, d.h. es können noch mehr Pixel bei der Rekonstruktion vernachlässigt werden. Man spricht dann von einem reduzierten Gesichtsfeld (rFOV).

Die Berechnung der Projektionen ist der zeitaufwendigste Teil bei der Rekonstruktion. Um Rechenzeit einzusparen, wurden Algorithmen für die Vor- und Rückprojektion entwickelt, die nur Pixel innerhalb eines kreisförmigen Ausschnittes der quadratischen Bildmatrix beachten. Der Radius des Ausschnittes wird aus den gemessenen Rohdaten für jede Schicht einzeln bestimmt und variiert entlang der Körperachse. Für diese Arbeit wurde eine Rekonstruktionssoftware verwendet, die auf einem ML-OSEM Algorithmus beruht, der pro Iteration eine Vorwärts- und 2 Rückprojektionen unter jeweils 192 Winkeln berechnet. [2].

2.2   Reduzierung der Diskretisierungsfehler durch den Projektionsalgorithmus

Bei einer qualitativen Untersuchung des Algorithmus für die Vorwärtsprojektion hatte sich gezeigt, dass durch das verwendete 32-fache fixed Rebinning die berechneten Projektionen qualitativ zu schlecht sind. Die Diskretisierungsfehler durch das Rebinning verursachen zu starkes Rauschen in den Projektionen. Es wurden daraufhin Algorithmen mit 128- und 256-fachem fixed Rebinning entwickelt, die weniger Diskretisierungsfehler aufweisen sollten.

2.3   Kostensenkung durch die Portierung auf die i386-Plattform

Die Rekonstruktionssoftware in IDL (Interaktiv Data Language) wurde von Unix-Rechnern (Ultra Sparc) auf i386-basierte PCs portiert. Die Projektionsalgorithmen wurden aus Gründen der zeitlichen Effizienz in C realisiert, die aus IDL heraus aufgerufen werden können. Die Software für den gesamten Rekonstruktionsprozess liegt damit auch für i386-basierte PCs vor.

3   Ergebnisse

In einer Simulation wurde eine Vorwärts- und eine Rückprojektion einer Kopfaufnahme mit 160 x 160 Pixeln und 31 Schichten unter 192 Winkeln berechnet. Die Projektionszeit wurde zunächst ohne Reduzierung der Bildmatrix (Quadrat) gemessen und als Referenzwert verwendet. Anschließend wurde ein reduziertes, kreisförmiges Gesichtsfeld zur Projektionsberechnung verwendet, dessen Radius sukzessive von 80 auf 50 Pixel reduziert wurde. Die Reduzierung des Gesichtsfeldradius hat keinen negativen Einfluss auf das Rekonstruktionsergebnis, solange das Objekt sich vollständig innerhalb des reduzierten Gesichtsfeldes befindet. Tabelle 1 zeigt die gemessenen Projektionszeiten und die relativen Zeiteinsparungen gegenüber einer Projektion ohne Reduzierung der Bildmatrix in Abhängigkeit des Radius des reduzierten Gesichtsfeldes.[1]

FOV-Radius (pixel)	Vorwärtsprojektion		Rückprojektion	
	Projektions-zeit [s]	relative Zeit-einsparung [%]	Projektions-zeit [s]	relative Zeit-einsparung [%]
ohne Reduzierung	12.46	-	5.18	-
80	10.76	13.6	4.29	17.2
70	8.21	34.1	3.31	36.1
60	6.08	51.2	2.45	52.7
50	4.24	66.0	1.73	66.6

Tabelle 1. Gemessene Projektionszeiten für die Vorwärts- und Rückprojektion sowie die relative Zeiteinsparung durch die Reduzierung des Gesichtsfeldes bezogen auf die Projektionszeit ohne Reduzierung (Zeile 1).

Bild 1 zeigt eine starke Vergrößerung einer Linie aus den berechneten Projektionen mit 32-fachem und 256-fachem fixed Rebinning. Bei der Simulation wurde das Bild eines einfachen geometrischen Objektes (Quadrat) vorwärtsprojiziert.

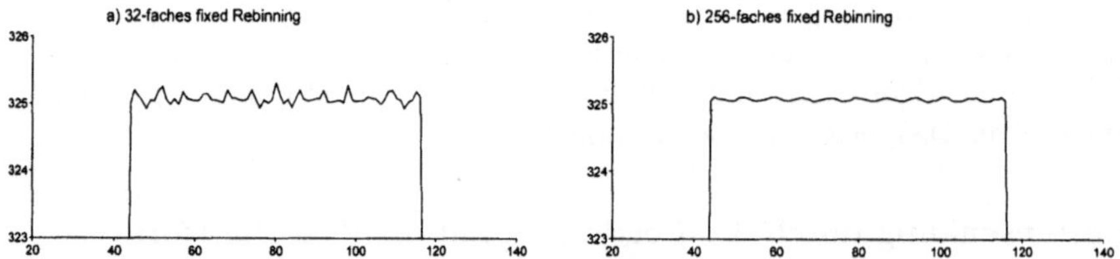

Abb. 1. Starke Vergrößerung einer Projektionslinien bei der Vorwärtsprojektion: a) 32-faches , b) 256-faches fixed Rebinning. Eine ideale Projektion ohne Diskretisierungsfehler würde eine glatte Linie liefern.

Nach der Portierung wurde verschiedene Rechnersysteme und -konfigurationen hinsichtlich der Rekonstruktionszeit untersucht. Dabei wurde der Datensatz einer Ganzkörperaufnahme mit 160 mal 160 Pixel und 240 Schichten unter klinischen Routinebedingungen rekonstruiert. Tabelle 2 zeigt die Rekonstruktionszeiten, die auf verschiedenen Win32- und Unix-Systemen gemessen wurden. Aus den Anschaffungskosten und den Rekonstruktionszeiten wurde ein Kosten-Zeit-Produkt (KZP) errechnet und in der Einheit $10^3 \cdot$ min $\cdot$ DM angegeben.

Nr.	Rechnersystem	Zeit [min]	KZP [$10^3 \cdot$ min $\cdot$ DM]
1	AMD Athlon, 1400 MHz, 512 MB DDRam, Windows 2000, IDL 5.2 2.500 DM, Juli 2001	14	35
2	Intel P3, 933 MHz, 512 MB Ram, Windows 2000, IDL 5.2 2.000 DM, Mai 2001	21	42
3	Sun Ultra 80 2 x UltraII, 450 MHz, 4 MB Level-2-Cache, 3 GB Ram, SUN Solaris 2.7, IDL 5.0 70.000 DM, Mai 2000	34	2380 *
4	Sun Sparc 20 2 x Sparc, 75 MHz, 1 MB Level-2-Cache, 512 MB Ram, SUN Solaris 2.6, IDL 5.0 40.000 DM, Juni 1998	94	3760 *

Tabelle 2. Gemessene Rekonstruktionszeiten auf unterschiedlichen Computersystemen unter gleichen Bedingungen. Anmerkungen: *System benötigt beide Prozessoren für die Rekonstruktion.

4 Diskussion

Der Vergleich der Projektionszeiten läßt erkennen, dass schon eine Reduzierung der Bildmatrix auf das kreisförmige Messfeld eine Zeiteinsparung von 14 % mit sich bringt. Bei kleineren Objekten, bei denen der Gesichtsfeldradius auf 50 Pixel reduziert werden kann, steigt die Zeiteinsparung auf über 60 %.

Bei der qualitativen Untersuchung der entwickelten Projektionsalgorithmen zeigte sich außerdem, dass bei 256-fachem fixed Rebinning die berechneten Projektionen qualitativ wesentlich homogener sind als bei 32-fachem fixed Rebinning. Die benötigte Projektionszeit verlängerte sich dadurch jedoch nicht.

Durch die Portierung des Rekonstruktionsprogrammes auf die i386-Plattform konnten sowohl die Anschaffungskosten für die benötigte Hardware stark gesenkt, als auch die Rekonstruktionszeit verkürzt werden. Das KZP von System 1 ist um zwei Größenordnungen besser als das KZP von System 4 (s. Tab. 2).

Literatur

1. Paul D. : Optimierung eines Projektionsalgorithmus für die iterative Bildrekonstruktion in der Positronen Emissions Tomographie. Studienarbeit 2001, Universität Karlsruhe, Institut für biomedizinische Technik
2. Peschl S., Mix M.: Physikalische und rekonstruktionstechnische Vorraussetzungen zur Darstellbarkeit kleiner Objekte in der PET. in Bildverarbeitung für die Medizin 1999 - Algorithmen, Systeme, Anwendungen. Herausgeber Evers H., Glombitza G., Lehmann T., Meinzer H.-P.. Springer-Verlag, 1999.

Softwarearchitektur zur Implementierung adaptiv rekursiver Algorithmen für die Bildverarbeitung

Ralph Maschotta, Simon Boymann und Dunja Steuer

Institut für Biomedizinische Technik und Informatik (BMTI)
Technische Universität Ilmenau, 98684 Ilmenau
Email: ralph.maschotta@tu-ilmenau.de

Zusammenfassung. Adaptiv rekursive Schätzmethoden wurden bereits in verschiedenen Gebieten erprobt. Die so entstandenen Algorithmen sollen, mit Hilfe von Partnern aus der Industrie, in ein System wiederverwendbarer und erweiterbarer Komponenten integriert werden. Es soll auch auf dem Gebiet der Bildverarbeitung, speziell zur Bewegungskompensation von Fundusbildern, eingesetzt werden. In einem ersten Schritt wurden die bestehenden Verfahren in das System integriert und die Ergebnisse bei der Anwendung auf Einzelbilder und Bildfolgen untersucht.

1 Problemstellung

Am Institut für Biomedizinische Technik und Informatik der TU Ilmenau existiert durch langjährige Forschung ein großer Fundus an adaptiv rekursiven Verfahren, die in verschiedenen Gebieten der Signalanalyse, aber auch auf dem Gebiet der Bildverarbeitung [1,2], angewendet und erprobt wurden. Die so entstandenen Implementierungen sind durch den langjährigen Entwicklungsprozess in unterschiedlichen Programmiersprachen, mit Hilfe unterschiedlicher Softwaretechniken und Paradigmen entwickelt worden. Dabei wurde hauptsächlich auf die Umsetzung der Algorithmen und nicht auf die notwendigen Eigenschaften moderner Software geachtet. Häufig fehlt außerdem eine ausreichende Dokumentation, so dass eine Reimplementierung der Algorithmen unumgänglich geworden ist. Um dem in Zukunft entgegen zu wirken, wurde eine Softwarearchitektur entworfen, die den Ansprüchen moderner Software gerecht wird. Sie soll es ermöglichen, neue und existierende Algorithmen einfach zu integrieren, sowie die Wiederverwertbarkeit und Erweiterbarkeit der entwickelten Algorithmen und Verfahren zu unterstützen. Ziel dieser Entwicklung ist die Erstellung eines komponentenbasierten Softwaresystems, das als Grundlage für weitere Untersuchungen dienen soll. Auf dem Gebiet der Bildverarbeitung soll eine Bewegungskompensation von Bildfolgen des Augenhintergrundes mit Hilfe adaptiv rekursiver Verfahren untersucht werden. Dazu wurden zunächst bekannte Verfahren zur Lösung einfacher Bildverarbeitungsaufgaben in das neue System eingefügt, um die Verwendbarkeit der Softwarearchitektur zu überprüfen.

2 Softwarearchitektur

Bei dem Entwurf der Softwarearchitektur wurden die bekannten Vorteile der Objekttechnologie ausgenutzt und eine objektorientierte Softwarearchitektur mit Hilfe der

UML modelliert. Bei der Problemanalyse wurden verschiedene Architektur- und Entwurfsmuster [3,4] auf ihre Einsetzbarkeit überprüft und anschließend sinnvoll kombiniert. Die daraus resultierende Softwarearchitektur ist bereits umgesetzt und in [5,6] vorgestellt. Sie besteht im Wesentlichen aus einer Kombination von drei Architekturmustern. Eine hohe Wiederverwendung wurde durch den Einsatz des Pipes and Filters Muster erreicht. Mit Hilfe des Reflection Musters wurde ein reflexives System erstellt, dessen Komponenten durch das Microkernel Muster verwaltet werden.

In [2] wurde eine Klassenstruktur zur Implementierung verschiedener adaptiv rekursiver Schätzverfahren (1) vorgestellt. Diese Klassenstruktur diente als Grundlage, um diese Verfahren in die neu entwickelte Softwarearchitektur zu integrieren.

$$S_0 = s_0 \quad (Startwert) \qquad S_{n+1} = S_n + c_n \cdot K(S_n, x_{n+1}) \qquad (1)$$

Die Klasse *AdaptFilter* ist die Basisklasse für alle adaptiv rekursiven Schätzverfahren. Sie erbt von der Klasse *StdBasicFilter* und kann somit in dem Pipes and Filters System verwendet werden. In Abb. 1 ist die neue Klassenstruktur für adaptiv rekursive Verfahren abgebildet. Durch die Verwendung des State Musters [3] ist es möglich, verschiedene Filter mit unterschiedlichen adaptiv rekursiven Verfahren zu erstellen. Diese Filter verarbeiten zunächst nur einzelne Werte. Zur Ana-

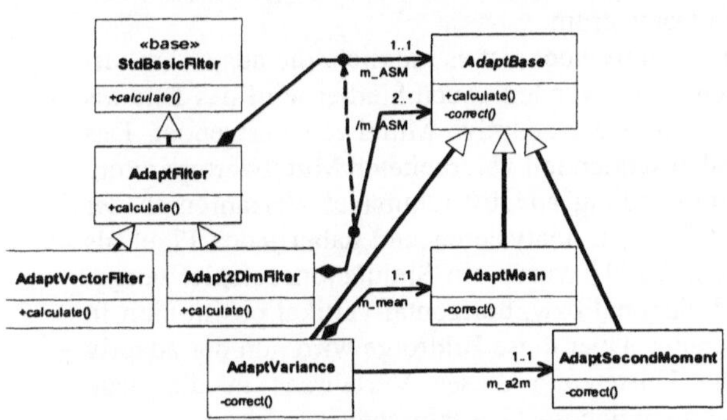

Abb. 1 Klassenstruktur für adaptiv rekursive Verfahren

lyse einer Signalfolge können die Werte nacheinander an den Filter übergeben werden. Um Zeit zu sparen, ist es sinnvoll eine komplette Signalfolge auf einmal zu berechnen. Zu diesem Zweck wurde die Klasse *AdaptVectorFilter* erstellt, die von der Klasse *AdaptFilter* erbt. Wenn man ein Bild als eine sequentielle Folge von Signalen ansieht, ist es möglich, dieses Bild mit Hilfe dieser Klasse zu bearbeiten.

Eine weitere Möglichkeit adaptive Verfahren auf Bilder anzuwenden besteht darin, in einer Bildfolge jedes Pixel über die Zeit als Signal anzusehen. Jedes dieser Signale kann nun mit Hilfe adaptiver Verfahren analysiert werden. Um dies zu realisieren benötigt man für jedes Pixel im Bild ein eigenes *AdaptBase*-Objekt. Dies wird durch die Klasse *Adapt2DimFilter* mit Hilfe einer Attributvererbung realisiert, bei der die Kardinalität des Attributes der Anzahl der Pixel des Bildes entspricht.

In der Klasse *AdaptBase* wird die allgemeine Form der adaptiv rekursiven Schätzung (1) in der Methode *calculate* implementiert. Die abstrakte Methode *correct* entspricht dem Korrekturterm $K(S_n, x_{n+1})$ und wird in den abgeleiteten Klassen mit den entsprechenden Implementierungen der adaptiv rekursiven Verfahren überschrieben.

In der Klasse *AdaptMean* wird der adaptive Mittelwert durch das Überschreiben der *correct* Methode und der Implementierung des Korrekturterm des adaptiven Mittelwertes realisiert. In der Klasse *AdaptSecondMoment* wird das adaptive zweite statistische Moment entsprechend implementiert. Die adaptive Varianz kann mit Hilfe des adaptiven Mittelwertes und des adaptiven zweiten statistischen Moments berechnet werden [1,2]. Dementsprechend wird in der Klasse *AdaptVarianz* der adaptive Mittelwert und das zweite statistische Moment verwendet.

Diese Architektur bietet die Grundlage, verschiedene adaptive Verfahren auf Bilder und Bildfolgen anzuwenden.

3 Adaptiv rekursive Verfahren für die Bildverarbeitung

Im folgenden sollen nun untersuchte Anwendungsmöglichkeiten adaptiv rekursiver Verfahren auf Bilder und Bildfolgen vorgestellt werden.

Ein erster Ansatz ist die Berechnung globaler Bildparameter, wie zum Beispiel die Berechnung der Varianz, mit Hilfe adaptiv rekursiver Schätzmethoden. Das Bild wird dabei als Pixelvektor angesehen und die adaptiv rekursive Varianz über diesen Vektor berechnet. Die Adaptionskonstante sollte dazu der Bildgröße entsprechend klein gewählt werden. Vorteil dieses Vorgehens ist die Berechnung der globalen Bildparameter in einem fortlaufenden Datenstrom.

Wählt man die Adaptionskonstante relativ hoch, ist es möglich, die adaptiv rekursiven Verfahren als lokale Operatoren zu verwenden. Auch hierbei wird das Bild als Pixelvektor angesehen. Als Beispiel wurde der adaptive Mittelwert verwendet. Das Ergebnis ähnelt einem eindimensionalen sequentiell verarbeiteten Mittelwertoperator.

Eine weitere Möglichkeit zur Verwendung adaptiv rekursiver Verfahren in der Bildverarbeitung besteht darin, Bildfolgen zu analysieren und dabei jedes Pixel als ein Signal über die Zeit zu betrachten. In [1] wurde ein Simulationsbeispiel vorgestellt, in dem ein Kreuz abwechselnd diagonal bzw. horizontal-vertikal positioniert in einem gleichverteilten Rauschen erscheint. Über diese Bildfolge wird nun der adaptiv rekursive Mittelwert berechnet. Die Umsetzung dieses Verfahrens in die neue Architektur lieferte die gleichen Ergebnisse wie in [1] beschrieben.

In [1,2] wurde versucht, komplexe adaptive Verfahren zur Segmentierung von Mapfolgen einzusetzen, um so Ausprägungen stabiler Phasen im Denkprozeß zu erkennen. Dazu wurde eine Versuchsreihe analysiert, bei der die Aufgabe der Probanden darin bestand, zwei Punktmuster (Garner) bzw. zwei Buchstaben (Posner) miteinander zu vergleichen. Aus dem dabei abgeleiteten EEG wurden Kohärenzmapfolgen (Tab. 1 (1)) adaptiv rekursiv berechnet. Für eine Mapfolge wird nun mit Hilfe der neuen Architektur für jedes Pixel die adaptive Varianz über die Zeit ermittelt. Maps mit niedriger Varianz (Tab. 1 (2) nach 320, 588 und 1432 ms) veranschaulichen quasistabile Phasen im Denkprozess, Maps mit hoher Varianz (Tab. 1 (2) nach 464 und 924ms) zeigen Übergänge zwischen den Phasen. Um hohe Varianzen besser visualisieren zu können, wurden die Ergebnisse mit einer empirisch bestimmten Schwelle binarisiert.

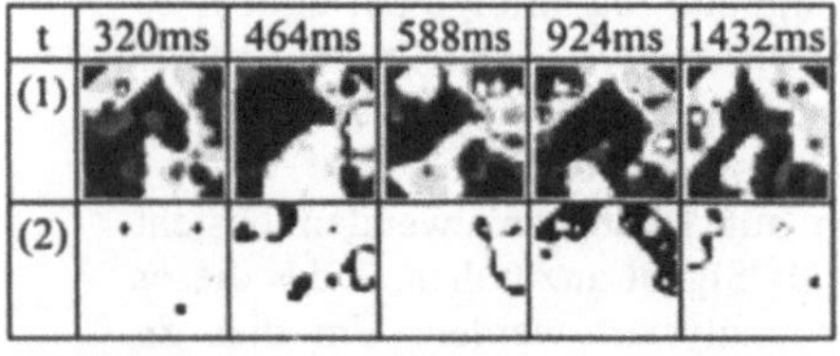

t	320ms	464ms	588ms	924ms	1432ms
(1)					
(2)					

Tabelle 1 Koherenzmaps (1) und die Ergebnisse nach der Berechnung der adaptiven Varianz und anschließender Binarisierung (2), ab dem Zeitpunkt der Darstellung des zweiten Zeichens

4 Diskussion

Die gezeigten Implementierungen veranschaulichen die Verwendbarkeit der vorgestellten Architektur für die Signal- und Bildverarbeitung. Die zusätzlichen Kosten der
Softwarearchitektur lassen sich durch Optimierungen reduzieren und werden durch
die Vorteile, die diese Architektur bietet, ausgeglichen. Vor allem bei Bildverarbeitungsaufgaben sind die Kosten für die Berechnungen höher als die zusätzlichen Kosten für die Softwarearchitektur. Bei der Umsetzung der vorhandenen adaptiv rekursiven Verfahren erwies sich die Softwarearchitektur als hilfreich, da die Algorithmen
einfach wiederverwendet werden konnten. Bei der Anwendung dieser Algorithmen
auf Bildfolgen konnten frühere Untersuchungsergebnisse repliziert werden.

Die adaptiv rekursive Schätzung globaler Bildparameter ist möglich, jedoch ist der
Einsatz dieser Verfahren über Einzelbilder nur teilweise sinnvoll. Die Ergebnisse sind
stark von der Wahl der Adaptionskonstanten sowie der Bildstruktur abhängig. Der
Vorteil der schnellen Verarbeitung ist nicht ausreichend, da auch andere Verfahren
eine schnelle Berechnung globaler Bildparameter ermöglichen und zudem bessere
Ergebnisse liefern.

Adaptiv rekursive Verfahren können auch als lokale Operatoren eingesetzt werden. Die Wirkungen dieser Operatoren muss jedoch noch weiter untersucht werden.
Die Verwendung eines adaptiv rekursiven Kantenoperators könnte gute Ergebnisse
liefern, da adaptiv rekursive Verfahren Instationaritäten in Signalen detektieren können und sich somit an Signalveränderungen anpassen können.

Die Wahl der Adaptionskonstante hat wie in [1,2] beschrieben einen großen
Einfluss auf das Ergebnis der adaptiv rekursiven Schätzung. Eine dynamische Anpassung der Adaptionskonstante könnte zu einer Verbesserung der Ergebnisse führen und
ist Gegenstand zukünftiger Untersuchungen.

Es lassen sich weitere Anwendungsfälle für adaptiv rekursive Verfahren herleiten.
Im nächsten Schritt sollen adaptiv rekursive Verfahren zur Lösung von Mustererken-
nungsaufgaben untersucht werden, um die Grundlagen zu schaffen, die für eine
adaptiv rekursive Bewegungskompensation von Bildfolgen des Augenhintergrundes
notwendig sind.

(Projekt „ATISA", gefördert durch TMWFK: B699-00011)

5 Literatur

1. G. Grießbach, B. Schack, Erkennung und Beschreibung dynamischer Veränderungen in
   Bildsequenzen mit Hilfe adaptiver Verfahren, BVM 95,1995
2. D. Steuer, G. Grießbach, Anwendung adaptiver Schätzmethoden zur Bildverarbeitung am
   Beispiel der Segmentierung von EEG-Map-Sequenzen auf der Basis objektorientierter Programmierung, BVM 97:88-93, 1997
3. E. Gamma et al., Entwurfsmuster, Addison Wesley, 1996
4. F. Buschmann et al., Pattern orientierte Softwarearchitektur, Addison Wesley, 1998
5. S. Boymann et al., Software development of components for complex signal analysis on the
   example of adaptive recursive estimation methods, WSES MIV 2001, 299-303, 2001
6. R.Maschotta et al., Software architecture for modular, extensible and reusable signal processing components, WSES MIV 2001, 304-308, 2001

JTelematik
- ein universelles modulares System für die Telemedizin -

H. Brinck, Ch. Bührig, M. Tietz[1], J. Krone, T. Siebenborn[2]

[1]FH Gelsenkirchen - August-Schmid-Ring 10, 45665 Recklinghausen
[2]MFH Iserlohn/Hagen - Frauenstuhlweg 31, 58644 Iserlohn
Email: Heinrich.Brinck@fh-gelsenkirchen.de

Zusammenfassung. Das Telemedizinsystem JTelematic deckt die Tele-Anwendungsgebiete (Video-) Conferencing, Austausch von Messwerten und Bildern bis hin zur Steuerung von medizintechnischen Geräten wie Mikroskopen ab. Es ist lauffähig auf preiswerten Standard-PCs, darüber hinaus aber plattformunabhängig, sehr flexibel einsetzbar und einfach zu bedienen und unabhängig von der Vernetzungstechnologie.

1 Einleitung

Telemikroskopie bedeutet die Übertragung mikroskopischer Bilder über digitale Kommunikationsnetze. Sie erlaubt die Fernsteuerung eines automatisierten Video-Mikroskops und ermöglicht die Kommunikation von Teilnehmern einer Mikroskopiesitzung z.B. über Video-Conferencing. Nicht nur für diesen Anwendungsfall wurden frei konfigurierbare Telematik-Anwendungs-Module geschaffen, die auch für andere Bereiche der Telemedizin, z.B. die Teleradiologie, die bildgestützte Tele-diagnostik, aber auch für "Tele-Homecare" kombinierbar sind.

2 Das Telemedizin-System JTelematik

Plattformunabhängige Kommunikation zwischen Computern und daran angeschlossenen Geräten bekommt in vielen Bereichen eine immer größere Bedeutung. Hier fehlt es aber größtenteils noch an einer universell einsetzbaren und gut skalierbaren Software. Diese Lücke schließt die Software JTelematic.

Als Programmiersprache wurde Java gewählt, um eine weitgehende Plattformunabhängigkeit zu gewährleisten, d.h. prinzipiell läuft diese Software auf jedem Java fähigen Gerät. Um ebenfalls eine leichte Erweiterbarkeit zu gewährleisten, ist die Software streng modular aufgebaut. Der Kern der Software besteht aus einem Verwaltungsmodul, welches die Konfiguration und das fehlerfreie Zusammenspiel der ausgewählten Funktionsmodule gewährleistet. Die Funktionsmodule verfügen über genau definierte Ein- und Ausgänge und kommunizieren so untereinander und mit der Außenwelt. Die Funktionsmodule werden problemspezifisch in einem Setup zusammengestellt und verbunden.

Die Softwareentwicklung erfolgt komponentenbasiert. Unter einem Modul wird hier eine Komponente verstanden, also ein wieder verwendbares Objekt, das mit anderen Objekten interagieren und externe Ressourcen kontrollieren kann. Jeder Modul ist ein eigenständiger Programmfaden (Thread) mit Javaklassen als Ein-/Ausgänge sowie drei (Standard-) Schnittstellen zur Ablaufkontrolle, zur Einstellung und zur Information. Die Ein-/Ausgabe-Objekte werden in verketteten Listen abgelegt, die Kommunikation zwischen Modulen erfolgt ähnlich dem Event-Handling.

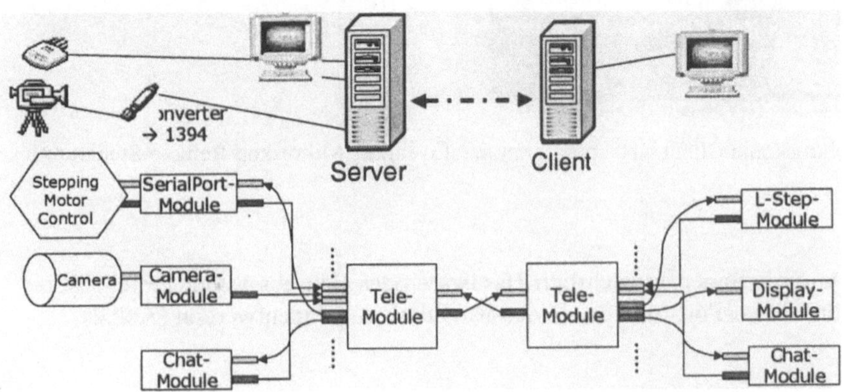

Abb. 1 Modulare zusammengestelltes Telematik-System für die Telemikroskopie

3 Der Anwendungsfall Telemikroskopie

Als Beispiel für eine Telematik-Anwendung wurde ein Telemikroskopie-System aufgebaut. Die Aufgabe besteht darin, ein Video-Mikroskop mit Mikroskopsteuerung remote zu steuern. Dazu müssen ein Livebild übertragen und Mikroskop-Steuerbefehle zurückgegeben werden. Die Kommunikation zwischen Teilnehmern erfolg durch Chatten (Abb. 1).

An einem Server-Rechner ist unter dem Betriebssystem Windows 2000 eine Bildverarbeitungskamera und zusätzlich über die RS232-Schnittstelle eine Mikroskoptisch-Steuerung angeschlossen. Folgende Module werden auf dem Server verbunden:
- Telemodul: stellt die Netzwerkverbindung über das Internet/LAN o.ä. her.
- Serial-Port-Modul: stellt die Kommunikation mit externen Geräten über den RS-232-Port her.
- L-Step-Modul: erzeugt Steuerbefehle für die Schrittmotoren im Mikroskoptisch.
- Conference-Modul: ermöglicht die Kommunikation zwischen dem Operator vor Ort und dem Nutzer des Client-Rechners.
- Video-Modul: dient zur Aufnahme von Bildern über eine beliebige Kamera.
- Display-Modul: dient zur Anzeige der Bilder.

Mit diesem Server-Rechner ist über ein IP-Netzwerk ein entfernter Client-Rechner verbunden. Auch hier läuft die Software JTelematic, wobei an diesen Rechner keine

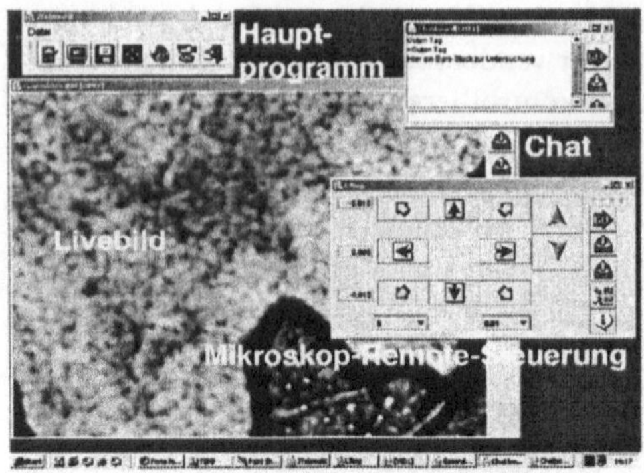

Abb.2 Telemikroskopie-Client: Hauptprogramm, Livebild, Mikroskop-Remote-Steuerung, Chat

besonderen Anforderungen hinsichtlich Hardware oder Betriebssystem gestellt werden, da hier das Serial-Port- und das Video-Modul nicht geladen werden (Abb.2).

4 Die Frame-Grabber-unabhängige flexible Bilderfassung

Das Videosignal liefert 30 Bilder/s der Größe 768 x 576 Pixel. Davon sollen im obigen Beispiel 5 Bilder/s gegrabbed und zum Client übertragen werden. In der Vergangenheit basierte die Bilderfassung in der Regel auf Hardware-Frame-Grabber, die jeweils eine spezielle Software-Schnittstelle, im Windows-Fall in Form einer DLL besaßen. Die Betriebssysteme ab Windows 20000 basieren auf dem Windows-Treiber-Modell (WDM – Windows Driver Model) [1]. Diese Softwareschicht deckt alle Devices ab (z.B. Mouse, Audio-Devices, Video-Devices, ...). Als Hardware-Schnittstelle für Video-Devices hoher Bandbreite ist IEEE 1394 zu empfehlen.

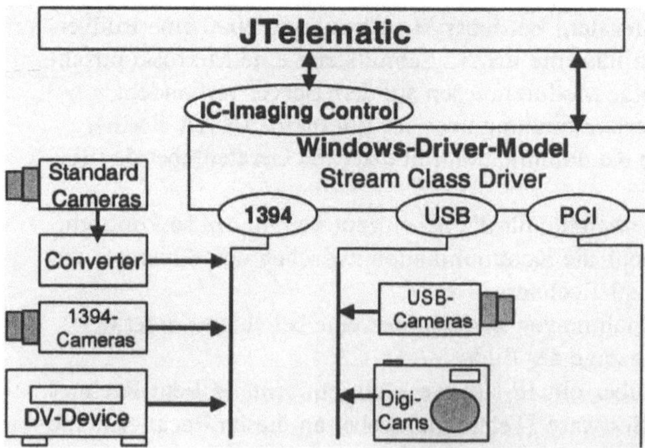

Abb.3 Bilderfassung über das Windows-Treiber Modell ohne proprietäre Frame-Grabber

Wir arbeiten mit dem WDM über das IC Imaging Control [2]. Dieses Control wird über eine Windows-Funktionsbibliothek (DLL) angesteuert. Um diese zu nutzen, wird unter Verwendung der Java-Schnittstelle JNI eine externe, von uns erstellte DLL angesprochen, die die Daten ausliest (Abb.3). So können wir unmittelbar Firewire-Kameras, USB-Kameras, DV-Kameras und viele PCI-Frame-Grabber und Video-To-Firewire-Konverter (Abb.1) unterstützen. Fazit: Es können Bilder von allen Quellen gegrabbed werden, die konform der WDM-Stream-Class-Treiber-Spezifikation sind. Proprietäre Frame-Grabber Lösungen werden so ersetzt. Diese Lösung skaliert von einfachen USB-Web-Cams bis zu High-End-Digitalkameras.

5 Diskussion und Ausblick

Ein wichtiges Problem bei der Bilderfassung, der Bildübertragung und dem Bildaufbau mit Java ist die Performance. Java hatte bei der zuerst bei uns verwendeten Version 1.3 gerade beim Bildaufbau eine derartig niedrige Geschwindigkeit (700 ms pro 640x480 Bild), dass selbst die Netzwerkbandbreite untertroffen wurde. Dies verbot den Einsatz einer Videokonferenz. In der neuen Merlin-Version 1.4. bietet Java neben einem sehr schnellen JIT-Compiler "Hot Spot" einen neuen Grafikmodus mit Direktzugriff auf den Videospeicher. Erste Tests zeigen einen schnelleren Bildaufbau. Um systemunabhängig zu sein, haben wir vor dem Einsatz von WDM die von Sun angebotene Erweiterung Java Media Frame (JMF) [3] zur Bilderfassung benutzt. Es zeigte sich aber, dass das JMF die auf unserer Arbeitsplattform Windows standardisierte Unterstützung "Video für Windows" (VfW) nur sehr eingeschränkt verwenden kann, da unterschiedliche korrekt installierte Treiber vom JMF nicht erkannt wurden.

Da JTelematic modular aufgebaut ist, kann leicht neue Funktionalität hinzugefügt werden. Es werden jeweils nur die konkret benötigten Module geladen. So ist immer eine einfache und applikationsbezogene Bedienung gegeben. Durch Module zur Ansteuerung weiterer medizinischer Geräte können weitere Telematik-Anwendungen entwickelt werden bis hin zur Patientenüberwachung zu Hause über Tele-Messwert-Erfassung. In Arbeit sind Module für die Bildkompression, die Verschlüsselung, die Übertragung von Live-Bild und hochaufgelöstem Einzelbild und das Abspeichern der Bilder z.B. in einer Bilddatenbank. XML-Konfigurations-/Setup-Dateien und ein Bildverarbeitungsmodul werden das Telepaket abrunden.

Literatur

1. WDM: Introduction to Windows Driver Model
     http://microsoft.com/hwdev/driver/wdm/wdm.asp
2.   IC Imaging Control - http://www.imagingcontrol.com
3.   Java Media Framework - http://java.sun.com/products/java-media/jmf/index.html

Dieses Projekt wurde unterstützt vom Innovationsprogramm Forschung des Ministeriums für Schule, Wissenschaft und Forschung des Landes Nordrhein-Westfalen.

De-correlating the Spatio-temporal Signals of Multi-field Cortical Activation Patterns Recorded by Voltage Sensitive Dye Imaging

Hess A [1,2,3] Hosokawa Y [1], Nasu M [1], Horikawa J [4], Taniguchi I [1,] Scheich H [2]

1 Medical Research Institute, Tokio Medical Dental University, Tokio, Japan
2 Leibniz Institute for Neurobiology, Brenneckestrasse 6, Magdeburg, Germany
3 Institute for Pharmacology and Toxicology, Fahrstrasse 17, Erlangen, Germany
3 Toyohashi University of Technology, Hibarigaoka 1-1, Toyohashi, Japan
email: hess@ifn-magdeburg.de

Abstract. Modern brain imaging techniques like voltage sensitive dye recording get highly resolved complex spatio-temporal datasets. For temporal classification of these complex 2D + t datasets we applied several statistical analysis approaches like principal component analysis and cluster analysis. These methods proved to be very helpful to characterise the cortical response patterns into known and unknown sub-regions. Whereas the cluster analysis showed the already known regions are parcellated even further, the principal component analysis and the statistical description of the time-course revealed as the main result a temporal order of the activation sequence of the different fields.

1 Introduction

The auditory system has to deal with time-varying stimuli. In particular the auditory cortex shows spatio-temporal complex response patterns due to different stimulus properties. Moreover, the auditory cortex is parcellated in a number of fields. Besides species specific differences up to seven different auditory cortex fields can be found [1,2,3]. The primary auditory cortex (AI) and at least one - the first - secondary (AII) field are tonotopically organized. These two areas are called core fields surrounded by the secondary fields in the belt area. For imaging we used the optical recording method of voltage sensitive dyes. This method is particularly well suited for such a study because it has a very high temporal resolution and enables simultaneous recording of multiple sites. By using a new multi-field recording scheme we could achieve highly resolved recordings in time and space of the complete guinea pig auditory cortex in response to different stimuli. However, the functional specialization of these fields remains unclear. In this study we tried to establish an analytical framework for characterizing these 3D datasets of the different fields according to their temporal response properties (third dimension) by several image processing strategies. Beside descriptive statistics we tried to group time courses of the pixels using explorative statistical methods.

2 Recording Methods

Nembutal anesthetized animals were artificially intubated and positioned in a stereotactic frame. A hole was drilled into the bone above the auditory cortex and the auditory cortex exposed. Afterwards, the dura and the arachnoid membrane were removed and the cortex stained for 90 min with a voltage-sensitive dye (RH795; 0.2 mg/ml dissolved in saline, Molecular Probes, USA). The recording was performed in a sound-proof chamber and with artificial respiration (60 % O_2) after injection of Mioblock and supplementary doses of Nembutal. The animal was placed under a microscope and the auditory cortex illuminated with light between 480 and 580 nm. The emitted fluorescent light was filtered at 620 nm and recorded with a 144 (12x12) channel photodiode array, amplified by x2000, filtered between 1 Hz and 10 kHz and sampled at a frame rate of 0.576 ms per frame. A complete view of the whole auditory cortex was reconstructed by means of a computational alignment procedure out of several single recording positions, whose individual sizes were restricted by certain optical properties. At each recording position five trials were averaged for each stimulus frequency (4, 8, 12, 16 kHz). The sound stimuli used had a 10 ms rise and fall time and a duration of 50 ms. The stimuli were presented at 75 dB SPL.

3 Image Analysis

The time courses for each pixel were analysed in three different ways. We calculated a first order statistical description of the time course of the changing optical signal (see Fig. 1), a principal component analysis, and a cluster analysis of the timecourse of each pixel. The following first order parameters were introduced to characterize the time courses of the voltage-sensitive dye signals: Onset and offset are in our case defined as the first (onset) resp. last (offset) time point where the intensity is more than one times larger than the mean plus one time the standard deviation of the total time course. The peak is defined as the overall maximal value of the time course. Peak cutting start and end values are obtained at a given percentage level (usually 60 %) of the peak value. Additionally, we introduced the principal component analysis (PCA) to find time-response-functions, which are orthogonal and therefore independent of each other. If the back projections of such components are adjacent and located within one field, this would proof, that this field shows a homogeneous temporal response property. Due to the fact, that the different components are also ranked by their contribution strength to the original signal, one also gets information about the dominance of certain temporal response properties.

4 Results

Using the first order statistical parameters we were able to separate the different auditory fields mainly by their latency and their duration [3].

The principal component analysis was able to differentiate between the different auditory fields especially between the primary and secondary auditory fields.

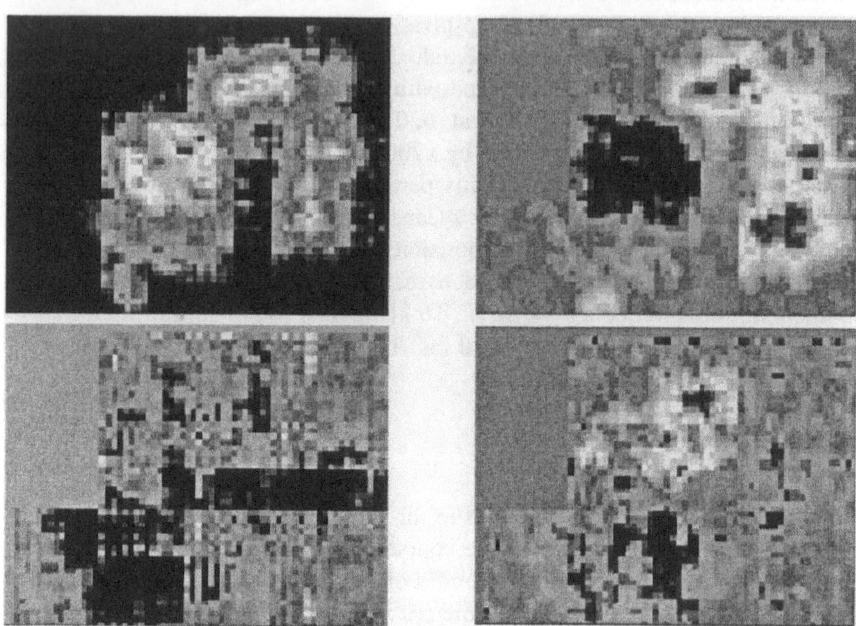

Fig. 2. The back-projecting of the first four (C1-C4) principal components of 8 kHz auditory stimulation. Note, the dark blue areas in C2 are the primary, the core fields. Images are individually scaled!

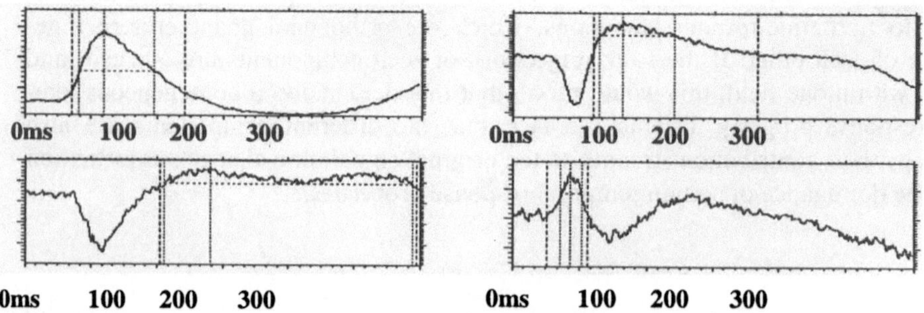

Fig. 3. The time course of the back-projecting of the first four (C1-C4) principal components of 8 kHz auditory stimulation.

In detail following interesting neurobiological results were obtained:

- The core fields are activated first and afterwards the activity spread via three different pathways to the belt region (dorsal, caudal and ventral).
- The core fields AI and AII show the highest variance in the data set, which strongly determines the first component.
- The time course of activity is nearly the same in AI and AII and it is fast.
- The second component is mainly determined by the secondary - belt areas.
- The variance of component three is small in the ventral and caudo-medial fields. This indicates that the variance of these fields is already explained by component 1 and component 2.
- Component four shows small spots of high variance in AI, AII and sometimes D. This very early and transient response of component four suggests that this component reflects the thalamic inputs into the auditory cortex.
- Lower stimulation frequencies need more components to explain the same level of variance in the datasets.

The cluster analysis showed the parcellation of similar time courses into clusters which are smaller than the already described auditory fields.

5 Discussion

In summary supported by all analysis strategies we found, that the belt fields were activated later than the core fields and that the activity spread from core fields to belt fields via three independent different pathways: to the dorsal, caudal and ventral direction. Most prominently the different belt fields could be separated by their activation duration. Moreover, the principal component analysis was able to separate several temporal response components. The first of these components could represent the input into the cortex because it had the shortest latency and only appeared in the primary fields, which do have a direct thalamic input into the cortex. The cluster analysis on the other hand, showed that there is a diverse parcellation of the auditory cortex into areas showing comparable response characteristics. These clusters are smaller than the already described fields and have to be further investigated. By computing a Spearman rank order statistic, we were able to get from this analysis framework a specific response pattern for each field.

6 References

1. Taniguchi I, Horikawa J, Moriyama T et al. Neurosci Lett 146, 37-40 (1992).
2. Wallace MN, Rutkowski RG and Palmer AR. Exp Brain Res 132, 445-456 (2000).
3. Horikawa J, Hess A, Nasu M, Hosokawa Y, Scheich H, Taniguchi I: Optical imaging of neural activity in multiple auditory cortical fields of guinea pigs. NeuroReport. 12(15) 3335-9 (2001)

Konzeption und Anwendung objektorientierter Klassenbibliotheken für die Verarbeitung und Visualisierung medizinischer Bildvolumina

Ute v. Jan[1], Jan Ehrhard[2], Stefan Maas[3] und Heinrich Martin Overhoff[3]

[1]Institut für Medizinische Informatik
Medizinische Hochschule Hannover, 30623 Hannover
[2]Institut für Medizinische Informatik
Medizinische Universität zu Lübeck, 23538 Lübeck
[3]Fachbereich Physikalische Technik
Fachhochschule Gelsenkirchen, 45877 Gelsenkirchen
Email: jan.ute.von@mh-hannover.de

Zusammenfassung. Medizinische Bilddaten werden unter verschiedenen Fragestellungen häufig mehrfach befundet. In einer heterogenen Hard- und Betriebssystemumgebung ist hierfür eine plattformunabhängige Software hilfreich. Es werden OO-Klassenbibliotheken vorgestellt, die die Entwicklung anwendungsspezifischer GUIs und Funktionalität erlauben. Anhand von Beispielapplikationen wird der flexible Einsatz unter Verwendung verbreiteter Visualisierungsbibliotheken demonstriert.

1   Einleitung

Zur medizinischen Diagnostik und Therapieplanung werden u.a. Schnittbildverfahren wie Röntgen- und NMR-Computertomographie, Positronen-Emissions-Tomographie und Ultraschallbildserien verwendet. Für die Befundung betrachtet man meist die Einzelbilder. Gelegentlich werden aber die bildlich erfaßten anatomischen und funktionellen Verhältnisse deutlicher erkennbar und lassen sich einfacher zuordnen, wenn Bildvolumina räumlich dargestellt und wesentliche Bildinhalte automatisch bestimmt werden. Hierfür existiert eine Vielzahl von Softwareprodukten [1]. Von hohem Nutzen in der typischerweise heterogenen Hard- und Softwareumgebung klinischer Abteilungen sind offene Softwareapplikationen, die nicht an proprietäre Computerplattformen gebunden sind. Die Entwicklung spezifischer klinkweit einsetzbarer Befundungs-Lösungen wird so begünstigt, und hohe Entwicklungs- und Gerätekosten werden vermieden.

Eine besondere Anforderung im Bereich der Visualisierung von Bildvolumina betrifft die Darstellung und Verwaltung irregulärer Bildvolumina, wie sie beispielsweise beim freihandgeführten 3D-Ultraschall entstehen. Kann es für planparallel aufgezeichnete Schnittbilder aus CT ausreichen, Daten wie Schichtabstand und -dicke für alle Bilder eines Datenvolumens gemeinsam vorzuhalten, so müssen für irreguläre Bildvolumina bereits in der Datenstruktur Informationen über die räumliche Lage und Orientierung der Einzelbilder vorgesehen werden.

Andernfalls erweist sich deren Visualisierung als nur schwer, d.h. über eine Umrechung auf ein regelmäßiges Gitter mit der zugehörigen Interpolation von Daten realisierbar. Um den Forderungen nach schneller Entwicklung und flexibler Portierung von Softwareapplikationen zu entsprechen wurden C++-Bibliotheken für die Analyse (PicLib) und Visualisierung (OpsLib) medizinischer Bilder und Bildvolumina mit beliebig orientierten Einzelbildern entwickelt, die sowohl reguläre als auch irreguläre Bildvolumina verarbeiten können.

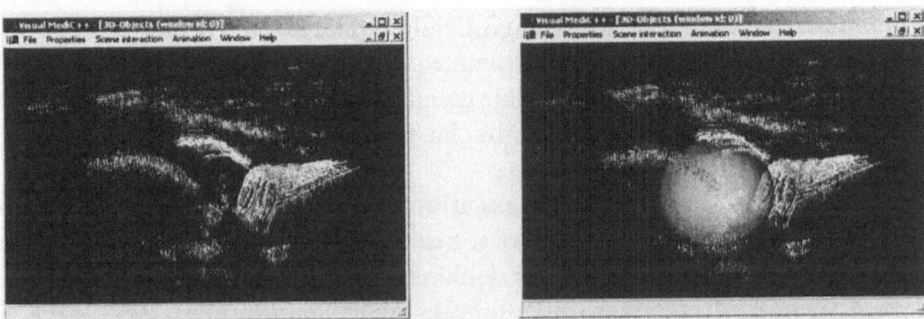

Abb. 1. Links: 3D-Darstellung eines Ultraschall-Bildvolumens der Säuglingshüfte (Grauwerte) mit überlagertem Segmentierungsergebnis (helle Linienstrukturen). Rechts: Informationsverdichtetes Bildvolumen. Das Segmentierungsergebnis wurde um eine automatisch bestimmte Kugel ergänzt, die die mutmaßliche Lage und Größe des im Originalbildvolumen nicht dargestellten Oberschenkelkopf repräsentiert.

2 Materialien und Methoden

Die Bildanalysebibliothek PicLib enthält Operatoren für die Verwaltung von Einzelbildern und Bildvolumina. Ihre Methoden sind überladen realisiert und können auf einkanalige und mehrkanalige Einzelbilder sowie Bildvolumina angewandt werden. Auf ihrer Basis lassen sich aufgabenspezifische Segmentierungsoperationen und -verfahren entwickeln.

Durch eine spezifisch konzipierte Topologie-Klasse wurde eine Verbindung realisiert zwischen Pixelgeometrie und Bildlage bzw. -orientierung. Diese Flexibilität erlaubt die Verwaltung regelmäßiger (z.B. aus CT oder NMR) sowie unregelmäßiger (z.B. aus Ultraschallschnittbildserien) Bildvolumina bei gleichem Speicheraufwand. Die Darstellung aufgezeichneter oder analysierter Bildvolumina erfolgt mittels der Visualisierungsbibliotheken Open Inventor™ oder VTK, die für unterschiedliche Betriebssysteme zur Verfügung stehen, zusätzliche Interaktionsfunktionalität wird mittels der OpsLib-Bibliothek realisiert.

3 Ergebnisse

Mittels der o.g. Bibliotheken wurden plattformunabhängige, für beliebige Bilddatensätze geeignete Lösungen für einige Befundungs- und Therapieplanungsaufgeben implementiert. Hierzu gehören Visualisierungen automatisch segmentierter Ultraschallbildvolumina von Säuglingshüften für die Diagnostik der angeborenen Hüftgelenksdysplasie sowie die Planung von Endoprothesenimplantationen des Knies ebenfalls basierend auf 3D-Ultraschallbildvolumina. In beiden Fällen wurden spezifische Segmentierungsalgorithmen implementiert und validiert. Die aufgabenspezifisch programmierte Visualisierung erlaubt es, wahlweise Grauwertbildvolumina und Segmentierungsergebnisse einzeln oder überblendet darzustellen (Abbildung 1). Die visualisierte Diagnostik und Planung basiert auf irregulären 3D-Ultraschallbildvolumina.

Um die klassische Diagnostik nachzuvollziehen lassen sich für die Analyse des Säuglingshüftgelenks virtuelle Schnittebenen einblenden. Weiterhin erlaubt die neuartige Darstellung ausschließlich der gelenkbildenden Anteile des segmentierten Bildvolumens differenzierte Einblicke in die Gestalt des Gelenkes und Überdachung des Oberschenkelkopfes.

Für die Planung von Prothesenimplantationen können Prothesenmodelle eingeblendet und interaktiv frei positioniert werden. Dies erlaubt eine differenzierte Diagnostik mit der Quantifizierung der Gelenkmissbildung. Die zur Diagnostik eines dysplastischen Hüftgelenkes und Planung einer Umstellungsosteotomie dienenden röntgen-computertomographischen Bilder stammen von einer 22-jährigen Patientin (Abbildung 2, links). Die präoperative Wahl eines geeigneten Knieendoprothesenmodells sowie dessen korrekte virtuelle Platzierung im Gelenk wird als Beispiel einer als Therapieplanungsumgebung in Abbildung 2 (rechts) gezeigt.

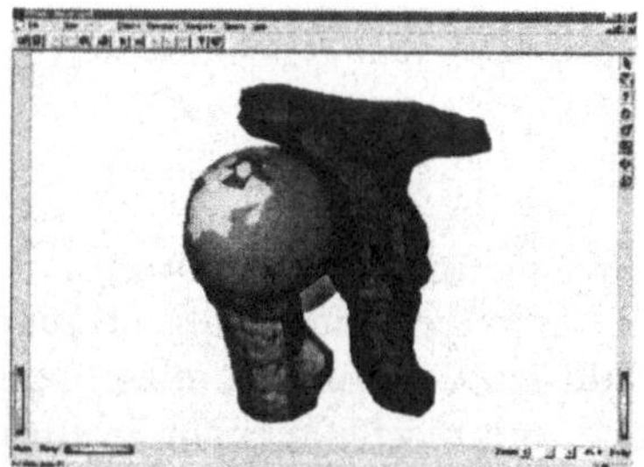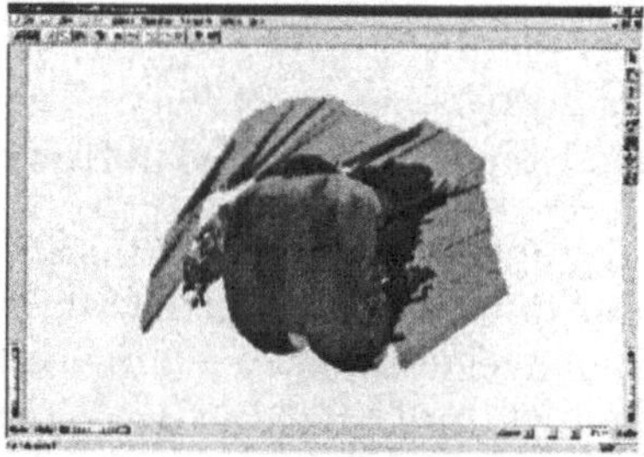

Abb. 2. Links: Befundung einer Gelenkbildung. Die Inkongruenz des Oberschenkelkopfes und der Hüftpfanne wird durch zwei Kugeln verdeutlicht, die die Gelenkflächen von Kopf und Pfanne (transparent) repräsentieren. Die Kopfkugel durchdringt die Pfannenkugel, somit besitzen beide unterschiedliche Zentren: Das Kugelgelenk ist exzentrisch. Rechts: Planung einer Prothesenimplantation auf einem segmentierten Ultraschall-Bildvolumen des Knies. Das Prothesenmodell wurde interaktiv im 3D-Modell platziert. Das Planungsergebnis lässt sich aus beliebigen Perspektiven betrachten.

Weitere Anwendungen basierend auf Röntgen-Computertomogrammen dienen u.a. der Darstellung von Gesichtsmißbildungen (Abbildung 3) und der Planung von Umstellungsosteotomien zur Dysgnatiekorrektur. Dreidimensionale Modelle, die aus Segmentierungen von Bildvolumina gewonnen wurden können gespeichert werden und lassen sich bei weiteren Untersuchungen wiederverwenden.

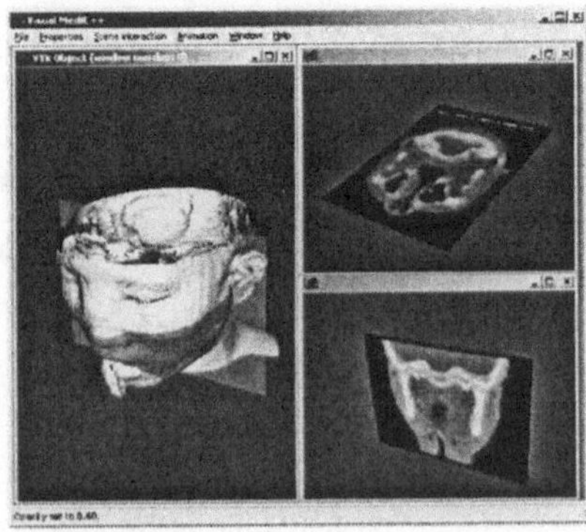

Abb. 3. Mehrfenster-Visualisierung. Um Befunde in unterschiedlichen Darstellungsformen (links: segmentiertes Röntgen-CT-Bildvolumen des Schädels mit eingeblendeten frei positionierbaren Schnittebenen, rechts: zugehörige Schnittbilder) und verschiedenen Perspektiven gleichzeitig darstellen zu können, lassen sich parallel beliebig viele Fenster öffnen und auf dem Desktop positionieren.

4 Diskussion

Bildvolumina werden zur Befundung i.a. als Serie von Einzelbildern dargestellt. Die Verwaltung der Pixelgeometrie und der expliziten Raumlage der Einzelbilder erlaubt – z.B. für irregulär angeordnete Bilder aus Ultraschallbildvolumina – deren direkte Visualisierung als Bildvolumen ohne eine Reorganisation der Daten auf ein regelmäßiges Gitter. Dies reduziert den Rechen- und Speicheraufwand. Die Realisierung von Bildsegmentierungen ist zudem unabhängig davon, ob einzelne Bilder oder Bildvolumina analysiert werden, da die Verwaltung der Daten als Eigenschaft objektorientierter Klassen realisiert wurde. Das Programmierkonzept ermöglicht kurze Entwicklungszeiten für anwendungsspezifische Applikationen. Diese Programme erlauben auch unter unterschiedlichen Betriebssystemen und in heterogenen Rechnernetzen identische Programmbedienung.

5 Schlussfolgerungen

Durch den objektorientierten Ansatz reduziert sich der Entwicklungsaufwand, zudem sind plattformübergreifende Lösungen ohne zusätzlichen Aufwand realisierbar. Die Mehrfenstertechnik erweitert die übliche Visualisierung in den drei Hauptebenen und einem 3D-Fenster und ermöglicht dem Arzt so eine flexiblere Befundung der Bilddaten.

Literatur

1. Bro-Nielsen M: Interactive 2-4D medical image and graphics visualization software. Procs Computer Assisted Radiology CAR96, H.U. Lembke et. al., p 335-338, Elsevier, Amsterdam, 1996

An Accurate 3D Segmentation Method of the Spinal Canal Applied to CT Data

Grigorios Karangelis[1] and Stelios Zimeras[2]

[1]Fraunhofer Institute für Graphics Datenverarbeitung,
64283 Darmstadt
[2]Medcom GmbH, 64283 Darmstadt

Email: karangel@igd.fhg.de

Abstract. With the modern treatment planning techniques the accurate definition of the target volume as well as the organs at risk is a crucial step for the treatment outcome. One of the key organs that must be protected during the irradiation treatment is the spinal cord. Nowadays, high resolution computed tomography (CT) data are required to perform accurate treatment planning, and there is the demand for quick but accurate segmentation tools. In this work we present a very simple approach that can accurately extract the spinal canal in three dimensions (3D) from CT images. The user must define only the starting point for the algorithm and the rest of the process is performed automatically. The core of our method is a boundary-tracing algorithm combined with linear interpolation techniques in the longitudinal (z) direction.

1 Introduction

Segmentation is the process that separates an image into its important features (primitives) so that each of them can be addressed separately. Humans can perform this task using complex analysis of shape, intensity, position, texture, and proximity to surrounding structures. To perform a similar procedure automatically using a computer since today has been proved a very difficult task. In other cases where simpler anatomical regions with a very distinguishable shape must be identified an algorithm can perform this task. Image segmentation is currently used into several medical imaging applications that involve diagnosis or treatment.

Among several treatment applications radiation therapy treatment of the cancer is an era where segmentation of anatomical volumes is an essential procedure. The physicians and physicists have to deal daily with large amount of data that must be segmented accurately and within a reasonable time frame. Standard radiotherapy techniques as well as the modern 3D treatment planning techniques like intensity-modulated radiotherapy aim to maximize the dose delivered to the target while minimizing the exposure of the dose-sensitive structures to high dose, thus increasing tumor control probability without increasing normal tissue complications [1, 2, 3]. Every calculation of the irradiation field position, orientation and size is done based on the shape and location of the target volume and the surrounding organs at risk. In addition to the geometric parameters that are calculated based on the volumes of interest (VOIs), the calculation of the dose distribution is directly related with the characteristics of the VOIs. One of the key organs that must be protected during the irradiation treatment in cases of neck and paraspinal tumors is the spinal cord. Traditionally the segmentation process is done manually on a slice-by-slice base. Nowadays usually high-resolution CT data are used (60 to 120 slices). Therefore the overall manual segmentation process could last several minutes. In this work we present an algorithm that can be used for the accurate semi-automatic segmentation of the spinal cord in three dimensions from CT images. Our method is basically composed from an edge detection algorithm, which is applied on the original, axial CT images.

2 Methods

In this work the implemented method is based in 2D boundary tracking (BT) algorithm [4,5], and it works at one image level at the time. In the case of the CT modality the algorithm is applied on the original (axial) cross section images. The BT algorithm requires an initial point to start the tracing of the edge of the object under investigation. The initial point travels to the vertical or horizontal direction until and edge of the investigated object is reached. Then the algorithm will start to exam the surrounding pixel of that edge and check whether they belong to the current edge or not. The algorithm uses a constant threshold selection with levels 50 to 100 HU.

The BT algorithm traces the edges with detail providing high accuracy to the description of the contour shape. However, the final contour shape contains sharp edges giving an uncomfortable optical effect. Therefore, we decimate the original number of contour points about 40%, smoothing simultaneously the contour shape. The main drawback of the BT, is that is a binary approach and hence is very sensitive to gray value variations. If the threshold value is not selected properly then the system will fail to detect the appropriate canal shape. This can be very often the case when the vertebra's shape is interrupted from tumor metastasis or bone osteoporosis. Most of the inaccuracies of the segmentation method require the user intervention to optimize the result. An example of contour tracing using edge detection on single slice can be found in Fig. 1. To overcome this limitation we calculate a secondary opacity volume from the original CT data based on the well-known approach from Levoy et al [6], that is very often used to visualize surfaces from scalar volume data in volume rendering. This approach allows the comprehensive representation of tissue boundaries compared to the conventional thresholding techniques (see Fig. 2).

An error that usually occurs is when the user attempts to define the starting point for the algorithm. Due to the restrictions of the BT mentioned above, in this case it is not possible to initialize the tracing process from an arbitrary slice. Instead, a slice with closed vertebra's canal must be selected from the user. Due to this limitation the user must be trained under the trial-and-error principle until the wanted contour is found. As solution to this problem we developed an angular ray-casting algorithm that enables the tracing of the vertebra location in an angular behavior using predefined values of angles. This approach is activated only if the BT fails to trace the spinal cord (see Fig.1c.). In order to generate the final contour shape we interpolate the traced points using the spline approximation (see Fig. 3).

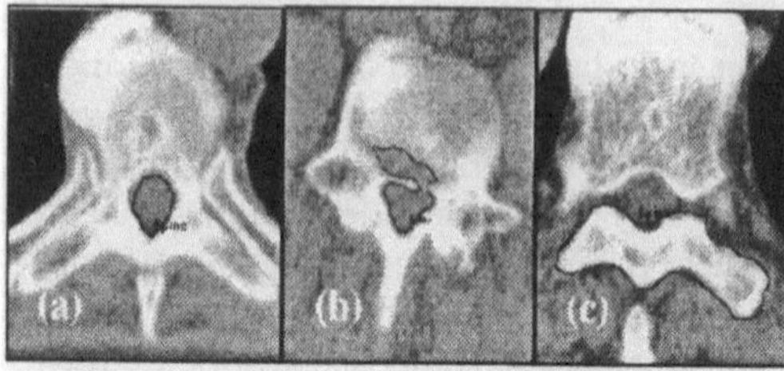

Fig. 1. Single slice edge-detection of the spinal cord. *In (a)* Accurate detection of spinal cord. *In (b)* Inaccurate detection of spinal cord. *In (c)* Unable to detect the spinal cord.

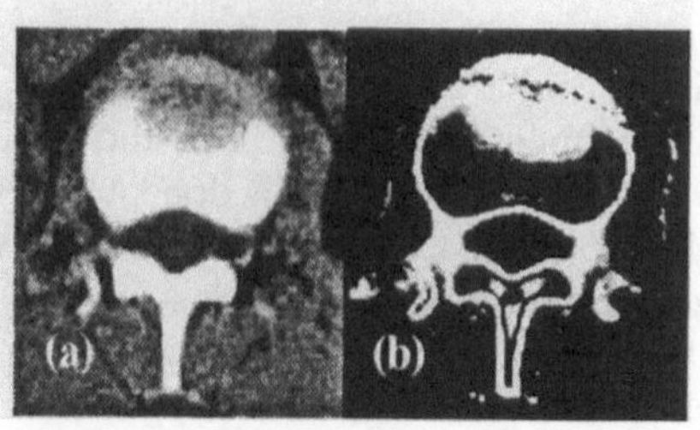

Fig. 2. Difference between simple image thresholding and gradient detection. *In (a)* Discontinuity on the vertebra visualized using original HU. *In (b)* The same structure after applying the gradient edge detection algorithm.

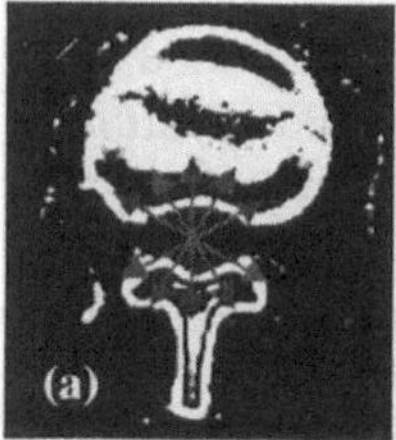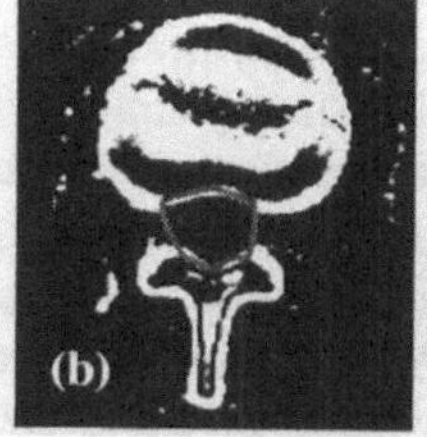

Fig. 3. Contour generation with the 2D ray-casting approach. *In (a)* The 2D ray-casting approach applied on an angular base. *In (b)* The generated contour after applying the spline interpolation to the traced points.

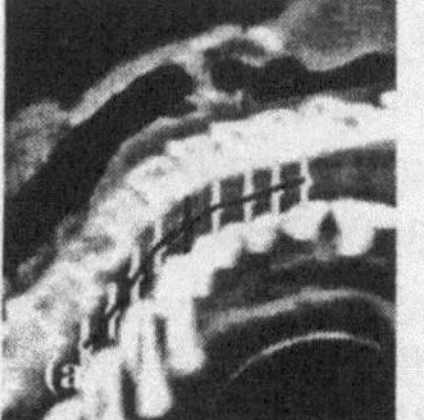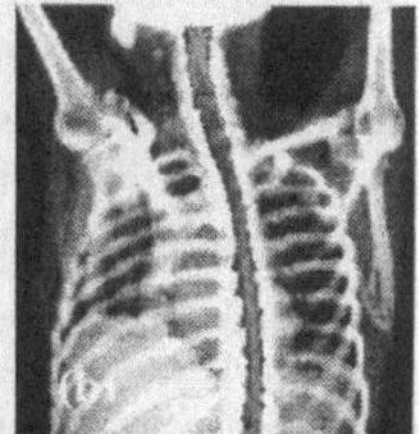

Fig. 4. *In (a)* Sagittal view of the neck region. Propagating the tracing point along the spinal canal. *In (b)* 3D reconstruction of the spinal cord.

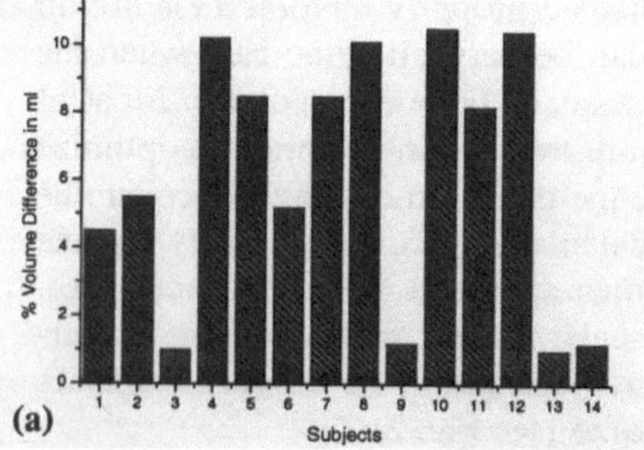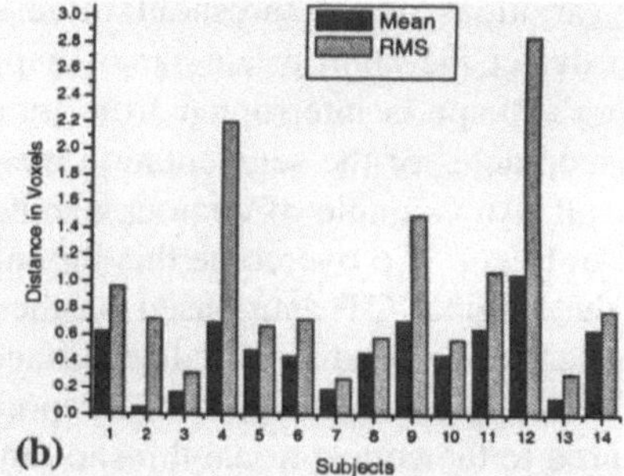

Fig. 5. Comparison of manual and computer traces contours. *In (a)* The percentage of volume difference in ml. *In (b)* Mean and RMS values between contour boundary distances.

In order to expand the approach in 3D we have to propagate the contour tracing point in both direction cranial and caudal from the user selected initiation point. As a new starting point we select the center of the detected contour, shifted at ± 1 value in the Z direction. In the new slice level the BT is applied using the new starting point. If the traced contour has different characteristics (e.g. area, relative location, average value of HU) in relation to the previous traced contour then it is rejected. This process is repeated for every slice. The rejected contours are replaced with linear interpolated contours from the key contours (generated ones) (see Fig. 4.).

3 Results

The algorithm was evaluated using 14 CT datasets from 14 arbitrary selected subjects. All subjects were scanned using spiral CT (Siemens Somatom Plus 4) with equal slice thickness and space. Overall 1229 slices with 3mm thickness were collected. The segmentation accuracy was assessed by comparing the automatic computer-based segmentation with results obtained by manual analysis. Differences on the contour border on each slice level were assessed by computing the mean and rms distance between the computer defined borders and the manually defined borders [7]. In addition, the overall difference of the spinal cord volumes was assessed between the computers defined and the manually defined structures. These results are shown in Fig. 5. The range of variation in volume measurement was 1.0%-10.2%, with a mean variation of 6.14% ± 3.82% (mean ± standard deviation). The range of variation in boundary distance measurement was 0.05-1.05 in voxels, with a mean variation of 0.48±0.27. In addition the algorithm provides good speed performance since 1-2 seconds are needed in average in order to segment a volume with 90 slices on a Pentium III 933MHz processor.

4 Conclusion

In this work a new method for semi-automatic 3D segmentation of the spinal cord is proposed. The method is based on the boundary tracking method applied on each slice level. To create the 3D tracing effect the initiation point is propagated cranial and caudal from the user defined point. The algorithm provides an acceptable accuracy and excellent speed performance for daily clinical use.

5 References

1. De Neve W, De Wagter C, De Jaeger K, et al.: Planning and delivering high doses to targets surrounding the spinal cord at the lower neck and upper mediastinal levels: Static beam-segmentation technique executed with a multileaf collimator. Radiother Oncol 40:271–279, 1996.
2. Isaacson U, Hagberg H, Johannson KA, et al.: Potential advantages of protons over conventional radiation beams for paraspinal tumors. Radiother Oncol 45:63–70, 1997.
3. Pirzkal A., Lohr F., Rhein B., et al.: Conformal Radiotherapy of Challenging Paraspinal Tumors Using a Multiple Arc Segment Technique. Int. J. Radiation Oncology Biol. Phys. 48(4):1197–1204, 2000.
4. Haralick R. M. and Shapiro L. G.: Image segmentation techniques, Comput. Vis. Graph. Im. Proc.,29:100-132, 1985.
5. Gonzales R. C. and Woods R. E.: Digital Image Processing, Addison-Wisley, 1992.
6. Levoy, M. et al.: Display of surface from volume data. IEEE CG&A, 8(5), 1988.
7. Chalana V., Kim Y., et al.: A Methodology for Evaluation of Boundary Detection Algorithms on Medical Images. IEEE Trans On Med Imaging 16(5):642-652, 1997.

3D-Bildsegmentierung mittels Radar-Suchstrahl-Algorithmus

Andreas Hagmüller, Uwe Hampel, Richard Freyer

Institut für Biomedizinische Technik, Fakultät Elektrotechnik
Technische Universität, Mommsenstraße 13, 01069 Dresden
Email: andreas.hagmueller@mailbox.tu-dresden.de

Zusammenfassung. Im folgenden wird ein Verfahren zur Segmentierung von medizinischen Volumendaten vorgestellt. Ausgehend von einem Punkt innerhalb eines zu segmentierenden Objektes wird radial nach Kanten gesucht, welche das Objekt begrenzen. Durch eine Oberflächenfilterung werden Punkte die nicht auf eine Objektkante treffen (Ausreißer) eliminiert. Die so gefundenen Begrenzungspunkte werden anschließend verbunden und repräsentieren die Objektoberfläche.

1 Ziel

Die Objektsegmentierung von Volumendatensätzen stellt ein wichtiges Arbeitsgebiet innerhalb der medizinischen Bildverarbeitung dar. Das Ziel dabei ist eine schnelle Objekterkennung und das Labeling von einzelnen Objekten innerhalb des betrachteten Volumens mit möglichst wenigen Interaktionen durch den Anwender. Im Folgenden wird das sogenannte 3D-Radar-Suchstrahl-Verfahren vorgestellt. Dieses Verfahren bietet die Möglichkeit der Volumensegmentierung medizinischer Schichtdatensätze durch die Angabe von einem Saatpunkt innerhalb einer zu segmentierenden Region durch den Nutzer. Im Gegensatz zu 3D-Methoden, die aus Techniken der 2D-Segmentierung abgeleitet wurden (Pseudo-3D-Verfahren), arbeitet das vorgestellte Verfahren als echtes drei dimensionales Verfahren mit minimaler Interaktion durch den Softwareanwender. Als Ausgangspunkt standen Röntgen-CT-Schichtstapel in digitaler Form zur Verfügung (Auflösung 256^3 Voxel).

2 Methode

Zunächst gibt der Nutzer einen Saatpunkt S innerhalb des zu segmentierenden Volumens durch einen Mausklick in einem Bildbetrachter vor:

$$S = [x_s, y_s, z_s]^T. \tag{1}$$

Ausgehend von diesem Ursprungspunkt tastet der Algorithmus das Volumen entlang einer Linie im Raum voxelweise ab. Dabei wird das Grauwertprofil entlang dieser Linie ermittelt und anschließend gefiltert (einfache Mittelwertbildung über ein vorgegebenes Filterfenster [1]). Vom gefilterten Profil wird anschließend der Gradient berechnet. Auf Grund eines vorgegebenen Gradientenschwellwertes wird die dem Saatpunkt am nähesten liegende Kante im Volumen gefunden. Die radiale Volumenabtastung geschieht in Polarkoordinaten (siehe Abb. 1 und Abb. 2). Die Anzahl der diskreten Winkelschritte ist variabel.

Wird eine Kante K entlang eines Strahls gefunden, so wird vom Algorithmus die Länge des Radiusvektors R zur Kante zurückgegeben, ansonsten wird das Volumen bis zum Rand hin untersucht, wenn nicht vorher ein als maximal angegebener Radius erreicht wird. Die Kante K ergibt sich zu:

$$K = [x_k, y_k, z_k]^T = S + R[\sin\theta\cos\varphi,\ \sin\theta\sin\varphi,\ \cos\theta]^T, \tag{2}$$

mit dem Polarwinkel θ und dem Azimutwinkel φ. [1]
Bei der Oberflächenfindung wird das Volumen äquidistant abgetastet, d. h. bei konstantem Radius (wie bei der Einheitskugel siehe Abb. 2 links) sind die Oberflächenpunkte homogen verteilt. Die ermittelten Oberflächenpunkte repräsentieren das gefundene Volumen durch ein Set von Strahlen, von denen jeweils zwei polare Winkel em θ, φ und der Abstand vom Saatpunkt R bekannt sind.

Jedoch wird nicht immer entlang eines Strahls tatsächlich die gewünschte Objektkante gefunden. Einige Strahlen treffen auf den Rand des Volumens (siehe Abb. 1 Ausreißer A), oder enden an Artefakten im Bildmaterial. Diese Ausreißer werden durch eine mediane Oberflächenfilterung eliminiert. Als variable Parameter des Filters dient der Umgebungswinkel α, welcher die Anzahl der an der Filterung beteiligten Strahlen und somit der „Fensterbreite" des Filters festlegt (siehe Abb. 2).

Die so entstandene neue Oberfläche enthält nahezu keine Ausreißer mehr und dient nun der Maskenberechnung. Dabei wird innerhalb eines booleschen Arrays mit der Dimension des zu untersuchenden Volumens ein Maskenpunkt auf *"true"* gesetzt wenn er sich innerhalb des Volumens befindet und *"false"* außerhalb. Dazu wird für jeden Voxel der Radius des zum Voxel am nächsten liegenden Radar-Suchstrahls ausgewertet. Ist der Radius des Strahls größer oder gleich dem Abstand des zu prüfenden Voxels zum Saatpunkt, so liegt der Voxel innerhalb des Objektes. Für jeden Volumenbereich lässt sich so eine Volumen-Maske erstellen, die wiederum als Volumenplot visualisiert werden kann. Weiterhin lassen sich Masken additiv zusammenfassen (siehe Abb. 3).

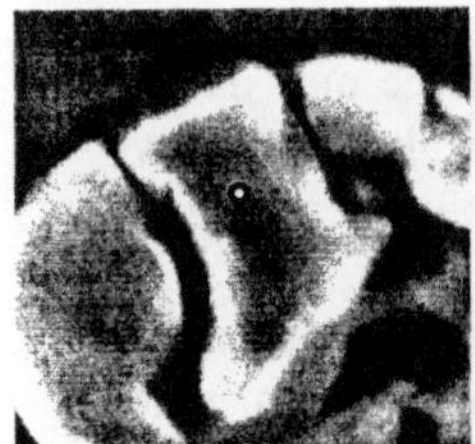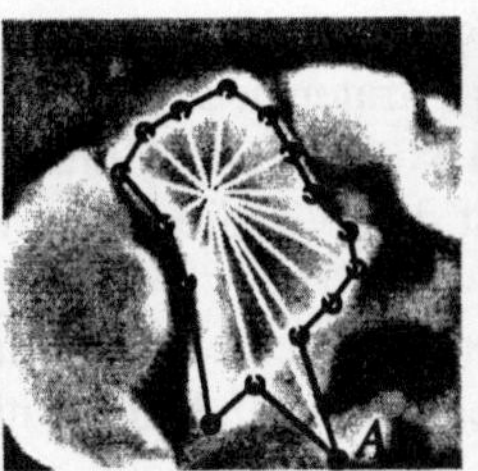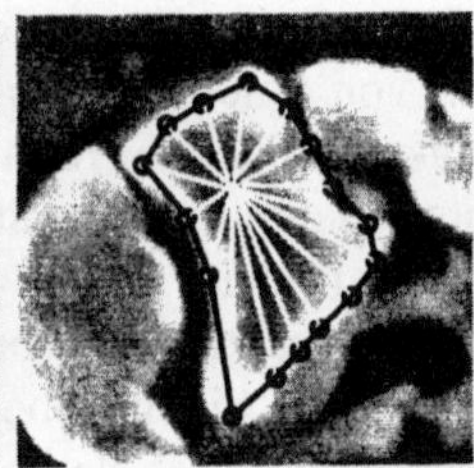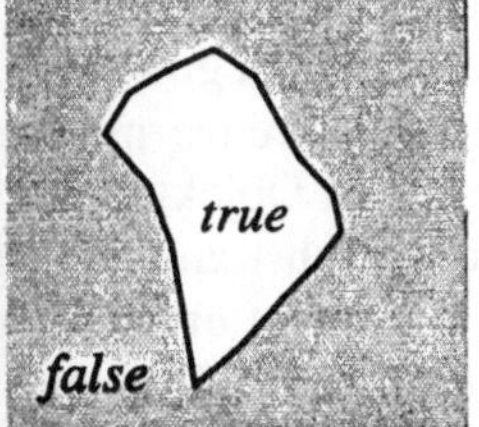

Setzen eines Saatpunktes innerhalb des zu segmentierenden Objektes.	Diskretisierung und Kantenfindung mit einem Ausreißer A.	Mediane Filterung der Strahlen. Verbinden der Punkte zu einem geschlossenen Gebiet.	Berechnung einer binären Maske. Zugehörig (true) oder nicht hörig (true)? (false)?

Abb. 1   Schematische Darstellung der Objektfindung (2D)

Abb. 2 Volumendiskretisierung : Darstellung der Durchstoßpunkte der Radar-Suchstrahlen auf der Einheitskugel (•). Prinzip der Oberflächenfilterung: durch die Vorgabe eines Umgebungswinkels α wird die Anzahl der Nachbarstrahlen bestimmt. Die Abstände R zum Saatpunkt S der benachbarten Strahlen werden median gefiltert.

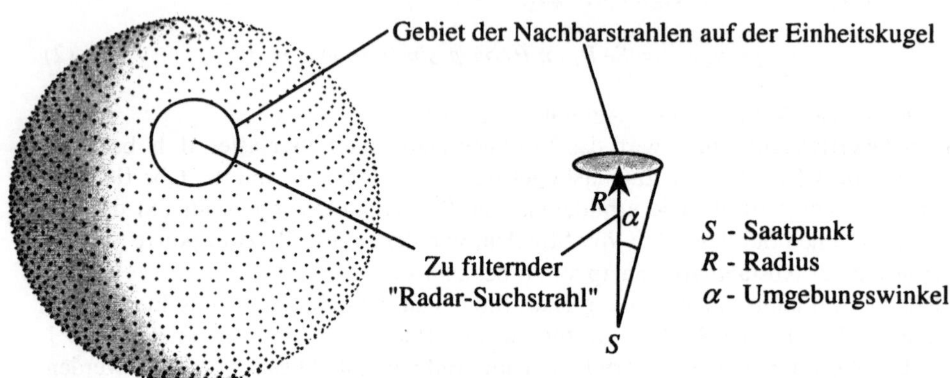

Je größer der Umgebungswinkel α gewählt wird, umso größer ist die Anzahl der Radar-Strahlen die an der Oberflächenfilterung beteiligt sind. Ist die Anzahl der Radar-Strahlen sowie der Umgebungswinkel α fest vorgegeben, so wird für jeden Radar-Strahl das Set an Nachbarstrahlen nur initial berechnet.

3 Ergebnisse

Es zeigte sich, dass das Verfahren in kurzer Zeit (<1 min pro Objekt, 800 MHz Athlon) ein Objekt innerhalb eines Volumens segmentieren kann. Voraussetzung hierfür ist jedoch, dass das Objekt durch ein Kantenmerkmal im Grauwertbild abgeschlossen ist. Dies ist bei knöchernen Strukturen weitestgehend der Fall. Kleine Lücken (< 5 Voxel) werden durch den medianen Filter geschlossenen. Konkave Strukturen lassen sich dabei durch Maskenaddition segmentieren.

Bei der Segmentierung von inneren Organe traten jedoch Probleme auf, da hier die Organgrenze nicht exakt ermittelt werden konnte. Die Grauwertübergänge zwischen den Objekten reichten nicht aus, um mit dem Gradientenverfahren entlang der Radar-Suchstrahlen Kanten zu finden.

Weiterhin erfordert die Segmentierung von sehr feinen Strukturen, die zwar ein Kantenmerkmal haben, aber auch einen hohen Grad an Konkavität besitzen, einen hohen Aufwand von Interaktivität durch den Nutzer. Ein noch näher zu untersuchender Ansatz wäre hierfür eine rekursive Anwendung des Verfahrens.

Abb. 3 Segmentierungsergebnis: Visualisierte Volumenmasken von fünf gefundenen knöchernen Objekten in einem Röntgen-CT Datensatz.

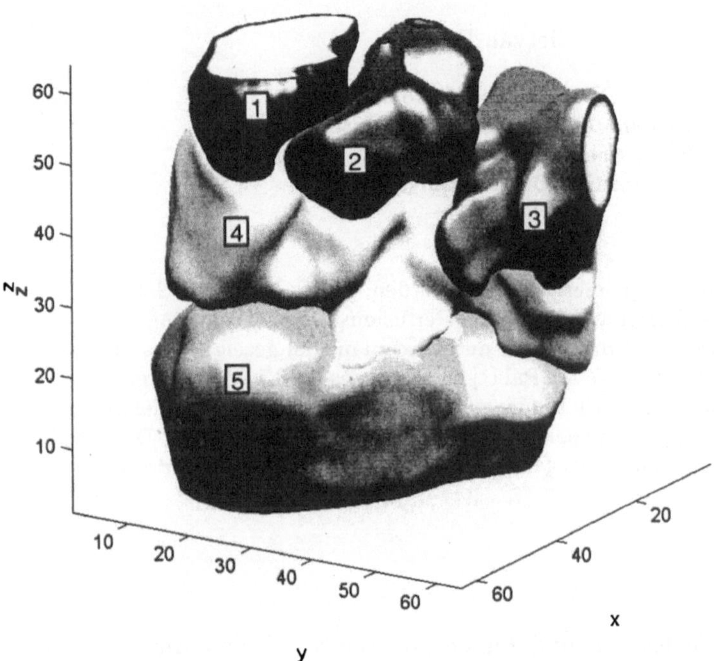

4 Schlussfolgerung

Die entstandene Software ermöglicht durch das Setzen eines Saatpunktes, eine Region (beispielsweise einen Knochen) zu segmentieren. Zukünftige Anstrengungen werden unternommen, den Algorithmus des Oberflächensmoothings bezüglich seiner Geschwindigkeit zu optimieren. Des Weiteren sollen die vom Softwarenutzer einstellbaren Parameter (wie Filterfenster und -art) mit den dazugehörigen Parametern zusammengefasst werden um somit die Ergonomie der Software zu verbessern. Zur Zeit bietet die Software auch die Möglichkeit eingestellte Parameter zusammen mit dem Volumendatensatz abzuspeichern. Zielstellung muss eine Klassifizierung der Parametersets für die jeweilige Bildgebungsmodalität und Objektstruktur sein. Ein weiterer Ansatzpunkt ist momentan die Implementierung von histogramm- bzw. texturbasierter Verfahren, welche es ermöglichen Objektgrenzen unabhängig von Kantenmerkmalen zu extrahieren.

5 Literatur

1. Bronstein und K. Semendjajew: Taschenbuch der Mathematik. B.G. Teubner Verlagsgesellschaft, Stuttgart/Leibzig, 25., durchgesehene Aufl., 1991.

Ein Vergleich der Gefäßsegmentierungsverfahren auf SLDF-Perfusionsbildern

István Pál

Nyíregyházi Főiskola
Matematikai és Informatikai Intézet
4400 Nyíregyháza, Sóstói út 31/b., Ungarn
Email: pali@zeus.nyf.hu

Zusammenfassung. In dieser Arbeit werden unterschiedliche Gefäß-segmentierungsverfahren auf den SLDF-Perfusionsbildern (Scanning Laser Doppler Flowmetrie) untersucht und wird plausibel gezeigt, dass die Gefäßsegmentierung (GSG) von Pál [1] im Sinne des SNR und gefäßfreien Gebietes bzw. FOM (Pratt's Figure of Merit) bessere Ergebnisse liefert als die anderen konventionellen und speziellen Verfahren wie der DoG (Difference of Gaussian), LoG (Laplacian of Gaussian / Marr-Hildreth) Operatoren.

1 Einleitung

Die Segmentierung von Kanten und Linien gehören schon von Anfang an zu den meist geforschten Verfahren der digitalen Bildverarbeitung. Die bekanntesten Methoden sind davon der Sobel-, Prewitt-, Kirsch-, Canny-, Marr-Hildreth-Operator etc. In Fachzeitschriften erschienen zahlreiche Veröffentlichungen, die die Kanten- und Liniensegmentierungsverfahren zur Gefäßsegmentierung in Angiographie, Computer Tomographie (CT) und auf den Fundus Aufnahmen verwenden [2,3,4,5] [6,7,8,9]. Trotz diesen Bemühungen gibt es kein allgemeines Verfahren, das die Segmentierung von Gefäßen mit ungefähr gleicher Qualität auf jedem von durch verschiedenen Aufnahmetechniken verfertigten Bildern durchführen kann. Dies liegt nicht nur auf dem Segmentierungsverfahren, sondern auch auf sehr unterschiedlichen Aufnahmetechniken und auf der unterschiedlichen Grauwertdynamik der Bilder.

2 Methoden

Die Gefäßsegmentierung wird auf den SLDF-Perfusionsbildern (Scanning Laser Doppler Flowmetrie) durchgeführt. Die Bilder wurden an der Augenklinik der Universität Erlangen-Nürnberg aufgenommen. Für die Gefäßsegmentierung werden die DoG (Difference of Gaussian), LoG (Laplacian of Gaussian / Marr-Hildreth) Operatoren und im [1] beschriebenes Verfahren (GSG) verwendet (siehe Abb. 1), wobei das letztere auf einer nichtlinearen iterativen Kontrasthervorhebung im Linien,- bzw. Kapillarenbereich basiert.

Abb. 1. Gefäßhervorhebung (oben: gesund, unten: glaukom): GSG, LoG und DoG Operator

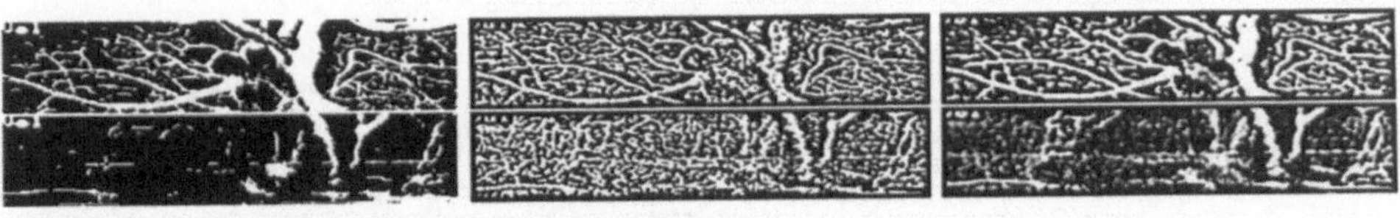

Abb. 2. Künstliche Bilder mit unterschiedlichem SNR (dB) und deren Gefäßsegmentierte (unten)

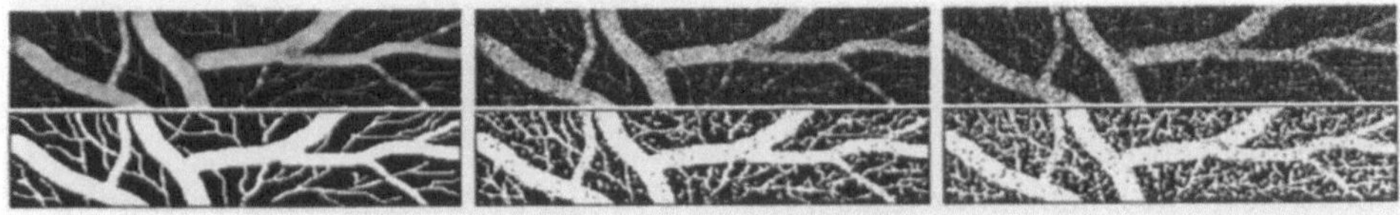

Im ersten Schritt wird gezeigt, wie die Gefäßhervorhebung auf den verrauschten SLDF-Bildern funktioniert. Zu den Bildern wird Poisson-Rauschen [10] addiert. Um das Signal-Rausch-Verhältnis (SNR) bestimmen zu können, werden innerhalb des Bildes zufällig Koordinaten generiert und zu diesen Bildpunkten das Rauschen addiert.

Um die Robustheit und Funktionalität des Kapillar- bzw. Gefäßhervorhebungsalgorithmusses aus [1] zu zeigen, wird das Verfahren auf künstlichen Bildern mit unterschiedlichen Stufen von Rauschen durchgeführt (siehe Abb. 2). Um die Verschlechterung bzw. Änderung der Bilder messen zu können, wird eine Distanzfunktion für die Binärbilder definiert:

Definition 1. *Die Bilddistanzfunktion wird als Folgendes definiert:*

$$d(B_1, B_2) = \frac{1}{N \cdot M} \sum_{\forall i,j} d_p(b_{ij}^{(1)}, b_{ij}^{(2)}), \tag{1}$$

wobei $d_p(.,.)$ der Abstand von zwei Pixeln $b_{ij}^{(1)}$, $b_{ij}^{(2)}$ mit gleichen Koordinaten i,j ist und definiert wird zu:

$$d_p(b_{ij}^{(1)}, b_{ij}^{(2)}) = \begin{cases} 1 \ falls\, b_{ij}^{(1)} \neq b_{ij}^{(2)} \\ 0 \ sonst \end{cases} \tag{2}$$

Eine andere Möglichkeit ist die Darstellung des Gefäßsegmentierungsverfahrens auf den Makulaaufnahmen, wo innerhalb des Makulabereiches keine Gefäße und Kapillaren zu finden sind. Eine Schwierigkeit ist jedoch, das Auge mit dem Makula in den Strahl zu fixieren, weil einerseits der Abtaststrahl vom Auge mitgefolgt wird und anderseits die Makula in einem Punkt durch

Abb. 3. Der gemessene Fehler bzw. die Änderung des gefäßfreien Gebietes nach der Rauschaddition

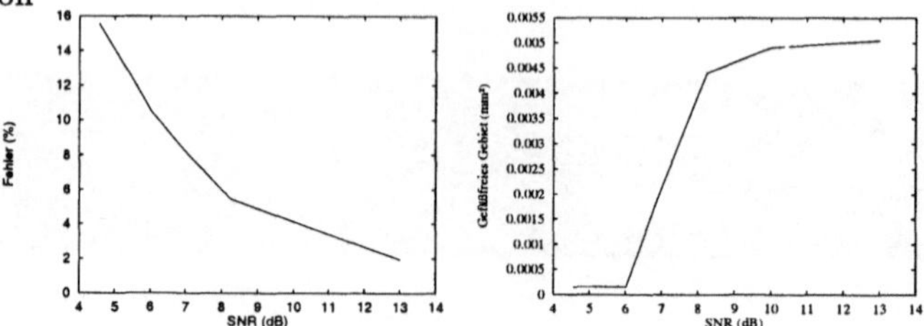

diesen direkten Reiz nicht fixiert werden kann. Auf diesen Aufnahmen ist die Makula kaum oder gar nicht erkennbar.

Als eine dritte Möglichkeit ergibt sich die Gefäßsegmentierung auf den überfokussierten Bildern, wobei die dickeren Gefäße teilweise zu sehen sind, aber die Kapillaren verschwinden und es wird angenommen, dass das gefäßfreie Gebiet nur aus Rauschen besteht.

Eine weitere Möglichkeit besteht in Pratt's Figure of Merit (FOM) Verfahren [11], mit dem Ergebnisse der verschiedenen Kanten- und Liniensegmentierung verglichen werden können.

3 Ergebnisse

Der gemessene Fehler zwischen der Gefäßhervorhebung des originalen Bildes und das Ergebnis des verrauschten Bildes bzw. die Änderung des gefäßfreien Gebietes nach der Rauschaddition ist auf der Abbildung 3 zu sehen.

Das Ergebnis der Gefäßsegmentierung durch GSG, LoG, DoG Verfahren kann von der Abbildung 4 abgelesen werden. Dabei wurde der „Bildfehler" bzw. FOM bei unterschiedlichen Rauschen gemessen.

4 Zusammenfassung

Es stellte sich heraus, dass das GSG-Verfahren bis ca. 8dB SNR verwendet werden kann. Anhand den gemessenen Fehlern, also anhand der Bilddistanz (Def. 1) bzw. anhand des FOMs gibt das GSG-Verfahren eine bessere Segmentierung als der DoG und LoG Operator.

Literatur

1. Pál I, Michelson G, Niemann H, Welzenbach J: *Erkennung von Mikrozirkulationsstörungen der Netzhaut mittels "Scanning Laser Doppler Flowmetrie"*. Lehmann T, Scholl I, Spitzer K (Hrsg.), *Bildverarbeitung für die Medizin: Algorithmen–Systeme–Anwendungen Proceedings des Aachener Workshops*, Verlag der Augustinus Buchh., Aachen, S. 89–94, Nov. 8.-9. 1996.

Abb. 4. Der gemessene Fehler nach Def. 1 und nach FOM (linke / rechte Spalte) über ein künstliches und zwei SLDF-Bilder normal und glaukom (oben / mitte / unten)

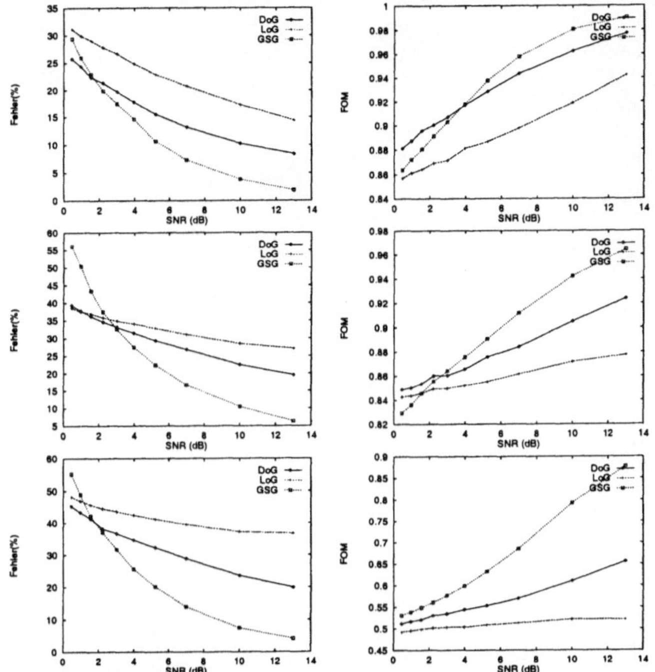

2. Prinet V, Monga O: *Crest lines for vessels detection in angiograms. Asian Conference on Computer Vision*, Singapur, S. 68–72, Dez. 1995.
3. Seng T. P, et.al. : *A Focus–Field Filter for Fluorescent Images of Eye Blood Vessels. Asian Conference on Computer Vision*, Singapur, S. 73–82, Dez. 1995.
4. Figueiredo M. A. T, Leitão J. M. N: *A Nonsmoothing Approach to the Estimation of Vessel Contours in Angiograms. IEEE Trans. on Medical Imaging*, 14(1):162–172, März 1995.
5. Sun Y, Lucariello R. J, Chiaramida S. A: *Directional Low-Pass Filtering for Improved Accuracy and Reproducibility of Stenosis Quantification in Coronaly Arteiograms. IEEE Trans. on Medical Imaging*, 14(2):242–248, Jun. 1995.
6. Huang Q, Stockman G. C: *Model-Based Automatic Recognition of Blood Vessels from MR Images and its 3D Visualization. Proc. of Int. Conf. Image Proc. (ICIP'94)*, 1994.
7. Mendonça A. M, Campilho A, Nunes J. M. R: *A New Similarity Criterion for Retinal Image Registration. Proc. of Int. Conf. Image Proc. (ICIP'94)*, 1994.
8. Chaudhuri S, Chatterjee S, Katz N, Nelson M, Goldbaum M: *Detection of Blood Vessels in Retinal Images Using Two-Dimensional Matched Filters. IEEE Trans. on Medical Imaging*, 8(3):263–269, 1989.
9. Tamura S: *Zero-Crossing Intervall Correction in Tracing Eye-Fundus Blood Vessels. Pattern Recognition*, 21(3):227–233, 1988.
10. Press W. H, Flannery B. P, Teukolsky S. A, Vetterling W. T: *Numerical Recipes in C.* Cambridge University Press, Cambridge, 1990.
11. Pratt W. K: *Digital Image Processing.* John Wiley & Sons, Inc., New York, Chichester, Brisbane, Toronto, Singapur, 2nd. Ausg., 1991.

Softwaredemonstrationen

Softwareoptimierte Standard-DirectX-Steuerungen und spezielle haptische Manipulatoren in medizinischen 3D-Simulationsumgebungen

K. Melzer[1], H.G. Lipinski[1], D.H.W. Grönemeyer[2]

[1]Abteilung medizinische Informatik, Fachhochschule Dortmund, 44227 Dortmund
[2]Institut für Mikrotherapie, 44799 Bochum
Email: kaymelzer@gmx.de

Zusammenfassung..Computer sind wichtige Hilfsmittel bei Diagnose und Therapie. Die Zuhilfenahme einer interaktiven 3D-Ansicht zusätzlich zu 2D-Visualisierungen ist von großem Vorteil. Dabei zeigt sich die Notwendigkeit einer ergonomischen, einfach erlernbaren und gut nutzbaren Steuerung dieser 3D-Visualisierungen. Benutzerorientierte Hardware, wie Stereosysteme und spezielle Software erleichtern die Bearbeitung medizinischer Fragestellungen.

1 Einleitung

In (stereoskopischen) 3D-Ansichten anatomischer Strukturen nicht nur zu navigieren, sondern auch zu manipulieren, erfordert sowohl verschiedenste Hardware als auch entsprechende Softwaremethoden. Ein Benutzer arbeitet wesentlich effizienter, wenn er das Gesehene intuitiv in eine Reaktion im dreidimensionalen Raum umsetzten kann. Entsprechend ergonomisch optimierte Eingabemethoden dienen daher sowohl zur besseren Diagnose- und Operationsplanung und auch zum besseren Verständnis virtueller anatomischer Topologien [1], insbesondere die des zentralen Nervensystems.

2 Material und Methoden

Als Softwarebasis dient das in unserer Forschungsgruppe entwickelte medizinisch interaktive stereoskopische 3D-Visualisierungswerkzeug mit grundlegenden Manipulationsmethoden [2][3]. Die Applikation läuft unter standardisierten und auch High-End Windows basierten Computern (Abbildung 1). Je nach Rechenleistung kann durch Vorverarbeitungsschritte die Leistung der verwendeten Hardware entsprechend optimal genutzt werden. Durch die direkte Verwendung von OpenGL ist eine breite Palette hierfür nötiger stereoskopischer Visualisierungs-Geräte [4][5] nutzbar bzw. schneller implementierbar. Derzeit werden zu Visualisierung Anaglyph Brillen, Chromatek Brillen, diverse Shutterbrillen, autostereoskopische Displays (Dresden 3D, Jena 3D-Display, DTI-3D) und Head-Mounted-Displays (DirectX basierte, wie das IISVR VFX3D und professionelle) eingesetzt. Als Eingabegeräte dienen Microsoft DirectX orientierte Standardgeräte und auch haptische Geräte [6][7].

Abb. 1: Überblick über das Gesamt-System

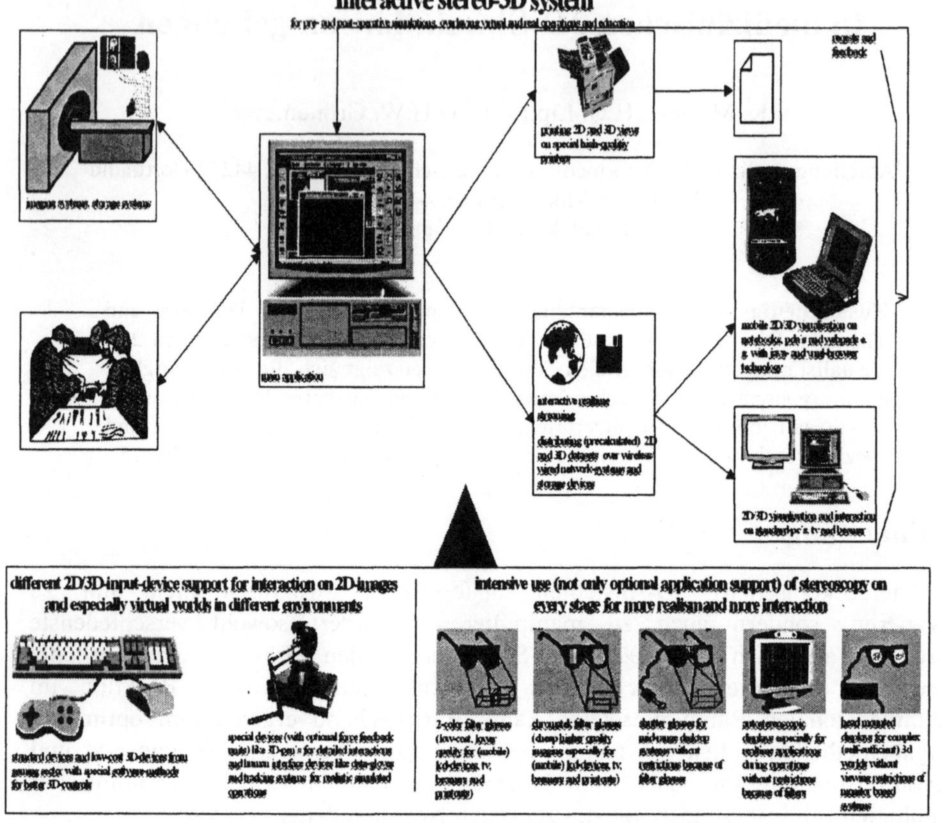

3 Ergebnisse

In diesem Entwicklungsschritt wurde insbesondere der Chromatek-Stereomodus[8] verwendet, da er sich während der Forschungsarbeiten durch die benutzerfreundliche, kalibrierungsfreie Bedienung bei hoher räumlicher Tiefe auszeichnet, welches dem Benutzer die schnellere Verwendung insbesondere ohne Einarbeitungszeit ermöglicht. Je nach Anwendungsgebiet ist ein aufwendigeres Display, wie das autostereoskopische Dresden-3D Display eine Alternative [2][9] (keine spezielle Filter- oder Shutter-Brille notwendig).

Die weiteren Ergebnisse sind in Form von Softwaremethoden und Hardwareschnittestellen in unsere exemplarisch entwickelte Anwendung eingeflossen. Die implementierten Interaktionsmöglichkeiten dienen zur direkten Manipulation des medizinischen Objekts mittels verschiedener Eingabehardware. Neben teuren Eingabegeräten, wie z.B. Sensable Phantom 3D Force-Feedback Arm und Immersion

Abb. 2: Einhandbed. Gamepad, opt. DirectX-Feedback   **Abb. 3:** ergonomische Mausmenüs

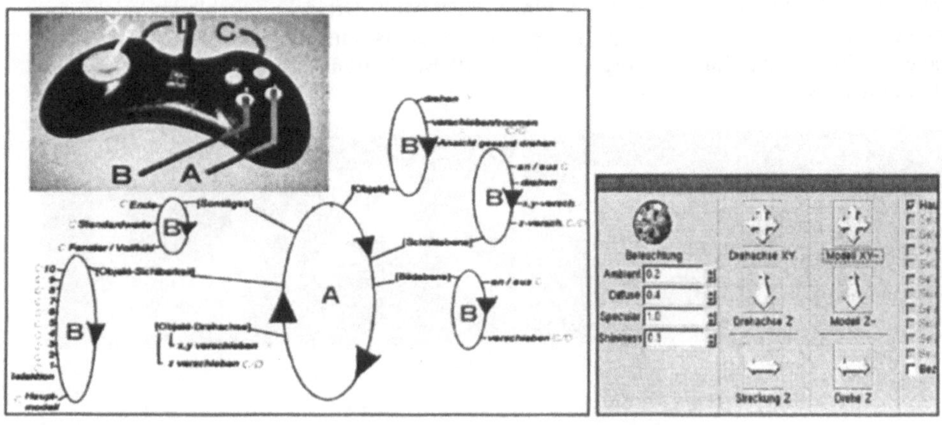

Datenhandschuh wurden bewusst auch einfache, meist DirectX basierte Geräte, z.B. Microsoft Dual-Strike, Logitech WingMan Force-Feedback Rumblepad getestet und implementiert. Einfachere Eingabegeräte werden dabei durch intelligente Softwaremethoden so unterstützt, dass auch diese unter 3D-Ansicht gut nutzbar sind (Abbildung 2 und 3).

Grundlegende Entscheidungsschritte für den Entwurf intuitiver Benutzerschnittstellen ist die Diskussion in welchem Einsatzgebiet die Anwendung genutzt werden soll. Hieraus ergeben sich mehrere Denkansätze. Zum einem soll eine 3D-Ansicht möglichst einfach navigiert und manipuliert werden, ohne dabei auf Realitätnähe zu einem tatsächlichen Eingriff zu achten. Ziel dabei ist die schnelle Vorbereitung für Diagnosezwecke. Sollen jedoch beispielsweise chirurgische Eingriffe trainiert, geplant und getestet werden, so ist es bei diesen Simulationen sinnvoller, Hardware zur Verfügung zu haben, welche die Benutzerinteraktionen so übernimmt, wie es in der Realität ausgeführt würde (haptische Geräte, wie Datenhandschuhe). Zudem darf die Bewegungsfreiheit möglichst nicht eingeschränkt sein (z.B. Shutterbrillenkabel).

Desweiteren ist bei einer realitätsnahen Simulation wünschenswert, einige Operationen, wie die Auswahl des zu betrachtenden Teilobjekts möglichst einfach zu gestalten. Dies kann durchaus mit wesentlich einfacheren Steuergeräten bzw. intelligenten Softwaremethoden geschehen (Abbildungen 4-7). Basierend auf diesen Überlegungen können die ersten Manipulationsmöglichkeiten entwickelt werden. Eine der wichtigsten und schwierigsten Aufgaben ist neben der exakten Navigation zu einem bestimmten Punkt (am medizinischen Objekt, im virtuellen Raum) die Markierung der entsprechenden Stelle zum Wiederauffinden und insbesondere zur weiteren Bearbeitung. Je nach Aufgabenstellung ist es nicht immer möglich automatisierte Algorithmen zu benutzen. Die hier angewendete Methode orientiert sich an 2D-Malprogrammen, wo mit einem Stift zuvor bestimmter Dicke über die sichtbare Oberfläche gefahren und diese dadurch bemalt bzw. markiert wird (Abbildung 4-7).

Abb. 4-7: 3D-Bearbeitung z.B. mittels halbautom. Mausbedienung, dreiecksbasiert, Primärschritt: Selektion relevanter Teile, Einzel- oder Multi-Dreiecke (wählbare Selektions-Werkzeug-Größe), zuschaltbares Hilfsgitter, Endergebnis einer Selektion im 3D-Raum: komplexes Teilobjekt für beliebige weitere 3D-Bearbeitungen, wie OP-Simulationen, Modellierung usw.

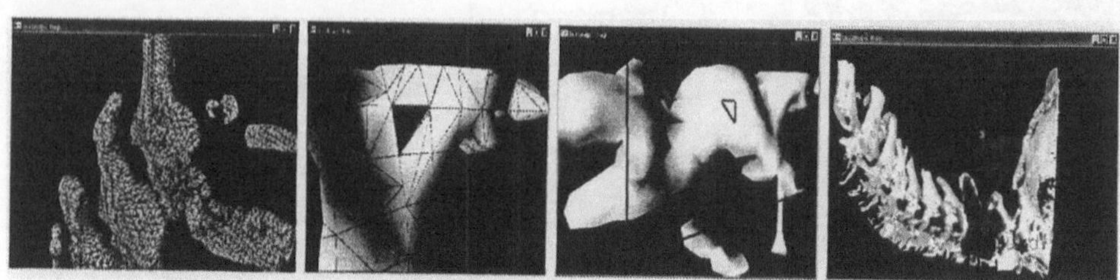

4 Diskussion und Resümee

Alle Bei den angestellten Forschungsarbeiten zeigt sich deutlich die Notwendigkeit von stereoskopischen Visualisierungsmitteln, ohne die eine intuitive Steuerung, die nicht nur einfaches Rotieren und Transformieren beinhaltet, nicht möglich ist. Eine intelligente Softwareansteuerung der Eingabehardware ermöglicht dem Benutzer, sich umso intensiver um die medizinische Problemstellung (Navigation, virtueller Eingriff) zu kümmern. Die Rückmeldung durch Force-Feedback-Systeme unterstützt das räumliche Vorstellungsvermögen ebenso, ist aber nicht bei jeder Interaktion sinnvoll. Dagegen empfiehlt sich eine Kombination aus mehreren Eingabegeräten, um Bewegungsabläufe innerhalb der Simulation möglichst benutzerfreundlich zu gestalten.

5 Literatur

1. Durlach, N. I., Mavor: Virtual Reality scientific and technological challenges, National Academy, 1995
2. H.Wörn, J.Mühling, et al.: Interactive med. 3D-simulations by means of stereoscopy and standard hardware, pp.148; Rechner- u. Sensorgestützte Chirurgie - Procs, GI, 2001
3. U.Boenick, M., Schaldach: Stereoskopische 3D Verfahren und 3D-Interaktionsmethoden für chirurgische Navigationssimulatoren, pp.382; Biomed. Technik, Bd. 46 / Erg.bd. 1, 2001
4. C. Bungert: http://www.stereo3d.com (stereoskopische Hardware, Theorie, Praxis)
5. G.P.Herbig: http://www.herbig-3d.com (Stereoskopie)
6. Fa. Sensable: http://www.sensable.com (haptische Eingabegeräte)
7. Fa. Immersion: http://www.immersion.com (haptische Eingabegeräte)
8. Fa. Chromatek/American Paper Optic: http://www.chromatek.com(Prismen-Stereotechnik)
9. Fa. Dresden3d: http://www.dresden-3d.com (autostereoskopisches 3d-Display)

ECCET: Ein System zur 3D-Visualisierung von Volumendaten mit Echtzeitnavigation

Volker Aurich und Andreas Beck

Abteilung für Informatik, Mathematisches Institut
Heinrich-Heine-Universität Düsseldorf
Email: aurich|becka@cs.uni-duesseldorf.de

Zusammenfassung. ECCET ist ein Software-Paket zur Vorverarbeitung, Segmentierung und Echtzeit-Visualisierung von Volumendaten, das auf handelsüblichen PCs ohne Spezialhardware läuft. Hauptmerkmal ist die enge Verknüpfung von unterschiedlichen Visualisierungsarten und Verarbeitungsalgorithmen. Mehrere virtuelle Kameras können mit der Maus oder einem Autopiloten in Echtzeit durch das Volumen bewegt werden und liefern dabei von den segmentierten Objekten verzögerungsfrei mehrere Bilder pro Sekunde. Damit gekoppelt ist eine Mehr-Ebenen-Darstellung der Volumendaten, mit der die Kameras ebenfalls gesteuert werden können. Zur Dokumentation können räumliche Entfernungen in den Kamerabildern interaktiv vermessen werden und Filme oder hochaufgelöste Standbilder erzeugt werden.

1 Prinzipieller Aufbau von ECCET

Das System ist modular aufgebaut; im wesentlichen besteht es aus den zwei Programmpaketen `Voxren` und `Planeview`, die jeweils auf einem eigenen Rechner laufen, aber über TCP/IP gekoppelt sind. `Voxren` enthält die Vorverarbeitungs- und Segmentieralgorithmen sowie virtuelle Kameras, die interaktiv durch das Volumen bewegt werden können und dabei verzögerungsfrei Bilder liefern. Sie beherrschen mehrere, sehr unterschiedliche Rendermodi und dienen nicht nur zur perspektivischen Darstellung von segmentierten Objekten, sondern auch zur Kontrolle von Verarbeitungsschritten. `Planeview` beinhaltet eine Drei-Ebenen-Darstellung der Volumendaten und außerdem eine virtuelle Kamera für hochaufgelöste Standbilder.

ECCET läuft unter dem Betriebssystem LINUX auf handelsüblichen PCs. Spezielle Grafikhardware wird nicht benötigt; die Rechner sollten aber über 1 GByte RAM verfügen. Alle zeitkritischen oder zeitaufwendigen Programmteile sind mit Threads parallelisiert und laufen auf Rechnern mit zwei Prozessoren nahezu doppelt so schnell.

2 Algorithmen

Entrauschung: Um Rauschen auf den Volumendaten entfernen zu können, ist das kantenerhaltende Glättungsverfahren nach [1] integriert. Eine optimale Parameterwahl nach [2] erlaubt reproduzierbare Ergebnisse ohne Interaktion. Damit lassen sich auch stark verrauschte Niedrig-Dosis-CT-Daten (10mAs) aufbereiten (siehe auch [3]).

Segmentierung: Die Segmentierung kann zum einen durch einfache Schwellwertentscheidungen erfolgen, die oft überraschend gut funktionieren, wenn die Daten vorher entrauscht wurden. Zum anderen gibt es einen mehrstufigen 3D-Multiskalen-Füllalgorithmus [3], mit dem z.B. Lumina von Hohlorganen markiert werden können. Er kann visuell kontrolliert werden, indem eine virtuellen Kamera benutzt wird, um den Füllzustand in einer Schnittebene anzuzeigen, die verzögerungsfrei mit Maus oder Tasten durch den Raum geschoben und gedreht werden kann. Die segmentierten Objekte können mit unterschiedlichen Attributen wie Farbe und Sichtbarkeit für das Rendering etikettiert werden. Siehe Abb. 1 und Abb. 2.

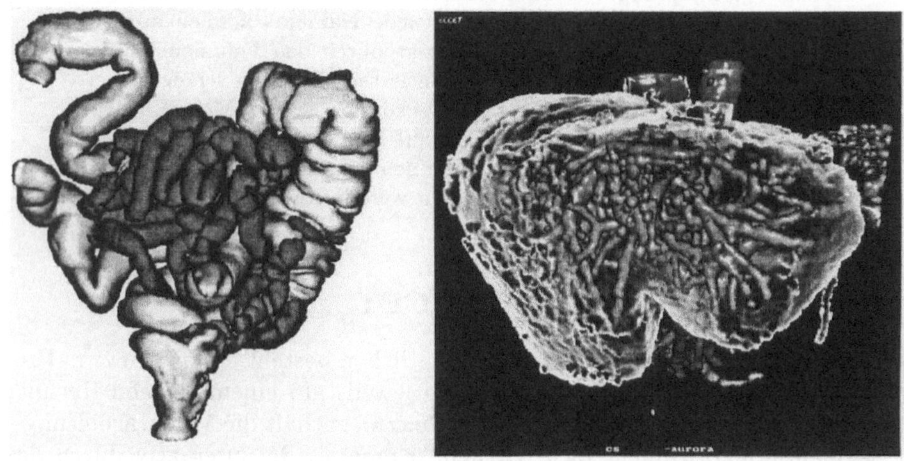

Abb. 1. Lumina von Dick- und Dünndarm (teilweise kollabiert) und Leber mit Gefäßen

Polypendetektion: Polypen und Divertikel können in dem segmentierten Darmlumen mit dem Algorithmus aus [3] innerhalb einer Minute automatisch gefunden und markiert werden.

Echtzeit-Rendering: Die virtuellen Kameras bilden die segmentierten Objekte durch Ray-Casting vermöge einer Zentralprojektion ab. Zur Geschwindigkeitssteigerung werden u.a. die Oberflächennormalen in den Randvoxeln und eine Distanzabbildung im Außenraum vorberechnet und in den Volumendaten abgespeichert. Dadurch können auf einem schnellen PC (Pentium 4 mit 1.5 GHz oder zwei Pentium 3 mit 1 GHz) 10 bis 15 Bilder der Größe 256×256 pro Sekunde berechnet werden. Bei größeren Bildern nimmt die Bildrate entsprechend ab. Es ist abzusehen, daß demnächst PCs zur Verfügung stehen, mit denen etwa 8 Bilder der Größe 512×512 pro Sekunde berechnet werden können.

Rendermodi: Es stehen diverse Rendermodi zur Verfügung. Die Darstellung der einzelnen Voxel werden durch ihnen zugeordnete Attribute beeinflußt.

So können z.B. mit MEG gefundene Aktivitätsbereiche im Gehirn als Objekte innerhalb der semitransparenten Gehirnoberfläche dargestellt werden. Außerdem können Markierungen eingeblendet werden, die die Positionen der anderen Kameras oder Entfernungen angeben. Siehe Abb. 2.

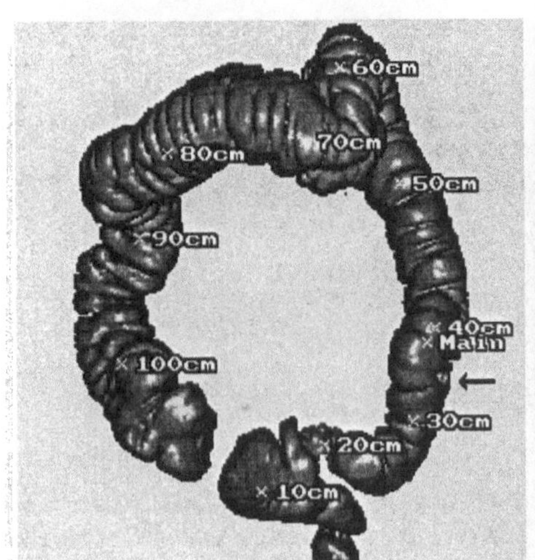
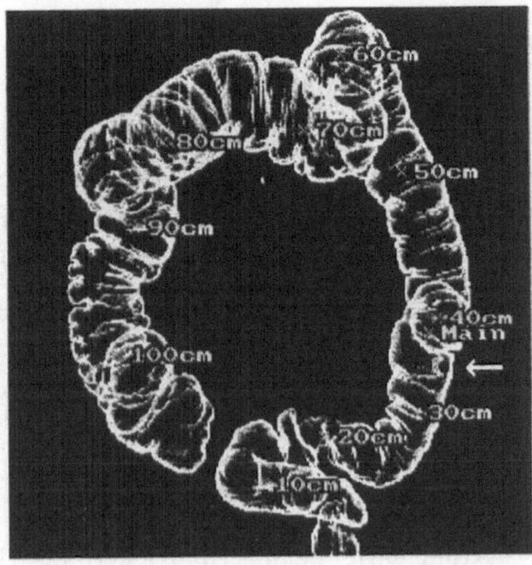

Abb. 2. Kolon in opaker und in Doppelkontrastdarstellung mit Entfernungen ab ano. Der Pfeil zeigt auf einen Polypen, der im rechten Bild der Abb. 3 aus Sicht einer virtuellen Kamera innerhalb des Darms abgebildet ist.

Standbild-Rendering: Zur Dokumentation in Befunden können hochaufgelöste Standbilder mit glatten Objektoberflächen erzeugt werden, in die Riffelungen eingeblendet werden können, um die räumliche Struktur deutlicher zu machen. Siehe rechtes Bild in der Abb. 3.

Navigation der Kameras, Autopilot: Die virtuellen Kameras können mit Maus oder Tasten frei bewegt werden. Sehr hilfreich zur Examinierung von Läsionen z.B. der Darmwand ist die Möglichkeit, für Drehungen unterschiedliche Drehpunkte wählen zu können. Das Durchfliegen von röhrenförmigen Objekten wie dem Darm wird ganz wesentlich durch einen Autopiloten erleichtert, der selbständig seinen Weg findet. Er orientiert sich an der Tiefeninformation der Kameras und kann in weniger als einer Minute durch den Dickdarm fliegen und dabei den Flugpfad aufzeichnen.

Berechnung von Filmen: Die Bildsequenz einer virtuellen Kamera kann synchron zu ihrer Erzeugung auf der Festplatte abgespeichert werden; allerdings verringert sich dabei die Bildrate deutlich. Ein Ausweg ist, nur die Folge der Kamerapositionen abzuspeichern, was ohne nennenswerten Zeitverlust möglich ist, und dann anschließend off-line den Pfad nochmals zu durchlaufen und dabei die Bildsequenz zu berechnen und im MPEG-Format zu speichern. Beispiele siehe [4].

Abb. 3. Linkes Bild: Blick aus dem Blinddarm in den Dickdarm, rechts ist der Dünndarmausgang zu sehen. Rechtes Bild: Ein Polyp im Kolon.

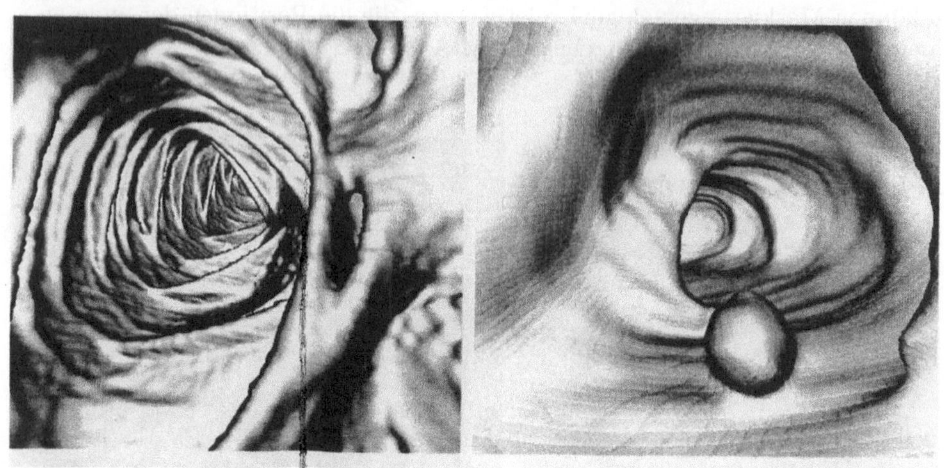

3   Praktische Erfahrungen

Das System wird an der Heinrich-Heine-Universität Düsseldorf zur Visualisierung von MEG-Daten und für virtuelle Koloskopie basierend auf Niedrig-Dosis-CT-Aufnahmen (10-20 mAs) eingesetzt. Beide Anwendungen waren mit den bisher vorhandenen Visualisierungssystemen nicht möglich. Die Ärzte konnten das System nach kurzer Zeit handhaben und völlig selbständig damit arbeiten. Änderungs- und Erweiterungswünsche, die sich aus dem praktischen Gebrauch ergaben, wurden eingearbeitet. Den Patienten wird auf Wunsch ein Flug durch ihr Kolon als Film im MPEG-Format mitgegeben.

Literatur

1. Aurich, V., Mühlhaus, E., Grundmann, S.: Kantenerhaltende Glättung von Volumendaten bei sehr geringem Signal-Rausch-Verhältnis. Zweiter Aachener Workshop über Bildverarbeitung für die Medizin, Springer 1998, 49-53.
2. Winkler G., Hahn, K., Aurich, V., Martin, A., Rodenacker, K.: Noise Reduction in Images: Some Recent Edge-Preserving Methods. Pattern Recognition and Image Analysis, Vol. 9 (1999), 749-766.
3. Aurich V., Beck A.: Segmentierung von Hohlkörperlumina in verrauschten CT-Daten und automatische Detektion von Polypen und Divertikeln. BVM 2002.
4. www.eccet.de

Räumliche Tiefenwahrnehmung in virtuell-endoskopischen Anwendungen durch stereoskopisches Rendern

D. Bartz, R. Jäger[a], Ö. Gürvit[b,c], D. Freudenstein[c], W. Straßer[a]

[a]WSI/GRIS, Universität Tübingen
Auf der Morgenstelle 10/C9, D72076 Tübingen
Email: {rjaeger,bartz,strasser}@gris.uni-tuebingen.de
[b]Abteilung für Strahlendiagnostik, Universitätsklinik Marburg
Baldinger Str., D35033 Marburg
[c]Abteilung für Neurochirurgie, Universitätsklinik Tübingen
Hoppe-Seyler-Str. 3, D72076 Tübingen

Zusammenfassung. Die Bedeutung virtueller Planungssysteme in der Medizin besonders für technisch anspruchsvolle Methoden, wie z.B. minimal-invasiven Interventionen, nimmt ständig zu. Virtuelle Endoskopie ist hierbei die Simulation endoskopischer Eingriffe unter Verwendung von Techniken der "Virtuellen Realität" und Methoden der Computer Graphik. Das virtuelle Endoskopiesystem VIVENDI und dessen Einsatz für Planung und Training endoskopischer Eingriffe wurde bereits in früheren Beiträgen vorgestellt [1]. In diesem Beitrag konzentrieren wir uns auf die Integration eines stereoskopischen Betrachtungsmoduls in das virtuelle Endoskopiesystem VIVENDI.

1 Problemstellung

Bei der optischen Endoskopie erschweren unübliche Betrachtungswinkel und starke Vergrößerungen das räumliche Wahrnehmungsempfinden. Durch die großen Betrachtungswinkel kommt es zum sogenannten "fish-eyeEffekt, wodurch die abgebildeten Strukturen noch flacher erscheinen. Zusätzlich sind optische Endoskope in ihrem Bewegungsfreiraum sehr stark eingeschränkt, so daß zusätzliche Tiefeninformation durch eine Bewegungsparallaxe nur selten hilfreich wirken kann. Durch die Verwendung eines stereoskopischen Systems, das dem linken und rechten Auge des Betrachters leicht versetzte Darstellungen der Szene präsentiert, können die Fähigkeiten des menschliche Sehapparat ausgenutzt werden und somit die Tiefenwahrnehmung erheblich verbessert werden. Dadurch erhöht sich auch die Präsentationsqualität, da sich Abstände zwischen Objekten besser abschätzen lassen und erleichtert damit die Navigation innerhalb der dargestellten Geometrie. Der Eingriff läßt sich leichter und zuverlässiger planen. Um für komplexe Modelle eine interaktive Renderleistung zu erzielen, müssen bestimmte Beschleunigungsverfahren eingesetzt werden. Dies ist bei einer stereoskopischen Betrachtung noch zwingender, da in diesem Fall für jedes Einzelbild zwei unterschiedliche Darstellungen berechnet werden müssen.

1.1 Stand der Technik

Auf dem Gebiet der virtuellen Endoskopie gibt es bereits zahlreiche Vorarbeiten. Hier beschränken wir uns auf stereoskopische Aspekte und verweisen auf [2] für einen weiteren Überblick. Stereoskopisches Darstellen war bisher nur potentiell auf dem Open-Inventor-basierten FreeFlight-System [3] möglich, bei dem zwei Darstellungen – jeweils für das linke und rechte Auge – erzeugt wurden und mit Hilfe der StereoGraphics CrystalEyes Shutterglasses [4] synchronisiert wurden. Eine von diesen Shutterglasses unabhängige Darstellung von stereoskopischen Animationen war damit nicht möglich.

Forschung auf dem Gebiet der stereoskopischen Darstellungen konzentriert sich auf technische und Wahrnehmungsaspekte von verschiedenen Darstellungen, wie zB. Head-Mounted-Displays (HMD) oder Head-Tracked-Displays (HTD). Insbesonders gibt es HTDs verschiedene Realisierungen auf einfachen Bildschirmen, Panoramaprojektionsflächen, tisch-ähnlichen Projektionsflächen [5] und den mehrseitigen Projektionsräumen wie der sogenannten CAVE [6].

2 Methoden

2.1 Stereoskopisches Rendern

Das Besondere bei der Betrachtung stereoskopischer Darstellungen ist die Fähigkeit Tiefeninformation in Bildern wahrzunehmen, die auf ein zweidimensionales Sichtgerät projiziert wurden. Die Darstellung von drei Dimensionen auf einen ebenen Bildschirm wird erreicht, indem für das linke und das rechte Auge des Betrachters zwei geringfügig unterschiedliche Ansichten der selben Szene erzeugt werden. Die Unterschiede zwischen dem linken und rechten Bild werden vom menschlichen Gehirn verwendet die Tiefeninformation der dargestellten Objekt zu ermitteln. Die Stärke des stereoskopischen Effekts hängt von Abstand zwischen den beiden Projektionszentren für das linke und rechte Auge ab. Das Verhältnis zwischen vorkommender positiver und negativer Parallaxe wird durch die Verschiebung der Betrachtungsfrustums festgelegt. Beide Parameter müssen problemspezifisch bestimmt werden um effektives Stereosehen zu ermöglichen.

Für die Darstellung der Stereobilder verwenden wir bei Highend-Graphiksystemen die Quadbuffer-Unterstützung in Kombination mit einer synchronisierten Shutter-Brille. Für alle anderen Systeme verwenden wir Rot/Blau-Stereo, für deren Betrachtung lediglich handelsübliche Rot/Blau-Brillen benötigt werden. Letztere Methode hat den Vorteil, daß generierte Bilder bzw. Videos auch losgelöst von dem Graphikcomputer, z.B. über das Internet, betrachtet werden können.

2.2 Verdeckungsrechnung

Die innerhalb VIVENDI darzustellende Szenen sind polygonale Repräsentationen extrahierter Isoflächen eines zuvor segmentierten Datensatzes. Die Rekonstruktion des Datensatzes führt in der Regel zu einer sehr großen Anzahl von Polygonen, die dargestellt werden müssen. Um die Anzahl der darzustellenden Polygone zu beschränken verwenden wir ein Ansatz zur hierarchischen Verdeckungsrechnung, der auf einer Octree-

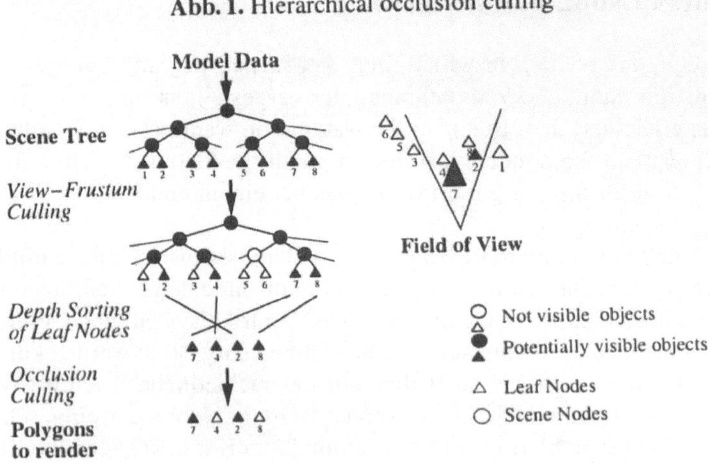

Abb. 1. Hierarchical occlusion culling

Zerlegung der polygonalen Szene basiert (siehe auch Abb. 1). Bei diesem Ansatz werden die Octreeblöcke zuerst auf Überlappung mit dem Betrachtungsfrustum überprüft. Blöcke ohne eine solche Überlappung befinden sich außerhalb des Betrachtungsfrustums und sind deshalb nicht sichtbar. Alle restlichen Blöcke werden anhand ihrer vordersten Z-Werte von vorne nach hinten sortiert und anschließend mit Hilfe des Occlusion-Culling-Flags auf HP VISUALIZE fx Graphikkarten auf Verdeckung überprüft [7,1]. Die 10% vordersten Blöcke werden hierbei ohne Verdeckungstest dargestellt, da diese in 99% der Fälle immer sichtbar sind. Durch die Verschiebung des Blickpunktes nach hinten erweitern wir das Betrachtungsfrustum, so daß das linke und das rechte Bild für das stereoskopische Sehen mit einem Verdeckungsdurchgang überprüft werden können. Insgesamt werde so ca. 90% der gesamten Geometrie entfernt.

3 Ergebnisse

Mehrere ärztliche Benutzer haben polygonale Szenen, basierend auf Datensätzen von verschiedenen medizinischen Scannern, sowohl mit als auch ohne stereoskopischer Unterstützung mit VIVENDI untersucht. Alle Benutzer empfanden die zusätzliche Tiefenwirkung als deutliche Erleichterung bei der Navigation und der Wahrnehmung räumlicher Strukturen. Für jeden betrachteten Datensatz wurden die für die stereoskopische Darstellung relevanten Parameter automatisch vorgegeben. Ungeübte Benutzer hatten z.T. Probleme bei den voreingestellten Parametern mit Rot/Blau-Bildern auf Anhieb Stereo zu sehen, bzw. empfanden die mental-optische Fusionierung der Einzelbilder als anstrengend. Auf Wunsch des Betrachters lassen sich die voreingestellten Parameter jedoch variieren um den jeweiligen persönlichen Vorlieben zu entsprechen. Auf der anderen Seite kann eine aufwendige Szenendarstellung zur Reduktion der Darstellungsleistung führen, was bei Shutter-Brillen als ermüdendes Flimmern wahrgenommen wird.

4 Zusammenfassung und Ausblick

Es hat sich gezeigt, daß bei der virtuellen Endoskopie die Integration eines stereoskopischen Systems die räumliche Wahrnehmung der dargestellten Anatomie wesentlich verbessert. Dies erleichtert dem Benutzer die Navigation während der Simulation und Planung des Eingriffs. Insbesondere lassen sich somit die Entfernungen und Abmessungen anatomischer Strukturen gut erfassen, was bei einem endoskopischen Eingriff von sehr großer Bedeutung ist.

Die Verwendung von Shutter-Brillen erlaubt es stereoskopische Bilder mit beliebigen Farben darzustellen. Dies ist insbesondere bei multi-modalen Datensätzen von Bedeutung, da die unterschiedlichen Geometrien (z.B. Ventrikelsystem und Gefäßsystem, oder Stent in einem Gefäß) mit unterschiedlichen Farben dargestellt werden können. Im Gegensatz dazu können bei Rot/Blau-Brillen nur unterschiedliche Schattierungen der verwendeten roten und blauen Farben verwendet werden. Neben der eingeschränkten farblichen Darstellung steht hiermit auch ein verminderter Kontrast gegenüber schwarz/weiß-Darstellungen zur Verfügung. Andererseits bietet Rot/Blau-Stereo eine gute Möglichkeit 3D-Bilder und 3D-Videos mit einfachen Mitteln zu publizieren.

Bilder und Animationen zu dem vorgestellten System können unter

http://www.gris. uni-tuebingen.de/people/staff/bartz/proj/proj/endos/stereo

betrachtet werden.

Danksagungen Diese Arbeit wurde unterstützt durch das EU Project DynCT. dem Hewlett-Packard Workstations Systems Lab, Fort Collins, USA und durch das DFG-Projekt CatTrain. Die Datensätze stammen von der Abteilung für Neuroradiologie der Universitätsklinik Tübingen.

Literatur

1. Bartz D, Skalej M: VIVENDI - A Virtual Ventricle Endoscopy System for Virtual Medicine. Procs Symposium on Visualization, 99:155–166, 1999.
2. Bartz D, Straßer W, Gürvit Ö, et al.: Interactive and Multi-modal Visualization for Neuroendoscopic Interventions. Procs Symposium on Visualization, 01:157–164, 2001.
3. Vining D, Stelts D, Ahn D, et al.: FreeFlight: A Virtual Endoscopy System. First Joint Conference, Computer Vision, Virtual Reality and Robotics in Medicine and Medical Robotics and Computer-Assisted Surgery, 97:413–416, 2001.
4. Lipton L: The CrystalEyes Handbook. StereoGraphics Corp., San Rafael, 1991.
5. Krüger W, Fröhlich B: The Responsive Workbench. IEEE Computer Graphics & Applications, 4:12-15, 2001.
6. Cruz-Neira C, Sandin D, DeFanti T: Surround-Screen Projection-Based Virtual Reality: The Design and Implementation of the CAVE. Procs ACM SIGGRAPH, 93:135–142, 1993.
7. Scott N, Olsen D, Gannett E: An Overview of the VISUALIZE fx Graphics Accelerator Hardware. The Hewlett-Packard Journal, May:28–34, 1998.

Evaluierung von Gefäßanalyse und Volumetrie für die Planung von Leberlebendspenden

Andrea Schenk[1], Holger Bourquain[1], Bernd B. Frericks[2], Franco C. Caldarone[2], Michael Galanski[2], Heinz-Otto Peitgen[1]

[1]MeVis – Centrum für Medizinische Diagnosesysteme und Visualisierung
Universitätsallee 29, 28359 Bremen
[2]Medizinische Hochschule Hannover, Abteilung für Diagnostische Radiologie
Carl-Neuberg-Straße 1, 30625 Hannover
Email: andrea.schenk@mevis.de

Zusammenfassung. Vor einer Leberlebendspende ist eine sorgfältige Untersuchung des potenziellen Spenderorgans, sowie eine detaillierte Planung und Risikoabschätzung des Eingriffes notwendig. In diesem Artikel werden Methoden der Gefäßanalyse und Volumetrie vorgestellt, deren Ergebnisse einen wesentlichen Einfluss auf die Spenderauswahl und Planung der Transplantation haben. Zur Evaluierung der Verfahren wurden an der Medizinischen Hochschule Hannover 29 potenzielle Spender präoperativ untersucht und die Resultate der computergestützten Auswertung mit den intraoperativen Befunden verglichen. Sowohl die Gefäßanatomie als auch die Resektatvolumina zeigten eine sehr gute Übereinstimmung bzw. Korrelation.

1 Einleitung

Die Leberlebendspende (Living Donor Liver Transplantation, LDLT), bei der ein gesunder Spender freiwillig einen Teil seiner Leber als Transplantationsorgan einem nahestehenden Patienten zur Verfügung stellt, wurde 1989 erstmals durchgeführt [1]. Während die Zahl der Leichenspenden rückläufig ist, gibt es bei den Leberlebendspenden einen starken Anstieg [2,3]. Zu den Vorteilen dieser Methode zählen die Reduktion der Wartezeit auf ein Spenderorgan, die meist sehr gute Organqualität und die ausreichende Zeit für die Operationsplanung. Jedoch steht diesen Vorteilen die Gefährdung eines gesunden Spenders gegenüber. Nach weltweit ca. 3000 LDLT wird das Risiko des Spenders, den Eingriff nicht zu überleben, mit 0.2-1% und das Risiko von Komplikationen während oder nach der Operation mit über 10% angegeben [4,5]. Daher ist eine sorgfältige Spenderauswahl und präoperative Planung der LDLT essenziell, um Risiken im Vorfeld möglichst genau abzuschätzen. Neben der Berücksichtigung von Laborwerten lassen sich dazu insbesondere durch eine Bildanalyse radiologischer Daten wichtige Informationen gewinnen. Dies beinhaltet die dreidimensionale Darstellung und Analyse der Gefäßanatomie sowie die Abschätzung von Volumina potenzieller Lebertransplantate. Letztere entscheiden vielfach über die Annahme oder Ablehnung eines Spenders, da der verbleibende Organanteil des Spenders und auch das gespendete Resektat für den Empfänger gewisse Mindestvolumina für eine ausreichende Leberfunktion aufweisen müssen.

2 Methode

Im einem Zeitraum von zwei Jahren wurden an der Medizinischen Hochschule Hannover (MHH) 29 potenzielle Spender für die LDLT untersucht. Die in der Routine gewonnenen CT-Aufnahmen (Siemens Somatom Plus 4, Kollimation 3-7mm, Pitch 1.5-1.7, 140 kV und 206 mA, 512x512 Matrix, Rekonstruktionsintervall 2mm) wurden mit der Software HepaVision jeweils von dem zuständigen Radiologen analysiert und mit dem Transplantationsteam diskutiert.

Die Auswertung der Bilddaten beinhaltet im wesentlichen die Analyse der Gefäßsysteme der potenziellen Spenderleber und eine Volumetrie möglicher als Spenderorgan geeigneter Anteile des Organs.

2.1 Gefäßanatomie der Leber

Nach einer speziellen Vorverarbeitung zur Unterdrückung von Rauschen und Dichtevariationen werden die kontrastierten Gefäße mit einem weiterentwickelten Region-Growing segmentiert. Bei Bedarf kann der automatisch vorgeschlagene Schwellwert in Echtzeit verändert und so das Ergebnis benutzergesteuert angepasst werden. Anschließend werden die Gefäßstrukturen skelettiert und in einer Graphstruktur gespeichert. Mittels einer Graphanalyse können automatisch Gefäßbäume (portalvenös, venös) voneinander getrennt werden, mit der zusätzlichen Möglichkeit sowohl ganze Gefäßäste oder Teilbäume als auch einzelne Voxel interaktiv einem Versorgungsgebiet zuzuordnen [6].

Für die LDLT ist neben Anomalien der portalvenösen Versorgung (wie z. B. einer Trifurkation) das Vorkommen, die Lage und Größe von akzessorischen Lebervenen relevant. Diese werden ab einem Durchmesser von 5mm erhalten und mit der unteren Hohlvene des Empfängers anastomosiert. Daher sind in der neuesten Version der Software neben der Darstellung aller anatomischen Strukturen der Leber Vermessungswerkzeuge in die dreidimensionale Visualisierung integriert.

2.2 Volumina der Leberresektate

Eine Voraussetzung für die Volumetrie von Versorgungsgebieten der Leber ist die Segmentierung des Leberparenchyms. Dies geschieht in HepaVision mit einer speziell für diese Fragestellung angepassten Weiterentwicklung des Live-Wire-Verfahrens. Um die Segmentierung mit dieser schichtbasierten Methode für das dreidimensionale Organ zu beschleunigen, wurde das Verfahren mit einer Interpolation von Konturen und einer nachfolgenden Optimierung kombiniert [7].

Die Analyse der Gefäßhierarchie des portalvenösen Systems erlaubt es, das Parenchym z.B. angelehnt an das Schema von Couinaud [8] in acht Versorgungsgebiete zu unterteilen. Ausgehend von dieser oder einer anderen Einteilung werden die Volumina für die potenzielle Organteilspende abgeschätzt. Je nach Bedarf des Empfängers werden für eine LDLT die linkslateralen Anteile der Leber (Segment II und III) entnommen, eine Hemihepatektomie rechts (Segmente V-VIII, s. Abb. 1) oder eine erweiterte Rechtsresektion (Segmente IV-VIII) durchgeführt. Neben dem Volumen dieser Leberanteile wird speziell bei Spenden für kleine Kinder die Form berücksichtigt.

Die Ergebnisse der Datenanalyse wurden mit dem Transplantationsteam diskutiert. Dabei gingen die dreidimensionale, interaktiv manipulierbare Visualisierung aller relevanten Strukturen der Leber und die abgeschätzten Resektatvolumina wesentlich in die Entscheidung für oder gegen einen potenziellen Spender in die Planung des Eingriffes ein.

Während der Operationen wurde die Anatomie der Gefäßsysteme dokumentiert und die resezierten Leberanteile gewogen. Diese Gewichte wurden mit den präoperativ berechneten Volumina verglichen, wobei eine Dichte von 1g/ml des Leberparenchyms angenommen wurde.

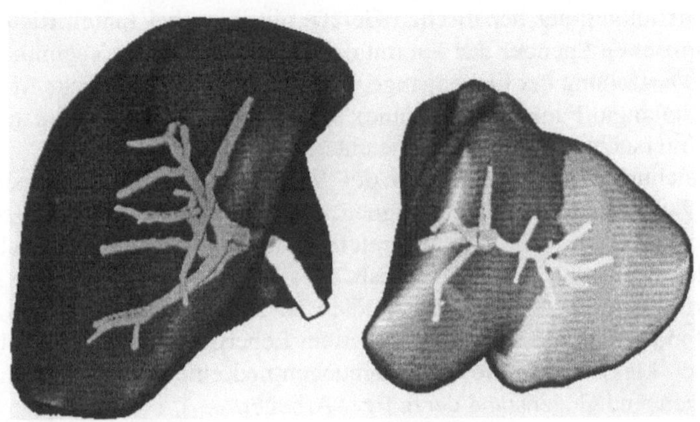

Abb.1: Mögliche Teilung einer Spenderleber für die Transplantation bei einem erwachsenen Empfänger. Die Leber ist entsprechend der Gefäßanatomie aufgeteilt (hellgrau: Segmente II und III, mittelgrau Segment IV, dunkelgrau: Segmente V-VIII)

3 Ergebnisse

Von den auf eine LDLT wartenden Patienten starben vor der Operation zwei, so dass sich die Zahl der potenziellen Spender auf 27 reduzierte. Acht Spender mussten abgelehnt werden, da sie zu geringe Volumina des Resektates bzw. der Restleber oder in einem Fall eine Gefäßvariation aufwiesen. Bei fünf Personen reichte z.B. das Volumen des verbleibenden Leberparenchyms nicht aus, da sie für einen jugendlichen oder erwachsenen Patienten spenden wollten und somit das zu spendende Resektat entsprechend groß hätte sein müssen.

Bei den durchgeführten 19 Transplantationen stimmte die intraoperativ gefundene Gefäßtopologie bis auf eine Ausnahme exakt mit dem präoperativen Befund überein. Bei einem Spender wurde eine akzessorische Lebervene gefunden, die knapp unterhalb der rechten Lebervene in die Vena cava inferior mündete und die nicht präoperativ segmentiert wurde.

Der Vergleich der präoperativen berechneten Volumina mit dem intraoperativen Gewicht der Leberresektate weist einen Korrelationskoeffizient von 0.97 bei einem Signifikanzniveau von $p < 0.001$ auf. Es traten jedoch absolute, systematische Abweichungen auf, wie beispielsweise eine Überschätzung des Volumens von durchschnittlich 25% bei Hemihepatektomie rechts und Unterschätzung der linkslateralen Lebersegmentvolumina von 8%. Detailliert werden alle Studienergebnisse von Caldarone et al. [9] beschrieben.

4 Diskussion

Mit dem vorgestellten Untersuchungsprotokoll können auf Basis einer einzigen CT-Untersuchung und der anschließenden Analyse mit HepaVision fast alle relevanten Gefäß- und Volumeninformationen gewonnen werden. Die sonst übliche Angiographie zur Darstellung der hepatischen Gefäße mit ihren bekannten Risiken für den gesunden potenziellen Spender werden mit dieser nicht-invasiven Technik vermieden. Allein für die Darstellung der Gallengänge wird derzeit eine zusätzliche MRCP (Magnetresonanz-Cholangio-Pankreatikographie) angefertigt, für dessen Ersetzung innerhalb der CT-Untersuchung erste Versuche unternommen wurden.

Für die Abweichungen beim Vergleich der Volumina gibt es verschiedene Erklärungsansätze. Zum einen ist es kaum möglich, dass der Chirurg die vorher bestimmten Segmentgrenzen exakt einhält, zum anderen läuft bei der Entnahme des Leberresektates ein Teil des Blutes aus den Gefäßen ab, dessen Volumen präoperativ in der Abschätzung berücksichtigt wurde. Erste Studien an Schweinelebern zeigen, dass sich zwischen perfundiertem und nicht-perfundiertem Leberparenchym Abweichungen bis zu 35% ergeben können. Weitere Untersuchungen und eine größere Anzahl an Spenderevaluierungen sind Gegenstand derzeitiger Arbeiten.

Die bisherigen Ergebnisse haben gezeigt, dass sich mit der computergestützten Auswertung der Bilddaten mit HepaVision grundlegende Informationen für die präoperative Planung der LDLT gewinnen lassen, so dass dieses Verfahren mittlerweile bei allen Leberlebendspenden an der MHH eingesetzt wird.

5 Literatur

1. Raia S, Ney JR, Mies S et al.: Liver Transplantation from live donors, Lancet 2:497, 1989.
2. Transplant Patient Data Source, Richmond, VA. United Network for Organ Sharing, http://www.unos.org.
3. Eurotransplant: http://www.eurotransplant.nl
4. Trotter JF, Talamantes M, McClure M, et al. : Right hepatic Lobe Donation for Living Donor Liver Transplantation.: Impact on Donor Quality of Life, Liver Transpl. 7:6, 485-491, 2001.
5. UPMC Thomas E. Starzl Transplantation Institute, http://www.sti.upmc.edu/Liver.
6. Selle D, Peitgen HO: Analysis of the Morphology and Structure of Vessel System using Skeletonization, SPIE Medical Imaging: Physiology and Function from Multidimensional Images, Vol. 4321, S. 271-281, 2001.
7. Schenk A, Prause G, Peitgen HO: Efficient Semiautomatic Segmentation of 3D Objects in Medical Images, MICCAI'2000 Springer, S. 186-195, 2000.
8. Couinaud L.: Le Foie – Etudes anatomiques et chirurgicales, Paris, Masson, 1957.
9. Caldarone CC, Frericks BB, Stamm G, et al.: 3D CT Modelling of Hepatic Vessel Architecture and Volume Calculation in Living Related Liver Transplantation, (eingereicht für Radiology), 2002.

Ein multimodales Operationsplanungssystem für die Neurochirurgie

U. Eisenmann[1], H. Dickhaus[1], R. Metzner[2], C.R. Wirtz[2]

[1]Institut für Medizinische Informatik
Universität Heidelberg/Fachhochschule Heilbronn
Max-Planck-Straße 39, 74081 Heilbronn
[2]Neurochirurgische Klinik der Universität Heidelberg
Email: u.eisenmann@fh-heilbronn.de

Zusammenfassung. Die neurochirurgische Operationsplanung stellt je nach Art des Eingriffs unterschiedliche Anforderungen an ein Planungssystem. Neben Funktionen zur Segmentierung von Tumoren und anatomischen Strukturen des Gehirns ist die Einbeziehung funktioneller Daten (EEG, fMRT, MEG) von großer Bedeutung. Die in der Planungsphase gewonnenen Ergebnisse sollten später für die intraoperative Neuronavigation verwendet werden können. Das von uns entwickelte System bietet vielfältige Möglichkeiten im Bereich der Planung und Durchführung von neurochirurgischen Eingriffen.

1 Einleitung

Bei neurochirurgischen Eingriffen ist eine sorgfältige Planungsphase notwendig, insbesondere wenn anhand der Kernspintomographie (MRT) keine pathologischen Strukturen im Hirngewebe sichtbar sind, wie es beispielsweise bei Epilepsiepatienten der Fall sein kann.

Aus diesem Grunde werden neben anatomischen Gegebenheiten des Hirngewebes zunehmend auch funktionelle Daten, die durch funktionelle Magnetresonanztomographie (fMRT), das Electroencephalogramm (EEG) und das Magnetoencephalogramm (MEG) gewonnen werden, für die Planung herangezogen [1].

Die Neuronavigation ist schon seit einigen Jahren klinische Routine [2]. Wünschenswert wäre, dass in solche Systeme zusätzlich funktionelle Daten integriert werden, um eine präzisere Lokalisation pathologischer Strukturen und eine für den Patienten schonendere Operationsdurchführung zu gewährleisten.

Die Fusion verschiedener Bildmodalitäten wird dadurch erschwert, dass die funktionellen Daten nicht wie MRT-Bilder im DICOM-Format vorliegen, sondern je nach Auswertungssystem unterschiedliche Dateiformate aufweisen.

Wir haben ein System entwickelt, das Operationsplanungen auf Basis von anatomischen und funktionellen Daten gestattet.

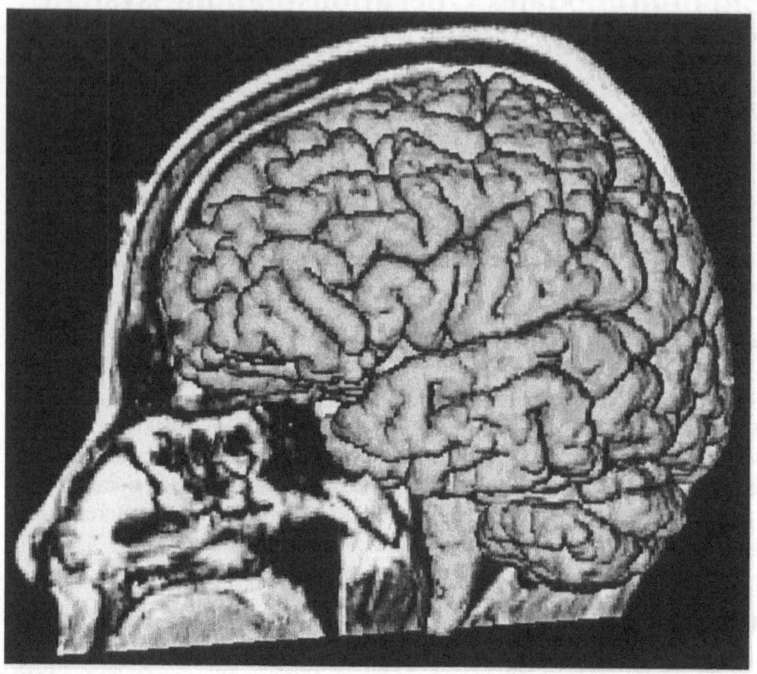

Abb. 1. 3D-Darstellung des segmentierten Cortex; zusätzlich ist eine sagittale MRT-Schicht eingeblendet.

2 Das Planungssystem

Das System bietet Importmöglichkeiten für MRT-Volumendatensätze im DICOM-Format. Für die nicht standardisierten funktionellen Daten wie EEG, MEG und fMRT wurden eigene Formate definiert, die sehr flexibel sind. Dadurch ist es möglich Importfilter für weitere Auswertungssysteme zu implementieren, wie z.B. für das in Heidelberg verwendete System „Brain Voyager" [3]. Beim Import werden zunächst die Daten in das Format des Planungssystems konvertiert. Danach erfolgt die Transformation der Koordinaten des entsprechenden Auswertungssystems in das Koordinatensystem des Planungssystems.

Anatomische Strukturen können halbautomatisch oder manuell segmentiert werden. Hierzu wird ein Werkzeugkasten zur Verfügung gestellt, der verschiedene Segmentierungsverfahren (Region Growing, histogrammbasierte Grauwertsegmentierung, morphologische Operatoren etc.) anbietet. Mit diesen Werkzeugen ist es im Normalfall möglich, den Cortex in einer für die Operationsplanung zufriedenstellenden Qualität in weniger als 3 Minuten auf einem handelsüblichen PC unter Windows NT zu segmentieren (Abb. 1).

Darüber hinaus hat der Operateur die Möglichkeit, wichtige Strukturen zu markieren sowie Abstände zwischen anatomischen oder zwischen funktionellen Strukturen zu quantifizieren.

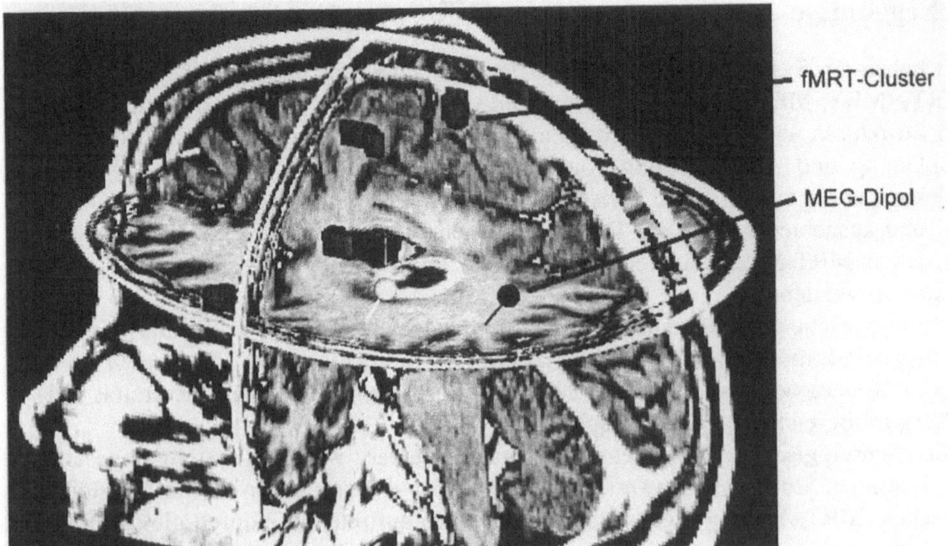

Abb. 2. MRT-Schnittbilder in triplanarer Darstellung; einfarbige Einblendung von fMRT-Aktivierungen als 3D-Cluster; Darstellung von MEG-Dipolen, wobei die Lokalisation durch den Kugelmittelpunkt und die Wirkrichtung des Magnetfeldes durch die Visualisierung des Richtungsvektors dargestellt wird.

Die Visualisierungskomponente ermöglicht es, alle grafischen Elemente, wie z.B. MRT-Schichten, MEG-Dipole etc., selektiv ein- und auszublenden. So kann der Chirurg je nach Fragestellung die für ihn wichtigen diagnostischen Informationen und Planungselemente anzeigen (Abb. 2).

Die MRT-Daten werden in einer triplanaren Ansicht dargestellt. Zusätzlich kann eine Operationsansicht (Surgeon View) gewählt werden, die dem Blick des Operateurs durch das Operationsmikroskop entspricht. fMRT-Daten können wahlweise zweidimensional auf den Schichten des MRT-Datensatzes oder als 3D-Punktwolken dargestellt werden. Die statistischen Schwellen sowie die Clustergröße der fMRT-Maps können variiert werden. MEG-Dipole werden an ihrer entsprechenden Position zusätzlich durch ihren Richtungsvektor dargestellt.

Ein Hauptaugenmerk gilt einer möglichst schnellen Visualisierung, die interaktive Manipulationen zulässt. Diese Echtzeitfähigkeit ist unerlässlich, da das Planungssystem mit bereits existierenden Neuronavigationssystemen gekoppelt werden soll.

Als Alternative wurde ein Export von funktionellen Daten in den anatomischen DICOM-Datensatz realisiert. Hierbei werden die Voxel im MRT-Datensatz, an denen Aktivierungen oder Dipole lokalisiert sind, durch auffällige Grauwerte oder Muster ersetzt. Der so modifizierte MRT-Datensatz wird dann für die Navigation verwendet.

3 Ergebnisse

Wir haben ein System entwickelt, das Daten verschiedener diagnostischer Verfahren (MRT, fMRT, MEG, EEG) verarbeiten und visualisieren kann. Darüber hinaus können Strukturen segmentiert, vermessen und annotiert werden, was für die Operationsplanung und -durchführung von Bedeutung ist. Die verschiedenen sichtbaren Objekte können auf vielfache Weise in Farbe und Aussehen angepasst sowie selektiv ein- und ausgeblendet werden. Die gewonnenen Planungsdaten können in den anatomischen MRT-Volumendatensatz integriert und somit für die Neuronavigation verwendet werden.

Eine typische Operationsplanung dauert mit dem Import der diagnostischen Daten und dem Export des MRT-Datensatzes für die Navigation etwa 15 Minuten.

Das System wird derzeit in der Neurochirurgischen Klinik der Universität Heidelberg im Bereich der Operationsplanung evaluiert.

In der Neurologischen Klinik der Universität Heidelberg wird das System eingesetzt, um klinische Studien auszuwerten. Hierbei wird untersucht, inwieweit Abstände zwischen fMRT-Aktivierungen und MEG-Dipolen auftreten, die durch gleiche Reizauslösung hervorgerufen werden.

4 Schlussfolgerungen

Ein Operationsplanungssystem, das anatomische und funktionelle diagnostische Verfahren vereint, ist bei komplexen Eingriffen wünschenswert. Das von uns entwickelte System stellt hierfür vielfältige Möglichkeiten zur Verfügung.

Im Bereich der klinischen Forschung bietet das System Analyse- und Messfunktionen für die quantitative Auswertung klinischer Studien.

Ein Problem der neurochirurgischen Operationsplanung liegt oftmals in der fehlenden Kopplung zwischen Planungssystem und Neuronavigation. Durch die von uns entwickelte Lösung, fMRT-Aktivierungen bzw. MEG-Dipole in den anatomischen MRT-Datensatz zu integrieren, besteht die Möglichkeit, funktionelle Daten für die Navigation zu benutzen.

Im Augenblick arbeiten wir an einer Ankopplung des Planungssystems an ein Neuronavigationssystem. Dadurch sollen die verschiedenen Visualisierungsmöglichkeiten des Planungssystems intraoperativ nutzbar gemacht werden.

5 Literatur

1. Braun V., Dempf S., Tomczak R., et al.: Mutlimodal Cranial Neuronavigation: Direct Integration of Functional Magnetic Resonance Imaging and Positron Emission Tomography Data. Neurosurgery 48: 1178-1182, 2001.
2. Wirtz C. R., Tronnier V. M., Bonsanto M. M., et al.: Neruronavigation: Methoden und Ausblick. Nervenarzt 69: 1029-1036, 1998.
3. Goebel, R.: BrainVoyager: Ein Programm zur Analyse und Visualisierung von Magnetresonanztomographiedaten. In T. Plesser, et al., Forschung und wissenschaftliches Rechnen. GWDG-*Bericht*. Göttingen: Gesellschaft für wissenschaftliche Datenverarbeitung, 1997.

Bildrekonstruktionsverfahren in der optischen Streulichttomographie

Uwe Hampel, Eckhard Schleicher, Richard Freyer

Institut für Biomedizinische Technik, Fakultät Elektrotechnik, TU Dresden,
Mommsenstraße 13, 01062 Dresden, hampel@rcs.urz.tu-dresden.de

Zusammenfassung. Die optische Streulichttomographie bezeichnet ein computertomographisches Verfahren, bei welchem Schnitt- oder Volumenbilder von optischen Eigenschaften eines Mediums aus einem Set von Durchstrahlungsmessdaten mathematisch berechnet werden. Für diese Bildgebungsmodalität wird ein einfacher und wenig berechnungsintensiver Ansatz vorgestellt, welcher eine Echtzeitbildrekonstruktion ähnlich wie in der Sonographie ermöglicht. Dazu wurde das Abbildungsproblem linearisiert und die Lösung des inversen Problems über die Singulärwertzerlegung realisiert. Weiterhin wurden bekannte iterative Matrixsolver implementiert und getestet.

1 Einleitung

Die optische Streulichttomographie (OST) stellt ein potentielles Bildgebungsverfahren für die medizinische Funktionsdiagnostik dar. Es basiert auf der tomographischen Durchstrahlung von dicken Gewebeschichten mit nahinfrarotem Licht und der computertechnischen Rekonstruktion der Volumenverteilung optischer Parameter. Ziel ist beispielsweise die Visualisierung der Verteilung des Hämoglobins, dessen Volumenanteil und Sauerstoffsättigung Aussagen über die Gewebefunktion zulassen. [1]

Eine messtechnische Realisierung des Prinzips der optischen Tomographie erfolgt mit Hilfe eines Laserscanners. Dabei wird Laserlicht nacheinander an mehreren Oberflächenpunkten ins Gewebe eingestrahlt und zeitgleich die Intensität des aus dem Gewebe austretenden Streulichts gemessen. Im Gegensatz zu Röntgenstrahlung breitet sich optische Strahlung diffus im Gewebe aus, womit diese Bildgebungsmodalität ein begrenztes Auflösungsvermögen besitzt und zugleich einen dreidimensionalen Rekonstruktionsansatz erfordert. Die Aufgabe der Bildverarbeitungssoftware besteht in der Rekonstruktion der Messdaten (optische Dichte $OD=\log_{10}(I/I_0)$, I - optische Intensität) zu einem Volumenbild, welches die Verteilung optischer Kontraste (Absorptionskoeffizient μ_a) zeigt.

Unsere Arbeitsgruppe untersucht gegenwärtig die Praktikabilität dieses Verfahrens bei der Diagnostik von Hodentumoren. Dafür wurde der in Abb. 1a dargestellte Laserscanner NIRScan-64 entwickelt. Neben dem Grundgerät mit verschiedenen Laserquellen im Bereich 600nm – 950nm und 64 Photodetektoren erfolgt eine Untersuchung mit Hilfe des in Abb. 1b dargestellten Applikators. In diesem wird der Hoden bei der Untersuchung eingelegt und dann über 60 optische Fasern tomographisch durchstrahlt. Im Ergebnis entsteht ein Datensatz mit 60x59 Messwerten (Durchstrahlungskanälen) für jede präselektierte Wellenlänge.

Abb. 1. Laserscanner (a) und Organapplikator (b). Die Durchstrahlung des Gewebes mit Licht verschiedener Laserwellenlängen an 60 Einstrahlpunkten (optische Fasern).

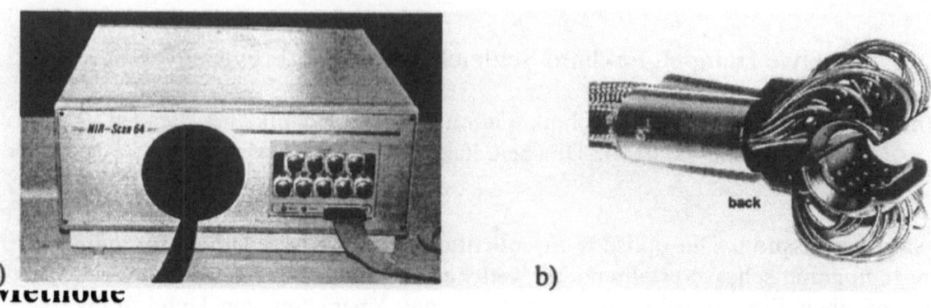

2 Methode

Zunächst wird für eine algorithmische Lösung vorausgesetzt, dass der Objektraumparameter $\mu_a(r)$ in diskretisierter Form durch geeignete Basisfunktionen, z. B. Voxel, repräsentiert ist. Wird fortan der Objektraumvektor mit μ und der Datenraumvektor mit m bezeichnet, lautet die allgemeinste mathematische Formulierung des tomographischen Abbildungsproblems

$$m = K[\mu] = m_0 + J(\mu - \mu_0) + (\mu - \mu_0)^T H(\mu - \mu_0) + \ldots \tag{1}$$

mit dem nichtlinearen Abbildungsoperator K und dessen Reihenentwicklung mit der Jacobi-Matrix J, der Hessematrix H und Differentialmatrizen höherer Ordnung. Die Lösung von Gl. 1 mit nichtlinearen Rekonstruktionsverfahren erfordert ein mehrfaches Neuberechnen des Arbeitspunktes (μ_0, m_0) mit Hilfe von Strahlungstransportrechnungen. [2] Dieser Prozess ist sehr aufwendig, womit solche Verfahren derzeit nicht für Echtzeitanwendungen geeignet sind. Im Allgemeinen genügt es, eine Linearisierung von Gl. 1 vorzunehmen, da die Messwertänderungen gegenüber einem Referenzmedium (z. B. bei Wellenlängendifferenzmessung) als klein betrachtet werden können. Die dann verbleibende linearisierte Abbildung

$$\Delta m = J \Delta \mu \tag{2}$$

mit $\Delta m = m - m_0$ und $\Delta \mu = \mu - \mu_0$ lässt sich mit Standardverfahren der linearen Algebra lösen. Dazu soll zunächst die Objektraumdiskretisierung und die Berechnung der Jacobi-Matrix diskutiert werden.

Das durch den Applikator und die Hodenform vorgegebene Objektvolumen ist radialsymmetrisch und wird daher in einer solchen Weise diskretisiert. Dazu wurde ein zylindersymmetrisches Voxelgitter definiert (Abb. 2a). Bestimmt wird die Diskretisierung von der Überbestimmtheitsforderung, d. h. die Voxelanzahl darf die Anzahl der Messwerte nicht übersteigen. In unserer Anwendung ist diese auf ca. 1400 beschränkt. Die Voxelgröße wurde zudem tiefenabhängig gestaltet, da innere Voxel weniger integralen Beitrag zum Messsignal liefern. Als innovatives Element der Objektraumdiskretisierung sind die Voxel als Fuzzy-Voxel derart definiert, dass ihre

Abb. 2. Zylindersymmetrische Objektraumdiskretisierung (a) und Unterteilung des Volumens in Fuzzy-Voxel mit linearer Gewichtsfunktion (b).

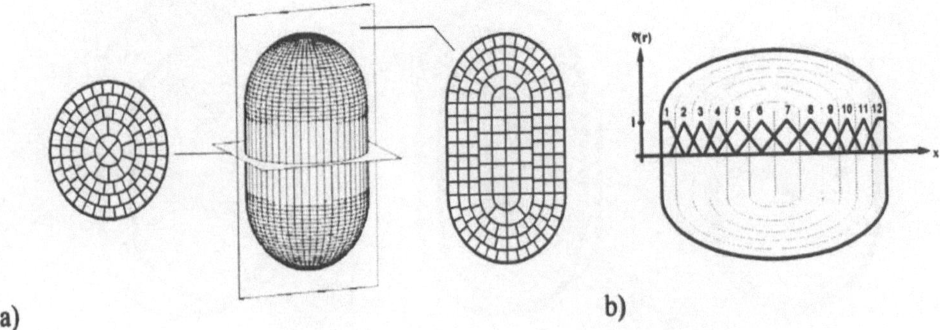

a)

b)

Grenzen sich mit einer bilinearen Raumgewichtsverteilung gemäß Abb. 2b überlappen. Die Wahl dieser ungewöhnlichen Diskretisierung entstammt der Idee, bereits im Rekonstruktionsalgorithmus eine inhärente Bildglättung zu realisieren, die wegen der relativ großen Voxelvolumina erforderlich ist. Die Jacobi-Matrix wird mit Hilfe einer Finite-Differenzen-Strahlungstransportrechnung bestimmt. Details dazu sind in [3] zu finden.

Die Lösung von Gl. 2 kann entweder direkt algebraisch oder iterativ erfolgen. Wegen der beherrschbaren Dimension von $\mathbf{J}$ wurde dafür die Singulärwertzerlegung

$$\mathbf{J} = \mathbf{USV}^T \tag{3}$$

gewählt [4]. Diese transformiert Objekt- und Datenraumvektoren in den Raum der Eigenvektoren $\mathbf{U}$ und $\mathbf{V}$. Das in der Diagonalmatrix $\mathbf{S}$ verbleibende Singulärwertespektrum wird mit Hilfe der Tichonov-Regularisierung $\mathbf{W}=Tich(\mathbf{S}^{-1})$ invertiert. Die optimale Regularisierungsstärke wurde durch Vergleichsmessung an Phantomen experimentell bestimmt. Die Lösung des inversen Problems lautet somit

$$\Delta\boldsymbol{\mu} = \mathbf{VWU}^T\Delta\mathbf{m}, \tag{4}$$

erfordert also im Wesentlichen eine zweifache Matrixmultiplikation, deren Berechnung weniger als eine Sekunde auf Standard-PCs in Anspruch nimmt. Dazu kommt zusätzlich die Transformation des Objektraumes in eine graphisch darstellbare kartesische Form.

3 Ergebnisse

Die oben in ihren Grundzügen skizzierte Methodik stellt ein bezüglich des Berechnungsaufwandes optimiertes Verfahren dar. Iterative Lösungsverfahren zur Invertierung von $\mathbf{J}$ sind dennoch gegebenenfalls erforderlich, falls mit einem reduzierten Datenset gerechnet werden sollte. Dies ist zum Beispiel erforderlich, wenn einzelne

Abb. 3. Rekonstruktionsbeispiel für einen synthetisch generierten Datensatz mit drei Absorbern und 1% Rauschanteil – Originalverteilung (a) und Rekonstruktionsergebnisse für das SVD-Verfahren mit disjunkten Voxeln (b) und Fuzzy-Voxeln (c).

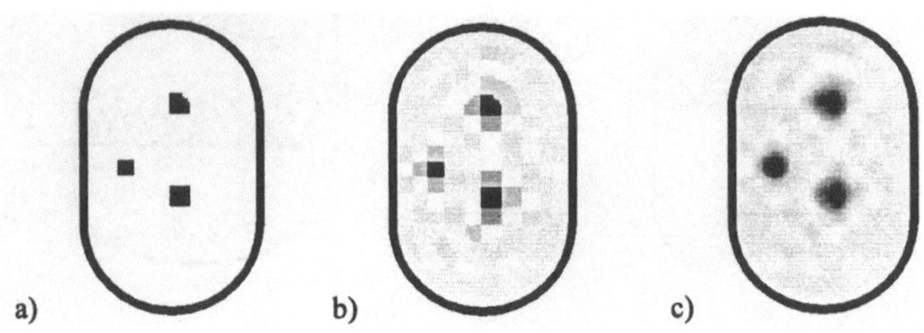

Messkanäle eine unzureichende Signalgüte besitzen (z. B. durch zu hohe oder zu niedrige optische Intensitäten). Für das SVD-Verfahren müssten bei Rechnung mit einem reduzierten Datenset die Transformationsmatrizen von Gl. 3 neu berechnet werden, wohingegen iterative Verfahren die betreffenden Kanäle bei der Berechnung einfach auslassen können. Als iterative Matrixsolver wurden die Algebraische Rekonstruktionstechnik ART [5] sowie die Simultane Iterative Rekonstruktionstechnik SIRT getestet [6]. Die SIRT erwies sich wegen der langsamen Konvergenz als unbrauchbar. Die ART konvergiert in ca. 4 Minuten (1000 Iterationen, ATHLON 600 MHz) zu einem zur SVD vergleichbaren Ergebnis, zeigt jedoch insgesamt eine kritischere Abhängigkeit von der Wahl des Startvektors.

Die bisherige praktische Anwendung des Verfahrens zeigte die Notwendigkeit einer hohen Datenqualität (geringes Rauschen, keine Aufnahmeartefakte) für die Abbildung diagnostisch relevanter Absorptionskontraste. Da die geforderte Datengüte bei praktischen Untersuchungen nicht immer mit einem Scan erreicht werden kann, ist die Durchführung der Aufnahmen im Echtzeitbetrieb zwingend erforderlich. Mit der implementierten Rekonstruktionssoftware wurden dafür die Voraussetzungen geschaffen.

4 Literatur

1. Minet O, Müller G, Beuthan J, et al.: Optical tomography – fundamentals and applications in medicine. SPIE Press, Bellingham WA, 1998.
2. Arridge SR: Optical tomography in medical imaging. Inverse Problems 15: R41-93, 1999.
3. Hampel U, Schleicher H, Freyer R: Volume imaging with diffuse light - methode, device and clinical application. Proc. SPIE 4160: 211-222, 2000.
4. Golub GH, Reinsch C: Singular value decomposition and least squares solutions. in Handbook for Automatic Computation II. Springer Verlag, New York, 1971.
5. Gordon R, et al.: Algebraic reconstruction techniques (ART) for three-dimensional electron microscopy and X-ray photography. J. Theoret. Biol. 29: 471-481, 1970.
6. Gilbert P: Iterative methods for the reconstruction of three-dimensional objects from projections. J. Theoret. Biol. 36: 105-117, 1972.

VTK CISG Registration Toolkit
An Open Source Software Package for Affine and Non-rigid Registration of Single- and Multimodal 3D Images

T. Hartkens, D. Rueckert*, J.A. Schnabel, D.J. Hawkes, D.L.G. Hill

Computational Imaging Sciences Group, King's College London, London, UK

Zusammenfassung. Voxel-based image registration using Normalised Mutual Information (NMI) has been shown to register single- and multi-modal 3D images accurately without any user interaction [1, 5, 4]. Our group has proposed both an affine and a non-rigid registration algorithm based on NMI, and has validated these algorithms on a range of medical applications like brain, breast, and cardiac data [7, 8, 6, 2, 3]. We present a publicly available software package that incorporates these algorithms in a user-friendly command-line and graphical interface including a visualisation tool for 3D image pairs in order to analyse registration results. Beside the pure usage of registration algorithms, the software can be easily adjusted to specific environments (e.g. including other image file formats) and can be modified for specific applications.

1   Method

We present a software package that provides an affine and a non-rigid voxel-based image registration algorithm. The affine registration algorithm optimises an affine transformation iteratively by maximising the normalised mutual information (NMI) [9] of the joint probability distribution of two images using a multi-resolution approach [8] (Fig. 1). The optimisation process can either be restricted to a selected number of degrees of freedoms (e.g. only rigid parameters) or be initiated to optimise up to 12 degrees of freedom. While the affine registration captures only the global motion between an images pair, the non-rigid registration models local motion using a free-form deformation (FFD) model based on B-splines (Fig. 2). The non-rigid registration algorithm defines a regular grid of B-spline control points and deforms the underlying image by moving these control points [6]. Again, NMI is used as a measure of the similarity of the image pair.

Both algorithms are implemented using the free and widely-used visualisation software VTK by Kitware (http://www.kitware.com/vtk) a powerful visualisation pipeline for interactive image display.

2   Result

Our software package provides command-line programs for off-line affine and non-rigid registration of 3D single- or multi-modal images. The resulting transformations are

---

* now with Visual Information Processing, Department of Computing, Imperial College London, London, UK

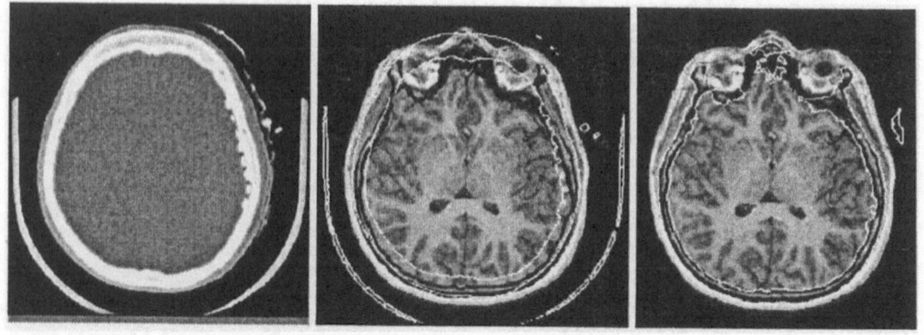

Abb. 1. Rigid registration of 3D CT and 3D MR image

The subfigure in the middle shows the contour of the unregistered CT image (left) overlaid on the reference MR image. The contour of the registered CT image is overlaid in the right subfigure.

stored in a file for use of an image transformation tool for interpolating the registration result.

The function used in the command-line programs are also incorporated in a graphical interface (see Fig. 3) which displays orthogonal views of 3D image pairs and offers an interactive interface to initialise and animate the registration process. The result of the registration can be assessed by comparing, interacting, and combining images, for instance by subtracting two images or using contour overlay, colour overlay, or side by side visualisation. For resulting non-rigid transformations the deformation field can be visualised by vectors representing the displacement for each point in the image.

Our software package is able to read and write images in the Analyze7.5, Interfile, and our in-house GIPL file format. Other file formats can be easily added to the package by adjusting a template image reader and writer provided with the software. Additional functions can be easily incorporated into the graphical interface without changing the original code by binding Tcl scripts into the interface.

The package has been tested on Solaris 8.x, Linux 7.x, and MS Windows NT.

3   Conclusion

We have implemented an open source software package which provides an automatic affine as well as an automatic non-rigid registration algorithm. Beside command-line programs, a user-friendly and extendible graphical interface is provided which incorporates the registration algorithms and enables the user to visualise and interact with 3D image pairs and registration results. The package is designed as an open project which offers other groups both an easy-to-use registration algorithm and a platform to contribute additional functionalities. This software is available under the terms of GNU General Public License and can be downloaded for free from
http://www.image-registration.com.

An overview about alternative publicly available registration packages can be found on the web page http://www.cc.nih.gov/cip/registration/registration.html .

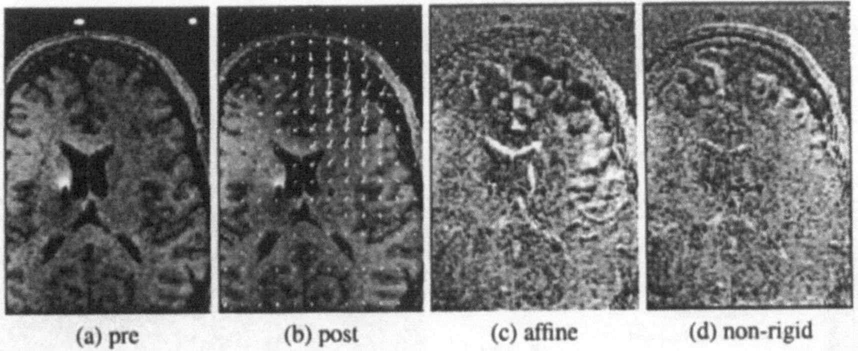

(a) pre   (b) post   (c) affine   (d) non-rigid

Abb. 2. Non-rigid registration of two 3D MR images which were acquired immediately before and after an intervention
The pre-procedure image (a) is registered non-rigidly to the post-procedure image (b) and the resulting deformation field is displayed. Subfigure (c) shows the subtraction of the pre- and post-procedure image after rigid registration and subfigure (d) after additional non-rigid registration. The comparison of the subtraction images shows that the non-rigid registration algorithm captures well the deformation in the post-procedure image.

References

1. J. West et al. Comparison and evaluation of retrospective intermodality brain image registration techniques. *JCAT*, 21(4):554–566, 1997.
2. JA Schnabel et al. Validation of non-rigid registration using finite element methods. In *Information Processing in Medical Imaging (IPMI'01)*, volume 2082 of *LNCS*, pages 344–357. Springer Verlag, 2001.
3. T. Hartkens, D.L.G. Hill, C.R. Maurer, A.J. Martin, W.A. Hall, D.J. Hawkes, D. Rueckert, H. Liu, and C.L. Truwit. Quantifying the intraoperative brain deformation using interventional MR imaging. In *Proc. International Society for Magnetic Resonance in Medicine (ISMRM)*, page 51, Denver, April 2000.
4. F. Maes, A. Collignon, D. Vandermeulen, G. Marechal, and R. Suetens. Multimodality image registration by maximazation of mutual information. *IEEE Transactions on Medical Imaging*, 16(2):187–198, 1997.
5. C.R. Meyer, J.L. Boes, B. Kim, P.H. Bland, K.R. Zasadny, P.V. Kison, K. Koral, K.A. Frey, and R.L. Wahl. Demonstration of accuracy and clinical versatility of mutual information for automatic multimodality image fusion using affine and thin-plate spline warped geometric deformations. *Medical Image Analysis*, 1(3):195–207, 1997.
6. D. Rueckert, L. I. Sonoda, C. Hayes, D. L. G. Hill, M. O. Leach, and D. J. Hawkes. Non-rigid registration using free-form deformations: Application to breast MR images. *IEEE Transactions on Medical Imaging*, 18(8):712–721, 1999.
7. C. Studholme, D.L.G. Hill, and D. Hawkes. Automated 3D registration of MR and CT images of the head. *Medical Image Analysis*, 1(2):163–175, 1996.
8. C. Studholme, D.L.G. Hill, and D. Hawkes. Automated 3D registration of MR and PET brain images by multi-resolution optimisation of voxel similarity measures. *Medical Physics*, 24:25–35, 1997.
9. C. Studholme, D.L.G. Hill, and D.J. Hawkes. An overlap invariant entropy measure of 3D medical image alignment. *Pattern Recognition*, 32:71–86, 1999.

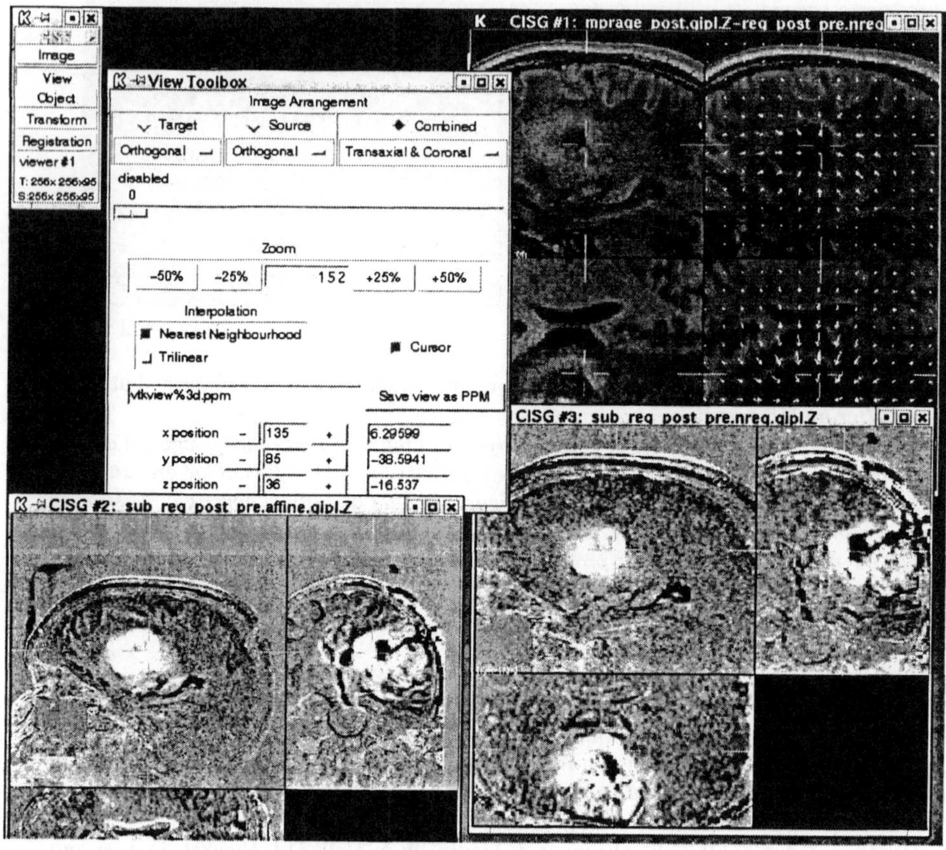

Abb. 3. Example screenshot of the graphical user interface

The graphical user interface consists of the "Toolbox Window" (shown on the upper left corner) and at least one "Viewer Window" (in this screenshot three "Viewer Windows" are displayed). Clicking on the buttons in the "Toolbox Window" opens graphical interfaces, called "Toolboxes", to manipulate the "Viewer Windows". Beside the "View Toolbox" which is opened in this screenshot, a "Registration Toolbox" to start a registration, a "Transformation Toolbox" to apply and organise image transformations, an "Object Toolbox" to display additional information like displacement vectors or text in the viewer, and an "Image Toolbox" to change the image lookup table are provided.

The "Viewer Windows" show an image pair either side-by-side (upper right window), combined (both bottom windows), or each image separately. The displayed slices of a window can be interactively changed by clicking into the images. In this screenshot the upper right "Viewer Window" shows an MR image pair side-by-side while the right image was non-rigidly registered to the left image and displacement vectors visualising the non-rigid transformation are overlaid. To assess the registration result an image pair can be combined in different ways, e.g. the images can be colour overlaid, the contour of the transformed image can be displayed in the reference image (see Fig.1), or they can be subtracted as it can be seen at the bottom of the screenshot. These "Viewer Windows" show the subtraction of the MR image pair after affine (left) and non-rigid (right) registration, respectively.

Computertomographische Bildtechniken mit IMRECO 2000

R. Freyer

Institut für Biomedizinische Technik, Technische Universität Dresden, 01062 Dresden
Email: freyer-r@rcs.urz.tu-dresden.de

Zusammenfassung. Die computertomographischen Aufnahmetechniken in der medizinischen Diagnostik machen es in Verbindung mit neuen Gerätegenerationen zunehmend schwieriger, eine geeignete Auswahl und Optimierung der Verfahren zur Aufbereitung und Auswertung der Bilddaten vorzunehmen. Aus diesem Grund ist nicht nur eine gründliche Ausbildung der medizinischen Gerätetechniker insbesondere auf dem Gebiet der bildgebenden CT-Verfahren unerlässlich, sondern auch eine geräteunabhängige Modellierung bzw. Simulation der CT-Aufnahmetechnik sowie vorgesehener Rekonstruktionsverfahren sinnvoll. Diesen Anspruch erfüllt das Programm *IMRECO 2000*. Es wurde vor allem zum Studium sowie zur Simulation und Darstellung von Prinzipien und Verfahren der tomographischen Bildaufnahmetechnik und Bildrekonstruktion entwickelt und enthält darüber hinaus eine reichhaltige Auswahl von Bildbearbeitungsprozeduren.

1 Ziel

Die computertomographischen Aufnahmetechniken in der medizinischen Diagnostik und die daran anzupassenden Verfahren zur Aufbereitung der Bildrohdaten sowie der Bildrekonstruktion für ein immer umfangreicher werdendes Datenmaterial machen es in Verbindung mit neuen Gerätegenerationen zunehmend schwieriger, eine geeignete Auswahl und Optimierung dieser Verfahren vorzunehmen. Aus diesem Grund ist eine gründliche Ausbildung der medizinischen Gerätetechniker insbesondere auch auf dem Gebiet der medizinischen Bildtechnik unerlässlich. Rekonstruktions- und Bildbearbeitungsalgorithmen sind im allgemeinen gerätegebundene, fest installierte Soft- oder Hardwarekomponenten der in den Kliniken betriebenen computertomographischen Systeme und durch die Auslastung im täglichen Klinikbetrieb kaum für eine systematische Ausbildung, für intensive Rekonstruktionsstudien oder gar für die Variationen oder Optimierungen der Algorithmen verfügbar.

Vor allem zur Unterstützung der Lehre auf dem Gebiet der bildgebenden medizinisch-diagnostischen Verfahren, aber auch als Entwicklungswerkzeug für die Auswahl geeigneter Rekonstruktionssoftware für die tomographische Gerätetechnik und nicht zuletzt für den klinisch tätigen Medizintechniker sowie den an der Applikation neuer Möglichkeiten interessierten Mediziner steht das Programm IMRECO 2000 [1] zur Verfügung.

2 Methode

Das Programm IMRECO 2000 (*IMageRECOnstruction*) ist ein geräteunabhängiges, vielseitiges Programm zum Studium sowie zur Darstellung und Anwendung von Prinzipien und Verfahren der:

- tomographischen Bildaufnahmetechnik (u. a. Parallel- und Fächerstrahltechnik),
- tomographischen Bildrekonstruktion (mit einer vielfältigen Auswahl analytischer und iterativer Verfahren),
- Bildmanipulation, Bildanalyse und -synthese (einschliesslich Segmentierung, Kantendetektion und Skelettierung), Bildverbesserung und Bildrestauration mit einer Vielzahl von Faltungsoperatoren im Ortsbereich),
- Bildtransformationen (u. a. Fourier-, Cos-, CaS-, Walsh-Transformation mit einer grossen Auswahl von Filtertechniken im Ortsfrequenz/ Ortssequenz-Bereich).

Die Prozeduren der Bildbearbeitung wurden aus dem Programm IMPRO 2000 [2] übernommen. Die Vorstellung der z. T. neuartigen Prozeduren eröffnet auch dem in der computertomographischen Diagnostik erfahrenen Mediziner neue Einsichten für die Nutzung diagnostischer Bildtechnik.

Die Benutzerführung unter WINDOWS beinhaltet eine Mausunterstützung, die Bearbeitung einer Vielzahl unterschiedlicher Bildformate sowie ein umfangreiches Online-Hilfesystem mit ausführlicher Helpdatei (Imreco.hlp). Systemvoraussetzungen sind ein Intel-Prozessor (min. 486-Prozessor), Windows 95/ 98/ 2000 oder Windows NT sowie mindestens 128 MByte Arbeitsspeicher.

3 Ergebnisse

Das Programm IMRECO 2000 wird zur Zeit in der Lehre des Studienschwerpunktes *Biomedizinische Gerätetechnik* an der Fakultät Elektrotechnik und Informationstechnik der TU Dresden mit Erfolg eingesetzt. Darüber hinaus hat es Interessenten in der medizinichen Fakultät der TU Dresden gefunden und wird für ein Praktikum im Institut für Informatik an der HU zu Berlin genutzt.

Ein typisches Beispiel soll die Arbeit mit dem Programm aufzeigen. Das Programm zeigt nach seinem Aufruf unter Windows eine Menüleiste, die mit dem Menüpunkt *File* beginnt. Im zugehörigen Untermenü findet man den Befehl *Load Ray Model,* mit dem bereits im Speicher abgelegte Strahlenmodelle konkreter tomographischer Aufnahmeeinrichtung für eine Sinogrammrekonstruktion oder für die Simulation eines CT-Projektionsvorgangs eines modellierten Systems aufgerufen und als aktuelle Modelle in das Programm geladen werden können. Jeweils durch die Dateierweiterung gekennzeichnet sind das folgende Beschreibungsdateien, die alle notwendigen Parameter eines Strahlmodells enthalten:

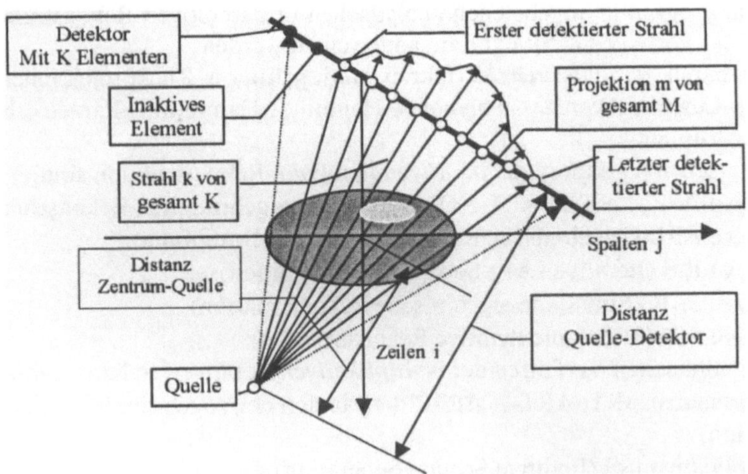

Abb. 1. Grundstruktur für ein computertomographisches Fächerstrahlmodell

- Parallelstrahl- Modelle (parallel beam model): *.pbm
- Fächerstrahl- Modelle (fan beam model): *.fbm
- Fächerstrahl-Modelle mit Winkelbegrenzung (special beam model): *.sbm
- Krummlinige Streustrahlmodelle (z. B. optische Technik) (bow beam model): *.bbm

Unter der Annahme, dass ein mit einem Fächerstrahltomographen gewonnenes Sinogramm vorliegt und nun als Quellbild geladen wird, ist somit das entsprechende Fächerstrahlmodell mit der Extension *.*fbm* aufzurufen. Die Grundstruktur für dieses computertomographische Fächerstrahlmodell zeigt Abb. 1.

Nun wird mit dem Menüpunkt *Reconstruction | Model Options | Fan Beam Model* das Dialogfenster des Fächerstrahlmodells für eine Rekonstruktionsprozedur geöffnet, in dem die aus der tomographischen Aufnahmeeinrichtung abgeleiteten Parameter schon eingetragen sind bzw. eingetragen oder variiert werden:

- *Objektdurchmesser*, dieser entspricht im Normalfall den Kantenabmessungen der quadratischen Objektpixelmatrix: (Zeilenzahl I = Spaltenzahl J)
- *Maximaler Umlaufwinkel* der Aufnahmeeinrichtung um das Objekt (in der Regel 180° oder 360°)
- Anzahl der auf den Umlauf gleichmässig verteilten *Projektionen M*, entsprechend der Anzahl der diskreten *Winkelschritte M* des Umlaufs
- Anzahl der auf den Detektor verteilbaren *Projektionsstrahlen K*
- *Erster* und *letzter* detektierter Projektionsstrahl k von insgesamt K Strahlen
- *Distance Source-Center*: Abstand der Strahlungsquelle zum Objektzentrum
- *Distance Source-Detector:* Lotrechter Abstand der Quelle zur Detektorebene.

Nachdem noch die erforderlichen Pixel-Flächenwichtungsdateien für die Projektion und Rekonstruktion generiert sind, wird das Dialogfenster mit dem Speicherbefehl verlassen. Die Parameter werden in einer mit einem Applikationsnamen versehenen Datei mit der automatisch vergebenen Extention *.fbm gespeichert. Nunmehr können alle im Programm angebotenen analytischen und iterativen Rekonstruktionsverfahren auf das vorliegende Sinogramm angewendet werden.

Die verfügbaren *analytischen* Verfahren sind gefilterte Rückprojektionen mit Ramp-, Shepp-Logan-, Average-, Polynom-, Hanning-, Hamming-, Parzen-, Noise- und Butterworth-Filter.

Die algebraischen Verfahren der *additiven* iterativen Rekonstruktion sind:

- Additive ART, ART-2, ART-3 (Varianten der algebraischen Rekonstruktion)
- Additive ARD (Algebraische Rekonstruktion mit Dämpfung)
- Additive ILS (Iterative Least Square Rekonstruktion)
- Additive SAR (Simultane algebraische Rekonstruktion)
- Additive SIR (Simultane iterative Rekonstruktion)

und die algebraischen Verfahren der *multiplikativen* iterativen Rekonstruktion:

- Multiplicative ART, ART-2, ART-3 (Varianten der Algebraische Rekonstruktion)
- Multiplicative ISS (Iterative Section Seperation)
- Multiplicative ISR (Iterative SPECT Reconstruktion)
- Multiplicative EMT (Expected Maximation)
- Multiplicative SIR (Simultane iterative Rekonstruktion).

4 Schlussfolgerungen

Mit dem unter WINDOWS von einem klinischen Tomographen völlig unabhängig auf einem PC laufenden Programm IMRECO 2000 lassen sich sowohl die unterschied-lichsten CT-Aufnahmetechniken modellieren als auch eine Vielfalt von analytischen sowie iterativen algebraischen Rekonstruktionsalgorithmen auf konkrete, im Klinik-betrieb von einem Tomographen erstellte Datensätze anwenden. Das eröffnet nicht nur die Möglichkeiten eines intensiven Studiums von Algorithmen im Rahmen der Ausbildung sowie die Auseinandersetzung mit oft sehr unterschiedlichen Ergebnissen einer tomographischen Bildrekonstruktion durch die verschiedenen Algorithmen, sondern auch eine gezielte Auswahl von für eine bestimmte klinische tomographische Aufnahmetechnik vorteilhaften Rekonstruktionsverfahren. Das Programm enthält darüber hinaus eine Reihe sehr nützlicher und vielseitiger Bildbearbeitungs-prozeduren, die insbesondere für eine Vor - oder Nachbearbeitung des medizinischen Bildgutes geeignet sind. Diese Prozeduren sind im Wesentlichen dem Programm zur digitalen Bildbearbeitung IMPRO 2000 entnommen.

5 Literatur

1. Freyer R: Digitale Bildrekonstruktion und Bildbearbeitung mit IMRECO 2000, Schriftenreihe Biomedizinische Technik, TU Dresden, Ausgabe Sommersemester 2001.
2. Freyer R: Digitale Bildbearbeitung mit IMPRO 2000, Schriftenreihe Biomedizinische Technik, TU Dresden, Ausgabe Sommersemester 2001.

3D Segmentierung mittels hierarchischer Inselstrukturen

Jan-Friedrich Vogelbruch, Patrick Sturm[1], Richard Patzak,
Lutz Priese[1], Horst Halling

Zentrallabor für Elektronik, Forschungszentrum Jülich, 52425 Jülich
[1]Institut für Computervisualistik, Universität Koblenz-Landau, 56016 Koblenz
Email: j.vogelbruch@fz-juelich.de

Zusammenfassung. In vielen Bildverarbeitungsaufgaben stellt die Segmentierung einen wichtigen Schritt zur analytischen Auswertungsphase dar. Ihr Ziel im Dreidimensionalen ist es, einen Volumendatensatz in eine Menge von Regionen aufzuteilen, die in Bezug auf gewisse Eigenschaften homogen sind. Das Ergebnis dient meist als Basis für eine anschließende Klassifizierung. Die hier vorgestellte Segmentierungsmethode ist ein inhärent paralleles Regionenwachstumsverfahren, das in hierarchischen, einfach überlappenden 3D Inselstrukturen arbeitet und die Vorteile von lokalen Verfahren mit denen der globalen Verfahren verbindet. Die Regionen werden durch Verknüpfungs- und Trennungsoperationen auf den verschiedenen Hierarchieebenen detektiert. Das Verfahren läuft stabil und liefert sehr gute und reproduzierbare Segmentierungsergebnisse, welche mit Hilfe von modernen 3D Visualisierungstechniken präsentiert werden.

1 Einleitung

In vielen Bildverarbeitungsaufgaben stellt die Segmentierung einen wichtigen Schritt zur analytischen Auswertungsphase dar. Dabei soll das Bild in eine Menge von homogenen Regionen (bzgl. definierter Eigenschaften) zerlegt werden.

Eine universelle Strategie, mit einem Algorithmus alle gesuchten Strukturen einwandfrei zu identifizieren, gibt es nicht, da die hierzu benötigten Vorgehensweisen, ihre Parameter und ihre Einsatzbereiche zu unterschiedlich sind. Ziel eines Segmentierungsalgorithmus sollte es jedoch sein, möglichst vollautomatisch gute Ergebnisse als Basis für eine anschließende Klassifizierung zu liefen. Je unabhängiger hierzu ein Algorithmus von wissensbasierter Vorinformation ist, desto breiter ist sein Einsatzbereich.

Die Ausnutzung von Informationen in allen drei Raumrichtungen stellt einen wichtigen Ansatz für 3D Segmentierungsalgorithmen dar. Dieses Ziel wird mit dem hier vorgestellten 3D-GSC (Grey Value Structure Code) erreicht. Er basiert auf dem von [1] vorgestellten zweidimensionalen CSC (Color Structure Code). Der CSC verbindet lokale Genauigkeit mit globaler Sichtweise, indem Entscheidungen, die auf einer niedrigeren/lokaleren Ebene getroffen wurden, aufgrund der globalen Sicht neu bewertet und bereits zusammengefaßte Regionen nachträglich neu aufgeteilt werden. Die genannten prinzipiellen Vorteile des CSC gaben den Anlaß, den Ansatz von [1] im Dreidimensionalen fortzuführen und den 3D-GSC zu entwickeln.

2 Die 3D Inselstruktur

Die Grundlage des 3D-GSC stellt eine 3D Inselstruktur dar, die die folgenden Kriterien erfüllen muß: Zentralsymmetrie, Abdeckung aller Gitterpunkte, vollständige einfache Überlappung, Hierarchie und Regelmäßigkeit. Hierzu wurden die dreidimensionalen Translationsgitter (Bravais-Gitter) in Bezug auf ihre möglichen Nachbarschaften und deren entsprechenden Gitterabdeckungs- und Überlappungseigenschaften ihrer Knoten-an-Knoten-Pflasterung untersucht. Die Zunahme des Nachbarschaftsgrades in einem Gitter wurde dabei so gewählt, daß eine maximale Anzahl von „primitiven" Nachbarschaften entsteht und ein „geordnetes" Nachbarschaftswachstum (einfache Überlappungen werden zuerst betrachtet) garantiert wird.

Die Untersuchung der Gittertypen im Bereich der Voronoizelle der Makroinseln ergab, daß nur die 14-er Nachbarschaften der nicht primitiven Gitter das Gitter vollständig einfach überlappend abdecken können. Diese stellen die Nachbarschaftsstruktur des Rhombendodekaeders dar. Allerdings können die Makroinseln (Knoten-an-Knoten-Pflasterung von 15 Rhombendodekaedern, s. Abb. 1a) aufgrund der inhomogenen Nachbarschaftsbeziehungen des Rhombendodekaeders das Gitter nicht mehr vollständig abdecken. Dies hat zur Folge, dass Segmente an sogenannten „Fehlstellen" zusammenhängen können und dort getrennt werden müssen. Um die Struktur des Rhombendodekaeders (tetragonal flächenzentriertes Gitter (tF) $\stackrel{\wedge}{=}$ cI Gitter) auf den orthogonalen (oP) Ausgangsdatensatz anwenden zu können, wurde das tF Gitter durch nicht-lineare Shift-Operationen auf das oP Gitter so abgebildet, daß der Schwerpunkt der entstandenen Insel weiterhin im Inselmittelpunkt liegt (Abb. 1b).

3 Der 3D-GSC

Der 3D-GSC beginnt mit der Codierungsphase. Hier werden die Voxel zu lokalen Regionen (Codeelementen) der Hierarchieebene 0 zusammengefaßt, wenn sie benachbart und ähnlich (Homogenitätskriterium) sind. In der anschließenden Verknüpfungsphase werden diese Regionen hierarchisch bis zur höchsten Hierarchieebene zu zusammenhängenden globalen Gebieten verknüpft. Dabei besteht eine Region der Ebene $h+1$ aus zusammenhängenden (überlappenden) und ähnlichen Regionen der Ebene h. Der Grauwert einer Region wird aus dem mit der (angenäherten) Regionengröße gewichteten Mittel der beteiligten Subregionen gebildet.

Überlappen sich zwei nicht ähnliche Regionen, so muß der Überlappungsbereich auf diese Regionen aufgeteilt werden, um ein disjunktes Segmentierungsergebnis zu erhalten. Dies wird rekursiv bis auf die niedrigste Hierarchieebene während der Trennungsphasen durchgeführt, die nach der Verknüpfung innerhalb einer Insel initiiert werden. Die erhöhte Komplexität des Zerfalls von Regionen im 3D während der Trennung hat zur Folge, daß sich der Aufwand für die technische Umsetzung der Trennung gegenüber dem zweidimensionalen Fall wesentlich erhöht. Insbesondere muß ein Konzept, basierend auf temporären Datenfeldern, implementiert werden, damit zu jedem Zeitpunkt des Algorithmus eine Adressenkonsistenz vorliegt. Bei der Generierung des Regionendatensatzes können die bei der Codierung u. U. entstehenden „Singularitäten" (Voxel, die zu keiner Region gehören) nachträglich auf Basis des Segmentierungsergebnisses den Segmenten zugeordnet werden.

Abb. 2 zeigt die hierarchische Verknüpfung der Regionen anhand des Beispiels eines Ellipsoidphantoms (128^3, Schicht 65), das mit Gauß'schem Rauschen ($\sigma = 16$) verrauscht wurde. Für die Darstellung wurde eine nicht stetige, stark inhomogene Farbtabelle gewählt, um die Regionenbildung hervorzuheben.

4 Das Visualisierungssystem

Die Visualisierung der segmentierten Volumina erfolgt auf Voxelbasis. Um eine räumliche, realitätsnahe Darstellung erzielen zu können, wird ein perspektivisches Volumenrendering verwendet. Eine Besonderheit dieser Visualisierungssoftware der Firma *VolumeGraphics* ist eine Schnittstelle für ein autostereoskopisches Display (s. Abb. 3c), das von der Firma *Dresden 3D* hergestellt wird. Im Unterschied zu herkömmlichen Stereovisualisierungstechniken erfolgt die Rechts-Links-Kanaltrennung bei diesem Display mittels vertikaler Prismen, die die gleichzeitig dargestellten Halbbilder für das rechte und linke Auge auf den Augenabstand gespreizt in die Augen fokussieren. Um dem Beobachter den ergonomisch notwendigen Bewegungsspielraum zu geben, wird die Prismenmaske den Pupillen des Beobachters nachgeführt.

5 Ergebnisse und Ausblick

Bei dem hier vorgestellten 3D-GSC handelt es sich um ein generisches Verfahren zur Segmentierung von Volumendatensätzen mit einem breiten Anwendungsspektrum. Der Algorithmus benötigt für die Segmentierung eines 256^3 Datensatzes ca. 30 sec Laufzeit und 80 MB Speicherbedarf. Abb. 3b zeigt das klassifizierte Segmentierungsergebnis eines simulierten MRI-Datensatzes [2] (Abb. 3a).

Zur Zeit werden ausschließlich Grauwerte als Merkmal benutzt, jedoch lässt sich der Algorithmus auch auf weitere Datenmerkmale (Merkmalsvektor bestehend z.B. aus: Farben, lokalen Gradienten etc.) mittels einer modifizierten Verknüpfungsarithmetik erweitern. Aufgrund der Geschwindigkeit und der inhärenten Parallelität des 3D-GSC bietet sich dieser Algorithmus als Weiterentwicklung für eine Echtzeitsegmentierung an. Neben Optimierungsverfahren wird in Zukunft auch eine Implementierung auf Hardwarebasis (z.B. FPGA) untersucht. Dadurch sollen sich Laufzeiten realisieren lassen, die eine 3D-Echtzeitsegmentierung, iterative Methoden zur Schwellwertoptimierung und eine interaktive Segmentierung effizient erlauben.

6 Literatur

1. Rehrmann V., Stabile, echtzeitfähige Farbbildauswertung. Koblenzer Schriften zur Informatik, Band 1, 1994, ISBN 3-923532-50-4
2. D.L. Collins et. al., Design and Construction of a Realistic Digital Brain Phantom, IEEE Trans. on Med. Imag., 17 (3), p.463-468, 1998, http://www.bic.mni.mcgill.ca/brainweb

Abb 1: **a)** Knoten-an-Knoten-Pflasterung des Rhombendodekaeders, **b)** Modell der orthogonalen, einfach überlappenden Inselstruktur des 3D-GSC

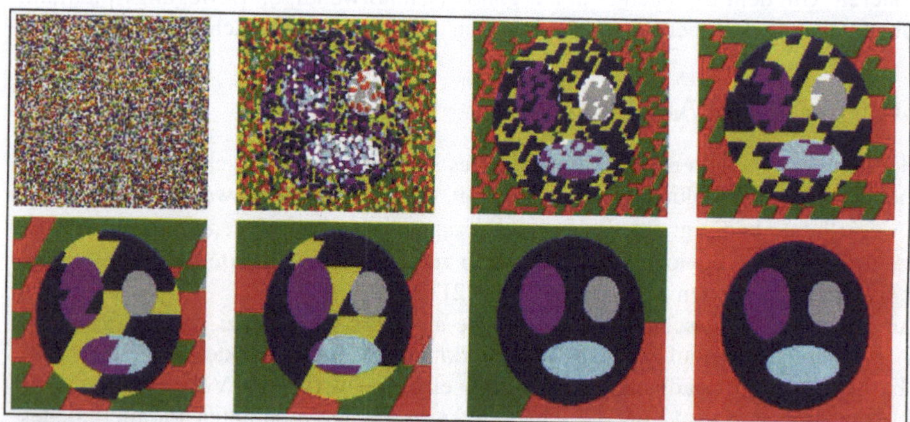

Abb. 2: Hierarchische Verknüpfung + Trennung in den Hierarchieebenen (Ellipsoidphantom)

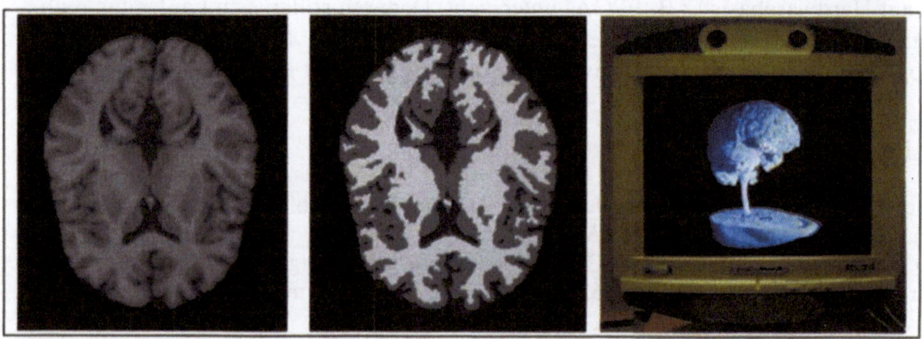

Abb. 3: **a)** sim. MRI-Datensatz, **b)** klassifiziertes Regionenbild, **c)** 3D Visualisierungssystem

Kategorisierung der Beiträge

Autorenverzeichnis

Stichwortverzeichnis